健康・栄養科学シリーズ

臨床栄養学

改訂第4版

監修 国立研究開発法人 医薬基盤・健康・栄養研究所
編集 中村丁次／川島由起子／外山健二／片桐義範

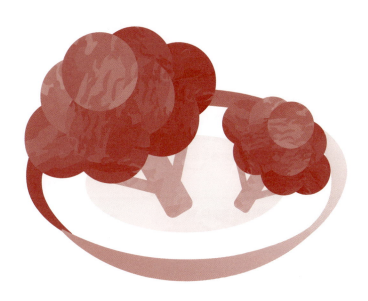

南江堂

🍎 編　　集

中村　丁次	神奈川県立保健福祉大学名誉学長
川島由起子	横浜市青葉区医師会認定栄養ケア・ステーション責任者
外山　健二	奈良女子大学生活環境学部食物栄養学科特任教授
片桐　義範	福岡女子大学国際文理学部食・健康学科教授

🍎 医学監修

| 石堂　一巳 | 徳島文理大学副学長 |

🍎 執筆者一覧（執筆順）

中村　丁次	神奈川県立保健福祉大学名誉学長
吉内佐和子	関西医科大学附属病院栄養管理部係長
五味　郁子	神奈川県立保健福祉大学保健福祉学部栄養学科教授
川島由起子	横浜市青葉区医師会認定栄養ケア・ステーション責任者
齋藤　長徳	青森県立保健大学健康科学部栄養学科教授
片桐　義範	福岡女子大学国際文理学部食・健康学科教授
宮下　実	元川崎市立多摩病院栄養部副部長兼課長
竹井悠一郎	高知県立大学健康栄養学部健康栄養学科准教授
石井　宏明	東海大学医学部付属病院診療技術部栄養科科長
斎藤　恵子	多摩小金井認定栄養ケアステーション責任者
利光久美子	愛媛大学医学部附属病院栄養部部長
水野　文夫	城西大学薬学部医療栄養学科特任准教授
藤谷　朝実	神奈川県立保健福祉大学地域貢献アドバイザー，済生会横浜市東部病院
阿部　咲子	帝塚山大学現代生活学部食物栄養学科准教授
深津　章子	大妻女子大学家政学部食物学科准教授
関根　里恵	東京大学医学部附属病院副病態栄養治療部部長
松原　薫	東京女子医科大学八千代医療センター栄養管理室栄養管理室長
熊谷　聡美	北海道大学病院栄養管理部副部長
妻木　陽子	広島女学院大学人間生活学部管理栄養学科教授
田中　弥生	関東学院大学栄養学部管理栄養学科教授
依田理恵子	南大和病院栄養部科長
外山　健二	奈良女子大学生活環境学部食物栄養学科特任教授
村木　悦子	畿央大学健康科学部健康栄養学科准教授
柴田　みち	聖マリアンナ医科大学横浜市西部病院栄養部部長
堤　ちはる	相模女子大学栄養科学部健康栄養学科特任教授
杉野嘉津枝	文教大学健康栄養学部管理栄養学科准教授

"健康・栄養科学シリーズ" 監修のことば

　国民栄養に関する指導の統一と徹底を図ることを目的とし，栄養士の身分とその業務が国家的に定められたのは，1945(昭和20)年の栄養士規則と私立栄養士養成所指定規則公布に遡る．当時の養成施設は14校であり，卒業生は全員栄養士として認められた．その後1947(昭和22)年の栄養士法公布を経て，管理栄養士制度が1962(昭和37)年に設けられた．そして，2000(平成12)年4月の栄養士法改正で，管理栄養士は医療専門職の国家資格として定められた．管理栄養士とは，厚生労働大臣の免許を受けて，傷病者に対する療養のために必要な栄養指導，個人の身体の状況，栄養状態等に応じた健康の保持増進のための栄養指導，並びに特定多数人に対して継続的に食事を供給する施設における利用者の身体の状況，栄養状態，利用の状況等に応じた特別の配慮を必要とする給食管理，及びこれらの施設に対する栄養改善上必要な指導等を行うことを業とする者と定義されている．栄養士制度の開始当初と異なり，国民の健康課題も食糧不足による低栄養から，2型糖尿病や脂質異常症をはじめとした生活習慣病へと移行した．また少子高齢社会による様々な社会的課題が生じており，管理栄養士に求められる知識や技術の高度化が必須である．

　本"健康・栄養科学シリーズ"は，このような背景に沿い，国立健康・栄養研究所の監修として，元理事長 田中平三先生のもとに立ち上げられた．そして国家試験出題基準準拠の教科書として，管理栄養士養成教育に大きな役割を果たし，好評と信頼に応え改訂を重ねてきた．

　管理栄養士国家試験出題基準は2023(令和5)年1月，学術の進歩やこの間の法制度の改正と導入に対応し，「管理栄養士としての第一歩を踏み出し，その職務を果たすのに必要な基本的知識及び技能」を問うものとして内容を精査した改定がなされた．そこで本シリーズもこれまでの改訂に重ねて改定国家試験出題基準準拠を継続するかたちで順次改訂しているところである．各科目の重要事項を押さえた教科書，国家試験受験対策書，さらに免許取得後の座右の書として最良の図書であると確信し，推奨する．尚，本シリーズの特徴である，①出題基準の大項目，中項目，小項目のすべてを網羅する，②最適の編集者と執筆者を厳選する，③出題基準項目のうち重要事項は充実させる，④最新情報に即応する，という従来の編集方針は，引き続き踏襲した．

　管理栄養士を目指す皆さんが，本シリーズを活用して管理栄養士国家資格を取得し，実践現場における様々な栄養ニーズに応えるべく研鑽を積み，保健・医療専門職としての知識を生かし，国民のQOL(生活の質，人生の質)の保持増進に貢献することを祈念する．

2024年2月

国立研究開発法人 医薬基盤・健康・栄養研究所

理事　瀧本　秀美

改訂第4版の序

　近年，臨床栄養学は著しく進歩している．2019年に刊行された本書の改訂第3版では，各種栄養補給，栄養管理システム，さらに疾患ごとの栄養・食事療法等の進歩に従って，新たな知見を盛り込んだ．その後，医学・栄養学の進歩以外に，対象となる傷病者の高齢化や医療・介護制度等の変化を背景として，臨床栄養学で習得すべき専門的な知識や技術も変化しつつある．

　例えば，栄養との関連性が強い糖尿病，脂質異常症，高血圧，腎臓病，がん等の非感染性疾患(NCDs)，いわゆる生活習慣病に対しては，改善すべき栄養や食事の在り方が科学的に明らかになってきた．近年の医療の進歩もあり，NCDsの患者は長寿となり，高度の医療を受けながらも健常人と同様に生活できるようになった．しかし，高齢患者の病態と栄養状態は多様で，複雑で，複数の疾患が合併していることも多く，従来のような特定の疾患に対する特定の栄養・食事療法は効果を発揮しにくくなっている．高齢患者は，完治することのない慢性疾患と死ぬまで付き合い，複数の疾患が互いに関連しながら増悪する中で，栄養・食事療法を進めていくことになる．

　また，糖尿病や腎臓病の高齢患者において，やせ，貧血，サルコペニア，低タンパク質血症，骨粗鬆症，骨折などの低栄養疾患が出現しつつある．薬物療法や外科療法の副作用による味覚や食欲の低下により低栄養になるリスクは増大する．しかも疾病や加齢により，栄養素の合成・分解能力が低下して，回復にも時間を要すために栄養素の必要量が増大することも要因となっている．さらに栄養・食事療法は，栄養バランスの取れた健康な食事と比べると，いわゆるアンバランス食になっているので，長期に実施すれば栄養障害を起こす危険性もある．

　高齢患者が病気の治療と同時に快適に生命を全うできる栄養・食事療法は，どのように行われるべきなのか？　臨床栄養学が新たな時代の課題に対応できるように今回の改訂作業を実施した．

　管理栄養士を目指し，臨床栄養学を学ぶ人々が，臨床栄養に関する基礎事項を学ぶと同時に最新の知識と技術を習得するために，本書を活用されることを心から願っている．

2025年2月吉日

編集者を代表して
中村丁次

初版の序

　日常の食事や食品と病気との関係を科学的に解明したのは，18世紀後半，ヨーロッパで発展した栄養学である．栄養学は食事に含まれるエネルギーと各種栄養素の作用を明らかにし，その知識をもとにさまざまな疾患に対する食事による予防法や治療法が完成した．

　近年，とくに問題になっているのが生活習慣病である．生活習慣病とは，不適正な生活習慣がリスクファクターとなり発症する疾病群をいい，その対策には，健常者やハイリスク者への一次予防（保健），発症後の増悪化防止を目的とした二次予防（医療），さらに発症後に起こる各種身体障害を予防する三次予防（介護）があり，食生活の改善や食事療法が重要な役割を果たす．

　また，欧米では1970年代，Hospital Malnutritionが大きな注目を浴びた．病院の入院患者や福祉施設の入所者の約半数が栄養失調状態にあり，このような状態を放置しておくと，手術や薬物療法の治療効果の低下，入院・入所日数の増加，QOLの低下を招来する．この結果，医療費や介護費が増大し，栄養状態の改善が重要であることが明らかにされてきた．

　傷病者への栄養問題は，疾病の予防や治療としての食事療法と同時に，適正な栄養状態を維持，改善することが重要であり，その実施には，より複雑で高度な知識と技術が必要とされる．傷病者の病態と栄養状態を総合的に評価，判定し，もっとも重要な改善目標を設定し，食事療法と各種栄養補給法を総合的に検討することが必要となったからである．使用する食品も，日常の食品のみではなく病者用特別用途食品，保健機能食品（特別保健機能食品，栄養機能食品）などがあり，カテーテルを用いた経腸栄養や経静脈栄養にも各種経腸栄養食品，栄養剤がある．

　以上のことから，適正な栄養管理を行うために栄養ケア・マネジメントの概念と方法が導入され，2003（平成15）年，厚生労働省は，管理栄養士養成のために新たなカリキュラムと管理栄養士国家試験のガイドラインを示した．「臨床栄養学」では，傷病者の病態や栄養状態に基づいた総合的な栄養管理を理解し，栄養状態の評価・判定，栄養補給，栄養教育，食品と医薬品の相互作用について修得し，医療・介護制度や医療チームにおける栄養管理や管理栄養士の役割を理解することが求められている．

　本書は，このような新しい管理栄養士養成教育にふさわしい教科書として編集したので，多くの教育機関で教科書や参考書として活用されることを希望するとともに，読者諸兄姉の忌憚のないご批判，ご叱正をいただき，よりよい教科書となっていくことを願っている．

　最後に，原稿をいただきながら，長時間を要したにもかかわらず，また多くの制約の中でご執筆いただいた執筆者諸先生方に深甚な謝意を表する次第である．

2008年5月

編集者を代表して
中村丁次

目次

第1章 臨床栄養学の基礎
中村丁次 3

A 意義と目的 3

B 疾患と栄養 4
1 疾病の成因としての栄養 4
2 非感染性疾患（生活習慣病） 5
3 リスクマネジメント 5
4 疾患の結果としての栄養不良 6
5 栄養不良の二重負荷 6

C 医療・介護制度の基本 7
1 医療保険制度 7
2 介護保険制度 7

D 医療と臨床栄養 7
1 治療における栄養マネジメントの意義 7
2 クリニカル・パスと栄養管理 8
3 チーム医療，チームケア，栄養サポートチーム，他職種との連携 9
4 管理栄養士の役割とリーダーシップ 10
5 医の倫理，生命倫理，守秘義務 10
6 患者・障害者の権利・心理 11
7 インフォームド・コンセント 12

E 福祉・介護と臨床栄養 12

● 練習問題 13

第2章 チーム医療
吉内佐和子 14

A チーム医療とは 14
1 チーム医療 14
2 管理栄養士の役割 15

B 各種チーム医療の実際 15
1 栄養サポートチーム 15
2 褥瘡対策チーム 18
3 摂食・嚥下チーム 19

● 練習問題 21

第3章 栄養ケア・マネジメント
五味郁子 22

A 栄養ケアとマネジメントとは 22
1 栄養ケア・マネジメントの定義と構造 22
2 マネジメント・サイクル 24

B 栄養ケア・マネジメントと制度 24
1 医療保険制度 24
2 診療報酬における栄養ケア・マネジメント 25
3 介護保険制度における栄養ケア・マネジメント 27
4 栄養情報提供書 28

C クリニカル・パス 28

● 練習問題 29

第4章 栄養アセスメント
中村丁次 30

A 意義と目的 30

B 栄養スクリーニングとアセスメント 31
1 栄養スクリーニングの意義 31
2 栄養スクリーニングの方法 31

C 臨床診査 31

①	自・他覚症状の観察	31
②	既往歴，現病歴，家族歴	32

D 臨床検査 ... 33
① 栄養状態と病態の評価指標 ... 33

E 身体計測 ... 36
① 測定項目 ... 36

F 食事調査 ... 38

G 栄養必要量の算定 ... 38
① エネルギー必要量の算定 ... 38
② たんぱく質必要量の決定方法 ... 39
③ 脂質必要量の決定方法 ... 40
④ 糖質必要量の決定方法 ... 40
⑤ ビタミン・ミネラル必要量の決定方法 ... 40

H エネルギーおよび栄養素のアセスメント
... 40
① エネルギーのアセスメント ... 40
② たんぱく質のアセスメント ... 41
③ 脂質のアセスメント ... 42
④ 糖質のアセスメント ... 42
⑤ ビタミン・ミネラルのアセスメント ... 42
⑥ 水のアセスメント ... 43
⑦ 総合的な栄養アセスメント ... 43

● 練習問題 ... 44

第5章 栄養ケア計画
............五味郁子 **45**

A 栄養ケア計画とは ... 45

B 栄養ケア計画作成の手順 ... 45
① 栄養ケア計画の作成 ... 45
② カンファレンスの開催 ... 49

C 栄養ケア計画の実施 ... 49

● 練習問題 ... 50

第6章 栄養・食事療法，栄養補給の方法
............川島由起子 **51**

A 栄養・食事療法と栄養補給法 ... 51
① 栄養・食事療法と栄養補給法の歴史 ... 51
② 栄養・食事療法と栄養補給法の特徴 ... 52
③ 栄養補給法の選択 ... 53

B 経口栄養補給法（栄養・食事療法） ... 54
① 治療食と介護食 ... 54
② 治療食の種類 ... 54
③ 治療食の疾病別分類と主成分別分類 ... 54
④ 食　種 ... 56
⑤ 食品選択と献立作成 ... 58

C 経腸栄養補給法 ... 58
① 目　的 ... 58
② 適応と禁忌 ... 58
③ 投与ルート ... 58
④ 経腸栄養剤・製品の種類と成分 ... 59
⑤ 投与方法 ... 60
⑥ 栄養補給法に必要な用具，機械 ... 60
⑦ モニタリングと再評価 ... 61
⑧ 経腸栄養法の合併症と対応 ... 61
⑨ 在宅経腸栄養サポート ... 63

D 静脈栄養補給法 ... 64
① 目　的 ... 64
② 適　応 ... 64
③ 末梢静脈栄養法と中心静脈栄養法 ... 64
④ 輸液の種類と成分 ... 65
⑤ 栄養補給量の算定方法 ... 67
⑥ 栄養補給法に必要な用具，機械 ... 69
⑦ モニタリングと再評価 ... 69
⑧ 静脈栄養法の合併症と対応 ... 70
⑨ 在宅静脈栄養サポート ... 70

● 練習問題 ... 71

第7章 栄養教育

齋藤長徳 **72**

A 傷病者の栄養教育 72
1. 意義と目的 72
2. 必要な技術 72
3. 時期と特徴 72

B 診療報酬制度での栄養教育 73
1. 栄養食事指導 73
2. 栄養管理 75

C 要支援者・要介護者の栄養教育 76
1. 意義と目的 76
2. 対象者とサービス体系 76
3. 時期と特徴 76

D 介護報酬制度での栄養教育 77

E 栄養教育の運用システムと記録 79
1. 運用システム 79
2. 栄養食事指導記録 81

F 栄養教育のマンパワー 81
1. 多医療職種 81
2. 家族 81
3. 患者会 81

●練習問題 82

第8章 栄養ケアの実施と栄養モニタリング

五味郁子 **83**

A 栄養モニタリング 83

B 評価 86
1. 成果（結果）の評価 86
2. 経過（過程）の評価 90
3. 構造の評価 91

●練習問題 93

第9章 栄養管理の記録

川島由起子 **94**

A 栄養管理記録の意義 94
1. 栄養管理記録の意義 94

B 問題志向型システム（POS）の活用 94
1. POS の理念と構造 94
2. POS の概念 95
3. 問題志向型診療録（POMR）の作成 96

●練習問題 103

第10章 栄養管理プロセス

片桐義範 **104**

A 栄養管理プロセスとは 104

B 栄養管理プロセスの実践 104
1. 栄養スクリーニング 104
2. 栄養評価（栄養アセスメント） 105
3. 栄養診断（PES） 106
4. 栄養介入計画 107
5. 栄養モニタリング 107
6. 栄養管理記録 108
7. 栄養管理プロセスと多職種連携 108

●練習問題 108

第11章 薬と栄養・食物の相互作用

宮下実 **109**

A 医薬品が栄養・食事に及ぼす影響 109
1. 栄養素摂取量の減少・増加 109
2. 栄養素の吸収の減少 110
3. 栄養素の吸収・必要量の増加 111
4. 栄養素排泄の変化 112

B 医薬品による電解質の変化 112
1. ナトリウム（Na） 112
2. カリウム（K） 113

xii　目　次

③　リ　　ン（P）　113
④　マグネシウム（Mg）　113
⑤　カルシウム（Ca）　114

C　栄養・食品が医薬品に及ぼす影響　114
①　薬の吸収　114
②　薬の生物学的有効性　114
③　薬による生体内変化　115
④　薬の排泄　115
⑤　薬により起こる栄養素の腸管吸収障害　115
⑥　薬の作用に影響を及ぼす食品，栄養素　117

●練習問題　118

第12章　栄養障害
竹井悠一郎　**121**

A　たんぱく質・エネルギー栄養障害（PEM），栄養失調症　121

B　ビタミン欠乏症・過剰症　123

C　ミネラル欠乏症・過剰症　127

●練習問題　130

第13章　肥満と代謝疾患
131

A　肥満，メタボリックシンドローム
竹井悠一郎　131

B　糖　尿　病　石井宏明　135

C　脂質異常症　144

D　高尿酸血症，痛風　150

●練習問題　155

第14章　消化器疾患
156

A　口内炎，舌炎　斎藤恵子　156

B　胃食道逆流症　159

C　胃潰瘍，十二指腸潰瘍　162

D　蛋白漏出性胃腸症　164

E　炎症性腸疾患　167
　E-1　クローン病　167
　E-2　潰瘍性大腸炎　171

F　過敏性腸症候群　175

G　下痢，便秘　177
　G-1　慢性下痢　177
　G-2　慢性便秘　181

H　肝　炎　185

I　肝　硬　変　利光久美子　188

J　脂肪肝，NAFLD・NASH　192

K　胆石症，胆囊炎　195

L　膵　炎　198

●練習問題　201

第15章　循環器疾患
水野文夫　**202**

A　高血圧症　202

B　動脈硬化症　207

C　狭心症，心筋梗塞　212

D 心 不 全 ………………… 213

E 不整脈；心房細動，心室細動，心室頻拍
……………………………………………… 217

F 脳出血，脳梗塞，クモ膜下出血 …… 218

●練習問題 ………………………………… 222

第16章 腎・尿路疾患
………………………………… 藤谷朝実 **223**

A 糸球体腎炎 ……………………………… 224

B ネフローゼ症候群 ……………………… 226

C 糖尿病性腎臓病 ………………………… 229

D 急性腎障害 ……………………………… 233

E 慢性腎障害・腎臓病 …………………… 236

F 血液透析，腹膜透析 …………………… 242

G 尿路結石症 ……………………………… 250

●練習問題 ………………………………… 252

第17章 内分泌疾患
………………………………… 阿部咲子 **254**

A 甲状腺機能亢進症・低下症 ………… 254

B クッシング病・症候群 ……………… 260

●練習問題 ………………………………… 261

第18章 神経疾患
………………………………… 深津章子 **262**

A 認 知 症 ………………………………… 262

B パーキンソン病・症候群 …………… 263

●練習問題 ………………………………… 265

第19章 摂食障害
………………………………… 関根里恵 **266**

A 神経性やせ症 …………………………… 266

B 神経性過食症 …………………………… 273

C むちゃ食い障害 ………………………… 274

●練習問題 ………………………………… 275

第20章 呼吸器疾患
………………………………… 松原　薫 **276**

A COPD（慢性閉塞性肺疾患） ………… 276

B 気管支喘息 ……………………………… 279

C 肺　炎 …………………………………… 280

●練習問題 ………………………………… 282

第21章 血液系の疾患・病態
………………………………… 松原　薫 **283**

A 貧　血 …………………………………… 283
　A-1 鉄欠乏性貧血 …………………… 283
　A-2 巨赤芽球性貧血 ………………… 288
　A-3 溶血性貧血 ……………………… 289
　A-4 再生不良性貧血 ………………… 290
　A-5 腎性貧血 ………………………… 291

B 出血性疾患 ……………………………… 292

●練習問題 ……………………………… 293

第22章 筋・骨格疾患
………………………………熊谷聡美 **294**

A 骨粗鬆症 …………………………… 294

B 骨軟化症，くる病 ………………… 299

C 変形性関節症 …………………… 300

D サルコペニア …………………… 301

E ロコモティブシンドローム（運動器症候群）
………………………………………… 305

●練習問題 ……………………………… 307

第23章 免疫・アレルギー疾患
………………………………妻木陽子 **308**

A 食物アレルギー ………………… 308

B 膠原病，自己免疫疾患 ………… 317

C 免疫不全 ………………………… 319

●練習問題 ……………………………… 321

第24章 感染症
………………………………竹井悠一郎 **322**

A 食中毒 …………………………… 322

B 敗血症 …………………………… 324

C 院内感染症 ……………………… 324

●練習問題 ……………………………… 325

第25章 がん
………………………田中弥生・依田理恵子 **326**

A 消化管のがん …………………… 326
　A-1 食道がん ………………… 326
　A-2 胃がん …………………… 330
　A-3 大腸がん（結腸がん・直腸がん） 333

B 消化管以外のがん ……………… 335
　B-1 肺がん …………………… 335
　B-2 肝がん …………………… 336
　B-3 膵がん …………………… 338
　B-4 白血病 …………………… 340

C 化学療法，放射線療法，緩和ケア 342
　C-1 化学療法 ………………… 342
　C-2 放射線療法 ……………… 345
　C-3 緩和ケア ………………… 346

D 終末期医療（ターミナルケア） … 347

●練習問題 ……………………………… 349

第26章 手術・周術期
………………………………外山健二 **350**

A 手術・周術期の栄養ケア・マネジメント
………………………………………… 350

B 消化管の術前・術後 …………… 354
　B-1 食道切除 ………………… 354
　B-2 胃切除 …………………… 355
　B-3 小腸切除 ………………… 359
　B-4 大腸切除 ………………… 361

C 消化管以外の術前・術後 ……… 363

●練習問題 ……………………………… 365

第27章 クリティカル・ケア
………………………………外山健二 **366**

目　次　xv

A 集中治療	366
B 外　傷	366
C 熱　傷	370
●練習問題	375

第28章 摂食機能の障害
村木悦子　**376**

A 咀嚼・嚥下障害 …… 377

B 口腔・食道障害 …… 386

C 消化管通過障害 …… 387

●練習問題 …… 389

第29章 要介護，身体・知的障害
中村丁次　**390**

A 身体障害 …… 390

B 知的障害（精神遅滞） …… 397

C 精神障害 …… 398

●練習問題 …… 400

第30章 乳幼児・小児疾患
柴田みち　**401**

A 消化不良症（乳児下痢症） …… 401

B 周期性嘔吐症 …… 402

C アレルギー疾患 …… 404

D 小児肥満 …… 404

E 先天性代謝異常 …… 406
　E-1 フェニルケトン尿症 …… 406
　E-2 メープルシロップ尿症 …… 407
　E-3 ガラクトース血症 …… 408
　E-4 糖原病 …… 409
　E-5 ホモシスチン尿症 …… 410

F 糖尿病 …… 411
　F-1 １型糖尿病 …… 411
　F-2 ２型糖尿病 …… 412

G 腎疾患 …… 413
　G-1 ネフローゼ症候群 …… 413
　G-2 急性糸球体腎炎 …… 414

●練習問題 …… 416

第31章 妊産婦・授乳婦疾患
堤ちはる　**417**

A 肥満，低体重（やせ） …… 417
　A-1 肥満 …… 417
　A-2 低体重（やせ） …… 421

B 鉄欠乏性貧血 …… 423

C 妊娠糖尿病，糖尿病合併妊娠 …… 427
　C-1 妊娠糖尿病 …… 427
　C-2 糖尿病合併妊娠 …… 430

D 妊娠高血圧症候群 …… 431

●練習問題 …… 436

第32章 老年症候群
杉野嘉津枝　**437**

A 誤嚥，転倒，失禁，褥瘡 …… 439
　A-1 誤嚥 …… 439
　A-2 転倒 …… 439
　A-3 失禁 …… 440

A-4 褥　瘡	440	**参考図書** 445
B フレイル	441	**練習問題解答** 452
C 多疾患併存を考慮した栄養ケア	443	**索　引** 457
●練習問題	444	

コラム

GLIM 基準による栄養管理 ……………中村丁次 43	胃全摘後の貧血 …………………………………… 289
栄養教育 …………………………利光久美子 191	なぜピロリ菌に感染すると胃がんになりやすいのか？
栄養教育と多職種連携 …………………………… 195	……………………田中弥生・依田理恵子 330
多職種連携 ………………………………………… 197	ERAS®プロトコール ……………………外山健二 364
膵性糖尿病 ………………………………………… 200	脳性麻痺患者の食事の注意：無理をすると
摂食障害に対する認知行動療法「CBT-E」	チャンスを失う？ ………………中村丁次 399
……………………………………関根里恵 268	精神運動発達遅滞患者の食事の注意 ……………… 399
摂食障害患者の必要エネルギー ………………… 270	動作能力以外の要因とは？ ……………………… 399
COPD の認知度 …………………………松原　薫 278	鉄の補給を食事だけで行うと ……………堤ちはる 426
喫煙の害 …………………………………………… 278	妊娠高血圧症候群の浮腫には水分制限が必要？
貧血とピロリ菌 …………………………………… 284	……………………………………………… 436
鉄欠乏性貧血と"氷かじり" ……………………… 284	多数の疾患を有する高齢者の推定エネルギー必要量の
貧血とお茶 ………………………………………… 287	計算 …………………………………杉野嘉津枝 444
貧血とプルーン …………………………………… 287	

総論

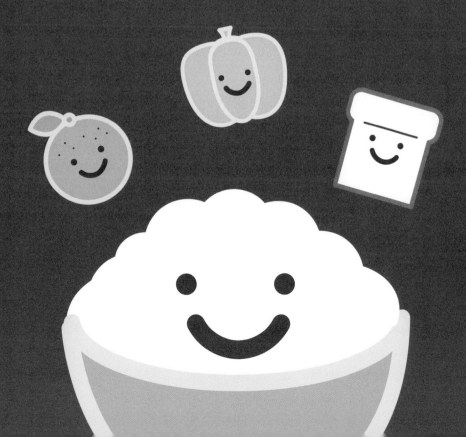

1 臨床栄養学の基礎

学習目標

❶ 病気の予防, 治療における食事療法や栄養療法の意義と目的が説明できる.
❷ 生活習慣病と栄養との関係, さらに新たな栄養障害について説明できる.
❸ 医療, 介護における栄養ケア・マネジメントの意義が説明できる.

A 意義と目的

　人間は, 本来, 健康状態を維持する能力を備えている. この能力は**恒常性** homeostasis(**ホメオスタシス**)を維持する力と呼ばれ, 病気の予防や治療の観点からいえば**自然治癒力**ということができる. 生体は, 外環境からの不適正な曝露に対して, その程度が軽い場合, 恒常性により健康状態を回復・維持できるが, 曝露の程度が大きく, 長期にわたり内部環境の恒常性が維持できなくなったとき, 健康状態が障害を受けて**病気**が発症する. たとえば, 過食や運動不足により, エネルギー代謝や糖質代謝, さらに脂質代謝の恒常性が維持できなくなれば肥満が生じ, 異常状態が継続すれば糖尿病, 脂質異常症(高脂血症), 高血圧などが発症する. 一方, このような恒常性を維持する能力や自然治癒力は, 通常の健康状態や栄養状態によっても左右される. したがって, 病気の予防の観点から, 日常の食生活を改善し, 食物の摂取が内部環境の曝露にならないように, 摂取内容や量を調節し, 栄養状態を最適にしておくことが必要である.

　一方, 病気の治療においては, 自然治癒力を増大させ, 消化器症状, 代謝異常, 循環器症状などの症状を改善するために**食事療法**や**栄養療法**が必要である. 各種の慢性疾患は, 一時的に病状を改善したとしても, 再発する危険性があるために, 持続的な食事・栄養管理が必要となる. また, 病気や手術により大きな侵襲が加わると, エネルギーや栄養素の必要量が増大し, 適正な食事や栄養補給を行わないと病状の回復が遅れ, 薬物の使用量が必要以上に増大する. さらに病気になると, 食欲や, 咀嚼・嚥下能力の低下により摂食が不可能となり, 可能だとしても栄養素が十分に補給できないこともある. このような場合, 食事を軟らかくしたり流動食にし, 摂食を容易にする. さらにカテーテルを用いて消化管や静脈に強制的に栄養素を補給する場合もある.

　上記のように, 食事療法によりエネルギーや栄養素を制限したり, ときにはカテーテルを用いて強制的に栄養補給を行う場合, おいしい物を腹一杯, 自由に食べることが困難となり, **QOL**(quality of life, 生活の質, 人生の質)が低下することになる. 食事が制限される中で, 通常の食事や, より生理的な栄養補給法にいかに近づけるかが, 臨床栄養を実践していくうえで重要な課題となる.

　以上のことから, 臨床栄養学を学ぶ意義や目的は, 疾病の発症, 治療, 増悪化防止, さらに予防に栄養や食事がどのように関与しているかを学び, その知識を疾病の治療や予防に生かす栄養管理の実践方法を修得することにある. 2000(平成12)年の栄養士法改正に伴い, 2003(平成15)年から管理栄養士の新たな教育, 養成が始まった. 厚生労働省は, 新たなカリキュラムと管理栄養士国家試験のガイドラインを示し, その中で「臨床栄養学」においては, 総合的な栄養管理ができるような管理栄養士を養成することを目標にしている(**表1-1**).

表 1-1 臨床栄養学の教育目標

1	傷病者の病態や栄養状態に基づいた栄養管理，つまり栄養ケアの計画，実施，さらに評価に関する総合的なマネジメントを理解すること．
2	栄養状態の評価・判定，栄養補給，栄養教育，食品と医薬品の相互作用について具体的に修得すること．
3	各種計測による評価・判定やベッドサイドでの栄養食事指導については実習を活用して学ぶこと．
4	医療・介護制度やチーム医療における栄養管理や管理栄養士の役割を理解すること．
5	ライフステージ別，各種疾患別に身体状況や栄養状態に応じた具体的な栄養管理方法について修得すること．

　医療機関や福祉施設における管理栄養士の役割は，臨床栄養管理の実施に必要なマネジメントシステムの構築と運営を行うことであり，具体的な業務内容は，病院食や介護食の管理と臨床における患者の栄養管理が中心となり，これらに関する知識と技術を修得することが，臨床栄養学を学ぶ目的となる．

B 疾患と栄養

❶ 疾病の成因としての栄養

栄養素摂取の過不足状態が栄養性疾患の成因や疾患の悪化の一因となる

　わが国において，医学の近代化は，明治政府がドイツ医学の導入を決定したことにより始まる．1877（明治10）年，外国人科学者として政府から招聘されたドイツの医師フォイト Foit は，「食事というのは好みに従って食べるのは悪く，成分によって食べること」と述べ，近代栄養学の考え方を関係者に紹介した．1888（明治21）年，順天堂医院の平野千代吉は，当時，西洋式の内容をそのまま導入していた病院食を日本人に適するように改良し「食餌療法新論」を刊行した．1926（大正15）年には，慶應義塾大学医学部に食養研究所が開所され，病人食の本格的な研究が始まり，このころから大学病院や大病院に特別調理室が設置され，栄養学に基づいた栄養・食事療法の実践と研究が行われるようになった．

　ところで，人間は日常の飲食物を摂取することにより，エネルギーや栄養素を摂取し，生命活動を営んでいる．しかし，種々の原因により飲食物の摂取が偏り，エネルギーと栄養素の摂取に過不足が生じることがある．このような過不足が，生体が恒常性（ホメオスタシス）を維持できる幅の中にあれば生体の適応能力により健康状態を維持できるが，過不足状態が恒常性の維持が困難になるほど大きく，しかも長期に及んだ場合に，各種代謝障害が生じ，健康状態が維持できなくなる．

　栄養性疾患には，肥満症やエネルギー・たんぱく質欠乏症，ビタミン・ミネラルの欠乏症や各種栄養素の過剰症にみられるような，エネルギーや栄養素の過不足により直接的に発症する疾患がある．また，直接的な栄養性疾患ではないが，病態による，食欲，味覚，消化，吸収，代謝，排泄などの障害，さらに薬の作用により，これらの機能が低下することから，その変化に適応させ，機能を回復させ，悪化を防ぎ，再発防止をするために，食事や栄養補給の調整が必要になる．また，多くの栄養・食事療法や栄養療法は，エネルギーや特定の栄養素の摂取量を過度に調整するために，調整した主成分の過不足が生じて栄養不良が起こる場合もあるので，栄養状態の維持や改善も必要である．

B. 疾患と栄養　5

❷ 非感染性疾患 non-communicable diseases（NCDs）（生活習慣病）

NCDs の発症には不適切な生活習慣が危険因子として関与している

　疾患が発症する原因には，先天性代謝異常のような遺伝要因，細菌やウイルスの感染による外部環境要因，さらに不適切な生活習慣要因がある．NCDs とは，遺伝要因と外部環境要因を除去し，食習慣，運動習慣，喫煙，飲酒など，不適切な生活習慣が危険因子となり発症する疾病をいう．具体的には，がん，肥満症，２型糖尿病，脂質異常症（高脂血症），高血圧症，高尿酸血症，動脈硬化症，狭心症，心筋梗塞症，脳血管障害，脂肪肝，アルコール性肝炎，呼吸器疾患，メンタルヘルスなどが対象疾患となる．NCDs は，感染症にみられるように発症の原因が一要因ではなく，多様な危険因子が関与し，その内容や程度が個人によって異なり，さらに危険因子の曝露から発症までに移行期が存在する特徴を有する．予防対策としては，発症のリスクを予測し，その芽をできるだけ早くから取り除くことが効果的である．たとえば，日本人の主たる死因となっている脳梗塞や心筋梗塞の原因は動脈硬化であり，その発症要因には，高血圧症，脂質異常症，喫煙，糖尿病，高尿酸血症などがあり，これらを防ぐには，高血糖や耐糖能異常，脂質異常，高血圧の状態から改善を試みる必要がある．さらに脂質や糖質の代謝異常や代謝変化が起こる以前から，これらの誘因となる過食，脂質や糖質，さらに食塩の過剰摂取，運動不足などの生活習慣を改善し，適正な生活習慣が形成されるように，子どものころから栄養教育を行うことが重要となる．NCDs の予防は，正しい生活習慣の形成と修正を目的とした一次予防対策を中心とし，早期発見，早期治療を目的とした「初期消火」から，ボヤも出さない「火の用心」を目的としている．

　近年，とくに内臓脂肪型肥満が各種代謝異常をきたすことが多いことから，ウエスト周囲長（男性 85 cm 以上，女性 90 cm 以上）に高血糖，脂質異常，さらに高血圧のリスクが重なった場合を，**メタボリックシンドローム** metabolic syndrome と定義し，特定健診と特定保健指導による早期からの生活習慣の改善が進められている．NCDs の治療では，積極的な栄養・食事療法や必要に応じて薬物療法が行われ，十分なコントロールができない場合，疾患の進行が進み合併症も起こりやすくなる．たとえば，糖尿病の食事療法では，低エネルギー食にすることが基本になるが，糖尿病性腎症を合併するおそれがある場合には，たんぱく質の負荷が腎臓の糸球体濾過率を低下させるために，たんぱく質の摂取量を減少させることが必要になる．

❸ リスクマネジメント

　リスクマネジメントとは，リスク（危険因子）を管理することをいう．エネルギーや栄養素の不足により栄養欠乏状態となり，この状態が長期に及ぶとマラスムスやクワシオルコル，さらに各種のビタミン，ミネラル欠乏症が発症する．栄養不良は免疫能の低下により感染症の誘因ともなる．一方，エネルギーや栄養素の過剰摂取は，肥満や各種の NCDs の誘因になる．つまり，栄養素の過不足が疾患の誘因となりリスクとなる．栄養のリスクマネジメントとは，対象となる個人や集団の生活を分析し，特定のリスクを評価・判定 risk analysis し，リスクを低減・除去 risk reduction し，さらにモニタリングや再評価をしながら疾病の発生頻度 possibility と影響度 severity を低下させるための一連のプロセスを指し，PDCA サイクル（☞第３章参照）を基本にしている．国際的に行われている栄養ケアプロセスやわが国で進められている栄養ケア・マネジメントは，このリスクマネジメントを応用したものである．

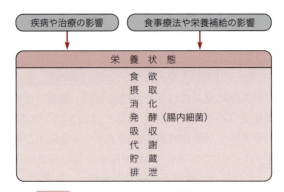

図 1-1 傷病者にみられる低栄養不良の原因

❹ 疾患の結果としての栄養不良

> 疾病や治療，食事療法や栄養補給の影響で低栄養障害が生じる場合がある

　米国では1970年代，**入院性低栄養不良** hospital malnutrition が注目を浴びた．きっかけになったのは，マサチューセッツ工科大学医学部が，附属病院において入院患者の約半数が栄養不良状態にあり，放置されていると報告したことである．その後，わが国においても，病院や福祉施設の入院患者や入所高齢者の30～50％に低栄養が発症していることがわかってきた．

　このような低栄養を放置すれば，手術の回復が遅れ，薬物の効果が低下し，免疫能が低下し，自然治癒力が低下し，感染症が増大し，結果的に入院日数，医療費が増大することが明らかになってきた．低栄養になる要因には種々の理由が考えられる（図1-1）．たとえば，疾患そのものの症状として，味覚や食欲が低下し，消化吸収能力が低下し，さらにエネルギー代謝などの亢進により必要量が増大したり，栄養素の排泄量が増大することにより栄養状態が低下することがある．疾患の治療に用いられる薬物や手術により，前述した変化が起こる場合もある．さらに，病院食や栄養補給の管理方法が悪く，摂取量が必要量を満たしていなかったり，糖尿病治療における低エネルギー食，腎臓病における低たんぱく質食が長期に実施されることにより，栄養素の制限を必要以上に行った場合に各種栄養素の不足状態を生じることがある．

　以上のように傷病者にみられる栄養不良は，多様な要因から発症するために，これらの問題点を解決できるような包括的な栄養管理を実施することが必要になる．

❺ 栄養不良の二重負荷 double burden of malnutrition

　現在の栄養問題を一言で表現すると「栄養不良の二重負荷」ということになる．栄養不良の二重負荷とは，ある集団内や個人に，栄養不足と栄養過剰が同時に起こることで，国連食糧農業機関 Food and Agriculture Organization（FAO）が2006（平成18）年に次のように定義した．

　"The double burden of malnutrition refers to the dual burden of under and over nutrition occurring simultaneously within a population."

　malnutrition は，一般に栄養不足と訳されるが，ここでは，栄養が良好でない状態，つまり，過剰か不足の状態が共存していることをいう．従来，世界の栄養状態は，豊かな先進国の栄養過剰，貧しい開発途上国の栄養不足，さらに同じ国家でも都市部の富裕層の過栄養と農村部の貧困層の低栄養というように，主として経済格差により分類することができた．ところが，近年，貧しい農村部でも安価で高カ

ロリーの加工食品が手に入るために肥満が頻発する中で，豊かな都市部では過剰なダイエットによる若年女子にやせが出現しつつある．

わが国においても，肥満やNCDsが増大し，過栄養が深刻化する中で，若年女子を中心に極端なやせや貧血，さらに，病院や福祉施設に入院，入所している傷病者や高齢者の中から，低栄養が出現している．傷病者や高齢者にみられる低栄養が放置されると，手術や薬物療法の治療効果が低下し，疾病の増悪化が進み，介護度は増大し，入院日数も増加し，結局，医療費や介護費を増大させる．

栄養不良の二重負荷は，同じ人物でも問題となる．たとえば，中高年までは過栄養によるメタボリックシンドロームが，高齢になると低栄養によるフレイルやサルコペニアの対策が重要になるからである．近年，平均寿命ではなく健康寿命の延伸の必要性が叫ばれている．そのためには介護予防が必要となり，リスクファクターとなるNCDsの後遺症と老年症候群，とくに衰弱，骨折・転倒を防ぐことが重要になる．NCDs予防には過栄養対策が，フレイル予防には低栄養対策が必要となり，結局は，栄養不良の二重負荷に対する管理をしなければならない．

C 医療・介護制度の基本

❶ 医療保険制度

医療保険制度は，疾病や障害などの費用の保障を目的とする社会保障の一部である．医療保険は国民健康保険，被用者保険[健康保険組合，共済組合，全国健康保険協会管掌健康保険(協会けんぽ)など]，後期高齢者医療制度(「高齢者の医療の確保に関する法律」に基づく．75歳以上の対象)の三つの制度に大別でき，わが国では，すべての国民がいずれかの医療保険制度に加入する皆保険制度がとられている．

医療費は保険料，国庫補助，患者の自己負担を財源として運営されており，ケガや病気で医療機関を受診した場合，被保険者[保険料を納付して保険給付対象となる者，被扶養者(被保険者により生計を維持する者)を含む]は，医療行為そのものが受けられる現物給付が原則となっている．保険者(事業を運営する者)は患者自己負担分を除いた費用を，医療機関から提出される診療報酬明細書(レセプト)に記載された内容を確認した後に医療機関に支払いを行う．支払いは健康保険法で規定された診療報酬点数表に基づき，治療・検査・投薬などの実際に実施した医療行為ごとに，それぞれの項目に対応した点数を合算して算定する出来高払い方式が基本となっている．

❷ 介護保険制度

高齢社会を迎え，寝たきり，認知症，衰弱など，高齢者介護が重要な課題になってきている．

2000(平成12)年4月，介護保険法が施行され，介護保険制度が導入された．この保険制度は加齢に伴う疾患などによって要介護状態になった者が自立した日常生活を営むことができるように，必要な保健医療サービス，福祉サービスの保険給付を目的にしたものである．

D 医療と臨床栄養

❶ 治療における栄養マネジメントの意義

傷病者の栄養管理は複雑であるため，包括的なマネジメントが必要となる

8   1. 臨床栄養学の基礎

表 1-2 クリニカル・パス(CP)の意義

1	患者，家族への情報公開が容易となる．
2	入院診療計画の策定が容易になる．
3	医療の標準化が可能になり，医療のムダが減少する．
4	入院日数が短縮され，病床稼働率を上げれば病院の増収になる．
5	チーム医療が促進される．
6	包括的定額払い方式が促進される．

　傷病者の低栄養状態を放置すると，エネルギーやたんぱく質，さらにビタミンやミネラルの欠乏症が現れ，免疫力が低下し，疾患の回復の遅れや合併症が起こりやすくなり，入院日数の増大，医療費の増大などが起こる．したがって，傷病者の栄養状態を良好にすることは，疾患の治療と増悪化，さらに再発の防止のために必要となる．

　傷病者の栄養管理は複雑である．とくに高齢者になれば，栄養素の消化，吸収，代謝などに個人差が大きく現れるようになり，複数の疾患を有している場合が多いので栄養・食事療法はより複雑になる．たとえば，糖尿病も肝臓病も，さらに腎臓病も有する高齢者の場合，糖尿病は低エネルギー・バランス食，慢性肝炎は適正エネルギー・高たんぱく質食，腎臓病は高エネルギー・低たんぱく質食といった単純な対応ができなくなる．摂食・嚥下障害を合併することも多く，食事療法による経口栄養法だけではなく，カテーテルを用いた経腸栄養法，静脈栄養法の適正な活用を検討する必要がある．摂取するものも，日常の食品のみならず，栄養剤，病者用特別用途食品，保健機能食品(特別保健機能食品，栄養機能食品)などの適正な選択が必要になる．栄養素の消化，吸収，代謝，排泄への薬の影響も検討する必要がある．

　以上のことから，傷病者の病態と栄養状態を総合的に評価，判定し，もっとも重要性の高い目標を設定し，栄養食事療法と栄養補給法を総合的に検討した栄養管理を行うための包括的なマネジメントが必要となる．

　マネジメントとは，ある組織がその目的を達成するために行う業務の機能や方法，さらに手順を効果的に進めるためのシステムをいう．つまり，医療における栄養ケア・マネジメントとは，傷病者の病態と栄養状態をよりよくするための効率的なシステムづくりであり，その構造は，①栄養スクリーニング，②栄養アセスメント，③栄養管理計画，④モニタリング，そして⑤評価からなり，栄養管理計画は，①栄養補給，②栄養教育，③多領域からの栄養管理を柱に策定する．

❷ クリニカル・パスと栄養管理

CP は医療の合理化・適正化を目的としたマネジメントシステムである

　クリニカル・パス clinical path(**CP**)(☞第3章参照)は，1950(昭和25)年から工業領域の工程管理の一手法として発展してきた．1983(昭和58)年，米国において診断群別定額前払い制度 diagnosis related group/prospected payment system(DRG/PPS)が実施される中で，CP は入院日数の短縮と医療コストの削減を目的に導入されて普及したマネジメントシステムである．CP の導入は，患者，家族への情報公開，入院診療計画の策定，効率的な医療，入院日数の短縮，チーム医療などに効果がある(**表1-2**)．

表1-3 NSTにおける各職種の主たる役割

医　師	栄養状態と栄養補給法に関する最終的な決定 輸液・栄養剤の処方 カテーテルの挿入
管理栄養士	栄養状態の評価，判定 栄養管理計画 経腸栄養剤の選定と調整 栄養食事指導
看護師	カテーテルの管理 看護教育
薬剤師	輸液の調整 服薬指導

CPは，医師，管理栄養士，看護師，薬剤師などからなる小委員会を設定し，チームワークにより実際の医療行為を想定しながら，使用するパスのフォーマットを作成していく．小委員会ではパスの目的，目標を明確にし，過去の記録のレビューと文献の検討を行う．パスのフォーマットは縦軸に仕事内容，横軸に時間を記すのが一般的で，縦軸の仕事の項目をどのように分類するのか，横軸の時間をどう区切るのかを検討する．

CPを作成するうえでの留意点は，現在行っている医療の方法が合理的に行われているか，実施する医療や栄養管理にエビデンスがあるのかなどを検討することである．たとえば，治療の過程で栄養管理に必要な手順や指導が行われているか，あるいは手術後の食事の上がり方が，現在行われているような重湯，三分粥食，五分粥食，七分粥食，全粥食の日程として適正なのか否かなどを検討することである．

また，**アウトカム・マネジメント** outcome management を考慮すべきである．アウトカム・マネジメントとは，行われる医療行為から得られる成果や結果を予測し，その達成期間を事前に設定し，結果から導かれる過程や資源を統制していく手法である．検討すべき具体的なアウトカムには，臨床的，財務的，在院日数，さらに顧客満足度や患者のQOLなどがある．

❸ チーム医療，チームケア，栄養サポートチーム，他職種との連携

🍎 NSTは栄養状態の改善を目的に組織された各専門職からなるチームである

1970（昭和45）年ごろ，米国において，臨床栄養に興味をもつ専門家が入院患者の栄養管理の重要性を議論し「meeting together, working together」を合言葉に，**チーム医療**を基本とした栄養の専門組織をつくることを検討した．このことが栄養サポートチーム nutrition support team（NST）の出発点だといわれている．1980年代にはNSTの有効性が認められ，全米に広まっていった．

NSTは，医師，管理栄養士，看護師，薬剤師などからなるチームにより，経腸栄養法や経静脈栄養法を用いる栄養のハイリスク患者に対して，適正な栄養補給を計画，実施し，さらにモニタリングを行い，栄養状態を改善することを目的とする．NSTは，それぞれの病院の状況に応じて組織されて，形態も多様で，各科から独立した全科型や小児科，外科，内科などに属している場合もある．構成メンバーは，各部署に属し，NSTと兼務している場合が多い．NSTには種々のタイプがあるが，チーム内での各専門職の役割が決められている（**表1-3**）．2010（平成22）年には「栄養サポートチーム加算」が新設された（☞第2章参照）．

NSTで管理した場合，手技上のトラブルや敗血症，さらに代謝上の異常が著しく減少したことが多く報告されている（☞第2章参照）．

❹ 管理栄養士の役割とリーダーシップ

栄養管理において，管理栄養士にはリーダーとしての役割が求められる

　適正な栄養管理は，同一職種と他職種の協働によるチームワークにより可能となる．この場合，その集団を束ねるリーダーが必要となり，管理栄養士にはリーダーシップが求められる．リーダーシップには，①企画力，②判断力，③独創力，④洞察力，⑤説得力，⑥折衝力，⑦統率力などの能力と同時に，①傾聴性，②積極性，③向上心，④柔軟性，⑤公平性などの資質が求められる．しかし，実際にはこのようなすべての面に能力と資質をもった人は存在せず，逆にすべての要件を満たさなくてもリーダーとして役割を果たすことができる．基本的要素としてあげられるのは，組織や体制をつくる能力と人間関係に配慮できる能力である．前者には集団とそれを取り巻く状況を把握し，目標達成のための方法，現状での問題点の解析，解決のための独創的な企画，さらにその実践のための組織化，体制化などの能力が必要とされる．後者には管理者と部下との関係，メンバー同士の相互関係，さらに他組織との関係などに配慮し，これらの関係に親しみや温かみが保てるようにする能力である．

　また，集団の状況の違いにより求められるリーダーシップが異なる場合もある．たとえば，集団が形成された初期の段階では，組織として目標や個人の役割分担が不明確で，理想が先行している状況のため，組織が向かうべき方向性を明確に示す能力が必要とされる．一方，時間が経過して，集団が成熟期に入り安定してくれば，目標も役割分担も個人が修得してくるので，むしろ部下に業務や権限を委譲して，部下がもつ潜在的能力を引き出す機会をつくることが必要となる．

❺ 医の倫理，生命倫理，守秘義務

倫理的な問題やキーワードについて理解する必要がある

　管理栄養士の業務は対人業務が中心となるために，生命倫理や人権に対する知識を修得しておくことも重要である．倫理とは，人間の内面にある道徳意識に基づいて，人間として行うべき規範のことをいう．生命倫理には四つの領域が考えられている．

①生命倫理の理論的構築

　哲学者や宗教家が中心となり，生命倫理とは何かといった基本的あるいは概念的な議論を行う領域である．

②医療行為に対する道徳的判断

　脳死，人工妊娠中絶，尊厳死の判定あるいはがんやエイズ患者への告知の問題がこの領域に属する．このような患者へも栄養指導や栄養補給を行うことになるので，どのような判断で告知が行われたのか，あるいはなぜ行われていないのかを周知しておくことは重要である．

③医療行為に対しての綱領，規定，規約

　②で議論される患者の医療行為に対して，個々に適正な道徳的判断が下せるように，生命倫理の基本に基づいてどのような綱領，規定，規約を作成するかを検討する領域である．①と②の中間の領域である．

④社会・文化的な生命倫理

　生命倫理を，その国や地域の中で，歴史的，文化的，社会的，経済的に検討する領域である．すなわち医療行為に対する道徳的判断は時代や文化的，社会的，経済的な変化によって異なるからである．

　このような生命倫理の中で，とくに②や③のような医療に関係した領域を「医の倫理」や「医療倫理」

表 1-4 管理栄養士・栄養士倫理綱領

本倫理綱領は，すべての人びとの「自己実現をめざし，健やかによりよく生きる」とのニーズに応え，管理栄養士・栄養士が，「栄養の指導」を実践する専門職としての使命 1）と責務 2）を自覚し，その職能 3）の発揮に努めることを社会に対して明示するものである．

制定 平成 14 年 4 月 27 日 / 改訂 平成 26 年 6 月 23 日

1. 管理栄養士・栄養士は，保健，医療，福祉及び教育等の分野において，専門職として，この職業の尊厳と責任を自覚し，科学的根拠に裏づけられpreかつ高度な技術をもって行う「栄養の指導」を実践し，公衆衛生の向上に尽くす．

2. 管理栄養士・栄養士は，人びとの人権・人格を尊重し，良心と愛情をもって接するとともに，「栄養の指導」についてよく説明し，信頼を得るように努める．また，互いに尊敬し，同僚及び他の関係者とともに協働してすべての人びとのニーズに応える．

3. 管理栄養士・栄養士は，その免許によって「栄養の指導」を実践する権限を与えられた者であり，法規範の遵守及び法秩序の形成に努め，常に自らを律し，職能の発揮に努める．また，生涯にわたり高い知識と技術の水準を維持・向上するよう積極的に研鑽し，人格を高める．

［公益社団法人日本栄養士会：管理栄養士・栄養士倫理〈https://www.dietitian.or.jp/career/guidelines/〉（最終アクセス：2025 年 1 月）より許諾を得て転載］

という．以下に，これらの倫理を理解し，実施していくうえで重要なキーワードを解説する．

人権とは，人が生まれながらにもっている権利であり，**身体**に対する権利と**人格**に対する権利に大別される．身体に対する権利は，私たちが健康で健全な生活を営む権利であり，人格に対する権利は守秘義務，プライバシーの保護，さらに尊厳の三つに分類でき，近年，医療の中で必要性が叫ばれてきているのは人格に対する患者の権利である．

守秘義務とは，対象者の秘密を守る義務であるが，この場合，守るべき秘密とは「その業務上，知り得た秘密」であり，日常的に知りえた秘密をすべての人たちに対して守るというのではない．業務上知り得た秘密は，管理栄養士という職業であったために知り得た秘密であり，その内容が他人に知られ，広まれば，患者，個人の尊厳が失われる事態も発生するからである．対象者は，相談を受けてくれる管理栄養士を信頼することで，他人には話したくない秘密を話してくれるのであり，それを漏らすことは自分を信頼してくれた相手を裏切ることであり，信頼関係を崩すことにもなる．

プライバシーとは，人間が自分で人格を守りながら，自由に生きていくことができることを基本目標とした権利をいう．情報化社会では，自分で個人の情報をコントロールしなければならず，自分の知らないところで間違った情報が集積されて，本来の実態とは異なった自分が形成される危険性があるためである．プライバシーの保護には，個人情報の適正な取り扱いが重要になる．

尊厳とは，崇高で侵し難いことを意味しており，人格権の一つに考えられるようになってきている．尊厳とはどうしても守らなければならないことをいい，プライバシーは，個人がもつ基本的情報を柱にしているのに対して，尊厳とはプライバシーに含まれない事項であり，いわば「私は，私であり続ける」権利だとも考えられている．

以上のことから，公益社団法人日本栄養士会は，「管理栄養士・栄養士倫理綱領」を示している（**表1-4**）．

❻ 患者・障害者の権利・心理

患者の権利が定義され，文章化されたのは，1972（昭和 47）年の米国病院協会の「**患者の権利章典に関する宣言**」と，1981（昭和 56）年に出された世界医師会からの「**患者の権利に関するリスボン宣言**」である．「患者の権利章典に関する宣言」には「患者は思いやりのある，丁寧なケアを受ける権利を有

する」こと，さらに「患者は自分の診断，治療，予後について完全な新しい情報を自分に十分理解できる言葉で伝えられる権利がある」と宣言されている．「リスボン宣言」では，「患者は自分の医師を自由に選ぶ権利がある」こと，さらに「患者は法が許す範囲で治療を拒否する権利があり，またその場合に医学的にどのような結果になるかを知らされる権利を有する」と記されている．このような権利に関しては，障害者も同様であり，患者や障害者は自分の状態について知り，治療や処置について自己決定する権利を有するということである．

❼ インフォームド・コンセント

　患者や障害者の権利を具現化したのが**インフォームド・コンセント** informed consent（IC）である．インフォームド・コンセントとは，情報を受けたうえで同意する，知ったうえで了承するという意味である．このような精神は以前から存在していたが，言葉として登場したのは1964（昭和39）年に行われた第18回世界医師会総会での「**ヘルシンキ宣言**」である．インフォームド・コンセントは患者の知る権利と自己決定する権利から構成され，管理栄養士は栄養・食事療法や栄養療法を行う場合に，患者への十分な説明と了承が必要になる．この場合，管理栄養士は患者に対してわかりやすい言葉で，論拠をもって説明することが重要である．

E 福祉・介護と臨床栄養

　障害には，機能障害，能力障害，社会的不利の3段階がある．**機能障害**とは，生理的機能的レベルでの障害を指し，たとえば上肢や下肢が不自由であったり，失明したり，呼吸不全や麻痺など臓器レベルでの障害をいう．**能力障害**とは生活活動の制限や歩行障害など，同じように損傷を受けたとしても，発揮できる能力は損傷の程度や訓練により異なるので，その個人差を考慮した障害をいう．**社会的不利**とは，障害者が属する社会，環境レベルでの障害をいう．同じように機能的，あるいは能力的に障害があったとしても，障害者が属する地域や社会の理解や支援，さらに設備や環境整備によって，その負担は異なるという考えに基づいている．

　リハビリテーション rehabilitation とは，「再び機能を身につける」という意味で，人間が失われた能力を再び回復することをいう．この場合，単なる物理的支援だけではなく，本人が強い意志をもつような動機付けと，障害者が生活しやすくなる社会的および環境的な整備を行うことが必要になる．機能障害や能力障害は，身体的側面からとらえたもので，医療技術や矯正技術の進歩により解決する場合が多いが，同じ身体状況にあり，同じ技術的処置をしたとしても，人間としての能力の回復には精神的側面を加味した訓練が必要になる．また，障害者を差別しないバリアフリーを基本にした社会・環境づくりも重要である．

　ところで，1950（昭和25）年ごろから障害者の人権問題が起こり，「障害者を隔離する社会」から，「障害者とともに生きる社会」へと変革が遂げられ，**ノーマライゼーション** normalization という言葉が使われるようになった．ノーマライゼーションとは，障害者が，健常者とともに普通に暮らせるような社会をつくることである．また，障害者が効率よく機能回復をするには，栄養状態を適正にしておくことが必要であり，食品の購入，調理，摂食，咀嚼，嚥下などの機能を回復するには**理学療法士** physical therapist（PT），**作業療法士** occupational therapist（OT）との連携が必要になる．2009（平成21）年には，障害（児）者における栄養ケア・マネジメントの実施が栄養マネジメント加算として評価されることになった．

　厚生労働省は，2025（令和7）年を目処に「地域包括ケアシステム」の構築を推進している．地域包括

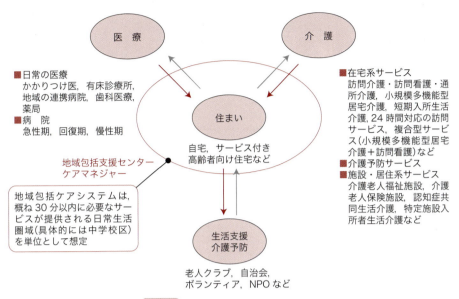

図 1-2 地域包括ケアシステムの姿
[厚生労働省：地域包括ケアシステム〈http://www.mhlw.go.jp/stf/seisakunitsuite/bunya/hukushi_kaigo/kaigo_koureisha/chiiki-houkatsu/〉（最終アクセス：2025年1月）より作成]

ケアシステムとは，高齢者の尊厳の保持と自立生活の支援の目的のもとで，可能な限り住み慣れた地域で，自分らしい暮らしを人生の最期まで続けることができるように，住まい，医療，介護，介護予防，生活支援が一体的に提供されるシステムである（図1-2）．

地域包括ケアシステムは，保険者である市町村や都道府県が，地域の保健施設，病院，診療所，さらに福祉施設の現状を踏まえて，その特性に応じて自主性や主体性に基づきつくり上げていくことが必要になる．人は，保健，医療，福祉のどのような状況にあれ，適正な栄養の摂取が必要であり，このシステムの中で，どのように栄養管理を進めていくかを考えることが管理栄養士の役割になる．

練習問題

臨床栄養学の基礎に関する記述である．正しいものに○，誤っているものに×をつけよ．
(1) 人間は，健康を維持，回復する一定の能力を備えている．
(2) 栄養状態が悪化しても，QOLは変化しない．
(3) 生活習慣病とは，感染による外部環境要因により発症する疾患である．
(4) メタボリックシンドロームは，皮下脂肪型肥満が主要因として発症する．
(5) 傷病者の栄養状態の低下は，入院日数の増大を招く．
(6) 栄養ケア・マネジメントでは，最初に栄養計画を作成する．
(7) クリニカル・パスは，医療を合理的に行うためのマネジメントシステムである．
(8) 「栄養サポートチーム加算」の算定に必要な講成員は，医師，管理栄養士，看護師である．
(9) 管理栄養士には，業務上の守秘義務はない．

2 チーム医療

学習目標

1. 医療現場における「チーム医療」の必要性を理解する.
2. 「チーム医療」における管理栄養士の役割を理解する.

A チーム医療とは

1 チーム医療

> チーム医療は多職種が専門的知識，技術を集約し，患者に対し最善の治療にあたるものである

「集団（グループ）」が，特定の目的を果たすために，互いに影響を与え，依存し合う複数の人々の集まりであるのに対して，「チーム」とは，協調を通じてプラスの相乗効果を生む集団であり，生産性，組織，職務，目標のコミットメントにおいて高い効果をもたらすものと定義される．すなわち，チームとは個人では成し遂げることができない仕事を，複数の人々の協働をもって達成するために形成される．

それゆえ，チームは，メンバーを相互に補完し，相乗効果を生むことのできる専門性と，ムリ，ムダ，ムラのない業務分担体制によってチームとして機能しているといえ，その存在意義がある．

臨床現場において，チーム医療とは，「医療に従事する多種多様な医療スタッフが，各々の高い専門性を前提に，目的と情報を共有し，業務を分担しつつも互いに連携・補完し合い，患者の状況に的確に対応した医療を提供すること」と一般的に理解されている．

チーム医療が注目されるようになった背景には，医療の高度化・複雑化に伴う業務の増大により医療現場の疲弊が指摘されるなど，現在の医療のあり方が問われるようになったことがある．また従来，医療は医師を中心とした専門職が行うものであり，患者は医療を受けるといった受け身の立場であったが，より質の高い医療の実現のためには患者，家族がともに治療に参加することが求められている．複雑化した医療の中では，治療方法は多岐にわたっており，患者や家族が治療について理解し納得して前向きに取り組めるよう，医療にかかわる一人ひとりのスタッフが患者の治療に必要な事項に対し，その専門性を発揮しなければならない．このため治療はそれぞれの専門性に委ねられる部分が大きくなるが，個々の専門性に委ねつつ，チーム医療を通じて治療を再統合し，医療の総合力を高めていくことが重要である．

チーム医療がもたらす具体的な効果としては，①疾病の早期発見，回復促進，重症化予防などの医療・生活の質の向上，②医療の効率性の向上による医療スタッフの負担の軽減，③医療の標準化，組織化を通じた医療安全の向上などが期待される．なぜならば，チーム医療が各医療スタッフの知識・技術の高度化への取り組みや，ガイドライン，プロトコールなどを活用した治療の標準化を基盤として進められているからである．現在，臨床現場では栄養サポートチーム（NST），褥瘡対策チーム，摂食・嚥下チーム，緩和ケアチーム，感染制御チーム，呼吸サポートチーム，糖尿病透析予防チームといったチーム医療が行われている．

B. 各種チーム医療の実際　15

さらに，近年の高齢化や生活習慣病の増加による疾病構造の変化により，医療機関から在宅への切れ目のない医療が求められており，疾患を軸とした地域連携や，医療と介護の連続したチーム医療が必要とされている．このためチーム医療の種類は多岐にわたるようになっている．

❷ 管理栄養士の役割

管理栄養士は，栄養アセスメントを行い，栄養管理を提言し，実践された栄養療法を評価する

現在の医療の中で，栄養療法は重要な治療の一つとなってきている．患者の栄養状態が改善されることが基礎疾患を治療するうえでも重要であるからである．栄養療法の進歩により，経口摂取ばかりでなく，経腸栄養剤を用いた経管栄養法，輸液を用いた経静脈栄養法など多岐にわたる栄養補給法が発展を遂げ，非経口療法でも生命活動が維持できる栄養量が投与できるようになっている．このような中で，管理栄養士は，患者の治療の促進，QOLの改善のために，栄養補給計画の検討を中心に医師，看護師，薬剤師などの他職種と協働しチーム医療へ参画し医療現場の要望や問題点に応えていかなければならない．

チーム医療に参画する際の管理栄養士の専門性および技術としては，栄養アセスメントにより必要栄養量を算定すること，身体計測値や検査データ，フィジカルアセスメントなどによるデータの収集に経時的検討を加え過不足の栄養量および栄養素を推測すること，さらに食事摂取量調査や経管・経腸栄養法，経静脈栄養法など投与されている栄養量と比較し，これらを総合的に評価したうえで病態に応じた補給計画を作成し提案すること，また経口摂取の場合は食事が適切な内容，量，形態であるか評価できることなどがあげられる．つまり，管理栄養士は栄養管理が必要であると考えられる患者に対し，栄養アセスメントにより現状を把握し，それに基づき，さまざまな栄養管理法に対しての提言を行い実践するまでの一連の流れに常にかかわるべきであることを意味する．

医療施設における栄養管理は，近年大きく**栄養補給**［経管・経腸栄養法（経口栄養法），静脈栄養法］と**栄養ケア・栄養教育**の二つに分けて考えられる．チーム医療でいう栄養管理は後者が主である．適切な栄養補給を行うためには，医師の包括的な指導のもと，経口栄養法では一般食の内容や形態を決定すること，特別（治療）食の内容や形態を提案することは管理栄養士の専門性の一つであるが，これらを行うためにはフードサービス部門において適切な献立を作成したり，さまざまな形態の食事が提供できるよう管理・指導できる能力が必要である．また，これらの専門的な知識をもとに適切な栄養補給方法やその内容について，患者に対し栄養教育を行うことも必要となる．

さらに，チーム医療を円滑に行うためには，これらの業務を他の医療スタッフに理解してもらえるように伝えるコミュニケーション能力や情報共有の手段となるカルテへの的確な記載ができることが必要である．

B 各種チーム医療の実際

❶ 栄養サポートチーム

栄養サポートチームは，適切な栄養管理の実践のためのコンサルテーションを行う

a 栄養サポートチームとは

栄養サポートチーム（NST）とは，適切な栄養管理を，医師，管理栄養士，看護師，薬剤師，臨床検

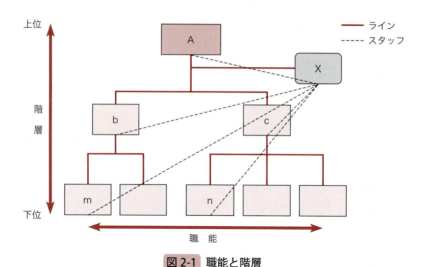

図 2-1 職能と階層
[小山秀夫:静脈経腸栄養 18：34, 2003 より引用]

査技師などの多職種で実践するチームのことである.

NSTの目的は，すでに栄養障害がある患者，潜在性栄養欠乏症 marginal nutritional deficiency であるハイリスクの患者をみつけだし，栄養アセスメントを行い，適切な栄養管理法の選択，適切かつ質の高い栄養管理の提供，栄養障害の早期発見と早期管理，栄養療法の合併症の予防など病態に応じた適切な栄養管理を行うことである.

NSTはライン・スタッフの原則論にあてはまる(図2-1).「ライン」とは，単一の命令系統によって結ばれている組織形態であり，責任，権限を有する職位を意味する．一方，「スタッフ」とは，特定の専門能力を有し，その役割はライン組織に助言，助力をすることである.「スタッフ」からの意見は命令ではなく助言である．ライン・スタッフの組織とは，決定や指示はラインが維持するが，スタッフの専門的知識による助言，助力を参考にマネジメントを行う構造である．このため，医療機関において，NSTは院長直轄の組織であるなど，患者に対する責任を有する診療科の「ライン」とは別組織として独立していることが多い．

NSTは「スタッフ」の役割を担う．実際には，経腸栄養法，経静脈栄養法を処置された患者(単独での栄養投与法とは限らず，経口栄養法，経腸栄養法，経静脈栄養法が混在する場合も含む)の担当医などへの専門的コンサルテーションを行うことが多い．NSTのスタッフの専門機能をバランスよく発揮させ，円滑な組織運営が行われるためには，各部門のラインの適正なマネジメントが必要である．

b NSTの構成メンバーと役割

NSTは通常の各専門職としての知識・技術を基盤に，経口栄養法，経腸栄養法，経静脈栄養法および特殊な栄養療法について専門的な知識・技術を有する高度専門職によって構成される．**表2-1**に各専門スタッフの役割を示す．

c 栄養サポートチーム(NST)加算

2010(平成22)年度より，栄養障害を生じている患者または栄養障害を生じるリスクの高い患者に対して，医師，看護師，薬剤師および管理栄養士などからなるチームを編成し，栄養状態改善の取り組みが行われた場合の評価の一つとしてNST加算が診療報酬上に新設され，一人当たり週1回200点となっ

B. 各種チーム医療の実際 17

表 2-1 NST スタッフの役割

職　種	スクリーニング	栄養アセスメント	栄養ケア・プラン，実施
医　師	病状の把握	栄養障害の有無や程度の判定	栄養補給法の適応の決定 栄養管理法の手技の実際と指導
看護師	栄養スクリーニングの実施 （SGA など）	栄養状態に影響を及ぼした可能性のある病歴・経過の検出，フィジカルアセスメント	カテーテルの管理（経管・経静脈） 食事摂取状況のモニタリング 身体状況のモニタリング（発熱・下痢など）
管理栄養士		栄養状態の評価（食事摂取量評価，身体計測，フィジカルアセスメントなど） 栄養摂取量・栄養素・水分の過不足判断	栄養管理計画立案，提案，実施 必要栄養量の決定への参加 栄養補給法の選択への参加 患者の思考・実生活に則した栄養管理計画の提案，実施 食品の選択・料理法などを含む栄養教育の実施
薬剤師		適用された薬物と栄養との関係の評価	特殊病態下での経腸栄養処方の決定への参加 TPN・PPN 輸液処方への参加，TPN 無菌調整，内服薬指導，栄養関連製剤の情報提供
臨床検査技師	医師の指示による検査の実施	検査結果のアセスメント 適用された検査と栄養との関係の評価	動的アセスメント指標による栄養状態の推移に関する情報提供

SGA：subjective global assessment（主観的包括的評価），TPN：total parenteral nutrition（中心静脈栄養法），PPN：peripheral parenteral nutrition（末梢静脈栄養法）

た．算定要件は，①対象患者に対する栄養カンファレンスと回診の開催（週1回程度），②対象患者に関する栄養治療実施計画の策定とそれに基づくチーム診療，③1日当たりの算定患者数は，1チームにつき概ね30人以内とすることなどである．施設基準は当該保険医療機関内に，専任の①〜④により構成される栄養管理にかかわるチームが設置されていること，また，以下のうちのいずれか1人は専従であること（ただし，患者数が1日15人以内である場合は，いずれも専任で差し支えない），①栄養管理にかかる所定の研修を修了した常勤医師，②栄養管理にかかる所定の研修を修了した常勤看護師，③栄養管理にかかる所定の研修を修了した常勤薬剤師，④栄養管理にかかる所定の研修を修了した常勤管理栄養士，上記のほか，歯科医師，歯科衛生士，臨床検査技師，理学療法士，作業療法士，ソーシャルワーカー（社会福祉士），言語聴覚士が配置されていることが望ましい，とされている．また，算定対象病棟は2012（平成24）年度には療養型病床にも認められ，慢性期である療養病棟に対しても算定可能となったことで，NST は医療現場においてさらに普及を認めるようになった．さらに，2020（令和2）年には結核病棟，精神病棟へと広がっている．算定のために必要な専従・専任要件においては，2014（平成26）年度に『医療を提供しているが，医療資源の少ない地域に配慮した評価』ということで，地域指定はあったものの，NST 加算における専従要件を緩和した評価がなされ，100点/週/人が認められた．また，2018（平成30）年には専従要件の緩和がなされ，限られた地域に限らず，NST が介入する患者数が1日15人以内の場合は，医師・看護師・管理栄養士・薬剤師の全員が専任配置であっても加算の算定が可能となった．専従要件の緩和により，NST 加算の算定届出施設数は2014（平成26）年から2017（平成29）年までは1,150件前後であったが，2018（平成30）年には1,403件へと増加した．関連する職種として，2016（平成28）年には，NST に院内または院外の歯科医師が参加した場合の評価として，歯科医師連携加算が新設された．歯科医師は口腔管理に関して患者本人または看護師等への指導・助言を行う．

算定対象病棟は2012（平成24）年度には療養型病棟，2020（令和2）年度には結核病棟，精神病棟へと広がりをみせている．算定に必要な専従・専任要件においては，2014（平成26）年度に「医療を提供しているが，医療資源の少ない地域に配慮した評価」との観点から，限定した地域で，算定要件を緩和し，1人当たり週1回100点が認められた．また，NST に関連する職種として，院内または院外の歯科医

師が参加した場合の評価として50点が加算算定できるようになった．さらに，2018（平成30）年度には，専従要件の緩和が行われ，NSTが介入する患者数が15人以内の場合は，医師・看護師・管理栄養士・薬剤師の全員が専任配置であっても加算の算定が可能となった．

❷ 褥瘡対策チーム

> 褥瘡対策における栄養管理はNSTと情報を共有し褥瘡の予防，治癒促進に努める

a 褥瘡対策チームとは

褥瘡は可動性の減少や活動性の低下，知覚認知の障害などによる圧迫と湿潤や摩擦およびずれの増加といった外的因子と栄養の低下などによる内的因子が絡み合って起こる．高齢化が進み，褥瘡発生の危険因子をもつ患者は増加している．褥瘡の発生予防，発症後早期からの適切な処置を含めた対策はすべて実施されるべきものであり，今後ますます重要と考えられることから，基本診察料の施設基準として褥瘡対策の基準が設けられ褥瘡対策チームの設置が義務づけられている．褥瘡対策チームの構成に関する規定は，専任の医師と専任の看護職員を設けることであり，最低条件は医師1名，看護師1名または医師1名，准看護師1名である．その他の職種についての規定はないが薬剤師，管理栄養士，理学療法士，作業療法士，ソーシャルワーカーなど多くの職種による構成が望ましいとされている．褥瘡対策チームの看護師は専任であればよいとされているが，皮膚・排泄ケア（創傷wound，ストーマostomy，失禁continenceにかかわる看護ケア）における専門的知識が豊富であるWOC看護認定看護師が携わっている場合が多い．

褥瘡対策チームの主な役割は，下記のような項目があげられる．
- ・褥瘡の予防および合併する感染予防の確立に関すること．
- ・褥瘡ならびに合併する感染予防の実施，監視および指導に関すること．
- ・診療計画書の作成に関する指導や助言に関すること．
- ・感染褥瘡源の調査に関すること．
- ・褥瘡予防にかかわる情報の収集に関すること．
- ・その他，褥瘡および合併する感染対策についての重要項目に関すること．
- ・研修会や学習会に関すること．

NSTと同様に褥瘡対策チームの各専門職も「スタッフ」の役割を担っており，担当医や担当看護師に対し，ケアの専門的コンサルテーションを行う．褥瘡を発生する危険因子として可動性の減少や圧迫に対しては，理学療法士や作業療法士による体位保持や体位変換の工夫が，栄養の低下に関しては，薬剤師，管理栄養士が，より適切な栄養補給方法について助言を行う．

b 褥瘡対策チームにおける管理栄養士の役割

褥瘡の危険因子として意識状態，病的骨突出，浮腫，関節拘縮の4項目が多変量解析にて抽出されたとする報告がある．病的骨突出や浮腫は栄養障害と密接に関係していると考えられ，褥瘡の予防・治癒において栄養管理の重要性がうかがえる．栄養面から褥瘡の予防・治癒において行わなければならないスクリーニング，栄養アセスメント，プランの作成はチーム医療における管理栄養士の役割と同様である．とくにNSTとは，必要投与栄養量の検討や創傷治癒のために必要な栄養素について情報を共有し，褥瘡の予防，治癒促進に努める必要がある．2022（令和4）年度の診療報酬改定において，褥瘡対策に関する診療計画書の栄養管理に関する事項は，栄養管理計画書をもって記載を省略することができること

となった．このことにより，褥瘡対策チームに属しない管理栄養士も，褥瘡とかかわることが多くなったといえる．

必要投与栄養量の検討：褥瘡の治癒のためには，ストレスを加味した栄養量の投与が必要となる．褥瘡の大きさや深達度，壊死組織の有無，滲出液の量などによりストレスの度合いが異なる．傷からみたストレス係数について助言を行う．

必要栄養素：褥瘡の治癒は，①炎症期，②滲出期，③肉芽形成期，④成熟期，⑤再発予防期の過程を経過する．①炎症期では感染リスク予防の観点からも，エネルギーと十分なたんぱく質が，②滲出期では炎症期の蔓延を防ぐため①に加え，アルギニンや鉄，銅，ビタミンＣが，③肉芽形成期ではコラーゲン合成が必要である時期であるため②に加え，アルギニンや亜鉛が，④成熟期では上皮形成のため③に加えカルシウムやビタミンＡが必要となる．褥瘡の大きさ，色などをよく観察し，不足する栄養素について推測し助言を行う．

❸ 摂食・嚥下チーム

> 嚥下障害に対する栄養管理計画（プラン）では，安全でかつ患者が食べようという意欲がわく内容として提供する

a 摂食・嚥下チームとは

摂食・嚥下障害は，食事摂取や嚥下の過程がスムーズに行われない場合をいう．嚥下機能の低下は脳血管障害や外傷，老化に伴う嚥下機能の低下，食道術後，挿管後など，さまざまな原因によって起こる．摂食・嚥下障害に対応するには，スクリーニング，精査，リハビリテーション（訓練），歯科治療，口腔ケアなどが必要となる．このため，摂食・嚥下の回復過程では，医師，管理栄養士，歯科医師，看護師，言語聴覚士，理学療法士，作業療法士といった多職種によるチームアプローチが必要となる．

摂食・嚥下チームの役割は，摂食・嚥下機能障害のある患者への適切な介入ができるだけ早期に行われるように，摂食・嚥下機能障害のハイリスク患者をみつけだすこと，摂食・嚥下障害のある患者に対し，病態や他の疾患との関連を明らかにし，摂食・嚥下機能障害のリスクアセスメントを行うこと，嚥下障害の内容や程度に合わせたリハビリテーションのプランを提案すること，経口摂取が可能な場合には障害の程度と全身状態を考慮した食事内容および形態を検討し提案を行うこと，必要なケアが継続して行われるようにスタッフや患者本人，またその家族へ指導を行うこと，などがあげられる．

b 摂食・嚥下チームの構成メンバーと役割

摂食・嚥下チームの構成メンバーと役割を表2-2に示す．摂食・嚥下の回復には時間がかかることから，リハビリテーションの途中で在宅へ移行することも多い．このような場合には，規模の大きな医療施設に比べ，多職種がそろわないこともある．しかしながらチーム医療により，従来の専門性のみではなく関連する分野を補いあうことで，摂食・嚥下リハビリテーションは継続される．摂食・嚥下に関しては，嚥下機能が低下した患者に対して，喉頭内視鏡などを用いて直接観察下に着色水を嚥下させ，嚥下反射惹起のタイミング，着色水の咽頭残留および誤嚥の程度を指標に嚥下機能を評価した場合に算定する内視鏡下嚥下機能検査，嚥下造影検査，また摂食機能障害を有する患者に対して，個々の患者の症状に対応した診療計画書に基づき，医師または歯科医師，もしくは医師または歯科医師の指示のもとに言語聴覚士，看護師，准看護師，歯科衛生士，理学療法士または作業療法士が1回につき30分以上訓練指導を行った場合に算定できる摂食機能療法などの加算が認められてきた．その後，中心静脈栄養法

表 2-2 摂食・嚥下チームのスタッフと役割

職 種	役 割
医 師	担当医 　全身管理，リスク管理，検査，訓練指示，食事内容・形態に対する 　包括的指導 摂食・嚥下チームスタッフ医師 　嚥下機能評価，嚥下訓練・食事内容・形態に関する提案
看護師	バイタルサインのモニタリング，薬・経管栄養の投与，口腔ケア，摂食・嚥下訓練，摂食介助，気管切開カテーテルの管理，家族指導
管理栄養士	嚥下評価の結果に基づく食事内容・形態に関する提案，患者に適した食事の提供，身体状況および食事摂取量から栄養量・栄養素の過不足を評価，必要栄養量・水分・栄養素の投与プランの提案，嚥下食の作り方を中心とする栄養教育
言語聴覚士	口腔機能における関節訓練，直接訓練，高次機能評価と治療
理学療法士	頸部体幹訓練，筋力低下，関節拘縮，全身耐久性の低下に対するリハビリテーション，肺理学療法
作業療法士	姿勢保持・上肢の訓練と使い方，食器の工夫
薬剤師	嚥下しやすい薬剤の調整
歯科医師	う蝕，歯周病など口腔の疾患に対する治療，義歯の調整
歯科衛生士	口腔ケア，口腔衛生管理

や鼻腔栄養などを実施している患者の経口摂取回復にかかる効果的な取り組みをさらに推進する観点から，2020（令和2）年度には，摂食嚥下機能回復体制加算が新設された．摂食嚥下機能回復体制加算は，摂食機能および嚥下機能の回復の支援にかかる専門的知識を有した多職種により構成された摂食・嚥下支援チームによって摂食機能または嚥下機能の回復が見込まれる患者に対して，内視鏡下嚥下機能検査または嚥下造影の結果に基づいて，摂食嚥下支援計画書を作成し，カンファレンスを実施し，カンファレンスの結果に基づき，摂食嚥下支援計画書の見直し，嚥下調整食の見直しなどを実施した場合に算定できる．さらに2020（令和4）年度には，摂食嚥下機能回復支援加算に必要な職種の見直しが実施され，加算1〜3に分類された．加算1，2では摂食・嚥下チームの設置が必要であり，医師または歯科医師，適切な研修を修了した看護師または専従の言語聴覚士，管理栄養士の専任配置が必要である．また，必要に応じてその他職種はカンファレンスに参加することとなっている．

C 摂食・嚥下チームにおける管理栄養士の役割

　摂食・嚥下チームにおける管理栄養士の役割の一つとして，摂食・嚥下チームにより検討された食事内容・形態を，安全でかつ患者が食べようという意欲がわく内容として提供することがあげられる．摂食・嚥下チームによる提案が適切に行われるためには，栄養状態の改善が必須である．このため管理栄養士は適切な水分・栄養摂取が行えているかをモニタリングし，必要栄養量の摂取が経口のみではできない場合や，低栄養状態の改善が認められない場合には，NSTと協力し，その改善に努めなければならない．嚥下障害患者では，直接訓練を兼ねた経口摂取と経管栄養を併用している場合も多く，医師や言語聴覚士とともに，適切な経管栄養のための器具について提案を行うこと，十分な体力回復のためには身体のリハビリテーションも必要であり，リハビリテーションの時間を考慮した栄養投与プランを提案することも必要である．

❶ **栄養サポートチーム加算に関する記載である．正しいものはどれか．**
(1) 対象患者に対するカンファレンスが行われていれば回診は必要ない．
(2) 1日当たりの算定患者数は，1チームにつき概ね50人以内とする．
(3) 栄養管理にかかる所定の研修を修了した医師が専従でなければならない．
(4) 対象患者に関する栄養治療実施計画の策定を行う．
(5) 栄養管理にかかる所定の研修を修了した医師，薬剤師，管理栄養士，看護師がいれば必ずしもチームでなくても算定できる．

❷ **褥瘡に関する記載である．誤っているものはどれか．**
(1) 褥瘡対策チームの設置により加算が得られる．
(2) 褥瘡対策チームは褥瘡ならびに合併する感染予防を実施する．
(3) 褥瘡対策チームは所定の研修を修了した医師，看護師，薬剤師，管理栄養士により構成される必要がある．
(4) 褥瘡対策チームはケアの専門的コンサルテーションを行う．
(5) 褥瘡の予防・治癒において栄養管理は重要である．

❸ **摂食・嚥下チームに関する記載である．誤っているものはどれか．**
(1) 摂食・嚥下機能障害のハイリスク患者をみつけだす．
(2) 嚥下障害の内容や程度に合わせたリハビリテーションのプランを提案する．
(3) 患者本人，またその家族への口腔ケアや食事作成の指導を行う．
(4) 摂食・嚥下チームの提案に基づき1回30分以上の訓練指導を行うと摂食・嚥下チーム加算を算定できる．
(5) 管理栄養士はリハビリテーションの時間を考慮した栄養投与プランを提案する．

3 栄養ケア・マネジメント

学習目標

1. 栄養ケア・マネジメントの構造について説明できる.
2. 栄養ケアの品質改善活動について理解する.
3. 保健, 医療, 福祉における栄養ケア・マネジメントの位置付けを理解する.

A 栄養ケアとマネジメントとは

栄養とは, 人間が食物を口から取り入れ, 消化管で消化・吸収, 代謝して, 生命活動を営んでいく, 身体内の処理状態のことである. 「ケア」は医療や介護の現場で使用され,「みる」=「診る」「看る」「視る」「観る」とし, 対象者の状態を専門的にアセスメントし, よりよい状態になるように気を配って対処することである. 管理栄養士は, 食べ物に含まれる栄養素だけでなく, 人体の栄養状態, 消化・吸収, 代謝, 生命活動をケアする. すなわち, 栄養ケア nutrition care とはヘルスケア・サービスの一環として, 人間の栄養状態, 消化・吸収, 代謝を専門的にアセスメントし, よりよい状態になるように対処することであり, 栄養管理ともいう.

一方, マネジメントとは, ある目的を達成するために, 組織や体制を, 管理, 統制することである. つまり, マネジメントとは, 何を達成するのか目的を明確にすることと, 目的を達成するために各種業務の機能や方法, 手順が文書化などされていることが必要である. これをマニュアル化やシステム化ともいい, 業務を効率化する手法である.

① 栄養ケア・マネジメントの定義と構造

> NCM は個々人に最適な栄養ケアを提供するために, 栄養ケアの手順を標準化している

栄養ケア・マネジメント nutrition care and management(NCM)とは, 「対象者個々人に最適な栄養ケアを提供する」という目的を達成するために, 栄養ケア(栄養管理)の手順やシステムをマネジメントすることである. NCM の基本構造を図3-1 に示した.

NCM のゴールは, 個々人の栄養状態を改善し, QOL を向上させることである. たとえば, 食事摂取量が極めて少ない患者に対して, 経鼻胃管栄養法による栄養補給を検討する場合, 栄養状態を改善するという益が, 対象者の苦痛や負担を上回るのか, 対象者の意思の尊重や他職種協働を踏まえて, 専門職として適切に対応する必要がある.

NCM の構造は, 栄養スクリーニング nutritional screening, 栄養アセスメント nutritional assessment, 栄養ケア計画 nutritional care plan の実施, チェック, モニタリング, 評価と継続的な品質改善活動からなる.

臨床現場においては, できるだけ早期に栄養スクリーニング(☞第4章参照)を実施し, 栄養リスク者を判定しなければならない. NCM の観点から述べると, 栄養スクリーニングに関して, だれが(管理栄養士なのか, 看護師なのか, 入院前支援部門なのかなど), いつ(入院当日なのか, 入院3日目まで,

A. 栄養ケアとマネジメントとは　23

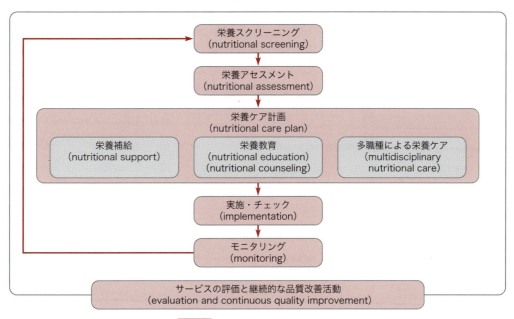

図3-1 栄養ケア・マネジメント
[平成7〜10年度厚生労働省老人保健事業推進等補助金「高齢者の栄養管理サービスに関する研究」報告書（主任研究者：松田　朗，分担研究者：小山秀夫，杉山みち子）を参考に作成]

入院前なのかなど），なにを用いて（栄養リスク判定ツール，検査指標，食事摂取量，疾患名など）実施するのかが明確になっていなければならない．評価によっては，NCMの目的を効率的に達成するために，栄養スクリーニングの方法が見直されることもある（品質改善活動）．

　栄養リスク者に対しては，栄養アセスメント（☞第4章参照）を行い，栄養状態の直接的評価（身体計測，臨床検査，臨床診査）と間接的評価（食事調査），さらにエネルギー・栄養素必要量などを詳細に把握し，情報を総合して，栄養状態あるいは栄養状態に関連する問題と，問題の関連要因を特定する．近年，PES（P：problem 栄養の問題，E：etiology 病因，S：sign/symptoms 症状・徴候）の形式による記述が増えている．

　栄養アセスメントを踏まえて，栄養状態のリスク者個々人が望んでいることやニーズに見合った，適正な栄養ケア計画（☞第5章参照）を作成する．入院時・入所時の段階で作成するものを指すことが多い．栄養ケア計画は，栄養補給（エネルギー・栄養補給量，補給方法），栄養教育，多職種による栄養ケアの三つの視点から作成する．「食べること」や栄養の問題は，さまざまな要因が関係しているため，管理栄養士のほかに，医師，歯科医師，看護師，保健師，薬剤師，ソーシャルワーカー，理学療法士，言語聴覚士，臨床心理士，介護職などさまざまな専門職がかかわる．栄養ケア計画の方向性は，主治医やチーム，他職種と一致している必要があり，他職種と情報共有やカンファレンスが行われる．

　栄養ケアの**実施** implementation 過程では，**モニタリング** monitoring と栄養ケア計画のチェックを繰り返し行う．入院患者は，治療経過によって，病状や栄養状態，栄養摂取量も変化する．管理栄養士は，病棟や患者のベッドサイドにおいて，それらの変化をチェックし，栄養補給法や栄養補給量の続行や変更を判断し，主治医や他職種と協働して栄養ケアを行う．

　NCMのマネジメントの肝となるのが，システムの**評価**と，**継続的な品質改善** continuous quality improvement（CQI）（後述）である．

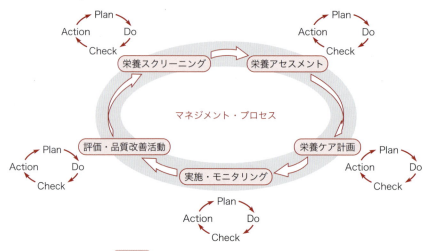

図 3-2　NCM とマネジメント・サイクル

[小山秀夫：静脈経腸栄養 18(34) 2003 を参考に作成]

❷ マネジメント・サイクル

> NCM は，PDCA サイクルによってその質を改善していくことが必要である

　マネジメントの活動は，目的の達成のために，常に現状をみること，分析すること，評価し改善すること，実行することを周期的に繰り返して，常によい状態を保持することである．組織・体制の代表的なマネジメント・サイクルである **PDCA サイクル**（デミング・サイクル*）は，Plan（計画）-Do（実行）-Check（確認）-Action（処置，改善）を繰り返し行う．栄養ケアにおいても，常に患者のニーズを満たし，臨床アウトカムに寄与するように，資源（ヒト，モノ，カネ）を有効に活用するためには，PDCA サイクルが絶えず回っている必要がある．NCM の図では，最後のプロセスにマネジメントにあたる評価と品質改善活動が位置づけられているが，栄養スクリーニング，栄養アセスメント，栄養ケア計画，実施・モニタリング，そして評価と品質改善活動にも，それぞれの手順で PDCA サイクルを繰り返すことが必要である（図 3-2）．PDCA サイクルをもとに，チェックし，改善にむけて対処することが，CQI につながる．

B 栄養ケア・マネジメントと制度

❶ 医療保険制度

　わが国は原則的にすべての国民が，職業などによって健康保険組合，共済組合，協会けんぽ，国民健康保険に加入保険が分けられ，75 歳以上はすべての人が後期高齢者医療制度に加入する（国民皆保険制度）．わが国は公的医療保険といい，医療費の一部を公的機関が負担する仕組みをとっている．

---

*デミング・サイクル：エドワード・デミング Edward Deming（1900～1993 年，米国の統計学者）の品質管理に関する提言は，わが国のみならず世界各国の製造業に多くの影響を与えた．その後デミング・サイクルは PDCA サイクル［計画（Plan）→実行（Do）→評価（Check）→改善・処置（Action/Act）］の考えに発展し，ISO9000（品質改善），ISO14000（環境改善）などの管理システムに理論的な基盤を与えた．最近では，栄養管理にも取り入れられている．

医療行為（診察，治療，処方など）には一つひとつに厚生労働省が定めた点数（1点10円）がある．患者が医療行為を受けると，点数を足し合わせて医療費が算出され，そのうち自己負担分は患者が支払い，残りは医療保険者が医療機関に支払うことになる．これを**診療報酬**という．診療報酬の支払いは，出来高払い方式と定額払い方式の2種類がある．診療報酬は，2年に一度改定が行われている．入院患者の栄養管理は，入院日数の短縮化や医療費の削減といった臨床アウトカムに関連することが期待され，管理栄養士による栄養管理業務も診療報酬で評価されるようになってきている．なお，入院時の食事は，医療の一環，すなわち治療食として提供されるが，診療報酬ではなく，健康保険法を根拠とする入院時食事療養費が設定されている．このうち患者は，標準負担額として1食につき490円を負担すればよいことになっている（低所得世帯は別）．1食単位で，1日につき3食を限度に算定するもので，絶食（食止め）の患者は算定されない．入院時食事療養費（I）は，常勤の管理栄養士または栄養士が食事提供の責任者になっていること，医師の食事箋または栄養管理計画書による栄養補給量を提供していること，適時・適温の食事の提供が行われていることなどが要件化されている．

❷ 診療報酬における栄養ケア・マネジメント

> 入院患者に対する NCM は，治療の一環に位置づけられている

2006（平成18）年度の診療報酬改定に際し，それまでの特別管理加算の廃止に代わり**栄養管理実施加算**が新設された．栄養管理実施加算は，常勤の管理栄養士が1名以上配置されていることを前提に，入院患者ごとに栄養状態の評価を行い，栄養管理計画に基づいて多職種協働で栄養管理を行うとともに，患者の栄養状態を定期的に評価（モニタリング）し，必要に応じて計画の見直しをしている場合に1日12点が加算されるというものであった．すなわち，入院患者に対する栄養ケア・マネジメントが治療の一環と位置づけられたといえる．その後，栄養管理実施加算は多くの医療機関で算定されることとなった経緯を踏まえ，2012（平成24）年度の診療報酬改定において，入院基本料（**表 3-1**），特定入院料に包括して評価されることとなった．この場合，**入院診療計画書**に**特別な栄養管理の必要性の有無**について記載と，特別な栄養管理の必要性がある患者に対する**栄養管理計画書**の作成が要件となる．

病床については，一般病床，地域包括ケア病棟，回復期リハビリテーション病棟，療養病棟などの分類がある．管理栄養士の病棟配置による栄養管理についての評価としては，**回復期リハビリテーション病棟**が先駆けとなり，2018（平成30）年度から入院料の算定要件に含まれることになった．回復期リハビリテーション病棟の入院患者は，心大血管疾患，脳血管疾患，廃用症候群，運動器，呼吸器などのリハビリテーションが行われ，病態栄養管理，栄養補給方法，リハビリテーションによる栄養補給量の対応など，適切な栄養管理が随時行われている．また，**早期栄養介入管理加算**は，**特定集中治療室（ICU）**入室患者において，ICU専任の管理栄養士が栄養アセスメントと腸管機能評価に基づいて，入室48時間以内に経腸栄養を開始した場合に算定されるものである．**周術期栄養管理実施加算**は，全身麻酔をした患者において，専任の管理栄養士が術前・術後に適切な栄養管理をした場合に算定されるものである．さらに，**特定機能病院**における管理栄養士の病棟配置も2022（令和4）年度から評価されるようになり，入院患者の栄養管理にかかわる診療報酬は増えている（**図 3-3**）．2024（令和6）年度には，地域包括医療病棟が軽症・中等症の多い高齢者の救急搬送・入院の受け入れ先として新設され，管理栄養士の病棟配置がPT・OT・STとともに要され，リハビリテーション・栄養・口腔連携加算が設けられた．医療従事者として管理栄養士の専門性と多職種連携が求められるようになり，栄養関連の診療報酬は展開が目まぐるしい．

26 3. 栄養ケア・マネジメント

表 3-1 入院基本料の施設基準−栄養管理体制の基準

(1) 当該病院である保険医療機関(特別入院基本料等を算定する病棟のみを有するものを除く.)内に, 常勤の管理栄養士が 1 名以上配置されていること.

(2) 管理栄養士をはじめとして, 医師, 看護師, その他医療従事者が共同して栄養管理を行う体制を整備し, あらかじめ栄養管理手順(標準的な栄養スクリーニングを含む栄養状態の評価, 栄養管理計画, 退院時を含む定期的な評価等)を作成すること.

(3) 入院時に患者の栄養状態を医師, 看護職員, 管理栄養士が共同して確認し, 特別な栄養管理の必要性の有無について入院診療計画書に記載していること.

(4) (3)において, 特別な栄養管理が必要と医学的に判断される患者について, 栄養状態の評価を行い, 医師, 管理栄養士, 看護師その他の医療従事者が共同して, 当該患者ごとの栄養状態, 摂食機能及び食形態を考慮した栄養管理計画(別添 6 の別紙 23 又はこれに準じた様式とする.)を作成していること. なお, 救急患者や休日に入院した患者など, 入院日に策定できない場合の栄養管理計画は, 入院後 7 日以内に策定することとする.

(5) 栄養管理計画には, 栄養補給に関する事項(栄養補給量, 補給方法, 特別食の有無等), 栄養食事相談に関する事項(入院時栄養食事指導, 退院時の指導の計画等), その他栄養管理上の課題に関する事項, 栄養状態の評価の間隔等を記載すること. また, 当該計画書又はその写しを診療録等に添付すること.

(6) 当該患者について, 栄養管理計画に基づいた栄養管理を行うとともに, 当該患者の栄養状態を定期的に評価し, 必要に応じて栄養管理計画を見直していること.

別紙 23

栄養管理計画書

計画作成日　　．　．

フリガナ

氏 名　　　　　　　殿　(男・女)　　　病　　棟

年　月　日生 (　歳)　　担 当 医 師 名

入院日 ;　　　　　　　　担当管理栄養士名

入院時栄養状態に関するリスク

栄養状態の評価と課題

栄養管理計画

目標

栄養補給に関する事項

栄養補給量　　　　　　　　　栄養補給方法 □経口　□経腸栄養　□静脈栄養
・エネルギー　　　kcal ・たんぱく質　　　g
・水分　　　　　　　　　　　嚥下調整食の必要性
・　　　・　　　　　　　　　□なし □あり (学会分類コード:　　　)
　　　　　　　　　　　　　　食事内容
　　　　　　　　　　　　　　留意事項

栄養食事相談に関する事項

入院時栄養食事指導の必要性　□なし □あり (内容　　実施予定日:　　月　　日
栄養食事相談の必要性　　　　□なし □あり (内容　　実施予定日:　　月　　日
退院時の指導の必要性　　　　□なし □あり (内容　　実施予定日:　　月　　日
備考

その他栄養管理上解決すべき課題に関する事項

栄養状態の再評価の時期　　実施予定日:　　月　　日

退院時及び終了時の総合的評価

[厚生労働省: 令和 2 年度 保医発 0305 第 2 号〈https://www.mhlw.go.jp/content/12400000/000666310.pdf〉(最終アクセス: 2025 年 1 月)より]

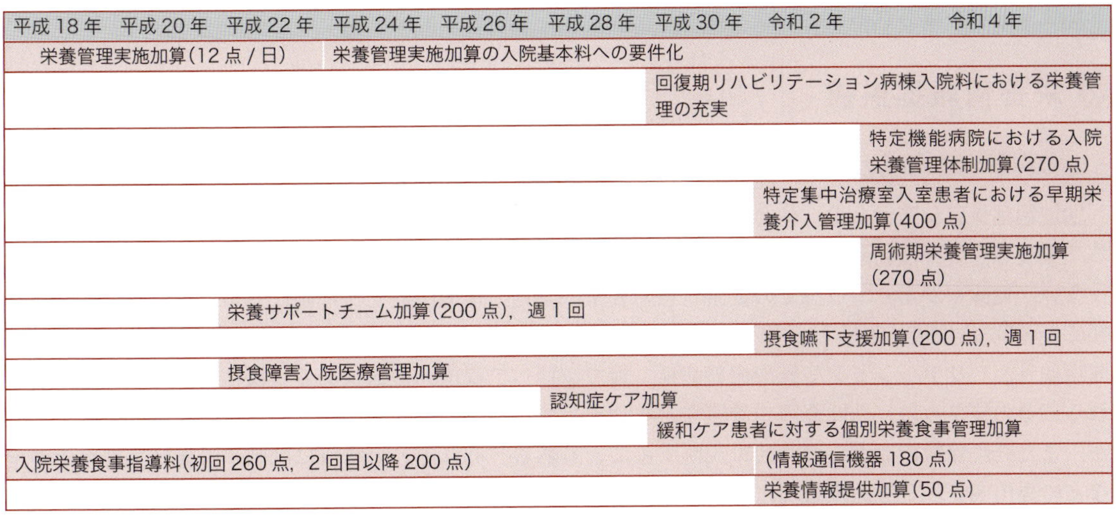

平成18年	平成20年	平成22年	平成24年	平成26年	平成28年	平成30年	令和2年	令和4年
栄養管理実施加算(12点/日)		栄養管理実施加算の入院基本料への要件化						
					回復期リハビリテーション病棟入院料における栄養管理の充実			
						特定機能病院における入院栄養管理体制加算(270点)		
						特定集中治療室入室患者における早期栄養介入管理加算(400点)		
						周術期栄養管理実施加算(270点)		
		栄養サポートチーム加算(200点), 週1回						
						摂食嚥下支援加算(200点), 週1回		
		摂食障害入院医療管理加算						
			認知症ケア加算					
						緩和ケア患者に対する個別栄養食事管理加算		
入院栄養食事指導料(初回260点, 2回目以降200点)						(情報通信機器180点)		
						栄養情報提供加算(50点)		

図3-3 診療報酬における入院患者の栄養管理に関する評価の主な変遷

[厚生労働省：令和4年度診療報酬改定の概要(栄養関係) https://www.mhlw.go.jp/content/10900000/001003511.pdf(最終アクセス：2025年1月)より作成]

❸ 介護保険制度における栄養ケア・マネジメント

要介護者に対する栄養ケアは，ケア・マネジメントの一環に位置付けられている

　介護保険制度については，介護サービス一つひとつに厚生労働省が定めた単位(1単位10円)があり，要介護者が介護サービスを受けると，介護サービス利用料が算出され，そのうち自己負担分は利用者が支払い，残りは市町村が介護サービス事業所に支払うことになる．これを**介護報酬**という．介護報酬は，3年に一度改定が行われている．

　2005(平成17)年度の介護保険制度の改正において，介護予防重視型システムへの転換が図られた．介護報酬改定において，**栄養マネジメント加算**が新設された．介護老人保健施設，介護老人福祉施設(特別養護老人ホーム)，介護療養型医療施設などの施設系サービスにおいて，入所者ごとに栄養管理を行うことを目的とした介護報酬であった．介護保険施設入所者における低栄養状態にある，およびそのおそれがある者の割合は50%を超えるという報告もあり，介護保険施設における栄養管理は体制構築が進んだ．2021(令和3)年の介護報酬改定で栄養マネジメント加算は，**基本サービスに包括化**され，栄養ケア・マネジメントの未実施は減算要件となった．一方で，**栄養ケア・マネジメント強化加算**(11単位/日)が新設され，入所者数50人に対して管理栄養士1人以上の配置が明確化された．医師，管理栄養士，看護師などが協働して，食事の観察(**ミールラウンド**)を週3回以上行い，入所者ごとの栄養状態，嗜好などを踏まえた食事の調整を実施すること，さらに入所者ごとの栄養状態などの情報を厚生労働省の**科学的介護情報システム(LIFE)**に提出することが必要となる．

　また，介護保険施設において摂食機能障害を有し，誤嚥が認められる入所者に対する経口維持の取り組み，経管により栄養を摂取している入所者に対する経口摂取への移行の取り組みについて，**経口維持加算**ならびに**経口移行加算**が認められている．

　通所介護や通所リハビリテーションなどの通所系サービスにおいては，**栄養改善加算**，**口腔・栄養スクリーニング加算**，**栄養アセスメント加算**によって，栄養管理の取り組みを行っている．

　2009(平成21)年には障害(児)者における栄養ケア・マネジメントの実施についても栄養マネジメン

ト加算として評価されることになった.

❹ 栄養情報提供書

栄養情報提供書は，入院から在宅までシームレスな栄養ケアに活用される

　地域包括ケアシステムは，住まい，医療，介護，予防，生活支援が一体的に提供できるシステムである．療養者・要介護高齢者の栄養・食事が適正に管理されるNCMの基盤が整備されていかなければならない．健診やかかりつけ医での健康状態の異常の発見，地域医療支援病院において精密検査と診断を経て，入院・治療後，退院してもとの生活に戻ることもある．病気が重い場合には，急性期を脱すると，回復期リハビリテーション病棟や療養病棟，地域包括ケア病棟への転棟あるいは他病院への転院が要される．その後さらに，訪問介護・看護などを利用して自宅に退院するのか，介護保険施設に入所するのか，また介護保険施設から一時的に入院することもある．それぞれの場所に医師，看護師，管理栄養士などの専門職がいる．医療機関における専門的な検査や診断，専門的アセスメントに基づいたケア，在宅や介護保険施設における日常生活の楽しみやこれまでの生き方，暮らし，栄養や食事に関する情報も含めて相互に共有することで，その患者の自分らしい暮らしをベースに，連続的なケアを受けることができる．退院時サマリーや栄養情報提供書などを活用して，地域の管理栄養士は連携することができる．

　栄養情報提供加算が，2020（令和2）年度診療報酬改定で新設されたが，この加算は入院栄養食事指導料を算定している患者であることが算定条件となっている．介護保険施設では，退所時栄養情報連携加算と再入所時情報連携加算によって，居宅，医療機関等と切れ目のない栄養管理がはかられている．

C クリニカル・パス

　クリニカル・パス clinical path（CP）*（☞第1章参照）は，横軸に手術前日，手術日，術後1日目，術後2日目といった時間を，縦軸に処置，検査，薬，輸液，食事，活動といった医療的内容をとったマス目状のフォーマットが一般的である．

　クリニカル・パスは，在院日数の短縮化とDPC/PDPS（診断群分類別包括評価）の採用を背景に，医療の標準化を目的としている．クリニカル・パスの作成にあたっては，科学的な根拠に基づいた標準化が必要である．栄養ケアに関しては，術前の絶飲食からいつ食事を再開するか，流動食，三分粥食，五分粥食，七分粥食，全粥食，常食への食上げ，静脈・経腸栄養法との調整，栄養管理の手順（栄養アセスメントや栄養食事指導）について記載されることが多い．エビデンス，ならびに，真に合理的であるかを検討し，医師や看護師，薬剤師などからなる小委員会で合意を得て，クリニカル・パスに記載していくことになる．

　原則として同じ疾患の同じ医療行為であれば，クリニカル・パスが適用されるが，クリニカル・パスどおり厳密に「術後〇日目に食事アップ」しなければならないとは限らない．消化管の状態や摂食状況に応じて変更・対応しなければならない場合もある．標準どおりにはいかない，すなわち逸脱するケースも存在し，これをバリアンス variance という．栄養不良が原因で，感染症合併や経過不良，創傷治癒遅延などのバリアンスとなることも少なくなく，入院期間を通してNCMの果たす役割は大きい．

　最近では，急性期から回復期，在宅療養を通じて治療にかかるすべての医療機関で共有して用いる地域連携パスも活用されている．

---

*クリニカル・パス（クリティカル・パス，CP）：工業領域において業務の効率化，コスト削減のための工程管理の手法として発展したもの．良質な医療を効率的かつ安全，適切に提供するための手段として1990年代にわが国の医療機関においても導入された．

練習問題

 栄養ケア・マネジメント(NCM)について，正しいものに○，誤っているものに×をつけよ．

(1) NCM は，栄養ケアの手順を効率的に行うためのシステムのことをいう．
(2) マネジメントでは，Plan(計画)-Do(実行)-Check(確認)-Action(処置，改善)を繰り返す．
(3) NCM は，患者の栄養状態をマネジメントするものであり，ヒト，モノ，カネの資源のマネジメントは必要ない．
(4) NCM のゴールは，栄養状態を改善することである．
(5) 栄養スクリーニングは，患者の入院初期に栄養状態を詳細に評価する過程をいう．
(6) 栄養ケアは管理栄養士が単独で行うものである．
(7) 低栄養状態の入院患者のみに対して栄養管理を実施する．
(8) 入院時食事療養費は，適時・適温が行われている場合に算定できる．
(9) 介護保険施設の入所高齢者に対する NCM を実施すると，栄養マネジメント加算が算定できる．
(10) クリニカル・パスは，通常，病院で行われている医療をもとに作成する．
(11) クリニカル・パスのバリアンスとなる患者には，栄養管理が必要な者が多い．

4 栄養アセスメント

学習目標

❶ 栄養アセスメントの意義と目的が説明できる.

❷ 傷病者の栄養状態を評価，判定する方法が説明できる.

❸ 傷病者の栄養必要量が算定できる.

A 意義と目的

　個人やある特定の集団の栄養状態を評価，判定することを**栄養アセスメント**という．医療や福祉の領域において，傷病者の栄養状態を評価，判定することは，栄養管理を行ううえでまず必要な過程となる．栄養状態を知る方法には，以前からいくつかのことが検討されている．たとえば，食欲があり，摂取量が多く，体重が増大すれば，それらだけで栄養状態は「良好」と判定されることがある．しかし，食欲の有無は，単に食物の摂取意欲をみているにすぎず，実際に摂取量が必要量に比べて多いのか，摂取量が多くてもそれぞれの栄養素に過不足がないのかは不明である．体重が増大したとしても，その内容は筋肉なのか，体脂肪なのか，あるいは体水分なのか不明である．

　食事調査で栄養状態を評価する方法があるが，食事調査はあくまでも，食物の成分が体内へ取り込まれる前の状況を評価しているのであり，これらの摂取状況のみで，人間の栄養状態を評価，判定することはできない．一方，血液成分値は栄養素の摂取状態を直接反映しているのではなく，組織や臓器からの栄養素の補給や流出により影響されるために，臨床検査値だけで全身，あるいは特定の組織，臓器，さらに細胞内の栄養状態を評価，判定することは困難である．

　以上のことから，栄養状態を評価，判定する方法として，栄養アセスメントが体系化された．栄養アセスメントは，身体計測，生理・生化学検査(臨床検査)，臨床診査，食事調査から得た主観的かつ客観的情報により，個人やある特定集団の栄養状態を総合的に評価，判定することになる(**表 4-1**).

　人間の栄養状態は，**過剰状態**，**適正状態**，**欠乏状態**に区分できるが，適正状態から過剰症や欠乏症のような疾病状態に移行する過程には，それぞれに**潜在的な状態**が存在する．潜在的な過剰状態や欠乏状態は，各種の栄養指標が平常値ではないが，病気と診断されるような異常値ではない状態である．このような栄養状態は，単に飲食物の摂取量の過不足のみで決定されるのではなく，対象となる個人や集団

表 4-1 栄養アセスメントのパラメータ

1	身体計測	Anthropometric methods
2	生理・生化学検査	Biochemical methods
3	臨床診査	Clinical methods
4	食事調査	Dietary methods

英文の頭文字を並べると ABCD となる.

がもつ栄養素の消化・吸収率，利用効率，貯蔵率，さらに代謝の変化による必要量や排泄量の変化などに影響される．一方傷病者の場合，病気による味覚や食欲の変化，薬の作用，食事療法などの影響により栄養状態は変化する．

栄養アセスメントは，目的により**①静的栄養アセスメント**，**②動的栄養アセスメント**，**③予後判定栄養アセスメント**の三つに分類される．静的栄養アセスメントは，栄養素の摂取状態，代謝や貯蔵状態を一時点で評価，判定することであり，動的栄養アセスメントは，栄養補給や栄養指導の介入を行った際の栄養状態の変化を観察することであり，予後判定栄養アセスメントは，手術や投薬などの各種治療を開始する前に栄養状態を評価し，合併症の発生率や回復状態を予測するものである．

B 栄養スクリーニングとアセスメント

❶ 栄養スクリーニングの意義

栄養スクリーニングは，栄養状態のリスクレベルを簡便に評価する過程をいう．すべての対象者に対して，最初から詳細に栄養アセスメントを行えば，多くの手間がかかるために，簡便な栄養スクリーニングによりリスクレベルをまず評価し，中レベルや高レベルの対象者に対して詳細な栄養アセスメントを行う．すべての入院・外来患者や入所者の栄養状態を適正に評価，判定するための栄養スクリーニングが必要となる．

❷ 栄養スクリーニングの方法

栄養スクリーニングは，低栄養状態にある対象者を見落とさない感度 sensitivity と非リスク者を見分ける特異度 specificity が保たれ，さらに対象者や調査者の負担が少なく，すべての人が使用できる簡便性が求められる（☞**図 9-4** 参照）．

C 臨床診査

臨床診査は，疾患と栄養状態から発症する自・他覚症状の観察や既往歴，現病歴，さらに家族歴などをいう．栄養アセスメントの過程で独自に調査，観察する場合や，疾患の診断や治療に用いられている情報の中から，栄養に関するものを抽出する場合がある．

❶ 自・他覚症状の観察

臨床診査は，栄養状態の過剰や低下から発症する自・他覚症状の観察をいう（**表 4-2**）．とくに，ビタミンに関しては，血液濃度の測定が日常臨床の場では行われないために，症状の観察がビタミン欠乏症を発見する重要な手がかりとなる．

たとえば，皮膚は，脱水，ビタミン A 欠乏症，壊血病などの栄養疾患，さらに糖尿病，慢性腎不全，甲状腺機能低下症で乾燥し，貧血により血管内血色素量が減少することにより蒼白状態になる．また，柑橘類，黄色野菜の多量摂取による高カロテン血症や肝硬変，胆道疾患，溶血性貧血による黄疸で皮膚の黄染がみられる．なお，高カロテン血症では，眼球結膜の黄染がみられないことから黄疸と区別ができる．食物アレルギーやビタミン B_2 欠乏症で湿疹がみられ，亜鉛欠乏症で口，肛門，褥瘡周辺に皮膚炎がみられる．ニコチン酸欠乏によるペラグラでは日光に曝露される部分に赤褐色紅斑がみられ，ビタミン A やビタミン C の欠乏症では，角化のために皮膚が乾燥して厚くなる．

32　4. 栄養アセスメント

表 4-2　栄養障害に関係した自・他覚症状

一般症状	低栄養になると，乳児および小児では食欲不振，体重増加停止，筋肉および精神的発育の遅延，活動性の低下，不眠，無感覚，慢性下痢あるいは便秘，成人では食欲不振，嘔気，口唇・舌あるいは肛門の腫脹，眼球のかゆみ，倦怠，疲労，不眠症，抵抗力減退，感情的な混乱，手・足・舌の知覚異常，消化機能障害，労働後の一時浮腫などが観察される．一方，過剰栄養になると，体脂肪の増加，活動性の低下，疲労，動悸，息切れ，関節痛などを訴える．
脈拍・血圧	栄養失調の際，脈拍数は減少し，1 分間に 40 以下，ときに 30 以下になることがある．また血圧は収縮期および拡張期とも降下がある．
毛髪	重症のたんぱく質・カロリー栄養不良では毛髪が形態的に違うことが立証されている．とくに毛根の径は栄養状態を反映する．
眼	角膜および上皮は栄養不良によって構造的にしばしば影響を受ける．角膜はビタミン A，ナトリウムの欠乏で，レンズはカルシウム，ビタミン B_2 およびトリプトファンの欠乏で，網膜はコリン欠乏およびビタミン A 過剰で影響を受ける．
舌および口唇	鉄の欠乏により舌乳頭の萎縮が起こり，悪性貧血の場合，舌がすべすべとなり，ビタミン B_2 の欠乏により口角炎が起こる．
皮膚および粘膜	角質増殖を伴った皮膚の乾燥症はビタミン A 欠乏，脂漏性皮膚炎はビタミン B_2 欠乏にみられ，ニコチン酸欠乏により身体の両側に対称的にいわゆるペラグラ皮膚炎が起こる．
軟骨および骨	軟骨および骨は特殊化した結合組織であり，カルシウム，リン，ビタミン D，ビタミン A，マンガンの欠乏によって影響を受ける．
浮腫	栄養性浮腫は次の三つの場合が考えられる． ・ビタミン B_1 が欠乏し，しかも食事が糖質に偏し，脚気状態になった場合． ・血清たんぱく質，とくにアルブミン濃度の低下，その結果，膠質浸透圧の低下を伴った場合． ・エネルギー欠乏によって起こる「飢餓浮腫」と呼ばれるもの．
貧血	鉄，たんぱく質，総エネルギーの不足により貧血は起こる．かつて農村婦人に貧血が多発したが，これは良質のたんぱく質不足と過酷な労働のためであった．近年，都市の若年女性に貧血がみられるが，不必要な減食，節食によるものが多いといわれている．
無月経	極端な減食により低栄養状態となり，そのために生殖機能が低下し，無月経になる場合がある．

［中村丁次：健康栄養づくり指導者養成テキスト，p.46,（財）東京都健康づくり推進センター，1999 より作成］

　口唇には多量に血液が供給されるために，貧血の場合，口唇の色調が赤みを失い，ビタミン B_2 欠乏症では，口角部に亀裂を生じ口内炎が起こる．ニコチン酸欠乏によるペラグラでは，口唇の腫脹，発赤，口内炎がみられる．ビタミン B_{12} や葉酸の欠乏による悪性貧血では，舌の赤みが失われ，舌乳頭が萎縮して表面が平滑となる．

　悪性貧血，ビタミン A 過剰症，たんぱく質が欠乏するクワシオルコルやマラスムスなどでは脱毛が起こる．

　一般に栄養状態が不良になると，爪に縦の亀裂が生じやすくなる．たんぱく質の摂取不足やネフローゼ症候群などで低アルブミン血症が起こると，爪に横の帯状の白線をみる．鉄欠乏性貧血では，爪が薄く弱くなり，重症化するとスプーン状になる．

2 既往歴，現病歴，家族歴

　既往歴，現病歴，家族歴の中から，栄養や食事に関する情報を収集する．これらの情報は，診療録や看護記録から抜粋して整理することが多い．しかし，必要に応じてアンケート調査や独自の問診により収集することもある．この場合，疾病の発症に食習慣がどのように関与していたのか，治療歴の中で食事療法はどのように実施され，体重や病状はどのように変化したのかなどを問診していく．

D 臨床検査

❶ 栄養状態と病態の評価指標

臨床検査には血液検査，尿検査，免疫検査などが含まれる

臨床の機器を使用して血液や尿中の成分を測定し，栄養状態を推定する方法である．

a 血液検査

1) 血清総たんぱく質 total protein(TP)

血清総たんぱく質とは，血清中に存在する約100種類のたんぱく質の総称である．高たんぱく質血症の場合，脱水症，高グロブリン血症(肝硬変，慢性肝炎，がんなどによる)が，低たんぱく質血症の場合は栄養失調症，急性肝炎，肝硬変，ネフローゼ症候群，急性腎炎，蛋白漏出性胃腸症などが疑われる．

2) アルブミン albumin(Alb)

血清の主たるたんぱく質はアルブミンとグロブリンであり，**アルブミン**はとくに内臓たんぱく質の栄養状態を反映することから，重要な栄養指標である．アルブミンの血液中の半減期が17〜23日と長いために，比較的長期間の栄養状態を平均的に評価するのに適している．血清アルブミン濃度は炎症，肝硬変，ネフローゼ症候群，蛋白漏出性胃腸症，クッシング Cushing 症候群，甲状腺機能亢進症などでは低下し，逆に，脱水状態の場合は上昇するので，このような条件が重なっていないかの注意が必要である．

3) トランスサイレチン transthyretin(TTR)

トランスサイレチンは肝臓で合成され，内因性チロキシンの一部と結合しているので，チロキシン結合トランスサイレチンともいわれている．血液中の半減期が1.9日と短く，栄養状態が悪くなれば，2〜3日後にはその状態を知ることができる．

4) レチノール結合たんぱく質 retinol binding protein(RBP)

レチノール結合たんぱく質は，肝臓内でのレチノールと結合してはじめて血中に放出され，半減期は0.4〜0.7日と短い．肝臓でレチノールと結合してから血中へ放出されることから，アルブミン製剤投与の影響を受けず，臓器たんぱく質の栄養状態を鋭敏に反映する．

5) ヘモグロビン濃度

ヘモグロビンとは，赤血球に含まれる血色素で，鉄色素であるヘム鉄とグロビンといわれるたんぱく質が結合している．ヘモグロビンが低値の場合，貧血と診断され，高値の場合，多血症が疑われる．

6) ヘマトクリット hematocrit(Ht)

血液の中に占める赤血球の割合を測定したのが**ヘマトクリット**であり，低値の場合，貧血が疑われる．

7) 血清鉄 serum iron

血液中の鉄濃度を示す．**鉄**の摂取量が不足したり，損失量が増大して鉄欠乏性貧血が起こった場合に低値を示す．

8) 総コレステロール total cholesterol(TC)

血清コレステロールには脂肪酸と結合したエステル型と非エステル型(遊離型)があり，合わせて**総コレステロール**という．コレステロールは血管壁の構成成分となり，副腎皮質ホルモン，性ホルモンさらに胆汁酸の材料となる．肥満や飽和脂肪酸の摂取過剰により増大する．高コレステロール血症は動脈硬化症の誘因となる．血清総コレステロールが高値の場合，脂質異常症(高脂血症)のほかにネフローゼ症

候群, 胆汁うっ滞, 甲状腺機能低下症, 糖尿病, 脂肪肝などが疑われ, 低値の場合は, 栄養失調症, 甲状腺機能亢進症, 肝硬変などが疑われる.

9) トリグリセリド triglyceride(TG, トリアシルグリセロール, 中性脂肪)

トリグリセリドとはグリセリンに3分子の脂肪酸がエステル結合した脂質で, 皮下や腹腔内に貯蔵されている. 脂質はエネルギー源となるだけではなく, 腹腔内脂肪は内臓を支える役目をし, 皮下脂肪は外からの物理的刺激に対するクッションの役目をしている. トリグリセリドは, 肥満, 脂質や糖質の過剰摂取により上昇する. トリグリセリドが高値の場合は, 脂質異常症のほかに, 肥満, 甲状腺機能低下症, 糖尿病, 脂肪肝, クッシング病, アルコール性肝障害などが, 低値の場合は, エネルギーの不足状態が疑われる.

10) 血 糖 blood sugar

血液中のブドウ糖(グルコース)を血糖といい, その濃度を血糖値という. 空腹時血糖の基準値は60〜110 mg/dL で, 126 mg/dL 以上, あるいは75gブドウ糖経口負荷試験の2時間値が200 mg/dL 以上なら「糖尿病型」と診断される. 血糖はエネルギーや糖質の過剰摂取により上昇する. 血糖は糖尿病だけではなく, 膵疾患, クッシング症候群, 肝硬変(代償期), 慢性肝炎, 脂肪肝, 肥満などでも高値を示す. 一方, 下垂体機能不全, 副腎機能低下症, 甲状腺機能低下症, 劇症肝炎, 肝硬変(非代償期), 肝がんなどでは低血糖がみられる.

11) 糖化ヘモグロビン glucohemoglobin(HbA1c, グルコヘモグロビン)

赤血球のヘモグロビンAにブドウ糖が結合した物質である. ヘモグロビンとブドウ糖との結合が不可逆的であることやヘモグロビンの平均寿命が約120日であることから, 糖化ヘモグロビンは測定日以前の1〜2ヵ月の平均血糖値を反映する. 血糖や食事のコントロール状態を平均的に知ることができる.

12) アスパラギン酸アミノトランスフェラーゼ aspartate aminotransferase(AST), アラニンアミノトランスフェラーゼ alanine aminotransferase(ALT)

AST, ALT ともにアミノ基の転移酵素であり, 心筋, 肝臓, 骨格筋, 腎臓など, 種々の臓器に存在し, 細胞の分解と再生に関与している. 疾患で臓器や組織の損傷が異常に進むと血液中への放出が増大して血液濃度は高くなり, 高値を示すと肝疾患, 心筋梗塞, 筋肉疾患などが疑われる.

13) γ-グルタミルトランスペプチダーゼ γ-glutamyl transpeptidase(γ-GTP)

γ-GTP は細胞内のペプチドのグルタチオンを分解, 合成する際に関与する酵素で腎臓, 膵臓, 肝臓, 脾臓, 前立腺などに存在する. γ-GTP は毒性のあるアルコールや薬物が肝細胞を破壊したときに血液中に放出され, とくにアルコールの摂取に敏感に反応する. γ-GTP が高値の場合, アルコール肝障害, 薬物性肝障害, 胆汁うっ滞, 脳血管障害, 膵炎, 心筋梗塞などが疑われる.

14) 尿 酸 uric acid(UA)

尿酸は核酸の代謝産物として肝臓, 骨髄, 筋肉などで産生され, 75%は腎臓で濾過されて尿中へ排泄される. 尿酸は過食, 内臓類などプリン体の多い食品やアルコールの摂取により上昇する. 血中で尿酸の結晶化が起こり, 足の関節に蓄積すれば痛風発作の原因となる.

15) 血液尿素窒素 blood urea nitrogen(BUN)

尿素窒素とは尿素に含まれる窒素分をいい, たんぱく質の分解から生じたアンモニアと二酸化炭素から肝臓で生成され, 腎臓の糸球体で濾過される. 尿素窒素はたんぱく質の過剰摂取により上昇する. 高値の場合は, 腎不全, 脱水, 浮腫, 感染症, がんなどが疑われ, 低値の場合は肝不全, 低たんぱく質食などが疑われる.

16) クレアチニン creatinine(Cr)

クレアチニンは, 筋肉内でクレアチンから産生され, 血中放出された後に腎糸球体で濾過され, 尿細

管で再吸収されずに排泄される．血清クレアチニン濃度は糸球体濾過能と密接な関係があり，食事や尿量の影響を受けにくいので，腎機能をみる指標となり，高値を示す場合，腎炎，腎不全など，糸球体濾過能の低下が疑われる．本来，糸球体濾過能は糸球体濾過値 glomerular filtration rate（GFR）を測定することが必要だが，簡便な方法としてクレアチニンクリアランス creatinine clearance（CCr）が利用され，この値は尿中のクレアチニン量を血清の濃度で除して，体格で補正した数値となる．

17）アンモニア

血中の**アンモニア**には，体内でアミノ酸が分解して生じるものと腸管内で細菌により窒素化合物から産生されて，それを吸収したものがある．アンモニアは肝臓で尿素サイクルにより尿素に変換され，腎臓から排泄されるが，肝臓でのアンモニアの処理能力が低下している場合には高値を示すために，劇症肝炎，肝硬変，肝がんで高値を示す．

18）アミラーゼ

アミラーゼは多糖類を加水分解して，グルコース，マルトース，デキストリンを生成する酵素であり，唾液腺由来と膵臓由来のものがある．血清アミラーゼが高値の場合，膵炎，膵がん，腸閉塞などが疑われる．

b 尿検査

1）尿　糖

尿糖とは，尿中に排泄されるブドウ糖のことをいう．健康な場合は，大量のブドウ糖が血液から糸球体を通過して尿に排泄されたとしても，細尿管で再吸収され血液中に戻されるために，尿中に排泄される量は少ない．定性試験紙により疑陽性か陽性である場合，血糖が異常に高値なら糖尿病，甲状腺機能亢進症，肝障害，膵臓病などが疑われ，血糖が正常なら腎性糖尿病が疑われる．

2）尿たんぱく質

健康人の場合，1日に尿中に排泄されるアルブミンは微量であるが，定性試験紙により陽性になると，腎炎，ネフローゼ症候群，腎硬化症などが疑われる．定性試験紙で陰性であるが微量にアルブミンを排泄する場合，糖尿病性腎症を早期に発見し，たんぱく質摂取のコントロールを開始することができる．

3）尿中ケトン体

ケトン体はアセト酢酸，β-ヒドロキシ酪酸，アセトンの総称であり，糖質の供給が不足した場合，脂質の分解が亢進し，その代謝産物としてケトン体が産生される．飢餓，糖質の極端な摂取制限，糖尿病による糖質の利用低下などによって尿中ケトン体が増大する．

4）尿中クレアチニン

クレアチンの大部分は骨格筋肉内にあり，不可逆的に分解されてクレアチニンとなり腎臓での再吸収もなく尿中へ排泄される．したがって，内因性のクレアチニンの24時間の尿中への排泄量は筋肉量に比例することになる．筋肉量が，標準体重に比例することから，標準体重当たりの24時間尿中クレアチニン排泄量の比率で筋肉量を推定することができる．

c 免疫検査

1）総リンパ球数 total lymphocyte count（TLC）

免疫能は栄養状態に影響されることから，**総リンパ球数**は栄養状態を反映し，低値の場合，低栄養状態が疑われる．

総リンパ球数（TLC）＝％リンパ球数×白血球数/100

36 4. 栄養アセスメント

表 4-3 推定身長の計算式

男性(cm)：64.02 + [膝高計測値(cm)×2.12] −(年齢 ×0.07)
女性(cm)：77.88 + [膝高計測値(cm)×1.77] −(年齢 ×0.10)

[宮澤　靖ほか：Knee-Height 法の方法と問題点. 臨栄 **107**：411-416，2005 より引用]

2) 皮膚遅延型過敏反応(ツベルクリン反応)

総体的な栄養状態を反映する指標として用いられ，紅斑の程度が小さい場合，低栄養状態が疑われる．

E 身体計測

身体計測は，エネルギーや栄養素の貯蔵状態を示す体構成成分を調べるために行われる．

❶ 測定項目

🥕 **身体計測には身長・体重以外にもさまざまな測定項目がある**

a 身長，体重

身体計測の中で一般に用いられるのが**身長**と**体重**である．体重変化，健康時(平常時)や標準体重との比，変化期間により，栄養状態を評価する．体重は，骨格，筋肉，体脂肪，水分，皮膚，毛髪などの総計を測定しているので，エネルギーおよび各栄養素の状態を概念的に知ることができる．標準体重は身長(m)^2×22 により算定し，下肢や上肢を失った障害者に対しては，各部位が占める体重の割合により算定する．身長が実測できない場合，膝下高から推定身長を算出する(**表 4-3**)．

b 皮下脂肪厚，体脂肪率

皮下脂肪を測定して体脂肪量を知ることにより，肥満の有無やエネルギーの貯蔵状態を知る．測定箇所は上腕三頭筋部，肩甲骨下部などが検討されているが，臨床の場では上腕三頭筋部のみで判定することが多い．皮下脂肪測定は，訓練された測定者が同一対象者に対して行い，できる限り誤差を少なくする(**図 4-1**)．測定値は，日本人の標準値(JARD2001，**表 4-4**)と比較したり，個人の変化を観察する．著しく栄養状態を悪化させた場合には，皮下脂肪の測定が困難となり，体脂肪率などの他のパラメータを用いる．**体脂肪率**は，超音波や放射能物質 ^{40}K を測定するヒューマンカウンター，さらに電気抵抗の差を利用したインピーダンス法により測定する*．肥満には皮下脂肪型と内臓脂肪型があり，後者のほうが糖尿病や脂質異常症，高血圧などの発症率が高く，メタボリックシンドロームの判定に用いられる．内臓脂肪型肥満の診断には，CT や NMR(nuclear magnetic resonance，核磁気共鳴)などのような画像診断による脂肪分布の解析が必要であるが，日常の診療の場では**ウエスト(W)周囲長**が用いられる．ウエスト周囲長が男性で85 cm 以上，女性で90 cm 以上の場合は，内臓脂肪型肥満となりハイリスク肥満と判定する．

---

* 体密度をより正確に測定するためには，ほかに①水中体重天量法(水中体重測定法)：水槽の中に全身を沈め，肺中の空気を出し切った状態で静止し，水槽中に設置した体重計で体重を量り，大気中での体重との差から体密度を計算して測定する方法．②空気置換法：①と同様の原理で，密閉された装置内に入った被験者に空気圧をかけ，圧力変化を測定して体密度を計算する方法，などがある．

E. 身体計測

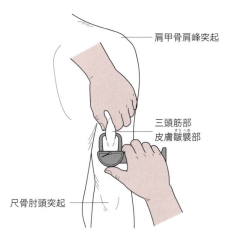

図 4-1 上腕三頭筋部皮下脂肪厚測定時の
キャリパーのあて方

目的に応じて利き手かそうでない手を選択する．
[倉貫早智：第1章B 栄養アセスメント，健康・栄養科学シリーズ 応用栄養学，第7版（渡邊令子，伊藤節子，瀧本秀美編），p.9, 南江堂，東京，2020 より許諾を得て転載]

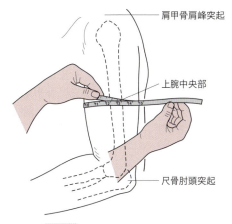

図 4-2 上腕周囲長の計測部位

目的に応じて利き手かそうでない手を選択する．
[倉貫早智：第1章B 栄養アセスメント，健康・栄養科学シリーズ 応用栄養学，第7版（渡邊令子，伊藤節子，瀧本秀美編），p.9, 南江堂，東京，2020 より許諾を得て転載]

表 4-4 日本人の新身体計測基準値（中央値）

年齢	男 上腕三頭筋部皮下脂肪厚(mm)	男 上腕周囲長(cm)	男 上腕筋囲(cm)	女 上腕三頭筋部皮下脂肪厚(mm)	女 上腕周囲長(cm)	女 上腕筋囲(cm)
18〜24歳	10.00	27.00	23.23	14.00	24.60	19.90
25〜29歳	11.00	27.35	23.69	14.00	24.25	19.47
30〜34歳	13.00	28.60	24.41	14.00	24.30	19.90
35〜39歳	12.00	28.00	24.10	15.00	25.00	20.23
40〜44歳	11.00	27.98	24.36	15.50	26.40	21.09
45〜49歳	10.17	27.80	24.00	16.00	26.00	20.60
50〜54歳	10.00	27.60	23.82	14.50	25.60	20.78
55〜59歳	9.00	27.00	23.68	16.00	26.20	20.52
60〜64歳	9.00	26.75	23.35	15.10	25.70	20.56
65〜69歳	10.00	27.50	24.04	20.00	26.20	20.08
70〜74歳	10.00	26.80	23.57	16.00	25.60	20.28
75〜79歳	9.25	26.20	22.86	14.00	24.78	20.16
80〜84歳	10.00	25.00	21.80	12.50	24.00	19.96
85歳〜	8.00	24.00	21.43	10.00	22.60	19.25
計(total)	10.00	27.20	23.73	15.00	25.20	20.18

[日本栄養アセスメント研究会 身体計測基準値検討委員会：日本人の新身体計測基準値 JARD 2001, 栄養−評価と治療 19(suppl.)：52, 56, 60, 2002 より作成]

C 上腕周囲長，上腕筋囲，上腕筋面積

筋肉はたんぱく質の貯蔵組織の一つである．筋肉量を推定する方法として，上腕筋囲や上腕筋面積を算出する方法がある．上腕筋囲は上腕三頭筋部の中央，つまり皮下脂肪厚を測定する場所の周囲と皮下脂肪厚値を測定して下記の式で算出できる（図 4-2）．

上腕筋囲(cm) = 上腕周囲長(cm) − π × 上腕三頭筋皮下脂肪厚(cm)
上腕筋面積(cm^2) = [上腕筋囲(cm)]^2/(4π)

個人の測定値を日本人の標準値と比較したり，個人の経時変化をみることにより筋たんぱく質の蓄積状態を知ることができる．

d 生体電気インピーダンス法 bioelectrical impedance analysis（BIA）

脂肪組織は電気抵抗が高いが除脂肪組織の 72％ は電解質を含む水分で構成されているために電気抵抗が低い．この差を利用して体組成を測定する方法である．体脂肪率を測定する機器として一般化しているものは，一定の周波数の電流を用いた単周波分析法である．

e 二重エネルギー X 線吸収測定法 dual energy X-ray absorptiometry（DEXA）

光子が生体内を通過すると指数関数的に減衰し，骨組織と軟部組織では減衰率が異なることを利用している．二つの異なるエネルギーの X 線を用い，脂肪組織，除脂肪組織のみならず骨塩量，骨密度などを測定する．

F 食事調査

食事調査は，現時点の食物摂取状況調査のみならず，食歴，食習慣，嗜好などを調査する．食事調査の方法には，直接分析法，秤量法，思い出し法，記録法などがあり，それぞれの方法には，利点と問題点がある．たとえば直接分析法や秤量法は，精度は高いが分析器や測定が必要なので，実際には思い出し法や記録法が用いられる．思い出し法は，管理栄養士が対象者と面接してフードモデルなどをみせて，24 時間以内に食べたものを思い出してもらう．記録法は，食後にそのつど，食事内容を自己記録することにより調べる．記録された食事内容から，食品ごとの摂取量を算定し，食品成分表を用いて栄養計算をする．近年では，調査を簡便にする目的で食物摂取頻度調査やデジタルカメラやスマートフォンのカメラを用いた撮影法も工夫されている．さらに，画像を AI により解析して，栄養素摂取量を計算するアプリも開発されている．

G 栄養必要量の算定

❶ エネルギー必要量の算定

> 測定，もしくは推定式を用いて算出することが可能である

エネルギー必要量の算定には，エネルギー消費量を知ることが必要になり，エネルギー消費量を知るには測定法と算出法がある．

a 測定法

測定法には，直接熱量測定法と間接熱量測定法があり，一般に用いられるのは間接熱量測定法で，生体のエネルギー消費量が酸素消費量に比例することを利用している．

エネルギー消費量（kcal）＝酸素消費量（L）× 4.8 kcal

実際には，体内に取り込まれる酸素と排出される二酸化炭素，さらに尿中排出窒素量を求めて，エネルギー消費量を算出する．

$$\text{エネルギー消費量(kcal/日)} = 5.50\ \dot{V}O_2\text{(mL/分)} + 1.76\ \dot{V}CO_2\text{(mL/分)} - 1.99\ UN\text{(g/日)}$$

$\dot{V}O_2$(mL/分)＝測定された平均酸素消費量
$\dot{V}CO_2$(mL/分)＝平均二酸化炭素産生量
UN(g/日)＝1日の尿中窒素排出量

b 算出法

　測定機器がない場合には，患者の条件を考慮した算出法が用いられる．『日本人の食事摂取基準(2025年版)』では，健康人に対してエネルギーの不足および過剰のリスクがもっとも小さくなる摂取量として**推定エネルギー必要量 estimated energy requirement(EER)**の算出方法を設定している．健康人，単なる肥満ややせ，あるいは疾病予防のためや，疾患の移行期にある場合は，この値を用いることができる．

　推定エネルギー必要量 ＝ 体重1kg当たりの基礎代謝基準値 × 参照体重身体活動レベル基準値

　推定エネルギー必要量は，摂取すべきエネルギー摂取量の目安量なので指導後は定期的に体重測定や身体計測を行い，エネルギー収支のバランスが適正に維持されているか否かを調整しながら管理していく．

　一方，臨床の場では**ハリス・ベネディクト Harris-Benedict(HB)の推定式**が活用される(☞**表6-9**参照)．リハビリテーションや運動療法を行っている場合は，活動量を増大させて算定する．傷病者の場合，侵襲による増加分を追加する．たとえば，体温が1℃上昇することにより基礎代謝量は約13%上昇する．手術，外傷，熱傷などの侵襲によってもエネルギー必要量は増大する．投与エネルギーの目安量として，成人の場合，安静時で25〜30kcal/kg/日，軽度異化期には35〜40kcal/kg/日，高度異化期には40〜50kcal/kg/日が用いられる．

❷ たんぱく質必要量の決定方法

　健康な成人のたんぱく質推奨量は，以下の式で算出される．

　推奨量 ＝ 推定平均必要量 × 推奨量算定係数
　　　　＝ 0.66 × 100/90 × 1.25 ＝ 0.92(g/kg体重/日)

　たんぱく質の必要量は良質なたんぱく質食品を用いた窒素出納実験により，良質なたんぱく質における維持必要量として0.66g/kgが求められ，これに日常摂取するたんぱく質の消化・吸収率を90%と考え，さらに個人差として25%の安全率が考慮され決定される．傷病者の場合，健康人で考慮した要因以外に疾患による侵襲からの損失や利用効率の低下を考慮しなければならない．たとえば蛋白漏出性胃腸症のような場合には，大量のたんぱく質が大便中に損失され，肝疾患ではたんぱく質合成能は低下し，さらに広範囲の手術や熱傷で体組織が破壊されてたんぱく質の分解が亢進する場合には，必要量が変わってくる．

　腎疾患や非代償性肝硬変の場合を除き，たんぱく質の尿中への排出量が増大する場合は，投与量を増やす必要がある．目安として成人の場合，内科患者では1.1g/kg体重/日，術後患者では1.1〜1.6g/kg体重/日，代謝亢進状態では1.6〜4.2g/kg体重/日とする．これらを目安に投与し，血清たんぱく質，さらに窒素平衡(窒素バランス，Nバランス)の値を参考に適正な投与量へと修正していくことが必要になる．

❸ 脂質必要量の決定方法

脂質には，高エネルギー，ビタミンB_1の節約作用，必須脂肪酸の供給，脂溶性ビタミンの吸収率を増大させるなどの特徴がある．一方，脂質の構成成分である脂肪酸は，それぞれが異なった生理作用をもつ．動物性食品に多い飽和脂肪酸は血中コレステロールを上昇するのに対して，植物油や魚油に多い不飽和脂肪酸は血中コレステロールを低下させる．α-リノレン酸や魚油に多いn-3系多価不飽和脂肪酸であるエイコサペンタエン酸とドコサヘキサエン酸には，血小板凝集能抑制効果による血栓予防や炎症抑制作用がある．つまり，動物油，魚油，植物油にはそれぞれ異なる脂肪酸が含まれるために，適正な割合で摂取することが必要である．

以上のことから，食事摂取基準(2025)においては目標量として，1歳以上は年齢に関係なく生活活動強度が中等度までは，エネルギー比率で20〜30%としている．脂肪酸の割合は，成人の場合，エネルギー比率で飽和脂肪酸は目標量として7%以下，n-6系多価不飽和脂肪酸およびn-3系多価不飽和脂肪酸は目安量として性・年齢別に1日当たりの摂取量が設定されている．

肥満，脂質異常症，糖尿病，脂肪肝などの生活習慣病予防のためには，脂質の摂取量および脂質の種類にはとくに注意が必要である．また，消化器疾患の際には脂質の制限が必要であり，腎臓病のように高エネルギーでたんぱく質の制限が必要な場合には高脂質食となる．

❹ 糖質必要量の決定方法

炭水化物の主たる役割はエネルギー源となることであり，日本人1人1日当たりの炭水化物平均摂取量はエネルギー比率で約60%と，最大のエネルギー源となっている．炭水化物摂取量が不足すると，ブドウ糖を主たるエネルギー源とする脳・神経系へのエネルギーの供給不足が起こり，糖新生が活発になり，アミノ酸からブドウ糖への合成が促進され，たんぱく質の利用効率が低下する．また，ケトン体がエネルギー源となりアセチルCoAからケトン体の産生が活発になり，ケトーシスの状態を生じやすくなる．逆に過剰摂取は，摂取エネルギーが増大し，血糖の上昇，中性脂肪の合成を亢進させる．

炭水化物エネルギーの適正な量は，エネルギー必要量からたんぱく質と脂質からのエネルギーを差し引いた量を補給する量とする．目安としてはエネルギー比率で50〜60%となり，1日の最低必要量はブドウ糖130 g/日と考えられている．

❺ ビタミン・ミネラル必要量の決定方法

日本人の食事摂取基準(2025年版)で定められている各種ビタミン，ミネラルの推定平均必要量，目安量，推奨量を参考に決定する．この際には，疾患による侵襲や消化吸収能力，さらに代謝変化なども考慮して必要量を決定する．

H エネルギーおよび栄養素のアセスメント

❶ エネルギーのアセスメント

> アセスメントによりエネルギー摂取量の過不足が判定される

エネルギーのアセスメントは，エネルギー摂取量が必要量と比較して適正であるか否かを判定する．生体のエネルギー必要量は，基本的にはエネルギー消費量を充足させればよいことになる．しかし，肥

H. エネルギーおよび栄養素のアセスメント　41

満の場合はエネルギーが過剰に貯蔵され，やせの場合は逆に貯蔵量が不足しているために，前者では摂取エネルギーを不足させ，後者では余分に摂取する必要がある．疾患により，エネルギー代謝が亢進したり，侵襲や手術によりエネルギーの必要量が増大している際には，健常時に比べてエネルギー摂取量は増大させる．

　摂取エネルギーは，入院患者の場合，献立からの提供量から，残食量を差し引いて算定する．経腸栄養法や経静脈栄養法，さらに各種栄養剤が用いられている場合，それぞれの投与量も加算する．

　一方，体重変化は，エネルギー出納の状態を反映することから，体重の観察によりエネルギーアセスメントを行うこともできる．たとえば，体重1gは約7kcalに相当することから，浮腫や腹水がない場合，体重が1週間に1kg減少したとすると，生体内で−7,000kcalの状態が存在していたことになり，消費量に対して摂取量は1日に約1,000kcal不足していたことが予測できる．また，摂取エネルギーの増大により，血糖や血中脂質が増大することから，これらの臨床検査値も参考になる．

❷ たんぱく質のアセスメント

　たんぱく質のアセスメントは，摂取量と必要量との差により評価する．たんぱく質は内臓類，筋肉，皮膚，毛髪，ホルモン，酵素，さらに免疫体などの主成分であり，必要なたんぱく質をアミノ酸から合成し，不必要になったものを分解している．このように，たんぱく質は体内で合成と分解を繰り返し，アミノ酸の排出と摂取のバランスを保っている．たんぱく質が不足すると，成長障害，浮腫，腹水，食欲不振(欲思不振)，下痢，疲労感，貧血，精神障害，さらに，感染症への抵抗力の低下など種々の障害が出現することから，このような症状の変化によっても評価できる．

　たんぱく質の主たる構成組織である**筋肉量**を測定することにより，たんぱく質の貯蔵状態を予測することができる．身体計測により上腕三頭筋の筋囲や筋面積を算出し，標準値や個人変動をみる．さらに，血清たんぱく質の中でも血清アルブミンは，比較的長期のたんぱく質の栄養状態を知る指標として用いられる．半減期が短いトランスフェリン，トランスサイレチン，レチノール結合たんぱく質は，早期のたんぱく質のアセスメントに優れている．トランスフェリンは血清鉄の担体たんぱく質で，半減期が7〜10日，トランスサイレチンは，甲状腺ホルモンであるチロキシンの一部と結合したたんぱく質で，半減期が約2日，レチノール結合たんぱく質は，ビタミンAの輸送に関係するたんぱく質で，半減期が0.4〜0.7日と短い．肝障害，腎疾患，がん，さらに手術後などには特異的なアミノ酸パターンがみられるので，その変化も参考になる．

　クレアチニンの前駆物質であるクレアチンは，大部分が骨格筋肉内にあり，分解され腎臓で再吸収されず尿中へ排泄される．そのため，排泄量が筋肉量に比例するので，尿中量でたんぱく質を評価する．3-メチルヒスチジンは筋線維たんぱく質の構成アミノ酸で約90％は骨格筋に存在するため，尿中の排泄量を測定すれば筋肉の異化の程度を知ることができる．

　たんぱく質の摂取量は，食事や栄養剤からの摂取量，あるいは経腸栄養法や経静脈栄養法からの総和として算出される．この場合，薬剤や経静脈栄養として投与される場合，アミノ酸量として表示されているので，たんぱく質へ換算することが大切である．

　代表的なたんぱく質のアセスメントとしてNバランスがある．Nバランスとは，たんぱく質特有の構成成分である窒素の摂取量と排泄量のバランスをみて，生体内でのたんぱく質の異化(分解)・同化(合成)の状態をみる方法である．

　　Nバランス(g/日) ＝ N摂取量(g/日) − [尿中N(g/日) ＋ 4]

　Nバランスが正の場合は摂取量が十分満たされ同化が進み，負の場合は摂取量が必要量を満たしてい

表4-5 ビタミンの欠乏症や欠乏症状

ビタミン	欠乏症や欠乏症状
ビタミンB₁	脚気，多発性神経炎，ウェルニッケ(脳炎)，食欲不振，神経障害
ビタミンB₂	成長障害，口内炎，口唇炎，口角炎，皮膚炎，シビ・ガッチャキ病
ビタミンB₆	成長障害，舌炎，皮膚炎，神経炎，てんかん様発作，発疹，貧血
ビタミンB₁₂	悪性貧血
ナイアシン	ペラグラ皮膚炎
パントテン酸	成長障害，体重減少，悪心，めまい，痙れん
葉　酸	巨赤芽球性貧血
ビタミンC	壊血病，出血，色素沈着
ビタミンA	夜盲症，皮膚乾燥，結膜乾燥症
ビタミンD	小児のくる病，成人の骨軟化症
ビタミンE	不妊(動物実験)，赤血球の溶血
ビタミンK	血液凝固時間の延長，出血

表4-6 ミネラルの欠乏症や欠乏症状

ミネラル	欠乏症や欠乏症状
カルシウム	歯や骨の形成障害，成長障害，骨粗鬆症
リン	骨や歯の形成障害
カリウム	疲労感，脱力感，高血圧
硫　黄	成長障害
ナトリウム	食欲低下，悪心，嘔吐，意識障害，痙れん
塩　素	疲労感
マグネシウム	骨や歯の形成障害，虚血性心疾患
鉄	貧　血
亜　鉛	成長障害，味覚喪失，下痢，血糖上昇

ないために異化が亢進し，均衡が取れている場合は，たんぱく質が必要量に見合った量だけ摂取されていることになる．なお，この場合糞便と皮膚からの排出量を4gと見積ってある．

たんぱく質の代謝には多くのエネルギーを必要とし，さらに糖質からのエネルギーが欠乏するとアミノ酸からの糖新生が亢進するために，たんぱく質の投与量が十分だとしても，エネルギー不足は窒素バランスを負にすることがある．

疾患により異なるが，窒素1gに対して150〜250kcal，糖質および脂質からのエネルギーが必要とされ，これを非たんぱくカロリー窒素比ではカロリー(エネルギー)/N比という．たんぱく質に換算すると24〜40kcal/gのたんぱく質ということになる．また，エネルギー必要量が決定すれば，必要エネルギー(kcal)/150〜250より，投与窒素量を算出し，これに6.25を掛けることにより，投与アミノ酸量やたんぱく質量の目安量を計算することもできる．

❸ 脂質のアセスメント

脂質のアセスメントは，必要量と摂取内容により評価する．また，脂質の過剰症状として出現する体重増加，血清脂質などの変化，必須脂肪酸や脂溶性ビタミンの欠乏症状として出現する各種の自・他覚症状の観察により評価することができる．とくに，治療のために脂質摂取量を制限したり，増大する場合には，脂質のアセスメントを十分行って実施することが必要である．

❹ 糖質のアセスメント

糖質の摂取量と必要量により評価する．糖質の過剰摂取により，エネルギー摂取量が増大し，体重，血中のブドウ糖，中性脂肪が上昇し，不足すると体重減少，たんぱく質利用効率の低下，尿中ケトン体の増大などが起こることから，これらの変化によっても評価できる．

❺ ビタミン・ミネラルのアセスメント

ビタミン，ミネラルの摂取量と必要量を比較することにより評価する．また，これらの欠乏状態や過剰状態には各種自・他覚症状が出現することから，これらを観察することからも評価できる(表4-5，表4-6)．

表 4-7 水分出納

体内に入る水(mL)		排泄される水(mL)	
飲料水	1,200	尿	1,400
食事中の水分	1,000	皮膚	600
代謝量	300	呼気	400
		糞便	100
合計	2,500	合計	2,500

6 水のアセスメント

　健康時には，水分は自由に摂取しても，尿量の増減により，水分出納は調節される（表4-7）．しかし，傷病者で調節機能が低下した場合，意図的に水分量を調節するためのアセスメントが必要になる．水分のアセスメントは，第一に排泄量と摂取量から評価する．摂取する食事中の水分，代謝量，さらに皮膚，呼気，糞便からの排泄量の測定が困難であることから，一般には尿量と飲料水の量で評価，判定し，飲水量や食事からの水分で調節する．たとえば，腎疾患や心臓病で水分を制限する場合，前日の尿量＋500 mL を目安にする．さらに，水分が欠乏すると，まず細胞外脱水が起こり，低血圧，血液濃縮，皮膚のしわなどがみられる．さらに進むと細胞内脱水が起こり，細胞萎縮，口渇，舌乾燥，発熱，神経変化がみられる．一方，過剰摂取により，嘔気，嘔吐，頭痛，麻痺，昏睡などが起こる．これらの症状を観察し，水分のアセスメントを行う．

7 総合的な栄養アセスメント

　傷病者の栄養状態は，エネルギーと栄養素の摂取状態だけで決まるわけではない．疾患による，消化・吸収能の変化，代謝や排泄の異常，薬物の作用や食事療法による食品の制限などにより栄養状態は変化

コラム　GLIM 基準による栄養管理

　令和6年度診療報酬改定において，全ての入院患者に適正な栄養管理を受けることが義務付けられ，その方法として国際的な GLIM 基準「global leadership initiative on malnutrition（GLIM）」が採用された．GLIM 基準では，初めに栄養スクリーニングを行い，選ばれた低栄養リスク者に対して栄養アセスメントを行う．栄養スクリーニングでは，MUST（malnutrition universal screening tool），NRS 2002（nutritional risk screening），さらに MNA®-SF（簡易栄養状態評価表）などが用いられ，栄養アセスメントでは，表現型 a）と成因 b）の2大項目について行われ，最終的な栄養診断が行われる．

　つまり，栄養診断では，a）表現型基準3項目（①意図しない体重減少，②低BMI，③筋肉量減少）と b）病因の基準2項目（①食事摂取量減少／消化吸収能低下，②疾患による負荷／炎症反応）のうち，a）と b）の両基準からそれぞれ1つ以上の項目が該当する場合を「低栄養」と診断する．さらに，これらの中で，a）表現型基準3項目において，より高度な基準値を超えたものが1つでもある場合は「重度低栄養」と診断する．

する．栄養アセスメントでは，これらを総合的に評価，判定することが必要になるために，摂取栄養量の評価だけではなく，生体内の代謝状態がみられる臨床検査，栄養素の貯蔵状態を反映している身体計測，さらに欠乏状態や過剰状態として出現する各種の症状を総合的に評価し，判定することが重要になる．このような総合的なアセスメントができ，栄養上の問題点を明らかにするのが管理栄養士の重要な役割である．

 練習問題

 栄養アセスメントに関する記述である．正しいものに○，誤っているものに×をつけよ．
(1) 人間の栄養状態は，適正状態と欠乏状態に大別できる．
(2) 動的栄養アセスメントでは，栄養療法を介入した際の変化を観察する．
(3) ビタミンB_1欠乏により，ペラグラ皮膚炎が観察される．
(4) 血清アルブミンの低下により，浮腫が出現することがある．
(5) 血清トランスサイレチンは，アルブミンより半減期が長い血清たんぱく質である．
(6) 生体電気インピーダンス法は，電気抵抗の差を利用して体組成の内容を調べる方法である．
(7) 上腕筋囲(cm)は，上腕周囲長(cm) － π ×上腕三頭筋皮下脂肪厚(mm)によって算定できる．
(8) 健康人の推定エネルギー必要量は，基礎代謝量(kcal/日)×身体活動レベルにより算定できる．
(9) n-3系多価不飽和脂肪酸には，血小板凝集能抑制効果がある．
(10) Nバランスが負の場合は，たんぱく質の合成が分解より亢進している．

5 栄養ケア計画

学習目標

❶ 栄養ケア計画の作成手順を理解する.

❷ カンファレンスにおける管理栄養士の役割を理解する.

❸ 栄養ケア実施後のモニタリングの意義を説明できる.

A 栄養ケア計画とは

栄養ケア計画とは，1人の対象者に対して，一つの実行可能な計画を，対象者のケアにかかわる人々で協議し，決定した内容を文書化したものである.

一般的に，栄養アセスメント，多職種からのアセスメントと治療・ケア方針の情報共有（カンファレンス），栄養ケア計画の策定，栄養ケア計画の実施，モニタリングという一連の栄養ケアの手順を前提として，提供されるケアが，いつ，どこで，だれが，何を，どのように提供するかが最低限記入されているものである. 栄養アセスメントを実施した場合，必ず1人に一つの栄養ケア計画が作成される. 入院患者については，入院時診療計画において特別な栄養管理の必要性が「有」の場合，必ず栄養管理計画書が作成される.

また，栄養ケア・マネジメント nutrition care and management（NCM）においては，栄養ケア計画は，①**栄養補給**，②**栄養教育**，③**多職種による栄養ケア計画**の三つの柱で作成される.

B 栄養ケア計画作成の手順

❶ 栄養ケア計画の作成

栄養ケア計画は，目標，解決すべき課題，ケア内容，評価について具体的に文書化する

a 目標の設定

栄養ケア計画は，栄養アセスメントによって明確になった対象者の栄養状態の問題点について，優先順位を決定し，目標を設定し，提供するケアを決定する. 栄養アセスメントによる栄養状態の総合評価を，PES で記述すると，P（problem）の改善・解決が栄養ケアの目標となり，E（etiology）が P（problem）の改善・解決のための栄養介入事項となり，S（signs/symptoms）が P（problem）の改善・解決の具体的な指標およびモニタリング指標となる（図 5-1）.

目標設定の留意点として次のことを考慮する必要がある.

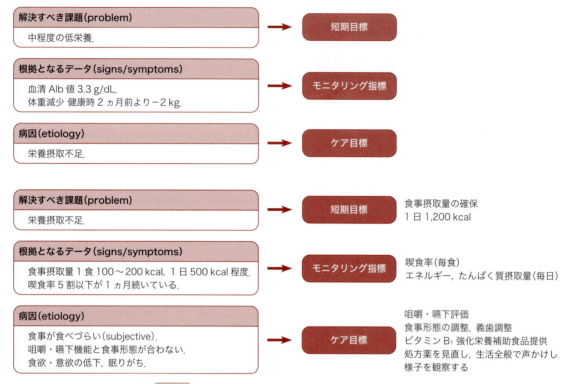

図 5-1 栄養アセスメントから栄養ケア計画への展開

1）長期目標と短期目標

長期目標（ゴール）と短期目標を設定する．長期目標は，退院後の生活など，栄養ケアを提供した結果，対象者がどのような生活を実現できるかという全人的な視点で設定する．**短期目標**は，長期目標のステップとして，入院中あるいは再評価までの期間で，達成すべき栄養状態を設定する．

2）実現可能であること

「こうあってほしい」「こうなるようにしたい」という理想や期待であってはならない．対象者の栄養アセスメントをもとに，実現可能な状況を目標とする．栄養アセスメントで把握した現状と設定した目標のギャップが，解決すべき課題となる．

3）ケース目標とケア目標

ケース目標とは，栄養状態や食行動を指標としたもので，対象者が達成する目標をいう．とくに長期目標は，対象者を主体とするケース目標であるべきである．

ケア目標とは，対象者のケース目標を達成するためのケアや業務，介入内容をいい，まさにケア計画をいう．P（problem）の改善・解決は，その病因 E（etiology）に栄養介入することである．ケア目標は，いつ，だれが行うのかを明確に文章化し，適切に実施できたかをチェックできるようにする．

4）問題解決の優先順位

栄養アセスメントによって，問題点（解決すべき課題）が複数把握される．この場合，問題の大きさと，本人や家族の意向，実現可能であるかを踏まえ，優先的に解決すべき問題の順序を確認することが必要である．

たとえば，エネルギーやたんぱく質の必要栄養量を補給するよりも，適切な食事形態や経腸栄養法に

B. 栄養ケア計画作成の手順　47

よる段階的な補給プランなど栄養補給ルートに対処することのほうが優先的である場合もある．適切な栄養アセスメントによって解決すべき課題 P(problem)の病因 E(etiology)を明らかにすることと，多職種でアセスメント情報を共有，協議し，方向性をすり合わせる必要がある．

5) 評価指標と評価時期

　ケース目標は客観的指標と数値を具体的に示して設定することで，再評価時に目標の達成度が評価しやすくなる．PES の P(problem)の根拠となるデータが S(signs/symptoms)であるので，P(problem)が改善・解決した状態も S(signs/symptoms)の指標で示すことができる．S(signs/symptoms)の現状の数値と再評価時の数値を比較すれば，目標を達成したか否かを定量的に評価することができる．評価の時期については，退院時や2週間後，1ヵ月後，3ヵ月後と再評価の時期を計画する．

　以上を踏まえ，栄養ケア計画の短期目標は，たとえば，「栄養状態の改善」を具体的に示すと「体重を1ヵ月後に1kg増加する」「血清アルブミン値を1ヵ月後に3.5g/dLにする」というようになる．

b 栄養補給計画

　栄養補給計画では，**栄養補給量**の算定と**栄養補給方法**の決定を行う．エネルギー必要量，たんぱく質必要量，水分必要量は，疾病，侵襲状況，あるいは身体活動状況などによって影響され，変動する．そのため，栄養アセスメントに基づき，個々人に適した栄養補給量を算定する必要がある．

　栄養補給方法は，個々人の栄養状態，咀嚼・嚥下能力や消化管機能，食事摂取量などを評価・判定したうえで，算定した栄養補給量をどの補給・投与ルートで摂取するか計画する．食事（経口摂取）であれば，病院や施設の食事コード，食事療法，食事形態，栄養補助食品の付加，どのような栄養補助食品にするかを決定する．食事や栄養補助食品を，だれが，いつ，どのように提供し，どの指標でモニタリングするかを計画する．この際，対象者本人の意思や食嗜好なども考慮する必要がある．

　経腸栄養補給法であれば，経鼻栄養法，胃瘻，空腸瘻，経腸栄養剤（濃厚流動食，半消化態栄養剤，消化態栄養剤，成分栄養剤）と投与量を決定する．経腸栄養剤の投与スケジュール，投与速度，投与時間，水分補給，段階的に投与量を増量する場合のプランニング，モニタリングの指標と頻度を計画する．静脈栄養法から補給される栄養量も考慮する．

c 栄養教育計画

　栄養ケア計画の一環として作成する栄養教育計画には，栄養教育の実施の必要性，実施予定日を決め，記す必要がある．よって，入院患者の場合，入院時栄養食事指導かつ退院時栄養食事指導の実施予定の有無，要介護高齢者の場合，栄養食事指導あるいは訪問栄養食事指導の実施予定の有無，また，どのような事項についての栄養食事指導を行うのかをケア目標として決定する．

　栄養教育の実施の場面では，栄養指導時間内に対象者への問診，食生活の聴き取りを踏まえた栄養アセスメント，目標設定，計画，食品サンプルや教材資料を用いた情報提供と指導が展開されるが，その経過は栄養食事指導記録あるいは診療録に記録され，栄養ケア計画とは別にするのが一般的である．

d 多職種による栄養ケア計画

　栄養ケア計画には，管理栄養士だけでなく，医師，看護師，薬剤師，ソーシャルワーカー，理学療法士，作業療法士，言語聴覚士，歯科医師，介護職などの専門職が参画し，対象者にとってより有効な計画が策定される必要がある．

　病院では管理栄養士の病棟配置が進んでいる．このことは，NST(nutrition support team)に限らず，病棟において日常的に管理栄養士が他職種と連携して栄養ケアを行うことを意味する．また，摂食・嚥

表5-1 脳梗塞発症後，左不全麻痺がある認知症高齢者の栄養ケア計画例

本人・家族の意向	本人：自分でできることを維持していきたい．
解決すべき課題	低栄養状態のリスク＝中 食べこぼしが多く，食事摂取量が不安定である．
長期目標	食べる機能の維持と，安定した栄養状態

短期目標	栄養ケア	担当者	頻度	期間
食べこぼし量を少なくする（食事量の確保）	自助食器，滑り止めマットを用いる．	管理栄養士 介護職員	毎日	1ヵ月
	食事中の姿勢の確保	理学療法士	週1	
	食事摂取量の記録	介護職員	毎日	
適切な食形態の提供	全粥，副食をソフト食	管理栄養士	毎日	
エネルギー出納の把握	体重を計測する．	管理栄養士 看護師	月1	

［田中和美：介護老人福祉施設の取り組み，高齢者のための栄養ケア・マネジメント事例集50，日本医療企画，2008 より引用］

表5-2 低栄養状態の褥瘡患者の栄養ケア計画例

本人・家族の意向	家族：経管栄養は実施せず，できる限り口から食べさせたい． 本人：在宅生活にもどりたい．
解決すべき課題	低栄養状態のリスク＝高 BMI 18.0 kg/m² Alb 2.8 g/dL 褥瘡あり，筋力・体力の低下
長期目標	栄養状態を改善し，在宅生活ができる体力をつける．

短期目標	栄養ケア	担当者	頻度	期間
体重増加（＋2 kg） 必要エネルギー量の確保 （1,100 kcal）	栄養食事指導，モニタリング	管理栄養士 介護職員	月2回	3ヵ月
	・濃厚流動食1本＋高栄養ゼリーまたはプリン1個/食 ・午前・午後の間食として乳酸菌飲料，牛乳，スポーツ飲料 ・ソフト食にする	管理栄養士 看護師	毎日	
	食事摂取量の確認	看護師	毎日	
	定期的な血液検査の指示	医師	月1回	
	栄養問題がある場合，管理栄養士に連絡する．	全担当者	随時	
褥瘡の改善	褥瘡の処置	看護師	毎日	

［古賀奈保子：いばらき診療所の取り組み，高齢者のための栄養ケア・マネジメント事例集50，日本医療企画，2008 より引用］

　下機能に問題がある患者や要介護者には，食事場面を多職種で観察し，実際の食事摂取状況から摂食・嚥下機能や，姿勢，食事形態などを評価・検討するミールラウンドも行われる．
　栄養ケア計画の例を**表5-1**，**表5-2**に示した．

❷ カンファレンスの開催

カンファレンスにおいて栄養ケア情報を他職種と共有，討議，調整する

　傷病者の栄養状態には，疾病の状態，使用している医薬品，心の問題，嚥下や咀嚼の問題，身体活動量，食事の自立，さらに，対象者が在宅であれば，ケアする人の意識や協力，居住環境，経済的・社会的問題など，多くの要因が直接的，間接的に関連している．それゆえ，栄養状態の改善は管理栄養士のみでなく対象者にかかわる医師や看護師，薬剤師，理学療法士，ソーシャルワーカーあるいはケアマネジャー（介護支援専門員）など各専門職による栄養や食事に関連するアセスメント，ならびに課題の対応や検討が必要となる．そこで，カンファレンスでは各専門職が，栄養や食事にかかわる問題を共有化し，栄養ケア計画に参画していくことが重要である．

　管理栄養士は，各専門職の情報を総合し，チームとしての栄養ケアの方向性，ならびに食事形態や栄養補給量，栄養教育などの実施案を実行可能なものへと調整する．一方，他の専門職種も，管理栄養士から提供された栄養問題や食事問題などの情報に基づいて，それぞれのケア目標や実行計画の変更や追加を行う．

C 栄養ケア計画の実施

　PDCA サイクルに基づいて，栄養ケア計画（Plan）のケア目標を実施し（Do），実施した結果を絶えずチェックする（Check）．実施した結果を分析し，必要に応じて対応をする（Action）ことが必要である．ケア実施後のチェックならびに結果分析を，栄養ケア・マネジメントでは**モニタリング**という．

　栄養ケア計画のとおりに栄養補給（病院食，栄養補助食品，経腸栄養）が適切に行われているか，摂取されているか，悪心・嘔吐，腹部膨満，食欲低下，下痢などの消化器症状は起こっていないか，高血糖・低血糖，電解質異常，脱水，微量元素欠乏などの代謝異常は起こっていないか，患者にバイタルや病態の異変は起きていないかについて，ミールラウンドやベッドサイド訪問，他職種の確認事項などでチェックし，問題があれば原因を分析し（再アセスメント），すぐに対応することが日常的に行われる必要がある．このために，あらかじめケア目標として，チェックやモニタリングの指標や頻度，だれがチェックを行うかについても栄養ケア計画に含めておく必要がある．モニタリングでとくに問題がないようであれば，次回のモニタリングまで栄養ケア（ケア目標）を継続したり，経腸栄養剤の補給量を増量するプランにすすめたり，経口摂取量が増えたことで経腸栄養や静脈栄養からの補給量を減量するプランにすすめる対応をする．

　退院時栄養食事指導を実施した場合にも，患者は退院後に在宅で指導したとおりに食事計画を問題なく実施しているのか，転院先や介護保険施設で適切にフォローが行われているのか，電話などでチェックし，計画とズレがあれば対応する．栄養ケア計画を作成したままにしない，栄養ケアを提供したままにしないことが専門職としての責任である．

　PDCA サイクルに従ってチェックが行われていれば，たとえば，食事に付加された栄養補助食品が残され続けていたり，計画した栄養補給量が満たされず栄養状態の低下に対応しないまま 1 ヵ月後の評価を迎えるようなことはなくなるはずである．また，栄養ケアを実施する過程では，心身の変調，代謝障害や感染症などの誘発，患者の意思の変化，ケアスタッフ側の非協力などの人間関係などにもできるだけ早く対応するために，本人や家族，他職種と連携してチェックを行い，随時ケア計画の変更を行っていくようにする．

練習問題

 栄養ケア計画について，正しいものに○，誤っているものに×をつけよ．
(1) 栄養ケア計画は，患者1人につき一つ作成される．
(2) 栄養ケア計画は，栄養アセスメントに基づいて，主に栄養補給について作成される．
(3) 栄養ケア計画書は，管理栄養士が単独で作成する．
(4) 在院日数が短期の病院の入院患者においては，長期目標を設定する必要はない．
(5) 介護保険施設の入所高齢者においては，短期目標を設定する必要はない．
(6) 栄養ケア計画の長期目標は「ケア目標」が適している．
(7) 患者が達成するための目標を「ケース目標」という．
(8) 栄養アセスメントで明らかになった問題点すべてに対してケア計画を作成する．
(9) 栄養ケア計画には，栄養ケア実施チェックの担当者や頻度を含める．

6 栄養・食事療法，栄養補給の方法

学習目標

❶ 栄養・食事療法と栄養補給法の歴史が説明できる.

❷ 栄養・食事療法と栄養補給法［経管・経腸栄養法（経口栄養法），静脈栄養法］の特徴と適応が説明できる.

❸ 栄養投与方法が説明でき，選択できる.

❹ 経口栄養法：治療食の種類と特徴を理解し，対象者の特性に合わせて調整できる.

❺ 経管・経腸栄養法：栄養剤・栄養製品の選択と適正量を理解し調整でき，経管・経腸栄養法に用いられる器材・投与ルートについて説明できる.

❻ 静脈栄養補給法：輸液の選択と適正量を理解し調整でき，静脈栄養法に用いられる器材・投与ルートについて説明できる.

A 栄養・食事療法と栄養補給法

❶ 栄養・食事療法と栄養補給法の歴史

近年は経口以外の栄養補給法も多様化してきている

病気と食事の関係は古くから検討されているが，栄養・食事療法は西洋では紀元前460年ごろギリシャのヒポクラテス Hippocrates が最初に行ったといわれている．また，東洋では紀元前1000年ごろ中国の食医と呼ばれる医師が食事指導をしていた記録が残されている.

栄養・食事療法は，適正な栄養素の補給により病態や栄養状態を改善し，病気の治療，再発や増悪防止，さらに予防することを目的にしている．そのため，従来，管理栄養士の業務は各疾患に適した栄養基準量に見合うような栄養素の調整をするための献立作成が主であると考えられていた.

一方，ヒトは消化管を介し栄養素を摂取することがもっとも生理的であるため，消化管の機能がすべて利用可能であれば経口摂取が望ましい方法である．しかし，傷病者では疾患や病態，対象者の消化機能の程度，治療による副作用などによる食欲不振，逆に発熱によるエネルギー代謝の亢進など，通常の経口からの栄養・食事療法のみでは生体に適した栄養補給ができずに，栄養状態を維持することが困難になることがある.

その解決策として，近年では経口からの栄養・食事療法だけでなく，栄養素を体内に投与する方法が多様化してきており，栄養補給法として体系化されている．栄養補給法は，大きくは消化管を通して栄養素を補給する経腸栄養法と静脈に直接栄養素を投与する静脈栄養法の二つに分けられる．そのため通常の栄養・食事療法は，経腸栄養法に含まれる．経腸栄養法と静脈栄養法は併せて強制栄養法と呼ばれることがある（表6-1）.

表 6-1 栄養補給法の種類

経消化管栄養法 (経腸栄養法)	経口栄養法(栄養・食事療法) ・一般治療食(常食,軟食,流動食,検査食) ・特別治療食(治療食,治療乳)
	経腸栄養法:鼻腔栄養法,瘻管栄養法 ・自然食品流動食 　(普通流動食,ミキサー食,濃厚流動食) ・半消化態栄養剤 ・消化態栄養剤,成分栄養剤
静脈栄養法	中心静脈栄養法(完全静脈栄養法)
	末梢静脈栄養法

表 6-2 栄養・食事療法と栄養補給法の比較,特徴

項　目	栄養・食事療法 (経口栄養法)	栄養補給法(強制栄養法)	
		経腸栄養法	静脈栄養法
摂　食	必要	不要	不要
消　化	必要	一部必要	不要
腸内発酵	ある	一部ある	ない
吸　収	必要	必要	不要
経　路	門脈(一部リンパ)	門脈(一部リンパ)	静脈
消化管における消化酵素とホルモンの刺激	ある	一部ある	ない
消化管の萎縮	ない	ない	ある
残渣・便	ある	一部ある	ない
腸内細菌叢	不変	やや減少	減少
感染症	ない	まれにある	ある
代謝上の合併症	ない	起きにくい	起きやすい
バクテリアトランスロケーション	ない	ない	ある
コスト	安価	やや高価	高価

❷ 栄養・食事療法と栄養補給法の特徴

経腸栄養法(経口栄養法,経腸栄養法),静脈栄養法が存在する

　経口栄養法に含まれる栄養・食事療法を実施するには,まず覚醒していること,意識が清明であること,食欲があること,咀嚼・嚥下が可能なことが特異的な条件であり,さらに,上部消化管に通過障害や閉塞がなく,消化・吸収するために必要な小腸の運動と面積があることが必要である.このうち,どこかに障害があれば,栄養・食事療法でなく強制栄養法が選択される.食欲があること,咀嚼・嚥下機能が満たされなくとも,上部消化管および適当な小腸の運動と面積があれば経腸栄養法が,すべての条件が満たされない場合には静脈栄養法が選択される.また,経口摂取のみで必要な栄養量が確保できない場合や,エネルギー消費量あるいは必要量の 60%以下しか摂取できない状態が 1 週間以上持続することが予測される場合には,経腸栄養法や静脈栄養法を考慮すべきである.

　それぞれの栄養補給法の特徴(表 6-2)を理解し,病態に合わせた,より生理的な栄養補給法を選択することが重要である.

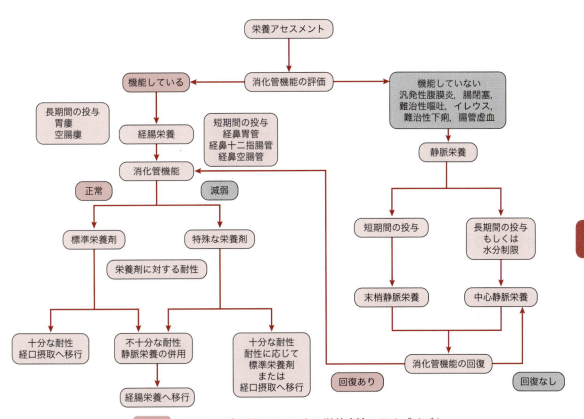

図6-1 ASPENのガイドラインによる栄養療法のアルゴリズム

[ASPEN Board of Directors and the Clinical Guidelines Task Force：Guidelines for the use of parenteral and enteral nutrition in adult and pediatric patients. JPEN J Parenter Enteral Nutr 26(1 Suppl)：1SA-138SA, 2002 より引用]

❸ 栄養補給法の選択

消化・吸収機能の程度や栄養状態，投与期間などを考慮する

　栄養補給法の選択は，傷病者の状態を種々の栄養アセスメントから判断し決定することが重要である（図6-1）．消化・吸収機能の程度や栄養状態に大きな問題がなければ，生理的な経路である経腸栄養法を選択する．経腸栄養法の経路(アクセス)は，投与期間が短期間ならば**経鼻から**，長期間ならば**胃瘻や腸瘻，食道など消化管瘻から**の投与を選択する．

　静脈栄養法は，消化・吸収機能に障害があり消化管が使用できない場合や，経腸栄養法では栄養維持が不可能な場合，病状が悪化するような場合に限り選択するべきである．静脈栄養法の投与期間が1～2週間以内の短期間で栄養障害が軽度の場合は**末梢静脈栄養法**を，長期間の場合や栄養障害が高度な場合には**中心静脈栄養法**を選択する．静脈栄養法を施行していても，消化・吸収機能の回復の程度により，経腸栄養法の併用や移行を検討する．

B 経口栄養補給法（栄養・食事療法）

❶ 治療食と介護食

治療食とは，保健や医療の領域において傷病者に対して提供され，疾病の治療・予防，ならびに健康の保持・増進，免疫機能の増大を図ることのできる食事である．介護食とは，傷病者だけでなく，高齢者や障害者に対して提供される食事である．

咀嚼・嚥下障害など摂食能力が低下しているために，食事摂取が十分できない対象者に応じて，食事内容や調理方法，食事形態を考慮して提供される．主に粥食や軟食などの軟らかい食事であるが，ほかには流動食，刻み食，とろみ食，ミキサー食（ブレンダー食），嚥下食などがある．

❷ 治療食の種類

> 形態，対象となる疾病，栄養組成成分により分類される

種類には，形態別分類，疾病別分類，主成分別分類がある．

1）形態別分類

形態別分類とは，形態の違いによる分類で食事の硬さにより分類する方法である．一般的には一般治療食に用いられる常食常菜，軟食軟菜（全粥，七分粥，五分粥，三分粥），流動食および易消化食に分けられる．また，ミキサー食（ブレンダー食），刻み食，とろみ食なども含まれる．

2）疾病別分類

疾病別分類とは，食事の内容を疾病の種類ごとに分類する方法であり，従来から特別治療食の分類方法として用いられている（表6-3）．糖尿病食，肝臓病食，腎臓病食，胃・十二指腸食，術後食などがあり，さらにそれぞれの食種の栄養基準量の違いにより，1度，2度やA，B，Cなどに細分化されている．疾病別分類は，患者の疾病が単一であるときには選択しやすいが，複数の疾病を合併している場合には選択しにくい．

3）主成分別分類

主成分別分類とは，食事に含まれる主たる栄養成分組成の特徴により分類する方法であり，その特徴を疾病に適応させたものである（表6-3）．特別治療食の分類方法として用いられている．エネルギーコントロール食，たんぱく質コントロール食，脂質コントロール食などに分類される．さらに，疾病別分類同様，それぞれの食種の栄養基準量の違いにより，1度，2度やA，B，Cなどに細分化されている．

❸ 治療食の疾病別分類と主成分別分類

> 近年は主成分別分類が一般的である

わが国において栄養・食事療法は，昭和の初めに実用段階に入ったといわれているが，当時は治療食に対して医師の関心が薄く，依頼が少ないことから，医師が依頼しやすいように「糖尿病食」「腎臓病食」などの疾患名をつけることで，食事内容の特徴を分類する方法がとられた．この方法は栄養・食事療法の特徴を献立に反映しやすいことから，その後も治療食にはこの疾病別分類が定着し使用されてきた．しかし，諸外国では従来から，主成分別分類が一般的に使用されている．近年は，わが国でも主成分別分類に変わってきている（表6-4）．

主成分別分類には，次のような利点がある．

表 6-3 特別治療食の疾病別分類と主成分別分類（聖マリアンナ医科大学病院の例）

疾病別分類 食種名		主成分別分類 食種名		
糖尿病食	A B C D	エネルギーコントロール食	A B C D E F G	低エネルギー ～ 高エネルギー
肥満食	1 2			
肝臓病食	A B C D	たんぱく質コントロール食	A B C D E F G	低たんぱく質 ～ 高たんぱく質
膵臓胆石食	1 2 3			
脂質異常症食	A B	たんぱく質・エネルギーコントロール食	C D1 D2 D3 E F	
ネフローゼ食	1 2			
腎炎食	1 2			
腎不全食	1 2 3	脂質コントロール食	A B C	低脂質 ～ 高脂質
血液透析食	1 2			
腹膜透析食	1 2			
心臓病食	A B			

表 6-4 特別治療食の主成分別分類と適応疾患（例）

食種名	適応疾患
エネルギーコントロール食	肥満，糖尿病，脂質異常症，脂肪肝，高尿酸血症，痛風，高血圧症，心臓病，妊娠高血圧症候群，慢性肝炎，代償性肝硬変など
たんぱく質コントロール食	肝不全，非代償性肝硬変，急性腎不全，慢性腎炎，慢性腎不全，ネフローゼ症候群，血液透析，糖尿病性腎症，慢性肝炎，代償性肝硬変など
たんぱく質・エネルギーコントロール食	糖尿病性腎症，非代償性肝硬変など
脂質コントロール食	急性膵炎，慢性膵炎，胆嚢炎，胆石症，急性肝炎，脂質異常症など

① 医療の進歩や患者の高年齢化により，画一的な疾病でなく種々の**合併症**を有していることが多く，従来の疾病名では食事管理が不十分になってきたこと．

② 複雑な病態に対し，どのような栄養素を調整すべきかが主成分別分類のほうが選択しやすいこと．

③　栄養・食事療法の内容や機能は同じであっても疾病名が異なると食種名が異なるために，疫病別分類では多くの食種数が必要になるが，主成分別分類では食種の数が整理できる．

④　食種名と治療の手段として用いる栄養素などの調整が一致しているため，食種名と病名の違いがなくなる．

⑤　国際的な分類方法に準ずることができ，国際比較がしやすい．食種が整理されるため，給食のシステム化を行いやすい．

❹ 食　　種

どの食種もすべて治療食である

病院で提供される食事はすべて治療の一環であるため，どの食種も治療食である．大別すると，**一般治療食**と**特別治療食**になる．

a　一般治療食

自然治癒力を高めたり，栄養状態を改善するために用いられる食事である

特定の疾患を改善するためにエネルギーや栄養素の調整を必要としない患者に用いられる食事であり，自然治癒力を高めたり，栄養状態を改善するために用いられる食事で，特別な栄養素の制約がない日常食に近い食事である．一般治療食は，常食・軟食・非固形食・流動食など主食や副食の物理的な形態の違いによって分類されている．

1）常　食

普通食，一般食，固形食ともいわれ，通常，主食は**米飯**である．副食は米飯に対応し，日常使用されている食品，調理方法による日常食に近い食事であるため，咀嚼や嚥下，摂食，消化・吸収機能に異常がない患者に用いられる．

2）軟　食

軟食は主食の形態が**粥**であり，粥の形態の違いから全粥，七分粥，五分粥，三分粥に分類される．副食は粥の内容に合わせた食品選択や量，調理方法が用いられるため，常食より軟らかい食事である．七分粥とは全粥と重湯の割合が7：3，五分粥食は5：5，三分粥食は3：7の割合である．

軟食は常食に比べ水分含有量が多く，使用できる食品や調理方法に制限があるので，粥の割合が少ない三分粥食に近くなるほど栄養量は低くなる．そのため，症状や状態の回復とともに全粥食へ移行することが必要である．

軟食は種々の疾患の発熱，食欲不振，歯および口腔内の障害，咀嚼・嚥下能力の低下，消化・吸収能力の低下，下痢，消化器系疾患，手術後の初期などに用いられる（**表6-5**）．

3）非固形食

非固形食とは，固形物を含まない形態の食事や食品を組み合わせた食事であり，流動食，半固形食，ミキサー食（ブレンダー食），嚥下食などに使われる．

4）流動食

消化がよく，残渣や化学的・物理的刺激が少ない流動状の食事で，重湯，葛湯，野菜スープ，実なしみそ汁，ジュース，牛乳，豆乳などがある．また，アイスクリームやゼラチン，ゼリーのような半固形食も含めて流動食という．

流動食の目的は主に水分補給であるため，水分と糖質が主となり，エネルギーや栄養素の補給は期待

表6-5 流動食, 軟食の平均栄養量

食　種	エネルギー (kcal)	たんぱく質 (g)	脂　質 (g)	糖　質 (g)
流動食	600	20	20	80
軟　食				
三分粥食	1,000	40	20	170
五分粥食	1,400	60	30	220
七分粥食	1,600	60	30	280
全粥食	1,800	70	40	280

できない. したがって, 流動食の期間は短期間とし, 病状の回復に応じて軟食へ進める. 流動食は種々の疾患の発熱, 食欲不振, 全身衰弱などで消化器官の機能低下時, 歯および口腔の障害時, 各疾患の急性増悪期や手術後初期などに用いられる.

5) 半固形食

形態は固まっていても口腔中で速やかに溶けて流動体となるもの, または口腔内で噛まなくても容易につぶれる状態のものをいう. アイスクリーム, ゼラチンゼリー, ババロア, ヨーグルト, シャーベット, プリン, 卵豆腐などがある.

6) ミキサー食(ブレンダー食)

軟食の主食や副食の料理をミキサーやブレンダーにかけ流動状にしたもので, ブレンダー食ともいわれる. 消化・吸収機能の低下はないが, 歯の欠損や義歯の不適合, 外傷などによる顎の障害など口腔内に問題があり, 正常な咀嚼ができない場合や嚥下機能に障害がある場合に用いられる. 流動物を材料にした流動食とは異なり, 固形物を流動状にしてあるので, 栄養量は使用した軟食と同等量が確保できる. しかし, できあがった色や形態が食欲を低下させるため, 素材別にする, だし汁やスープなどを用いる, 料理内容がわかるようにするなどの工夫や, 近年ではゼラチンやデンプン, 増粘剤などを使って, 再度, 形を作るなど喫食率を高める提供方法が工夫されている.

7) 嚥下食

咀嚼・嚥下障害がある場合や咀嚼・嚥下の練習用に用いられる食事で, 咀嚼・嚥下食ともいわれる. 口腔や咽頭または大脳の障害がある場合や高齢者などに用いられる.

前述した半固形食やミキサー食(ブレンダー食)が使用されるが, 障害の部位や程度, 運動機能の程度により摂取できる内容が異なるため, 対象者の状況に合わせて, 食形態を調整することが重要である. 硬さ, 付着性, 凝集性のほか, 温度や香りなどにも配慮する.

8) 頻回食

通常, 食事は朝食, 昼食, 夕食の3回提供されるが, 3回以外に10時, 15時, 20時などの間食にも提供して食事回数を5～6回に増やし, 1回の食事量を少なくした食事をいう. 胃切除などの消化管の手術後や1型糖尿病などに用いられる.

b 特別治療食

特定の疾患の治療のために調整された食事である

特別治療食とは, 特定の疾患の治療に用いられる食事であり, その疾患の治療に有効なエネルギーや栄養素の調整をした食事である. 糖尿食, 腎臓食, 肝臓食, 胃潰瘍食などがある. 医療保険制度による入院時食事療養(Ⅰ)または, 入院時生活療養(Ⅰ)の届け出を行った医療機関では, 患者の病状などに対

58　6. 栄養・食事療法，栄養補給の方法

応して医師が患者個々の栄養量を決定し，発行する食事箋に基づき特別治療食が提供されているが，加
算の対象となる治療食と加算の対象にならない治療食がある.

⑤ 食品選択と献立作成

> 決定した栄養量から食品選択と献立作成が行われる

　各種食種の栄養量が決まると，それを満たすべき献立作成をすることになる. 献立は適正な食品選択
と調理方法の組み合わせから成り立っている. 一般的には，常食を基本の献立にしており，その他の食
種は常食から変化させて調整していることが多い. 食品選択では，季節や旬の食品とし，それぞれの食
品がもつ品種の違いや含有する栄養素の特徴，調理上の注意，適応する料理法，保存方法などについて
考慮する. 冷凍食品，半調理食品，調理済み食品や治療食で用いられる特別用途食品についての栄養量
なども調べ，適正な食品の選択をする.

　献立作成は，栄養基準，食品群別荷重平均栄養量をもとにした食品構成あるいは食品交換表，食品成
分表をもとに，コンピューターを活用して栄養量を算出し，料理の組み合わせの調和と変化を図る. 調
理方法，料理の分量，味，香り，色彩などや，朝食，昼食，夕食分の配分や1食分の分量を考慮する.
また，調理施設，調理器具，作業能率，作業時間，スタッフの能力などにも配慮する必要がある.

C 経腸栄養補給法

① 目　的

　経腸栄養補給法では，腸管を用いて栄養素を補給し栄養管理を行うことが目的である. 消化管機能が
十分ではないが，残された機能を活用して栄養補給を行う場合などに用いられる. 主に経鼻的に通した
チューブや胃瘻，腸瘻を用いた経腸栄養法を示すが，通常の食事からの経口栄養法も経腸栄養補給法に
含まれる.

　静脈栄養法に比べ生理的であり，合併症の発症が少なく，経済的にも安価である.

② 適応と禁忌

　経腸栄養法の適応となるのは，消化管に閉塞がなく，消化・吸収機能が維持されており，消化管の安
静を必要としない病態で経口摂取が不可能または不十分な場合や，消化管の安静が必要な場合，経腸
チューブの留置が可能であること，経腸チューブの留置部位より遠位に消化管の瘻孔などがないことな
どがあげられる.

　経腸栄養法の禁忌としては，汎発性腹膜炎，腸閉塞，難治性嘔吐，麻痺性イレウス，難治性下痢，腸
管虚血，活動性の消化管出血などがあげられる.

③ 投与ルート

ⓐ 経口法

　咀嚼・嚥下機能に障害がなく，経口からの摂取が可能で食欲がある場合には，経口摂取も可能である.
経腸栄養剤の味や香りが改良されたり，経腸栄養剤専用のフレーバーの使用により，経口でも飲みやす
くなっている. しかし，流動食であり，味の変化が少ないため単調で，飽きやすいこともある. 1回の

摂取量が多くなりやすいため浸透圧が高くなり下痢をきたしやすい．大量に高エネルギーの投与が必要なときには不向きである．

b 経管法
1）経鼻経管法（経鼻チューブ）

　経鼻経管法とは，鼻腔からチューブを挿入し胃・十二指腸または空腸に留置して栄養剤を注入する方法である．チューブは内径が広く，挿入したときに患者に違和感がなく，詰まりにくいものが使われる．経鼻栄養は4週間以内の比較的短期間の場合や誤嚥の可能性が少ない場合の栄養管理に適している．

　栄養剤を注入するときだけチューブを挿入したり，患者自身に習得してもらい，患者自身でチューブを挿入し，栄養剤の注入が終われば抜去することが可能である（自己挿管 self intubation）．しかし，個人差はあるが挿入時の苦痛や咽頭痛あるいはチューブの違和感がある．

2）瘻管法（胃瘻，空腸瘻，頸部食道瘻）

　瘻管法とは，胃または腸に瘻孔をあけてチューブを挿入し，栄養剤を注入する方法である．瘻管法は，経鼻的にチューブが挿入できない場合，頻回にチューブを交換する必要がない場合，4週間以上の長期に経腸栄養剤が必要な場合，上部消化管に閉塞がある場合や，嚥下障害，意識障害がある場合に用いられる．経鼻経管法に比べてチューブによる違和感が少なく，感染も少ない．また，誤挿入や誤留置が起こりにくい．

　手術により胃瘻・腸瘻を造設するが，内視鏡を用いて腹壁から胃瘻や腸瘻を造設する方法であるペグ［経皮内視鏡的胃瘻造設術 percutaneous endoscopic gastrostomy（PEG）］やペジュ［経皮内視鏡的空腸瘻造設術 percutaneous endoscopic jejunostomy（PEJ）］が行われている．

　ペグやペジュには，キットが数種類ある．手術による造設に比べ侵襲が少ないため，近年はこの方法が増えてきている．

　また，胃全摘切除後や腹水の貯留などで胃瘻が使えない時には，X線透視と超音波ガイドによる頸部食道瘻［経皮経食道胃管挿入術 percutaneous trans-esophageal gastro-tubing（PTEG）］が行われる．

❹ 経腸栄養剤・製品の種類と成分

a 自然濃厚流動食

　自然食品を原料とした流動食の水分を少なくして，単位重量当たりのエネルギーを1 kcal/mL 以上に高くしたものである．栄養成分はバランスよく配合されているが，粘性が高く，食物繊維が多い．浸透圧はあまり高くない．消化管の機能がほぼ正常であることが前提である．広範囲胃切除患者には適応しない．

b 半消化態栄養剤

　自然食品を素材に人工的に処理し栄養成分を添加したもので，栄養価が高くバランスのとれた栄養剤である．栄養成分がある程度消化された状態で配合されており，吸収性がよく低残渣で浸透圧は比較的低いなどの特徴がある．

　糖質はデキストリンが主成分であるが，マルトースや乳糖などの二糖類やブドウ糖なども含まれるものもある．たんぱく質は大豆たんぱく質，乳たんぱく質，カゼインなど天然たんぱく質が配合されている．脂質はコーン油や大豆油などの長鎖脂肪酸 long chain triglyceride（LCT）と中鎖脂肪酸トリグリセリド medium chain triglyceride（MCT）が併用されているので，必須脂肪酸の欠乏症は起こりにくい．

浸透圧性下痢を起こしにくく，腸管粘膜の萎縮や免疫能が低下しにくい．近年，食物繊維を強化したり，n-3/n-6 系多価不飽和脂肪酸のバランスを考慮したものなどがある．

半消化態栄養剤の種類は多いが，わが国には食品扱いと医薬品扱いの製品があり，使用時の取り扱いを複雑にしている．

c 消化態栄養剤，成分栄養剤

成分栄養剤は，すべての成分が化学的に明らかなものから構成されている．

成分栄養剤は窒素源すべてがアミノ酸であり，ほとんど消化を必要とせず吸収される．抗原性が少なく，低残渣である．脂質の含有量が非常に少ないため，消化管を安静に保つことができるが，長期に使用する場合は脂質の補給が必要である．また，エネルギー源が糖質のため浸透圧が高く，下痢の原因になりやすい．

消化態栄養剤は糖質がデキストリン，窒素源が低分子ペプチドにアミノ酸が配合されたものである．脂質は n-3 系多価不飽和脂肪酸を 5%配合したものと MCT を主体に 25%含んでいるものがある．**低残渣**である．

d 病態別経腸栄養剤

病態別の経腸栄養剤として，肝不全用，腎不全用，糖尿病用，慢性呼吸不全用の製品がある．近年，生体の免疫機能低下を改善し，感染症を予防するために，n-3 系多価不飽和脂肪酸，アルギニン，グルタミン，核酸などを添加した**免疫能増強経腸栄養剤**（免疫能賦活化経腸栄養剤），炎症の抑制やがん患者の代謝の正常化に有用なエイコサペンタエン酸 eicosapentaenoic acid（EPA）を含む悪性腫瘍用経腸栄養剤がある．

e 半固形状流動食

液状の栄養剤に比べて粘度が高い経腸栄養剤であり，より生理的な運動を促すことや消化ホルモンの分泌においても通常の食事に近い反応が得られるため，胃食道逆流や下痢などの合併症の対策に有用とされている．粘度は 1,000～2,000 mPa/秒程度の製品が多い．また，液状の栄養剤に比べて注入時間が短いため，経腸栄養投与時の座位や上半身挙上の時間が短縮され，褥瘡予防に有用であることや，介護者の負担が軽減するとされている．

❺ 投 与 方 法

患者により投与する量，濃度，速度，時間は異なるが，原則として少量から開始し徐々に増加させる．濃度は 1 kcal/mL が標準濃度である．投与方法については，経腸栄養剤を 1 日数回に分けて投与する間欠投与法と，24 時間持続して投与する持続投与法がある．投与速度は 1 時間に 20～50 mL から始め，徐々に上げていく．胃へ投与する場合には重力落下でとくに問題はないが，投与速度が速いと下痢を起こしやすいことから，一定速度の低速注入ができる注入ポンプを使う方法もある．空腸への投与は注入ポンプの使用が基本であり，100 mL/時までにとどめておく．

❻ 栄養補給法に必要な用具，機械

1) 注入容器（コンテナ）

経腸栄養剤を入れる注入容器のコンテナには，柔軟性であるビニール製のバッグ型と硬質性であるプラスチック性のイルリガートル，ボトルなどがある．コンテナには，接続チューブをつなげるものとあ

らかじめラインが接続されているものがある．いずれもディスポーザブルであるが，実際には洗浄，消毒をして繰り返し使用されることが多い．正しい洗浄法により，細菌性の合併症を起こさないように注意することが重要である．

最近は，感染面から滅菌されたバッグに経腸栄養剤が充填されているバッグ型の製剤［ready to hang（RTH）］が推奨されている．

2）注入ポンプ

空腸への持続投与では，経腸栄養剤専用の注入ポンプが用いられる．胃への投与では，必ずしも使用することはないが，一定速度で注入するほうが下痢などの腹部症状は起こりにくいため，ポンプを使用するとよい．ポンプ専用のラインおよびコンテナが必要である．注入ポンプは比較的流量が正確でチューブが詰まったり，コンテナが空になるとアラームが鳴るようになっている．

3）経鼻チューブ（カテーテル）

チューブは患者に違和感を与えず，内径が広く詰まりにくいものが適している．素材はポリウレタン，シリコンで耐久性がよく，生体反応が少ない．チューブの太さは，留置に伴う合併症予防のためにも，適切な口径（5〜12 Fr）を使用する．自己挿入する場合は各自に合った製品を選択してもらう．

4）ドレッシング（テープ）材

チューブを固定するドレッシング（テープ）材による皮膚傷害が起こることがあるため，刺激が少なく粘着性が強いものがよい．

❼ モニタリングと再評価

施行後は定期的に栄養状態を監視する必要がある．体重や身体計測，血液・生化学データなどから，投与栄養量および各投与栄養素が適正か否か，栄養状態が改善しているか，代謝性の合併症や消化器症状の有無などを評価・判定する．また，同時にチューブや機械器具についても，故障の有無や適正に使用されているかなどをチェックする．

モニタリングにより問題点が明らかになった場合には，ただちに修正を行う．

❽ 経腸栄養法の合併症と対応

静脈栄養法に比べ重大な合併症を起こすことは少ないが，十分な注意が必要である．

ⓐ チューブによる合併症

1）挿入に伴う合併症

経鼻チューブでは，挿入時に気管内誤挿入が起こることがある．中枢神経疾患，意識障害患者，高齢者などでは咳嗽反射が弱いため注意が必要である．また，食道内で折れ曲がったり，気管内に留置されることが起こる．単純X線画像や聴診などで必ず先端の位置を確認してから，栄養剤の注入を開始する．

2）留置に伴う合併症

経鼻チューブでは，チューブを固定するドレッシング材やチューブによる圧迫で鼻部や咽頭部に発赤やびらんが起こりやすい．そのため，刺激の少ないドレッシング材や鼻部を圧迫しない固定方法，細く軟らかいチューブを使用する．

チューブが細いと栄養剤が詰まりやすいため，チューブが閉塞することがある．閉塞すると再留置が必要になることが多いため，注入後に必ず微温湯でフラッシュし，詰まらないように注意する．10倍希釈の酢水（食酢）や重曹水を充填しロックすると効果があるとされている（チューブが誤って抜けてしまうことや，患者が抜いてしまうことがある）．

長期にチューブの先端が腸粘膜に当たることにより腸管穿孔が起こることがあるので，軟らかいチューブを使用したり，チューブの位置を変えるようにする．

b 感染合併症

1) 逆流性肺炎

意識障害のある脳血管障害患者や胃内にチューブが留置された場合に起こりやすい重篤な合併症である．チューブを不適切な位置に留置したり，気管内に誤挿入したまま注入した場合，栄養剤が逆流して気管内に入った場合，嘔吐した場合，下部食道括約筋機能低下により，栄養剤が咽頭内に逆流した場合などに肺炎を起こしやすい．

チューブの先端を幽門部を越えて十二指腸または空腸に留置し，注入中と注入後1時間は患者の頭部を上げる．注入速度を遅くし，徐々に維持量にするなどの注意が必要である．

2) その他の感染症

汚染された用具や器材，調整や保存時に細菌繁殖した栄養剤などを使用した場合に感染症を起こす．とくに**易感染患者**では注意が必要であり，衛生的に取り扱うことを徹底する．

c 消化器の合併症

悪心・嘔吐，下痢，腹痛，腹部膨満感などは，もっとも多くみられる合併症である．

1) 悪心，嘔吐

開始時に多い．胃や小腸内の栄養剤の停滞，急速な注入，乳糖不耐症，細菌汚染，栄養剤の臭いなどにより起こる．

2) 下 痢

下痢は開始時にみられることが多い．長期間の腸管不使用時，消化・吸収機能の低下，不十分な馴化期間，浸透圧の高い栄養剤の使用，注入速度，低温度での使用，乳糖不耐症，細菌汚染などが考えられる．

長期絶食後の開始時には，ゆっくり，少量からが基本である．とくに注入速度は20〜50 mL/時と遅い速度から徐々に上げるようにする．栄養剤の濃度や，等張の栄養剤，乳糖や脂質含有量の少ない栄養剤に切り替えたり，室温に戻してから注入を開始する．近年，半固形状流動食も普及している．衛生的に取り扱うことも重要である．

d 代謝性合併症

1) 脱 水

浸透圧の高い栄養剤の場合，**高張性脱水**を起こしやすい．意識障害のある患者では，口渇の訴えがないため注意が必要である．皮膚や口腔粘膜の乾燥などに注意をする．重症の場合は静脈より水分補給を行う．

2) 糖代謝異常

高血糖や低血糖が起こる．高血糖は耐糖能障害や糖尿病の患者に，投与速度が速すぎたり，栄養剤の糖質含有量が多すぎた場合に発生する．発生した場合はインスリン投与や耐糖能異常用の栄養剤を用いて対応する．低血糖は栄養剤投与を急速に行った後に発生することがある．投与方法や投与エネルギーの不足がないか再検討する．また，高血糖高浸透圧症候群は，発生頻度は低いが死にいたることがあり，注意が必要である．著しい高血糖，高ナトリウム血症，BUN上昇，高度の脱水による高浸透圧血症をきたし，ケトーシスを伴わないことが特徴である．

表 6-6 在宅経腸栄養法の適応条件

1	病状が安定している慢性疾患であること.
2	低栄養状態または栄養欠乏状態にあり,継続的な栄養補給が必要であること.
3	経腸栄養法による栄養補給により確実な効果が得られること.
4	患者および家族の協力が得られること.

3) 電解質異常

激しい下痢や瘻孔からの消化液の喪失による低カリウム血症や,水分の過剰投与による低ナトリウム血症,カリウム含有量の多い栄養剤による高カリウム血症がみられるため,定期的な電解質のチェックを行う.

4) 必須脂肪酸欠乏

長期間にわたり脂質含有量の少ない消化態栄養剤・成分栄養剤を使用していると必須脂肪酸欠乏が起きることがある. 脂肪乳剤を投与する.

5) 細菌汚染

細菌汚染の観点から,使用する用具は衛生的に取り扱うことが重要である. 栄養剤の細菌汚染は6～8時間以上経過すると急激に増殖することから,1回の投与は8時間以内に終わらせる. これらを回避するためには,ready to hang(RTH)の栄養剤が推奨されている.

9 在宅経腸栄養サポート

在宅経腸栄養サポートとは,在宅で経腸栄養剤の投与を行うため,施行時のトラブルや合併症が起こらないように,教育やサポートを行うことである. 在宅経腸栄養法の適用条件を**表6-6**に示す.

a 医療保険の適用

診療報酬上,在宅成分栄養経管栄養法の対象になるのは,医師が必要と認めた者であり,経口摂取ができない,経口摂取が困難で在宅での療法を行っている患者自らが実施する療法をいう. 在宅成分栄養経管栄養法指導管理料算定の対象は,栄養維持のために主として栄養素の成分の明らかなものを用いた場合のみである(**表6-7**).

b 患者,家族の指導

患者および家族に対し,在宅で経腸栄養投与が実施できるように教育,指導を行う.

投与に必要な具体的な手技や手順だけでなく,在宅での経腸栄養投与の必要性,経腸栄養剤の調製と管理方法,誤嚥性肺炎や下痢などの合併症,トラブル時の対応などの指導が必要である. 病院や地域の医療,介護スタッフ,訪問看護師,ケアマネジャーとの連携をとることが重要である.

表 6-7　在宅経腸栄養法の医療保険適用

在宅成分栄養経管栄養法指導管理料	2,500 点
注：在宅成分栄養法を行っている入院中の患者以外の患者に対して，在宅成分栄養経管栄養法に関する指導管理を行った場合に，月1回算定．	
在宅小児経管栄養法指導管理料	1,050 点
注：在宅小児経管栄養法を行っている入院中の患者以外の患者に対して，在宅小児経管栄養法に関する指導管理を行った場合に，月1回算定．	
在宅経管栄養法用栄養管セット加算	2,000 点
注：在宅成分栄養経管栄養，在宅小児経管栄養法又は在宅半固形栄養経管栄養法を行っている入院中の患者以外の患者(在宅半固形栄養管理法を行っている患者については在宅半固形栄養経管栄養法指導管理料を算定しているものに限る)に対して，使用した場合に加算 在宅経腸栄養法栄養管セット加算と注入ポンプ加算とは併せて算定できるが，それぞれ月1回に限り算定．	
在宅半固形栄養法指導管理料	2,500 点
注：在宅半固形栄養指導管理料を行っている入院中の患者以外の患者に対して，在宅半固形栄養法に関する指導管理を行った場合に，最初に算定した日から起算して1年を限度とした算定．	
注入ポンプ*加算	1,250 点
(*注入ポンプとは：在宅で中心静脈栄養法，成分栄養経管栄養法，小児経管栄養法を行うに当たって用いる注入ポンプをいう．)	
△：在宅経管栄養法用栄養管セット加算と注入ポンプ加算とは併せて算定することができるが，それぞれ月1回に限り算定．	

[社会保険研究所：医科点数表の解釈 令和4年4月版，社会保険研究所，2022 より作成]

D 静脈栄養補給法

❶ 目　的

　静脈栄養補給法は，消化管が機能していない場合や機能が不十分な場合，または腸管の安静を必要とする場合に，栄養素を静脈から直接，補充し，栄養状態の維持，改善を図ることを目的としている．

❷ 適　応

　静脈栄養補給法の適応となるのは，①腸の使用ができない場合や使用することが好ましくない場合，②経腸栄養剤の投与経路が確保できない場合，③経腸栄養剤からの栄養摂取が不十分な場合である．

❸ 末梢静脈栄養法と中心静脈栄養法

　静脈栄養補給法は，投与経路により**末梢静脈栄養法** peripheral parenteral nutrition（PPN）と**中心静脈栄養法** total parenteral nutrition（TPN）の二つに分けられ，TPN は高カロリー輸液とも呼ばれる．
　静脈栄養法の投与期間が1～2週間以内の場合や，栄養障害が軽度な場合，経口摂取が可能であるが補助的に栄養補給を行う場合には，PPN が選択される．2週間以上の場合や高度の栄養障害，水分制限が必要な場合には，TPN が選択される．
　PPN は，四肢の末梢静脈にカテーテルを留置し，輸液剤を投与する栄養補給法である．TPN より簡単に施行でき，合併症も少ないが，高濃度の輸液の投与はできない．浸透圧が高い輸液では静脈炎を併

発しやすいため，高濃度の輸液やアミノ酸製剤，電解質や脂肪乳剤など10％程度までが限界であり，それ以上は TPN となる．

TPN は，上大静脈（中心静脈）にカテーテルを留置するので高濃度，高浸透圧の高カロリー輸液の投与が可能であるため，あらゆる疾患に対応可能である．静脈栄養法が2週間以上施行される場合に適応される．基本的には持続投与法が選択される．しかし，中心静脈の単独での管理はできる限り回避し，病態に応じた適切な使用や経口や経腸栄養法との併用を心がける．表6-8 に，TPN の適応疾患を示す．

❹ 輸液の種類と成分

[a] 電解質輸液剤

電解質輸液剤には，ナトリウム濃度が血漿とほぼ等しく，浸透圧もほぼ等しい等張電解質液（細胞外液補充液）とナトリウム濃度が血漿よりも低く，浸透圧が低い低張電解質液（維持電解質液）がある．主な目的は水分，電解質の維持と補給である．等張電解質液には，生理食塩液，リンゲル液などがあり，脱水（細胞外液欠乏）時に投与する．さらに乳酸，酢酸が加えられているもの，エネルギー源として，ブドウ糖が加えられたものがある．低張電解質液には開始液（1号液）から術後回復液（4号液）があり，開始液（1号液）は，ブドウ糖とナトリウム，クロールを配合したもので，カリウムを含まないため，腎機能や病態が不明の脱水時の開始液に使用される．脱水補給液（2号液）は細胞内液補充液として用いられ，開始液にカリウム，リンが含まれている．維持液（3号液）は，ブドウ糖と乳酸リンゲル液，カリウムが含まれており，体液バランスをとる水分，電解質補給の維持液として用いられる．術後回復液（4号液）は，維持液よりカリウムを除いた輸液剤である．電解質の量が少なく，水分（自由水）の補給に使用される．

[b] 栄養輸液剤

栄養輸液剤は，栄養補給を目的としている．糖質輸液，アミノ酸製剤，脂肪乳剤，高カロリー輸液基本液がある．

1）糖質輸液

主体はブドウ糖であるが，ほかにフルクトース，キシリトール，ソルビトールなどがあり，エネルギー補給と水分補給に用いられる．単独投与の場合，血糖値の上昇や高浸透圧性脱水，過剰投与では肝臓への脂肪浸潤を起こすことがあるので注意する．投与速度の上限は5 mg/kg 体重/分とされている．

2）アミノ酸製剤

アミノ酸製剤はアスパラギン，グルタミンを除いた18種類で構成されており，単独でなく，糖，電解質輸液製剤とともに使用されるものと，腎不全用，肝不全用，小児用がある．濃度はPPN に用いる低濃度（約3％）とTPN に用いる高濃度（10〜12％）がある．組成は，FAO/WHO 基準を満たした必須アミノ酸／非必須アミノ酸（E/N）比をほぼ1にしたものと，分枝アミノ酸 branched chain amino acid（BCAA）を21〜23％に調整し，E/N 比を1.4にしたものがある．

3）脂肪乳剤

投与目的はエネルギーの補給と必須脂肪酸の補給である．長期間投与しないと必須脂肪酸欠乏を起こす危険がある．脂肪乳剤は10％と20％の濃度で，浸透圧比は約1のため末梢静脈からの投与が可能である．投与量は総エネルギーの10〜20％が適正であり，投与速度の上限は0.1 g/kg 体重/時とされている．

4）高カロリー輸液基本液

高カロリー輸液基本液は，糖質に電解質を添加した輸液である．基本液にアミノ酸製剤と電解質を加えると1日に必要な栄養成分を投与できる．導入時に使用する開始液とその後に使用する維持液がある．

表6-8　中心静脈栄養法（TPN）の実際の投与方法と管理

1. 中心静脈栄養法の適応
- ・2週間以上腸管が使えない（経腸栄養ができない）
  短腸症候群，腸閉塞，縫合不全，重症腸疾患など
- ・経腸栄養が苦痛でできない
- ・経腸栄養の投与経路が確保できない
- ・経腸栄養や末梢静脈栄養では，栄養が不足する

2. 中心静脈カテーテル（CVC）のメリット
- ・確実に完全静脈栄養ができる
- ・消化管の消化吸収機能に左右されない
- ・消化管の安静が保てる
- ・下痢，腹痛，腹満などの消化器系副作用がない
- ・血管痛がない，漏れない，手が痛くない
- ・確実な静脈ルート，中心静脈圧（CVP）測定可能

3. 中心静脈栄養カテーテルの種類
- ・通常の中心静脈カテーテル
  （シングルルーメン～トリプルルーメン）
  （スルーカット式，セルジンガー式）
- ・長期留置用中心静脈カテーテル
  ブロビアックカテーテル（ダクロンカフ付き）
  ヒックマンカテーテル（同上ダブルルーメン）
  皮下埋め込み式ポート
- ・末梢挿入式中心静脈カテーテル（PICC）

4. 中心静脈栄養カテーテル挿入部位と利点，欠点

挿入部位	利　点	欠　点
鎖骨下静脈	患者は快適	気胸のリスク
内頸静脈	挿入が簡単	多少不快・動脈誤穿刺のリスク
大腿静脈	挿入が簡単	感染と血栓リスク
PICC	最も安全	挿入経路は長い
エコーガイド下での挿入が推奨されている．		

5. 中心静脈カテーテル挿入時の留意事項
- ・ルーメンは必要最小限（感染予防）
- ・高度バリアプリコーションで挿入
- ・挿入部をヒビテンやイソジンで広く消毒する
- ・挿入後に静脈血の逆流を確認する
- ・挿入後にレントゲンで先端位置を確認する

6. 必要エネルギー量は？
- ・通常安静時：25～30 kcal/kg/日
- ・年齢　　　：高齢者は必要エネルギーが少ない
- ・意識レベル：脳はエネルギーが必要
- ・ADL　　　：動かないと筋肉が落ちる
- ・感染症　　：エネルギー必要量が増加
- ・悪液質　　：末期がんでは，代謝異常で身に付かない

7. TPN用基本液
- ・1号開始液，2号・3号維持液
- ・たいていの必要なものは入っている
  （水，電解質，糖，アミノ酸，ビタミン，亜鉛）
- ・エルネオパNFは，微量元素も配合
- ・ミキシッドは脂肪も入っている

8. 毎日の観察が一番大事
- ・体重：週に1回は
- ・尿量：毎日
- ・尿糖：週に1回は
- ・採血：1～2週間に1回
- ・血糖：とくに，耐糖能異常患者
- ・CVC刺入部観察：毎日（看護師による）

9. カテーテル敗血症
- ・血管内にカテーテルがあれば発生し得る
  → 不要になれば早くカテーテルを抜く
  → 腸が使えるなら経口，または経腸栄養
- ・急に高熱が出る（spike fever）
  高熱以外に症状が無い（意外に元気）
- ・培養ではカンジダ（真菌），CNS（coagulase-negative staphylococci），MRSAが多い
  → 真菌性腸内炎に注意

10. TPNの代謝に関する合併症
- ・高血糖，高浸透圧性非ケトン性昏睡
- ・低血糖（インスリン併用時は要注意）
- ・電解質異常，微量元素欠乏，脂肪酸欠乏
- ・ビタミン欠乏（とくにチアミン欠乏）
- ・肝機能異常（投与カロリー過剰に注意）
- ・胆汁うっ滞（長期絶食），脂肪肝
- ・Refeeding Syndrome

11. Refeeding Syndrome
- ・長期飢餓状態に急に高カロリー投与は危険
- ・飢餓状態に身体が順応しているので
- ・急に糖を負荷 → 高血糖，のち低血糖にもなる
- ・糖供給 → ATPを作るためにリンを急消費
- ・低リン血症 → 意識障害
- ・ビタミンB_1欠乏 → 乳酸アシドーシス → 意識障害
  ＊徐々にカロリーアップ，同時にリン，ビタミンB_1も補給

12. 高血糖
- ・最近は糖尿病が増加しているので注意
- ・急に高カロリーを投与しないこと
- ・侵襲時，感染症では高血糖になりやすい
- ・高血糖では糖尿病性昏睡の危険性あり
- ・血糖をチェックしながらインスリン併用する
- ・輸液が急速に滴下しないように注意する

13. 脂質
- ・1 gが9 kcalと高カロリー
- ・成分膜成分，ホルモンの材料
- ・必須脂肪酸は体内で合成できない
- ・総投入カロリーの20%程度は脂肪が望ましい
- ・日本人は欧米人に較べて代謝力が低い
- ・脂肪乳剤はゆっくり投与しないと代謝されない
  （0.1 g/kg/hr：体重50 kgなら20% 脂肪乳剤100 mLを4時間以上かける）

14. TPN時の脂質代謝障害
- ・グルコース過剰投与 → 脂肪肝
  （脂肪乳剤併用で脂肪肝発生抑制）
- ・脂肪の長期欠乏 → 脂肪合成↑で脂肪肝
- ・必須脂肪酸欠乏 → 皮膚乾燥，脂肪肝

［山中英治：Chapter 3　静脈栄養　2. 中心静脈栄養法（TPN）　2.13 TPNの実際の投与方法と管理，2024年4月17日版，NPO法人PDN〈https://www.peg.or.jp/lecture/parenteral_nutrition/02-13.html〉（最終アクセス：2025年1月）より作成］

D. 静脈栄養補給法　67

表6-9 ハリス・ベネディクトの推定式

・ハリス・ベネディクトの推定式 [basal energy expenditure(BEE)kcal/日]
　男性：66.47＋13.75×W＋5.00×H－6.76×A＝BEE(kcal/日)
　女性：655.10＋9.56×W＋1.85×H－4.68×A＝BEE(kcal/日)
　　　W＝体重(kg)，H＝身長(cm)，A＝年齢(歳)

近年，高カロリー輸液基本液とアミノ酸液がソフトバッグに分離して入っており，使用時に混合するキット製剤が市販されている．調製時の細菌汚染を防ぎ，簡便である．

c 総合ビタミン製剤

総合ビタミン製剤は，TPN施行時には必ず投与する．投与不足により種々のビタミン欠乏症が出現する．とくにビタミンB_1は，欠乏すると**乳酸アシドーシス**が出現するので，注意が必要である．

d 微量元素製剤

微量元素製剤は，鉄，亜鉛，銅，マンガン，ヨウ素を含む製剤があるが，コバルト，クロム，セレン，モリブデンは含まれない．とくに長期のTPN施行時は，欠乏症に注意が必要である．なお，セレンについては単独剤として，高カロリー輸液に添加するものが2019(令和元)年から販売されている．

e 病態別輸液栄養剤

病態に適した病態別輸液栄養剤がある．肝不全用アミノ酸製剤は，分枝アミノ酸を30〜40％と高濃度に含み，肝性脳症の改善効果がある．腎不全用アミノ酸製剤は，E/N比が高く，必須アミノ酸を多く含み，たんぱく質異化が抑制される効果がある．

❺ 栄養補給量の算定方法

🥕 **各栄養素についてそれぞれの方法で栄養補給量が算定される**

a エネルギー

エネルギー必要量の算定には，①日本人の食事摂取基準，②ハリス・ベネディクトの推定式，③間接カロリーメーター，④簡易式などを用いる方法がある．

1) 日本人の食事摂取基準

厚生労働省の『日本人の食事摂取基準』には，性別，年齢別，身体活動レベル別により，推定エネルギー必要量が示されている．体重がわかる場合には，性別，年齢別基礎代謝基準値を用いて基礎代謝量を算出し，身体活動レベルを乗じる．BMIが適正範囲であれば，リフィーディングシンドロームの予防のために，目標体重より現体重を使用する．

2) ハリス・ベネディクトの推定式

ハリス・ベネディクト Harris-Benedict の推定式(**表6-9**)から，**基礎エネルギー消費量** basal energy expenditure(BEE)を算出し，これに活動係数および傷害係数を乗じて，エネルギー必要量を算出する．ハリス・ベネディクトの推定式には，年齢，身長，体重を用いるが，体重は，急性期では現体重を，慢性疾患では理想体重を用いるとよい．BEEの平均値は約25 kcal/kg体重/日である．臨床現場で用いられることが多いが，実際より10〜15％程度(200〜800 kcal/日)多く算出されるとの報告があるので注意が必要である．

3）間接カロリーメーター

間接カロリーメーターで，**安静時エネルギー消費量** resting energy expenditure（**REE**）を測定し，活動係数を乗じてエネルギー必要量を算定する．間接カロリーメーターでの測定は，実測値であるため信頼性が高いが，測定機器や測定の方法，酸素投与の有無などにより，測定値が異なるので注意が必要である．

4）簡便な方法

臨床の現場で安静時エネルギー消費量を測定するには，測定機器が必要になることから難しく，体重当たり 25～30 kcal/日を基準とし，ストレスの程度に応じて増減する簡便な方法が用いられることが多い．この場合ストレスの程度を尿中窒素排泄量から判断してエネルギー投与量を推定する方法も報告されている．一般にエネルギー基質投与の割合は，健常成人の摂取割合に準じて，糖質 50%，脂質 30%，たんぱく質 20%が基本となる．

b たんぱく質

1）簡便な方法

エネルギー投与量を決定後，たんぱく質の投与量を算出する．簡便な方法として，まずは侵襲度に応じたたんぱく質必要量を算出する．

2）窒素平衡に基づく統計的たんぱく質必要量

おおよその投与基準は，健常成人（体重 70 kg）で 0.8 g/kg 体重/日，発熱，外傷のない内科的患者で 1.1 g/kg 体重/日，合併症のない術後患者で 1.1～1.6 g/kg 体重/日，熱傷，感染症など代謝が亢進しているときには，さらに大量のたんぱく質が必要である．

3）投与エネルギー量から算出する方法

投与された窒素が有効に体たんぱく質合成に利用されるためには，窒素 1 g に対して，通常は 150～200 kcal のエネルギーが必要といわれている（非たんぱく質エネルギー／窒素比）．窒素 1 g は，アミノ酸（たんぱく質）6.25 g に相当するため，投与エネルギー量が決定されれば，これに相当するたんぱく質量が算出できる．ストレス下では，非たんぱく質エネルギー／窒素比は，100～150 程度となる．

c 脂　質

一般にはエネルギー投与量の 20～30%であるが，静脈栄養法では，投与エネルギーの 10～20%を脂質で補うことを勧めている．静脈投与では，加水分解速度を考慮し，0.1 g/kg 体重/時以下の速度で投与するべきである．

d 糖　質

糖質は基本的なエネルギー源であり，一般にエネルギー基質投与の割合から健常成人の摂取割合に準じて糖質を 50～60%とする．1 日のエネルギー必要量からアミノ酸投与エネルギー量と脂質投与エネルギー量を引いた値から求める．グルコースは 4 kcal/g である．また，ケトーシスの防止から 1 日 100 g 以上の投与が必要である．投与速度は 5 mg/kg 体重/分以下にすることが推奨されている．

e ビタミン，微量元素

ビタミンの必要量は食事摂取基準を充足させるが，栄養障害時，侵襲時には必要量が増加する．とくに TPN 時にビタミン B_1 が欠乏すると，乳酸アシドーシスや多発性神経炎を起こす原因になる．また，TPN では必ず，**微量元素製剤**を添加するが，欠乏症に注意する．

f 水 分

1日当たりの水分摂取量の算出は，①30〜35 mL/kg×現体重(kg)，②1 mL×投与エネルギー量(kcal)，③1,500 mL/体表面積(m²)×実質体表面積(m²)などである．

体表面積は，身長，体重をもとにモノグラフから求める．

❻ 栄養補給法に必要な用具，機械

栄養補給法に必要な器材は，PPNでは末梢静脈カテーテル，輸液ポンプ，輸液ライン，フィルター，ドレッシング材などであり，TPNではその他，中心静脈カテーテル，輸液バッグなどである．

1) 末梢静脈カテーテル

カテーテルの素材として，シリコンは弾力性に富むが，針先での切断の可能性があるため，丁寧な扱いが必要である．ポリウレタンは柔軟性もあり，抗血栓性にも優れている．種類には，末梢静脈栄養用カテーテル，中心静脈栄養用カテーテル，3ヵ月以上の留置が必要な症例や在宅中心静脈栄養用の長期留置用カテーテルがある．

2) 輸液ポンプ

輸液ポンプは，正確な輸液量と注入速度を管理する必要がある場合に使用する．最近の輸液ポンプはほとんどが，自然滴下方式でなく，強制注入方式である．

3) 輸液バッグ

輸液バッグには，隔壁で2〜4室に分離し，それぞれのバッグに応じて糖・電解質液，アミノ酸，ビタミン，微量元素の中から2〜4つを分離して納めたもの(ダブルバッグ，トリプルバッグ，クワッドバッグ)や隔壁がなくワンバッグになったものがある．

4) 輸液ライン

輸液ラインは，輸液バッグと静脈カテーテルをつなぐラインである．軟らかい透明なチューブで，継ぎ目のない1本化されたものを使用すると，感染症を防止しやすい．

5) 輸液フィルター

輸液フィルターは，輸液中の異物，細菌・真菌，気泡などを除去するために用いられる．輸液ラインの末端に使用すると効果的である．孔径が0.2〜0.45 μmのため，脂肪乳剤は通過しない．薬剤によってはフィルターが目詰まりするなど，通してはいけないものもあるので注意をする．

6) ドレッシング材

ドレッシング材とは，カテーテルの刺入部を覆うフィルムである．感染防止のほか発汗やムレ防止のため，通気性，吸湿性の優れたものを選択する．

❼ モニタリングと再評価

静脈栄養法は，非生理的な栄養投与方法であり，長期に絶食期間が継続することから，合併症を併発する危険性がある．そのため，定期的にモニタリングを行い，投与量，栄養状態，感染症，合併症の有無などの再評価を行う必要がある．

モニタリングに必要な項目は，体重，身体計測，血清総たんぱく質，血清アルブミン，血糖，尿素窒素，クレアチニン，血清電解質(ナトリウム，カリウム，クロール，カルシウム，マグネシウム，リン)，総コレステロール，中性脂肪，炎症反応，肝機能，水分出納，窒素バランスなどである．長期に静脈栄養法を施行しているときには，亜鉛，銅など微量元素についても注意が必要である．モニタリングの期間は，栄養指標の項目により異なるが，経時的な変化をチェックし，問題があれば投与量や投与内容など再検討を行い，適正な栄養管理を実施する．適切な栄養管理が達成できるように，モニタリングの項

目や期間を設定することが必要である.

❽ 静脈栄養法の合併症と対応

ⓐ カテーテルに伴う合併症

カテーテル挿入時の合併症には,気胸,血胸,動脈穿刺,空気塞栓,神経損傷が,留置に伴う合併症には,先端位置異常,カテーテル塞栓,不整脈,静脈炎などがある.対策として,高度バリアプレコーション(滅菌手袋,長い袖のガウン,マスク,帽子,大きな滅菌ドレープ)のもとで行うことが推奨されている.挿入後の単純X線画像にて確認し,合併症が発見されたときには,早期に対応する.

ⓑ 輸液ルートに伴う合併症

輸液ルートに伴う合併症には,カテーテル感染症(敗血症),血栓形成,静脈炎などがある.**カテーテル感染症(敗血症)**を防止するには,カテーテル留置の際の無菌操作や挿入部の定期的な消毒をする.感染や汚染を防ぐためにできる限り輸液ルート内に三方活栓の使用は避けるようにする.

血栓形成は長期留置時に,**静脈炎**は末梢静脈栄養時に起こりやすい.合併症が起こったときには,カテーテルを抜去し,再挿入を行う.

ⓒ 代謝に関する合併症

静脈栄養法では,強制的に栄養や水分が投与されるため,高血糖,低血糖,電解質異常,酸塩基平衡異常,高窒素血症,肝機能障害などを併発することがある.モニタリングを厳密に行い,異常を早期に発見し,適切に対処する.また,リフィーディングシンドローム(☞第12章参照)にも注意が必要である.

PPNの合併症としては,留置針の挿入部位付近の静脈炎やカテーテル固定のドレッシング材による皮膚傷害などがある.

❾ 在宅静脈栄養サポート

対象疾患と条件に適合する患者に対して行われる

在宅静脈栄養法とは,経口栄養や経腸栄養法が困難で静脈栄養法が必要である患者に対し,在宅で静脈栄養法を行うことである.患者の条件は,病状が安定しており,中心静脈栄養法を継続して行う必要があり,在宅静脈栄養法によりQOL(quality of life,生活の質)が向上する場合である.また,患者自身や家族が在宅静脈栄養法を希望しており,その必要性を理解し,自己管理が安全に行えるよう協力が得られる家庭環境がある必要がある.医療施設側の条件は,チーム医療が行え,緊急時に対処できることが必要である.

対象疾患は,短腸症候群,炎症性腸疾患(クローン病,潰瘍性大腸炎),慢性仮性腸閉塞症,乳児難治性下痢症,進行がんなど腸管広範囲切除例または腸管機能不全例などである.医療保険での適用疾患は,1994(平成6)年以降原因疾患のいかんにかかわらず,中心静脈栄養法以外に栄養維持が困難な者で,当該療法を行うことが必要と医師が認めた者となった(**表6-10**).

定期的な輸液剤の提供は,受診している病院からだけでなく,輸液剤の調整が可能であれば調剤薬局から,院外処方箋により提供することができる.

表 6-10 在宅中心静脈栄養法の医療保険適用

在宅中心静脈栄養療法指導管理料	3,000 点 / 月
注：在宅中心静脈栄養療法を行っている入院中の患者以外の患者に対して，在宅中心静脈栄養療法に関する指導管理を行った場合に，月1回算定．	
在宅中心静脈栄養療法輸液セット加算	2,000 点 /(月 6 組)
注：夜間の中心静脈栄養等で在宅中心静脈栄養輸液セットを1月につき7組以上用いる場合において，7組目以降の中心静脈栄養療法輸液セットについて算定する． 在宅中心静脈栄養法輸液セット （1）本体 1,400 円 （2）付属品 フーバー針 419 円 　　　　　輸液バック 414 円 注：在宅静脈栄養法を行っている入院中の患者以外の患者に対して使用した場合に加算． (輸液セットとは：在宅で中心静脈栄養療法を行うに当たって用いる輸液用具(輸液バッグ)，注射器および採血用輸血用器具(輸液ライン)をいう.) △：在宅経管栄養用栄養管セット加算と注入ポンプ加算とは併せて算定することができるが，それぞれ月1回に限り算定．	
注入ポンプ加算	1,250 点 /(2 月に 2 回)
(注入ポンプとは：在宅で中心静脈栄養療法，在宅成分栄養経管栄養法，在宅小児経管栄養法を行っている患者が用いる注入ポンプをいう.)	

［社会保険研究所：医科点数表の解釈 令和4年4月版，社会保険研究所，2022 より作成］

練習問題

 栄養補給法に関する記述である．正しいものに〇，誤っているものに×をつけよ．

（1）流動食の目的の一つは，水分補給である．
（2）軟食は，副食の形態による分類である．
（3）常食は，患者の年齢が考慮されている．
（4）消化管に通過障害がある場合は，経管栄養法は適用されない．
（5）半消化態栄養剤の投与開始時には，2倍に希釈する．
（6）経腸栄養剤を4週間以上の長期に使用する場合は，胃瘻を選択する．
（7）末梢静脈栄養法では，脂肪やアミノ酸の補給はできない．
（8）中心静脈投与時には，ビタミン B_1 欠乏で，乳酸アシドーシスを発症する．
（9）中心静脈栄養法は，高血糖や低血糖が起きにくい．
（10）経腸栄養法や静脈栄養法を在宅で行うことは不可能である．

7 栄養教育

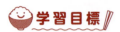

（診療報酬の記述に関しては，2023年1月現在のものである）

1. 医療分野の栄養教育が説明できる．
2. 介護分野の栄養教育が説明できる．
3. 栄養教育の運用システムが説明できる．

A 傷病者の栄養教育

栄養教育は，栄養食事指導（相談）などを通して，傷病者の疾病治癒，再発防止および重症化予防のために，管理栄養士が積極的かつ適切に行うものである．

1 意義と目的

医療分野では，傷病者の疾病治癒，再発防止やコントロールおよび重症化予防，または栄養状態の改善，維持のために，入院中または退院後の生活において，適切で自立した食生活や栄養管理を営むための実践能力を身につけてもらう必要がある．そのためには，個人または集団に対してあるいは家族に対して，管理栄養士が単独または他の医療職種と連携して行う栄養教育活動が重要となる．とくに生活習慣病や特別な食事療法を必要とする傷病者には，傷病者本人がその食生活をはじめとする日常の生活行動を変容することが重要となり，栄養教育の成否が予後に大きく影響する．

かつて，管理栄養士が行う栄養食事指導は，まさに指導者としての「指導」の意味合いが強かったが，近年は「**傾聴**」をキーワードとした，相談者としてそれぞれ特有の生活・行動様式，精神活動に寄り添った栄養食事指導（相談）がなされている．

2 必要な技術

栄養教育に必要な技術には，行動科学的技法やカウンセリング counseling 技法などがある．

傷病者の臨床的な状態や日常の生活背景に配慮しながら，相手の立場になって考え，傷病者本人が適切に自己判断，自己決定ができるように教育する行動科学的な**行動変容**の技術である．傷病者の目的の達成に十分な食事療養を実践するための，正しい知識とその実践技術を獲得させなければならない．栄養教育は相手のQOL（quality of life，生活の質）に配慮して継続して実践できるための技術を正しく伝え，傷病者本人がその疾病に応じ，より適正に自己判断，自己決定を行えるよう支援していくことが必要である．また，家族や同じ疾患に罹患した傷病者同士などとの支援環境づくりを行うなど，幅広いマネジメント能力が必要でもある．これらを実施するには，相手との信頼関係が必須となる．

3 時期と特徴

管理栄養士は，外来，入院，退院，在宅など，さまざまな場面で傷病者に対して，医師の指示または自らの判断で適切な時期に栄養教育を実施する．栄養教育は単発的な教育ではなく，定期的かつ継続的に行われることによって，その効果がさらに発揮できる．また教育形態も糖尿病教室や高血圧教室など

表 7-1 栄養食事指導料に規定する特別食（診療報酬制度）

腎臓食	心臓疾患，妊娠高血圧症候群などに対する減塩食（食塩相当量 6.0 g 未満）は，腎臓食に準ずる．高血圧症の患者に対する減塩食（塩分 6.0 g 未満）は，入院時食事療養費と違い含む．
肝臓食	肝庇護食，肝炎食，肝硬変食，閉鎖性黄疸食（胆石症および胆嚢炎による閉鎖性黄疸の場合も含む）など．
糖尿食	糖尿病の患者．
胃潰瘍食	十二指腸潰瘍の患者． 侵襲の大きな消化管手術後において胃潰瘍食に準ずる食の患者． クローン病，潰瘍性大腸炎などにより腸管の機能低下している患者の低残渣食（単なる流動食を除く）．
貧血食	血中ヘモグロビン濃度が 10 g/dL 以下で，鉄分の欠乏に由来する患者．
膵臓食	膵臓病の患者．
脂質異常症食	空腹時定常状態における LDL-コレステロール値が 140 mg/dL 以上である者または HDL-コレステロール値が 40 mg/dL 未満である者，もしくは中性脂肪値が 150 mg/dL 以上である者． 高度肥満症（肥満度＋40％以上または BMI が 30 以上*）の患者．
痛風食	痛風患者．
てんかん食	難治性てんかん患者に対し，グルコースに代わりケトン体を熱量源として供給することを目的とした低糖質，高脂肪の治療食．
小児アレルギー食	食物アレルギーが明らかな 9 歳未満の小児．外来および入院に限る．

* 入院時食事療養費の特別食とは異なるので注意する．
これらのほか，がん患者，摂食・嚥下機能が低下した患者，低栄養状態にある患者が含まれる．

の複数人を対象とした集団指導と個人を対象とした個人指導の二つに分かれ，それぞれの長所短所があるため，併用することで傷病者への支援効果も増大する．さらに，管理栄養士が単独で行う栄養教育だけでなく，糖尿病教室や栄養サポートチーム nutrition support team（NST）のように他職種と連携，協働して実施する場合もある（チーム医療）．

B 診療報酬制度での栄養教育

医療保険制度では，管理栄養士，栄養士による給食管理（入院時食事療養費）とともに栄養食事指導業務，栄養管理業務がそれぞれ算定されている．とくに入院中の患者に対する栄養管理は入院基本料に包括され，医療機関にあっては管理栄養士を 1 名以上配置し，栄養管理体制を整えることが必要となる．外来などの栄養食事指導に加え，栄養教育の機会と必要性が増している．

❶ 栄養食事指導

栄養食事指導料は，外来，入院，集団，在宅訪問，チーム指導などに分かれる．各栄養食事指導料の算定要件などについて記述する．

ⓐ 外来栄養食事指導料 1（初回 260 点，2 回目以降 200 点，情報通信機器使用初回 235 点，2 回目以降 180 点），2（初回 250 点，2 回目以降 190 点，情報通信機器使用初回 225 点，2 回目以降 170 点）

保険医療機関（2 は診療所に限る）の外来患者に，別に**厚生労働大臣が定める特別食**（以下特別食という，**表 7-1**）を医師が必要と認めた者，または高血圧症の患者（塩分 6.0 g 未満），9 歳未満の食物アレルギー

患者，日本妊娠高血圧学会などの基準に準じた妊娠高血圧症候群の患者，がん患者，摂食・嚥下機能が低下した患者（硬さ，付着性，凝集性などに配慮した嚥下調整食が必要と医師が判断），低栄養状態（血中アルブミンが 3.0 g/dL 以下，医師が判断）にある患者に対して，管理栄養士が医師の指示に基づき栄養食事指導を実施する．管理栄養士は患者ごとに，その生活条件，嗜好を勘案した具体的な献立や食事計画案などを必要に応じて交付する．初回は概ね 30 分以上，2 回目以降は概ね 20 分以上指導した場合に算定できる．初回の指導を行った月は月 2 回を限度とし，その他の月は月 1 回を限度としている．医師は診療録に指示事項を記載し，管理栄養士は患者ごとに栄養指導記録を作成し指導内容の要点および指導時間を記録する．さらにオンライン診療の見直しから，指導効果や継続性を高めるため情報通信機器などを用いた指導も月 1 回評価される．その際は指導計画が必要となり，外来受診時には対面指導を行う．

栄養食事指導を行う管理栄養士は必ずしも常勤である必要はなく，要件に適合した指導が行われていれば算定できる．また屋内禁煙が基準となっている．

b 入院栄養食事指導料 1（初回 260 点，2 回目 200 点），2（初回 250 点，2 回目 190 点）

保険医療機関（2 は診療所に限る）に入院中の患者であって，概ね外来栄養食事指導と同様の対象患者に対して，管理栄養士が医師の指示に基づき栄養食事指導を実施する．管理栄養士は患者ごとに，その生活条件，嗜好を勘案した具体的な献立や食事計画案などを必要に応じて交付する．初回は概ね 30 分以上，2 回目は概ね 20 分以上指導した場合に，入院中 2 回を限度として算定できる．ただし 1 週間に 1 回を限度とする．また入院栄養食事指導料 2 は，有床診療所において，栄養ケア・ステーションや他の医療機関の管理栄養士が指導を実施した場合に算定する．その他の要件は，外来栄養食事指導料と同様である．

c 集団栄養食事指導料（1 回 80 点）

特別食を医師が必要と認めた複数の患者に対し，管理栄養士が医師の指示に基づき指導を行った場合，患者 1 人につき，月 1 回（入院中 2 回）に限り算定する．入院中の患者と入院以外の患者が混在して指導が行われた場合であっても算定できる．1 回の指導における患者の人数は 15 人以下を標準とする．また 1 回の指導時間は 40 分を超えるものとする．

医師は診療録に指示事項を記載し，管理栄養士は患者ごとに指導内容および指導時間を栄養指導記録に記載する．なお，それぞれの算定要件を満たしていれば，外来・入院栄養食事指導料と併せて算定できる．

d 糖尿病透析予防指導管理料（1 回 350 点）

ヘモグロビン A1c（HbA1c）が NGSP 値で 6.5% 以上または内服薬やインスリン製剤を使用している糖尿病性腎症 2 期以上（透析療養患者を除く）の外来患者であって，医師が透析予防に関する指導の必要性があると認めた者に対して，十分な経験を有する専任の医師，看護師または保健師および管理栄養士など（透析予防診療チーム）が共同して個別指導を行った場合，月 1 回に限り算定できる．なお 1 年間に算定した患者の人数，状態の変化などについて報告を行う．透析予防診療チームは，リスク評価，指導計画および実施した指導内容を診療録，療養指導記録および栄養指導記録に記載する．

e 在宅患者訪問栄養食事指導料 1（1 回 530 点），2（1 回 480 点），3（1 回 440 点）

在宅療養中であり通院が困難な患者であって，診療に基づき計画的な医学管理を継続しており，特別

食またはがん患者，摂食・嚥下機能が低下した患者，低栄養状態にある患者で，医師が栄養管理の必要と認めた者に対して医師の指示に基づき管理栄養士が患家を訪問して栄養食事指導を実施する．管理栄養士は，患者の生活条件，嗜好などを勘案した食品構成に基づく食事計画案，または具体的な献立などを示した栄養食事指導箋を患者，またはその家族などに対して交付し，食事の用意や摂取などに関する具体的な指導を30分以上行った場合に，月2回に限り算定する．単一建物診療患者が1人の場合は1，2～9人の場合は2，それ以外の場合は3として算定する．なお，在宅患者訪問栄養食事指導に要した交通費は，患家の負担となる．

f 在宅患者訪問褥瘡管理指導料(1回750点)

在宅療養中であり重点的な褥瘡管理が必要な患者に対し，患者の同意を得て在宅褥瘡管理にかかる専門的知識・技術を有する医師，管理栄養士，看護師が共同して(在宅褥瘡対策チーム)，褥瘡管理に関する計画的な指導管理を行った場合，6ヵ月以内に2回算定できる．なお在宅褥瘡対策チームは，患者の家に一堂に会しカンファレンスを実施し，計画を立案し，月1回以上指導管理を行い情報共有をする．また3ヵ月以内に見直しのカンファレンスを行う．なお，継続的に実施する訪問栄養指導は別に算定できる．

g その他

管理栄養士がかかわることが望ましい指導には，退院時共同指導料，地域連携診療計画管理料および200床未満の保険医療機関での生活習慣病管理料などの栄養食事に関する指導がある．

❷ 栄養管理

a 栄養管理体制(入院基本料算定基準に包括)

保険医療機関(診療所除く)に常勤の管理栄養士を1名以上配置し，医師，看護師などが共同して栄養管理を行う体制を整備する．必要な患者ごとに栄養管理手順に従って，栄養管理計画書(栄養補給，栄養食事相談など)を作成する．栄養管理計画は，その内容を患者に説明するとともに指導の時期や内容について医師に提言する．栄養管理計画書は診療録に貼付し，定期的に評価し記録する．管理栄養士が非常勤の場合は1日につき40点減算される．また有床診療所では，栄養管理実施加算として実施した場合に1日12点が加算される．

b 栄養サポートチーム加算(1回200点)

第2章「チーム医療」参照．

c 摂食障害入院医療管理加算1(30日以内1日200点)，2(60日以内1日100点)

入院患者であって，摂食障害による著しい体重減少が認められ，BMI(body mass index)が15 kg/m^{2}未満である者が対象となり，医師，看護師，精神保健福祉士，公認心理師および管理栄養士などによる集中的かつ多面的な治療が計画的に提供されることで算定できる．施設基準としては摂食障害の年間新規入院患者数が10人以上，専門的治療経験を有する常勤医師，管理栄養士および公認心理師が配置され，面接室を有することがある．

d その他

上記のほか，回復期リハビリテーション病棟入院料1では，栄養管理の推進を図る観点から，リハビリテーション実施計画などの作成の参画，栄養状態の定期的な評価，見直しを行う専任の管理栄養士の配置が努力義務とされている．さらに緩和ケア診療加算に個別栄養食事管理加算(70点/日)が新設された．

C 要支援者・要介護者の栄養教育

❶ 意義と目的

超高齢化が進むわが国において，介護や社会的支援が必要な人々の尊厳を保持し，その能力に応じた自立した日常生活を営むことができるように，小児期や傷病者への栄養教育だけではなく，高齢者や障害者へのアプローチもまた重要なことである．とくに要支援者，要介護者への栄養教育は，要支援，要介護の状態の軽減や悪化の防止，要介護状態への予防のため，医療保険同様，介護保険にも位置づけられている．介護保険(40歳以上加入)は，必要な対象者に保健医療サービスと福祉サービスを行うこととし，できるだけ自宅で能力に応じた，自立した日常生活が営めるように配慮されている．

❷ 対象者とサービス体系

要介護者とは，日常生活の基本的動作の全部または一部が，継続して常時介護を要すると見込まれる状態にある人で，介護給付として居宅(在宅)または施設(入所)サービスが提供される．居宅には訪問，通所，短期入所のサービスが，施設には介護老人福祉施設(特別養護老人ホーム)，介護老人保健施設，介護療養型医療施設，介護医療院がある．

要支援者とは，要介護状態が軽度で悪化の防止が必要と見込まれる状態，または継続して日常生活を営むのに支障がある状態の人で，予防給付として介護予防サービスが提供される．介護予防には訪問，通所，短期入所のサービスがある．

要介護者，要支援者の認定は，市町村が行う．

❸ 時期と特徴

入所者の摂食・嚥下機能障害や消化管機能，精神・心理状態などを評価したうえで，人格を尊重しつつ，もっとも適した食事を提供することが人切である．とくに食べることを生きがいとしている入所者も多く，単なる栄養補給のみならず摂食機能改善に向けた取り組みとともに，旬や行事または郷土を考えた献立づくりを行うなど，**食事の楽しみを見い出せる食環境づくり**にも努める．

通所介護(デイサービス)は，通所時の食事摂取状況や日常の食事状況を観察し，その嗜好や咀嚼・嚥下状態を把握して，栄養ケア計画の作成など栄養教育(相談)を行う．

居宅は，主治医が栄養管理の必要性を認めた場合に，管理栄養士が自宅を訪問して，利用者の栄養状態，食事摂取量，生活状況などを把握し，食事や調理に関する助言など栄養教育(相談)を行い，栄養や食事の改善を図る．必要に応じて介護者やヘルパーへの栄養教育(相談)も行う．要支援・要介護によってサービス名称が異なる．

D. 介護報酬制度での栄養教育　77

表7-2　居宅療養管理指導に規定する特別食（介護報酬制度）

腎臓食	心臓疾患，（食塩相当量 6.0 g 未満）は，腎臓食に準ずる．高血圧症の患者に対する減塩食（塩分 6 g 未満）*は含む．
肝臓食	肝庇護食，肝炎食，肝硬変食，閉鎖性黄疸食（胆石症および胆嚢炎による閉鎖性黄疸の場合も含む）など．
糖尿食	糖尿病の患者．
胃潰瘍食	十二指腸潰瘍の患者． 侵襲の大きな消化管手術後の胃潰瘍食の患者． クローン病，潰瘍性大腸炎などにより腸管の機能低下している患者の低残渣食．
貧血食	血中ヘモグロビン濃度が 10 g/dL 以下で，鉄分の欠乏に由来する患者．
膵臓食	膵臓病の患者．
脂質異常症食	空腹時定常状態における LDL-コレステロール値が 140 mg/dL 以上である者または HDL-コレステロール値が 40 mg/dL 未満である者，もしくは中性脂肪値が 150 mg/dL 以上である者． 高度肥満症（肥満度＋40％以上または BMI が 30 kg/m² 以上*）の患者．
痛風食	痛風患者．
嚥下困難者のための流動食*	そのために摂食不良となった者も含む．
経管栄養のための濃厚流動食*	単なる流動食および軟食を除く．

* 介護報酬（施設サービス）で定められる療養食とは相違がある．

D　介護報酬制度での栄養教育

　介護保険制度でも，算定にあたっては，管理栄養士の配置も関与しており，給食管理とともに，入所，通所，居宅に分けられ，それぞれ算定されている．栄養改善加算や居宅療養管理指導費1，2，3は，診療報酬制度の栄養食事指導にあたる．栄養マネジメント強化加算，経口移行加算，経口維持加算（Ⅰ）（Ⅱ）は栄養管理にあたる．各算定要件などについて記述する．

a　栄養改善加算（利用開始時に把握）（1 回 200 単位）（通所系）

　低栄養状態，またはそのおそれのある利用者（BMI：18.5 kg/m² 未満，体重減少率3％/6ヵ月，血中アルブミン 3.5 g/dL 以下，食事摂取量75％以下など）に対して，その改善などを目的に個別に実施される栄養食事相談等の栄養管理を常勤の管理栄養士，看護師，介護職員，生活相談員その他の職種が共同して利用者ごとの摂食・嚥下機能および食形態にも配慮した栄養ケア計画を作成し，説明し同意を得て，栄養改善サービスが行われた場合に算定できる．栄養ケア計画は定期的（体重測定は3ヵ月ごと）に見直し，介護支援専門委員や主治医に情報提供を行う．3ヵ月間に限り月2回を限度に加算．3ヵ月ごとに状態の評価を行い，必要に応じて継続算定も可能．介護予防サービスにおいても同様である．

b　居宅療養管理指導費 1（1 回 544 単位），2（1 回 486 単位），3（1 回 443 単位）

　居宅要介護者で通院または通所が困難な者であって，別に厚生労働大臣が定める特別食（高血圧症および嚥下困難者のための流動食）を必要とする利用者または低栄養状態にあると医師が判断した者に対して算定できる（表7-2）．ただし，医学管理をしている医師の指示に基づき，指定居宅療養管理指導事業所の管理栄養士が居宅または居宅系施設を訪問し，利用者ごとの摂食・嚥下機能および食形態にも配

慮した栄養ケア計画を作成し同意を得て，栄養管理にかかる情報提供および指導または助言を30分以上行った場合に月2回に限る．栄養管理は定期的(低栄養状態リスク者は3ヵ月を目処)にモニタリングを行い，栄養状態の把握を行うとともに他職種と共同する．管理栄養士は必ずしも常勤である必要はなく，要件に適合した指導が行われていれば算定できる．なお，指導に要した交通費は，利用者の負担となる．単一居住者が1人の場合は1，2～9人の場合は2，それ以外の場合は3として算定する．介護予防サービスにおいても同様である．なお，要介護認定者については介護保険での管理栄養士による居宅療養管理指導が優先される．

c 栄養マネジメント強化加算(1日11単位)(施設系)

　介護保険施設では，一定の条件下で入所者への栄養マネジメント加算が認められてきたが，2021(令和3)年から廃止され，基本サービスに包括化され，未実施の場合は減算することとなった(14単位/日減算)．これは，「入所者の栄養状態の維持及び改善を図り，自立した日常生活を営むことができるよう，各入所者の状態に応じた栄養管理を計画的に行わなければならない」と厚生労働省の省令にあるように，栄養ケア・マネジメントの実施が必須となったことによるものである．さらに栄養ケア・マネジメントの取り組みを強化する目的から，栄養マネジメント強化加算が新設された．算定要件としては，管理栄養士を常勤換算方式で入所者50人に1人(施設に常勤栄養士を1人以上配置し，給食管理を行っている場合は70人に1人)の配置をしていること，低栄養状態のリスクが高い入所者に対し，医師，管理栄養士，看護師などが共同して作成した，栄養ケア計画に従い，食事の観察(ミールラウンド)を週3回以上行い，入所者ごとの栄養状態，嗜好などを踏まえた食事の調整などを実施すること，などがあげられている．

d 経口移行加算(1日28単位)(施設系)

　入所者の全身状態，覚醒，嚥下反射を確認したうえで，医師の指示に基づき管理栄養士など多職種が共同して経管から経口による食事を進めるための経口移行計画を作成し，本人または家族に説明し同意を得て，医師の指示を受けた管理栄養士または栄養士による栄養管理および言語聴覚士または看護師による支援が行われた場合に180日以内に限り，経管による食事を終了した日まで算定できる．継続している場合は，2週間ごとの医師の指示に基づき継続算定が可能となる．

e 経口維持加算Ⅰ(1回400単位)，Ⅱ(1回100単位)(施設系)

　現に経口により食事を摂取している者であって，摂食機能障害(水飲みテストなどで評価，表7-3)を有し，誤嚥が認められる入所者に対し算定できる．ただし医師または歯科医師の指示に基づき多職種が共同で入所者の栄養管理をするための食事観察および会議など(月1回以上)を行い，入所者ごとに経口による継続的な食事を進めるために経口維持計画を作成し，本人または家族に説明し同意を得て，医師および歯科医師の指示を受けた管理栄養士または栄養士が特別な栄養管理を行った場合に6ヵ月以内に限り，摂食機能障害および誤嚥が認めなくなるまで1ヵ月につき1回算定できる．継続している場合は1ヵ月ごとの医師または歯科医師の指示がなされ，入所者の同意が得られた場合に算定できる．Ⅱについては，協力歯科医療機関を定めている施設が，Ⅰを算定し食事の観察および会議などに医師，歯科医師，歯科衛生士または言語聴覚士が加わった場合に1ヵ月につき1回算定できる．

f 再入所時栄養連携加算(1回400単位)(施設系)

　介護保険施設の入所者が，医療機関に入院し，入院中に経管栄養または嚥下調整食の新規導入となっ

表7-3 摂食機能障害に関する検査法（経口維持加算掲載のみ）

水飲みテスト	簡便であり臨床の場で多く用いられる．常温水 30 mL をいつものように飲んでもらい，飲み終わるまでの時間や嚥下回数の測定と様子を観察し判定する．
改定水飲みテスト	冷水 3 mL を口腔前庭に注ぎ嚥下してもらう．可能であれば追加で 2 回嚥下運動をしてもらう．観察後もっとも悪い嚥下活動を判定する．
食物テスト food test	少量の食物を食べてもらい，嚥下状況やむせの有無などを判定する．4 g 程度（ティースプーン 1 杯）のプリンを使用するのが一般的である．
頸部聴診法	食塊を嚥下する際に咽頭部で生じる嚥下音と前後の呼吸音を頸部より聴診する．
氷砕片飲み込み検査	比較的安全な検査であり，氷砕片を嚥下してもらい，嚥下反射の誘発やむせなどの有無を評価する．頸部聴診法を併用すると精度があがる．
造影撮影	X 線による透視下で，造影剤を混ぜた形態の違う食品を食べてもらい，飲み込み状態（咀嚼，嚥下など）の一連の動作を観察・評価する．
内視鏡検査	鼻腔から細いファイバースコープを喉に挿入し，直視下で食品の通過する状況（嚥下）を咽頭部の形や動作，残留などで観察・評価する．

た場合であって，再度当該介護保険施設に入所する際に，介護保険施設の管理栄養士が医療機関を訪問して栄養に関する指導などに同席し，医療機関の管理栄養士と連携して栄養ケア計画を作成した場合に算定できる．本人または家族の同意を得る必要がある．

E 栄養教育の運用システムと記録

❶ 運用システム

ここでは，医療機関における外来，入院，在宅について記述する．

a 外来栄養食事指導

外来患者には毎日の生活の中で食事療養を実践する必要があり，外来受診の際に必要な患者に主治医の指示のもと，外来にて栄養教育が実施される．主治医は管理栄養士に対し「栄養食事指導依頼箋」を発行する．管理栄養士はこれを受けて，即時または指導実施予約日を設定して栄養食事指導を行う．その後，栄養食事指導記録を作成し，主治医に速やかに指導要点などを報告する（**表7-4**）．外来患者の栄養食事指導は栄養相談室など専用の施設を設けて実施される場合と外来診察室の一室を利用して実施される場合などがある．患者の医療情報は栄養食事指導依頼箋，診療録，主治医との打ち合わせなどを通して得ることができる．

最近では院内電子カルテが構築され，各部門に設置されているコンピューターの端末から，医療情報を入手することが可能となっている（**図7-1**）．外来患者はドロップアウトしやすく，十分なモチベーション（動機付け）を持続させる技術が必要である．

b 入院栄養食事指導

入院患者には，主に入院中の食事摂取に関する栄養食事指導と退院後の食生活に関する栄養食事指導がある．入院中は医療機関からの治療食提供のため，本人の食生活環境の影響を受けず，摂取栄養量などが正確に把握でき，栄養ケアの効果を判断できることから，栄養と治療の関係をベッドサイドで説明するなど，理解を深めてもらうことができる．よって提供する治療食が栄養食事指導の媒体として使われることは，退院後の食事療法の継続にも大いに役立つ．運用システムは外来時と変わらない．

表 7-4 栄養食事指導記録（例）

20XX 年○月●日	患者氏名：＊＊＊＊	55 歳　男性	担当管理栄養士名	解説
診断名 指示栄養量	2 型糖尿病 指示エネルギー量　1,840 kcal			医師の診断および指示
主観的情報(S) subjective	・糖尿病は 5 年前に指摘され，糖尿病教室で食品交換表の使い方を学んだことがあるが，続けることはできなかった． ・間食や飲酒が多いと思うが，なかなかやめられない． ・何とか自分でコントロールできるようになりたい．			問診等による患者，家族からの情報
客観的情報(O) objective	・受診時の血糖値 238 mg/dL　HbA1c 10.7% ・身長 170 cm　体重 70 kg　BMI 24.2 kg/m^2 ・摂取栄養量　2,600 kcal（間食 700 kcal 以上）たんぱく質 70 g			検査値，身体計測値など管理栄養士の収集情報
栄養アセスメント(A) assessment	・血糖コントロール不良 ・主食，副食はそれほど多くない ・食生活を改善しようとする意欲はある ・間食の摂取が多い ・ジュースなどの清涼飲料水のとりすぎ ・毎晩晩酌をしている（ビール中瓶 1 本以上） 問題点 ・間食等の過食によるエネルギー摂取過剰			主観的情報，客観的情報からアセスメントする．栄養的問題点の抽出を行い栄養指導計画の方向付けをする
栄養計画(P) plan	Dx）当面の目標を HbA1c 9%未満にする Rx）・清涼飲料水をお茶・水に変える 　　・食事時間以外の間食を控える 　　・食事の量は，これまでどおりとする 　　・ビールを缶ビール（350 mL）1 本にする Ex）セルフチェック表を用いた行動療法を 6 ヵ月程度行う			SOA を受けて，問題点に対し栄養ケア計画を立てる Dx）診断計画 Rx）栄養治療計画 Ex）栄養教育計画

この事例は，初回時の栄養食事指導録である．

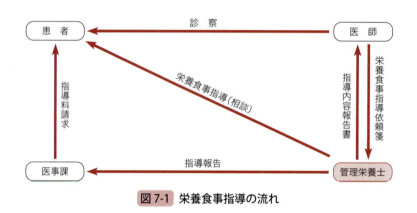

図 7-1 栄養食事指導の流れ

疾患によっては栄養食事指導がクリニカル・パスに組み込まれている場合もある．

C 在宅訪問栄養食事指導

　在宅患者には，在宅ケアとして実施される．近年，国の社会保障政策においても在宅療養の重要性が高まっていることは，診療報酬制度，介護報酬制度での算定料からもうかがえる．在宅での療養において通院，通所による療養が困難で主治医が必要と認めた患者や家族などに対して，管理栄養士が患者の家を訪問し，実施する．この指導では，患者や家族との十分な信頼関係，コミュニケーションを築くことが重要となる．

❷ 栄養食事指導記録

第9章「栄養管理の記録」参照.

F 栄養教育のマンパワー

❶ 多医療職種

　医療の高度化，複雑化に伴い，多くの医療職種がそれぞれの専門性をもって，業務を分担し，連携し，補完し合いながら，傷病者の病状に応じた医療を提供し，その目的を果たすことが**チーム医療**である．栄養ケアや栄養教育は管理栄養士が主として行っているが，近年，医師をはじめ看護師，薬剤師，理学療法士，臨床検査技師，ソーシャルワーカーなど，多くの職種間でその専門性を活かし情報提供し，その情報を共有し協働して治療にあたることが増えている．栄養療法が注目される中で，とくに管理栄養士には傷病者の栄養状態改善へのかかわりとともに，疾病の治癒，再発防止および重症化予防のために，栄養管理や栄養教育に関する高い専門的知識と技術が求められている．また，傷病者や家族が理解し納得し前向きに取り組めるよう，それぞれの医療職種が支援できる体制づくりも必要となる．双方を円滑に行うためには，管理栄養士のコミュニケーション能力が求められる．

❷ 家　　族

　傷病者の疾病予後や療養生活では，**家族の協力**が得られるかそうでないかはその教育効果に大きく影響する．そのためには家族への栄養教育も重要となる．家族にはさまざまな形があり，その対応は一概にはいえない．他医療職種からの情報も得ながら，傷病者の適切な療養生活づくりの支援をできるよう，家族へも十分なアプローチが必要である．

❸ 患　者　会

　患者会は，特定の疾患に罹患した傷病者同士が集まり，自主的に運営し，悩みや不安の共有，学習や交流を通した情報交換などを行う会のことである．患者会は医療機関単位，地域単位，保健所などの自治体単位など，さまざまな運営形態がある．その内容は，専門医や専門職を招いた研修会などを通して疾患や治療の知識や情報を得たり，先輩傷病者から経験談を聞いたり，お互い励まし合ったり，ときには社会活動を行うなど，気持ちや情報を共有し，よりよい医療を受けたり，療養生活の自己管理に役立つものになっている．

　代表的な糖尿病「友の会」は，その患者と家族とともに医師，看護師，管理栄養士などの医療スタッフが協力して結成されており，その組織は全国的で雑誌発行も行いさまざまな社会的啓発活動を続けている．

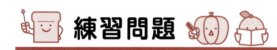

 栄養教育について，正しいものに〇，誤っているものに×をつけよ．
(1) 医療保険における外来栄養食事指導料1は，初回250点である．
(2) 管理栄養士の訪問栄養食事指導では，指導料に交通費も含まれる．
(3) 糖尿病教育入院で行う栄養食事指導は，包括支払いとなり別に算定できない．
(4) 集団栄養食事指導料は，外来患者と入院患者を同時に指導しても算定できる．
(5) 介護保険の施設サービスでは，家族への栄養食事指導が認められている．

8 栄養ケアの実施と栄養モニタリング

学習目標

❶ 栄養ケアのモニタリングと栄養ケア計画の修正の関連を理解する.
❷ 成果 outcome，経過 process，構造 structure の評価の方法を理解する.

栄養ケア・マネジメント nutrition care and management（NCM）の一環として，栄養スクリーニング，栄養アセスメント，栄養ケア計画の作成（栄養補給，栄養教育，多職種による栄養ケア）まで行われてきたら，次の過程は，栄養ケアの**実施・チェック**と**栄養モニタリング**である.

評価は，NCMの図（☞**図 3-1** 参照）の「サービスの評価と継続的な品質改善活動」にあたる．栄養ケアの一連の手順が適切に行われたか，NCMの目的が達成されたかを評価する重要な点である．また，総合的に評価を行うことによって改善点が見い出され，改善点を取り入れて栄養ケアを運用することで，栄養ケアの質の向上を継続的に図れることになる.

A 栄養モニタリング

患者の栄養状態は，病状や栄養ケア（栄養介入）によって，動的に変化する．また，患者の食事摂取状況や栄養摂取量も，病状によって日々，変動がありえる．そのため，栄養介入後も継続して食事摂取状況，栄養摂取量，栄養状態などをチェックする必要がある．患者の栄養状態は変化・変動して当然で，その変化・変動が「改善」なのか「悪化」なのか，その変化・変動の原因を分析することが**栄養モニタリング（再アセスメント）**である.

食事摂取状況，栄養摂取量，栄養状態が「改善」の場合も，「改善しない」あるいは「悪化」の場合も，栄養ケア計画，とくに栄養補給計画は変更する．栄養ケアの Plan（P）→Do（D）→Check（C）→Action（A）→PDCA を繰り返す（PDCA サイクル）のが，栄養ケアの実施・チェック，栄養モニタリングである.

a 栄養モニタリングの指標

栄養モニタリングは，基本的には，栄養アセスメントと同様の指標（項目）についてチェックする．すなわち，身体計測，臨床検査（血液・生化学検査），臨床診査，食事調査である．このうち，疾患（食事療法が必要な疾患，低栄養に関連する疾患，認知症，褥瘡など）や摂食嚥下機能によって，栄養アセスメントそして栄養モニタリングの指標は特定される．とくに，優先して解決すべき課題として PES 報告された S（signs/symptoms）の指標は，モニタリング指標として必須である.

b 栄養モニタリングの例（☞**表 9-5** 参照）
1）食事摂取量のモニタリング

入院患者の食事摂取量は，毎日・毎食（朝食・昼食・夕食の 3 食），主食・副食に分けて全量摂取を 10 割とした表記などで診療録の**看護経過記録**に記載されている．管理栄養士が食事時や食後にベッドサイドを訪問して，摂取状況を確認してもよい.

8. 栄養ケアの実施と栄養モニタリング

表 8-1 バイタルサイン（血圧，脈拍，体温，呼吸，意識），尿量，排便状況

血圧 blood pressure, BP	血圧上昇：生命危機，身体的ストレス（疼痛，運動，不安），低血糖，発熱，交感神経の興奮 血圧低下（ショック）：十分な血流が送れない，腎血流量低下，尿量低下，脳血流量低下，意識レベル低下
心拍・脈拍 heart rate, HR	正常：60〜80 回 / 分 頻脈：出血，発熱，脱水，低酸素，血圧低下，甲状腺機能亢進症，頻脈性不整脈 徐脈：睡眠，スポーツ心臓，髄膜炎，脳圧亢進，甲状腺機能低下症，徐脈性不整脈
体温 body temperature, BT	口腔温，腋窩温，直腸温 発熱，高熱（日内変動，年齢差）：熱中症，甲状腺機能亢進症，感染症，敗血症 低体温：意識低下，心拍低下，不整脈，消化管イレウス
呼吸 respiratory rate, RR	正常：14〜20 回 / 分，換気量，呼吸リズム 換気量小さい：肺炎，肺水腫，肺塞栓　換気量大きい：代謝性アシドーシス SpO_2，SaO_2（動脈血酸素飽和度）96％以上正常，90％未満呼吸不全
意識 consciousness, coms	JCS（Japan Coma Scale），GCS（Glasgow Coma Scale） 興奮，不穏，見当識障害，朦朧，傾眠 脳疾患，糖尿病性昏睡，肝性脳症（高アンモニア血症），尿毒症，電解質異常
尿量 urea output, U/O	乏尿 ［500 mL/ 日未満，0.5 mL/kg/ 時以下，無尿，色（濃縮）］ 血流低下：脱水，出血，心不全，呼吸不全
排便状況	ブリストルスケール：コロコロ，硬い，やや硬い，普通便，やや軟らかい，泥状，水様 King's stool chart：形状（硬い / 軟らかい有形 / 軟らかい無形 / 水様）× 量（少 / 中 / 多）

　特別な栄養管理が必要で，病院食を摂取している入院患者については，提供されている病院食を摂取できているか確認する必要がある．食事量が十分でない患者については，病棟看護師から管理栄養士に連絡が入ることもある．食欲不振（食思不振）などで食事摂取量が十分でない場合，低栄養リスクがあるため，食事を摂取できない原因をアセスメントし，食事内容の変更など栄養補給計画を修正する．病状，治療，服薬，心理的問題などが関係していることもあるので，必要があれば，他職種と情報共有し，対応を検討する．

2）栄養摂取量のモニタリング

　エネルギー，たんぱく質，その他栄養素の必要量，補給量に対して，摂取量が足りているのかを確認するために，病院食のエネルギー・栄養素量と食事摂取量・喫食率からエネルギー摂取量，たんぱく質摂取量を算出する．食事以外に，経腸栄養法や静脈栄養法による栄養補給がある場合には，合算してエネルギー，たんぱく質，水分，微量栄養素の摂取量を算出する．複数の栄養補給ルートがある場合，経口摂取量の増減によって経腸栄養法による補給量の増減，あるいは静脈栄養法による補給量の増減を検討する．

3）全身状態の把握

　バイタルサイン（血圧，脈拍，体温，呼吸，意識）（表 8-1），尿量，排便状況についても，食事摂取量と同じく**看護経過記録**に記載がある．栄養モニタリングする際には治療経過に異変がないかと合わせてバイタルサインの確認が必要である．バイタルサインが異常を呈している場合，その病状は，栄養補給にも影響し，絶食になることもある．また，オーバーフィーディング（過剰投与）やリフィーディングシンドローム，誤嚥性肺炎のように栄養補給がバイタルサインに影響することもある．尿量の減少，便秘や下痢がある場合には，その原因をアセスメントし，栄養補給計画の対応が必要である．

　意識レベルの評価方法は，**JCS（Japan Coma Scale）**（☞**表 28-4** 参照）や**GCS（Glasgow Coma Scale）**がある．認知症の有無，覚醒が低い，すぐに寝てしまう，傾眠の患者は，経口摂取に配慮が必要である．

A. 栄養モニタリング　85

4)栄養補助食品・嚥下調整食の摂取状況のモニタリング

栄養補助食品の付加，嚥下調整食の提供は，摂食・嚥下機能，消化・吸収機能，食事摂取量，栄養状態のアセスメントを踏まえた栄養補給計画として行われる．提供された栄養補助食品や嚥下食が，摂食・嚥下機能に適しているか，栄養補助食品の摂取量が食事摂取量に影響していないか，消化器症状(腹部膨満，食欲不振，下痢など)は起こっていないか診療録の確認，食事時にベッドサイドを訪問し，モニタリングを行う．とくに問題がなければ，再評価の時期までその栄養補助食品や嚥下調整食は継続し，問題があれば，栄養補助食品の提供プランを見直し，嚥下調整食については関係職種間で再アセスメント，対応を検討する．再評価時，栄養状態を含めて再アセスメントし，栄養補助食品の継続・不要(中止)・増加，嚥下調整食のコード(学会分類)の変更なし・変更ありをプランする．

5)経腸栄養のモニタリング

経腸栄養法は，経腸栄養剤の投与に由来する下痢などの症状，逆流性肺炎，脱水，糖代謝異常，電解質異常，必須脂肪酸欠乏，微量栄養素欠乏などの代謝性合併症が起こりうる．そのため，脱水(水分出納，尿量，皮膚などの所見，検査値)，消化器症状(便秘，下痢，腹部膨満，胃食道逆流，嘔吐)，血液生化学検査(TP，Alb，Tf，PA，RBP，血糖，BUN，Cr，TC，TG，CRP，Na，K，Cl)のモニタリングを行う．

経腸栄養剤の投与量・投与速度を段階的にアップしていくプランでは，モニタリングで投与量・投与速度のアップが適切かを判断する．そのため，投与量・投与速度をアップする時期に合わせて，1〜3日に1回モニタリングを行う．問題があれば，投与量・投与速度のアップは見合わせ，そのまま続行か減量，あるいは経腸栄養剤の変更の検討を行う．**リフィーディングシンドローム**のリスクがある場合には，血清P，Mg，Ca，K値の頻繁なモニタリングを行う．

6)急性期患者のモニタリング

急性期では，病態・病状が刻一刻と変化するため，頻繁に血液・生化学検査値を調べる．経時的に検査結果をみると，病状・病態の変化で検査数値が推移する中で，たとえば，血清アルブミン値が入院時3.3 g/dLから2日後2.8 g/dLに低下したとする．血清アルブミン値の半減期は，2〜3週間であるので，この変化は入院2日で栄養状態が急激に低下したわけではなく，輸液による体液管理によって脱水(濃縮された血液)が補正され，低い方が本来の栄養状態であるといった見方が必要である．脱水が補正されたかについては，関連の指標で確認する．たんぱく質栄養状態のモニタリング指標は，半減期の短いTf，PA，RBPを採用する．また，体重でも，入院時から数日で2 kg以上増減することがある．この場合も，太った・痩せたわけではなく，脱水，補液，胸水，腹水，浮腫，水分貯留が関係していることがある．データを総合的に分析し，栄養モニタリングを行う．

7)栄養食事指導のモニタリング

入院中は，栄養管理の一環として病院食が提供されるが，退院後は在宅で食事療法を継続しなければならない．食事療法が実践できるように，動機付け，情報提供，食事計画，具体的な栄養食事指導が入院時・退院時栄養食事指導で行われる．退院後，外来栄養食事指導において，食事療法の理解度，行動変容ステージ，食事療法の実践度として食事摂取状況とエネルギー・栄養素摂取量を確認する．栄養モニタリングを踏まえて，食事療法を実践するうえで必要な動機付け，情報提供，食事計画，栄養指導に関し，行動変容ステージを考慮して栄養教育を行う．

C 再評価

入院患者では，退院時，急性期から回復期，ICU(集中治療室)から一般病棟，NST介入終了時など，病状・治療のフェーズが移行する際に，栄養ケア(栄養介入)の結果を評価することを**再評価**という．長

期療養者や要介護高齢者であれば1ヵ月，長くとも3ヵ月で再評価を行う．栄養ケア計画で設定した短期目標がどの程度達成されたかを評価する［個人の**成果（結果）の評価**］．

治療転帰として「治癒・軽快・寛解・不変・増悪」と評価するように，栄養状態について「改善・改善傾向・不変・悪化」というカテゴリーで評価することもある．急性期の患者では，異化亢進および摂取量減少のために短期間で栄養状態が低下し，同化は回復期以降であるとすると，急性期の再評価で栄養状態転帰が「改善」あるいは「改善傾向」となることは少ない．しかし，食事や経腸栄養法による栄養補給量が回復して退院となることが多く，退院後に栄養状態の改善が予想される状況であると考えられる．

栄養スクリーニング指標の「リスクなし」に該当すれば，栄養ケアの介入は終了となる．

B 評　　価

NCMの図をみると，「評価」とは，「サービスの評価」と「継続的な品質改善活動」であり，栄養スクリーニング→栄養アセスメント→栄養ケア計画→実施→モニタリングの一連の流れ全体をカバーしていることがわかる（☞図3-1 参照）．モニタリングまでのプロセスは，対象者1人につき個別の栄養アセスメントや栄養ケア計画の作成，モニタリングが行われてきたが，評価では栄養ケア対象集団における栄養スクリーニング，栄養アセスメント，栄養ケア計画，実施，モニタリングについて評価する．

評価は，①栄養ケアの有効性，効果，効率，②栄養ケアの実施上の問題点を明らかにし，③研究や理論化を行う，という三つの目的で行う．

栄養ケアの一連の流れ（システム）をより改善していくためには，すなわち，栄養ケアの有効性，効果，効率がより高くなり，栄養ケアの一連のプロセスがより円滑に流れるようにするためには，現状を出発点として，栄養ケアの手順の課題と解決策を明らかにし，改善活動に取り組んでいかなければならない．これを**継続的な品質改善活動** continuous quality improvement（CQI）という．評価のプロセスがあることによって，栄養ケアは管理・統制すなわちマネジメントされることになる．

評価は，**成果（結果）**outcome **の評価**，**経過（過程）**process **の評価**，**構造** structure **の評価**の三つの要素から構成される（図8-1）．

❶ 成果（結果）の評価 outcome evaluation

> 🥕 **成果の評価は，栄養状態や医療指標が改善したかを分析する**

対象者一人ひとりの栄養状態やケース目標の指標の結果を集積し，栄養ケアを提供した患者群で，あるいは病棟，病院全体で，どのような実績が得られたのかを分析する．

a アウトカム指標

栄養ケアの有効性や効果を説明するのに適した指標を**アウトカム指標**という．NCMのアウトカム指標は，疾病予防，介護予防，急性期，回復期等の領域や，疾患など患者特性によって異なってくる．指標としては，栄養スクリーニングに用いた栄養指標の平均値の比較，栄養リスク者の人数（割合）の比較が主である．

さらに，管理栄養士が栄養管理を行うことで，治療予後が良く，入院日数の短縮化，医療費の削減に寄与するかが重要である．よって，入院日数，治療費，クリニカル・パスの逸脱，ならびにレセプトを分析し治療費，総合的な医療費などが設定できる．NCMでは，業務のムリ・ムダ・ムラをできるだけ除去し，対象者にとって質の高いサービスが提供される必要があるので，対象者のQOL（quality of

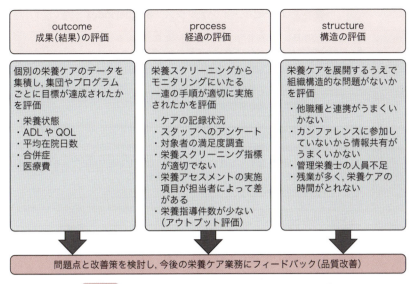

図 8-1 栄養ケア・マネジメントの評価と品質改善

life, 生活の質) やADL(activity of daily living, 日常生活動作), 転帰先 (自宅, 転棟, 転院, 介護保険施設), 満足感などを評価する. ADLの評価法であるバーセル・インデックス Barthel index (**表 8-2**), IADL(instrumental ADL, 手段的日常生活動作) (**表 8-3**), FIM(functioning independence measure, 機能的自立度評価法), 要介護度 (**表 8-4**), 認知症高齢者の日常生活自立度 (**表 8-5**) は, 多職種共通で活用されている方法である. 適正なアウトカムの達成に向けて, 経過の評価と構造の評価とあわせてNCMの質の向上を図っていくことになる.

アウトカムは, 個別の患者に栄養ケアを実施した結果の集積である. そのため, 通常は患者個別のアウトカム指標のデータベースを作成し, それを集計すれば, ターゲットとした患者集団のNCMのアウトカム評価ができる.

近年, 診療報酬や介護報酬において, 栄養管理に関する評価が進む背景には, アウトカム評価を示す学術論文がエビデンスとなっている (**図 8-2**, **表 8-6**).

b アウトカム・マネジメント

アウトカム・マネジメントとは, アウトカム (予想される成果や結果, ゴール) とその達成期間を事前に設定して行う結果からの統制手法で, 次のステップで行う. 第1段階：達成すべきアウトカムを期間目標とともに設定, 第2段階：対象集団に応じて資源 (ヒト, モノ, カネ) の配置とケアの手順書を作成, 第3段階：ケアの実践, データ収集, バリアンスの把握, 第4段階：データ分析, 手順の修正点の検討. NCMは, まさにアウトカム・マネジメントの栄養ケア版である.

ケアの手順書は, マニュアル化, 標準化ともいえる. クリニカル・パス, アルゴリズム, プロトコール, オーダーセット, ガイドラインなどの形がある.

c 経済的評価

保険・医療・介護サービスの選択肢が増える一方で, 医療費の増加という社会状況を背景に, ヘルスケア分野における経済的評価の重要性は高まってきている.

費用便益分析 cost-benefit analysis (CBA) とは, 臨床アウトカムの便益 benefit を金銭で表示し, 費用

8. 栄養ケアの実施と栄養モニタリング

表 8-2 バーセル・インデックス　Barthel index

1	食事	10：自立，自助具などの装着可，標準的時間内に食べ終える 5：部分介助(たとえば，おかずを切って細かくしてもらう) 0：全介助
2	車いすからベッド への移動	15：自立，ブレーキ，フットレストの操作も含む(非行自立も含む) 10：軽度の部分介助または監視を要する 5：座ることは可能であるがほぼ全介助 0：全介助または不可能
3	整容	5：自立(洗面，整髪，歯磨き，ひげ剃り) 0：部分介助または不可能
4	トイレ動作	10：自立，衣服の操作，後始末を含む，ポータブル便器などを使用している場合はその洗浄も含む 5：部分介助，体を支える，衣服，後始末に介助を要する 0：全介助または不可能
5	入浴	5：自立 0：部分介助または不可能
6	歩行	15：45 m 以上の歩行，補装具(車いす，歩行器は除く)の使用の有無は問わない 10：45 m 以上の介助歩行，歩行器の使用を含む 5：歩行不能の場合，車いすにて 45 m 以上の操作可能 0：上記以外
7	階段昇降	10：自立，手すりなどの使用の有無は問わない 5：介助または監視を要する 0：不可能
8	着替え	10：自立，靴，ファスナー，装具の着脱を含む 5：部分介助，標準的な時間内，半分以上は自分で行える 0：上記以外
9	排便コントロール	10：失禁なし，浣腸，坐薬の取り扱いも可能 5：ときに失禁あり，浣腸，坐薬の取り扱いに介助を要する者も含む 0：上記以外
10	排尿コントロール	10：失禁なし　収尿器の取り扱いも可能 5：ときに失禁あり，収尿器の取り扱いに介助を要する者も含む 0：上記以外

[Mahoney FI, Barthel DW：Functional evaluation：The Barthel Index. Md State Med J. 1965；14：61-65]

表 8-3 IADL の評価項目

・電話をかけられるか ・買物を行えるか ・食事を考えたり準備できるか ・家事(食器を洗う，掃除など)を行えるか	・洗濯できるか ・公的機関やタクシーを利用しての移動，車の運転 ・服薬管理 ・金銭管理：銀行へ行く，預貯金の管理

表 8-4 要支援・要介護度

自立 (非該当)	歩行や起き上がりなどの日常生活上の基本的動作を自分で行うことが可能であり，かつ，薬の内服，電話の利用などの手段的日常生活動作を行う能力もある状態
要支援 1・2	日常生活上の基本的動作については，ほぼ自分で行うことが可能であるが，日常生活動作の介助や現在の状態の防止により要介護状態となることの予防に資するよう手段的日常生活動作について何らかの支援を要する状態
要介護 1	要支援状態から，手段的日常生活動作を行う能力がさらに低下し，部分的な介護が必要となる状態
要介護 2	要介護 1 の状態に加え，日常生活動作についても部分的な介護が必要となる状態
要介護 3	要介護 2 の状態と比較して，日常生活動作および手段的日常生活動作の両方の観点からも著しく低下し，ほぼ全面的な介護が必要となる状態
要介護 4	要介護 3 の状態に加え，さらに動作能力が低下し，介護なしには日常生活を営むことが困難となる状態
要介護 5	要介護 4 の状態よりさらに動作能力が低下しており，介護なしには日常生活を営むことがほぼ不可能な状態

表 8-5 認知症高齢者の日常生活自立度

ランク	判定基準	みられる症状・行動の例
I	何らかの認知症を有するが，日常生活は家庭内および社会的にほぼ自立している．	
II	日常生活に支障をきたすような症状・行動や意志疎通の困難さが多少みられても，誰かが注意していれば自立できる．	
II a	家庭外で上記 II の状態がみられる．	たびたび道に迷うとか，買い物や事務，金銭管理などそれまでできたことにミスが目立つなど
II b	家庭内でも上記 II の状態がみられる．	服薬管理ができない，電話の応対や訪問者との対応などひとりで留守番ができないなど
III	日常生活に支障をきたすような症状・行動や意志疎通の困難さがときどきみられ，介護を必要とする．	
III a	日中を中心として上記 III の状態がみられる．	着替え，食事，排便・排尿が上手にできない・時間がかかる，やたらに物を口に入れる，物を拾い集める，徘徊，失禁，大声・奇声をあげる，火の不始末，不潔行為，性的異常行為など
III b	夜間を中心として上記 III の状態がみられる．	ランク III a に同じ
IV	日常生活に支障をきたすような症状・行動や意志疎通の困難さが頻繁にみられ，常に介護を必要とする．	ランク III に同じ
M	著しい精神症状や問題行動あるいは重篤な身体疾患がみられ，専門医療を必要とする．	せん妄，妄想，興奮，自傷・他害などの精神症状や精神症状に起因する問題行動が継続する状態など

[厚生労働省：認知症高齢者の日常生活自立度〈https://www.mhlw.go.jp/topics/2013/02/dl/tp0215-11-11d.pdf〉（最終アクセス：2025年1月）より]

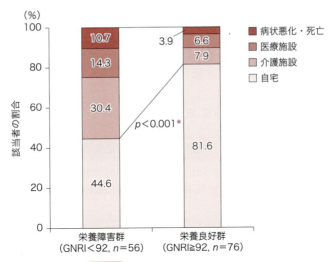

図 8-2 栄養障害の有無と転帰先

* χ^2 検定，自宅 v.s. 自宅以外
[西岡心大ほか：日本静脈経腸栄養学会雑誌 30(5):1145-1151：2015 より]

と比較する方法である．対象集団の特性・人数規模に応じて，栄養管理に必要な人件費を主な費用とすると，栄養管理によって入院日数の削減や薬剤治療費の削減が図られたのであれば，医療費と比較対照群の医療費差額が便益となる．医療費だけでなく，将来的に要介護状態を予防し，介護給付費も削減しうる．栄養管理に関連する診療報酬の加算も便益に含むことができる．

費用効果分析 cost-effectiveness analysis (CEA) とは，臨床アウトカムを客観的な指標で効果 effectiveness として示し，費用と比較する方法である．生存年数 1 年，体重 3% 減少，HbA1c 0.2 減少，血圧 5% 低下というように臨床アウトカムを基準化し，その効果を得るためにかかった費用と比較する．

先進諸国さらには低中所得国においても，疾病構造が感染症中心から非感染性疾患 non-

表 8-6 特定集中治療室等における栄養管理運用前後の経腸栄養開始率，28 日死亡率，在 ICU 室日数，在院日数

	運用前 2011 年 ($n=360$)	運用後 2017 年 ($n=295$)	有意差
48 時間以内 経腸栄養開始率(%)	36.2	61.5	$P<0.01$ *
28 日死亡率 (%)	20.7	6.7	$P<0.02$ *
平均在 ICU 室日数 (中央値)	7.8±3.5 (6)	5.5±8.8 (3)	$P<0.001$ **
平均在院日数 (中央値)	40.6±24.3 (35)	33.1±46.7 (22)	$P<0.001$ **

*F 検定後 T 検定
**Wilcoxon 順位和検定
[矢野目英樹ほか：日本健康・栄養システム学会誌 19(2)：12-18：2019 より]

communicable diseases(NCDs)へと変換する背景を受けて，単に生存年数(effectiveness)ではなく，QOL を加味した生存年数として質調整生存年 quality adjusted life years(QALY)や，疾病・障害によって失われた生存年の指標 disability adjusted life years(DALY)を効用 utility とした費用効用分析 cost-utility analysis(CUA)も知っておくとよい．QALY は，QOL を 0(死亡)から 1(完全に健康な状態)として指数化し，QOL×生存年数で算出する．QOL が 0.8 の状態で 10 年生きた場合と，QOL が 1 の状態で 10 年生きた場合では，0.8×10 年＝8QALY と 1×10 年＝10QALY を比較すると，単に生存年ではなく，健康量で比較することができる．GBD(global burden of disease)study は，DALY を用い世界・国・地域の疾病負荷を経年時に評価している．

❷ 経過(過程)の評価 process evaluation

経過の評価は，栄養ケアの各手順が適正に実施されたかを評価する

経過の評価では，適正な栄養ケアが実施されているか，その手順は正しいかなどを評価する．また，栄養ケアを質的にコントロールするために，方法，費用，人的資源，施設，設備などに実施上の問題がないかも評価する．

栄養ケア・マネジメントのための業務項目である栄養スクリーニング，栄養アセスメント(臨床診査，身体計測，臨床検査，食事調査)，栄養ケア計画の作成(栄養サポート，栄養教育，多職種栄養ケア)，実施，モニタリングなどを系統的に整理し，各プロセスについての実施率を算出し，病棟ごとに比較したり，事前に目標設定した実施率と比較し評価する(表 8-7)．

栄養スクリーニングに用いる指標やカットオフ値，スクリーニングの実施のタイミング，スクリーニング担当者について，栄養ケアが必要な対象者を適切に抽出できているか，担当者がやりにくさを感じていないかといった観点から評価を行うことで，課題がみつかり解決策が検討される．入院時の栄養管理計画書や栄養食事指導の SOAP 記録が，担当者によって記載内容にばらつきがあったり，所要時間に差がある場合，それは改善すべきか否か(改善する必要がない場合もある)，改善すべき場合にはどうしたらよいか，記載内容を定型文・選択式にするなどを検討する．このような場合，評価資料は，記録状況や担当者の聴き取りなども含まれる．

栄養食事指導の場合には，参加率やドロップアウト率(脱落率)，満足度を調査するが，それらの結果や効果が十分でなければ，方法，内容，費用，人的資源，施設，設備などに実施上の問題がないかを評

表8-7 栄養ケア・マネジメントの経過評価

プロセス評価項目	入力項目	症例番号										実施率
		1	2	3	4	5	6	7	8			
栄養スクリーニング												
実施時期	入院前：1/入院日：1/翌日以降：2	−1	1	1	1	1	1	1				100%
体重	実測/推定/不明	実測	推定	実測	実測	推定	実測	推定				50%未満
体重変化	体重減少率：1/主観：2/不明：0	1	0	1	1	2	1	2				50～75%
BMI	計算：1/不明：0	1	0	0	1	1	1	0				50%
Alb	有：1 無：0	1	1	1	1	0	0	1				50～75%
GNRI	有：1 無：0	1	0	1	1	0	0	1				50%
CONUT	有：1 無：0	1	1	1	1	1	1	1				100%
栄養管理計画書												
栄養診断	記載 有：1 無：0	1	1	0	1	1	1	1				75%以上
短期目標	有：1 無：0	1	1	0	1	0	1	1				50～75%
長期目標	有：1 無：0	0	0	0	0	0	1	1				50%未満
エネルギー必要量	有：1 無：0	1	1	1	1	1	1	1				100%
たんぱく質必要量	有：1 無：0	1	1	1	1	1	1	1				100%
その他栄養素必要量	有：1 無：0	1	1	1	1	1	1	1				100%
栄養補給計画	有：1 無：0	1	1	1	1	1	1	1				100%
栄養教育計画	有：1 無：0	0	0	0	0	0	0	1				25%未満
モニタリング計画	有：1 無：0	0	1	0	1	0	1	0				50%未満
ベッドサイド訪問	入院日：1/2日目：2/3日目：3	1	1	2	2	2	1	2				100%
栄養関連加算												
特別食加算	有：1 無：0	1	0	1	1	1	1	1				%
入院栄養食事指導料	初回：1/2回目：2/無：0	0	0	0	0	0	0	0				%
NST加算	有：1 無：0	1	0	0	0	0	1	0				%
その他加算		0	早期	0	0	0	0	0				
退院時評価	有：1 無：0	1	1	0	1	1	1	1				75%以上
退院時サマリ	有：1 無：0	0	0	0	0	0	1	0				25%未満

価し，計画どおり実施できなかった対象者の割合とその理由も明確にする．たとえば，対象者の食事療法のアドヒアランスに働きかけるアプローチが行えているか，個別の食生活の課題を適切に把握できているか，対象者の知識・理解度を評価しているか，**行動変容ステージ**に応じた支援ができているか，食事療法の実践度を分析することによって，より効果的な栄養食事指導の品質改善活動につなげる．

また，患者・利用者の満足度，要望やクレーム，栄養部門関連者，他職種，経営者の意識調査などの質的な評価が，栄養ケア・マネジメントを実施するうえで内在する問題点を提示する場合が少なくない．

❸ 構造の評価 structure evaluation

構造の評価では，栄養ケアの実施にかかわる組織やスタッフの状況を分析する

病院の管理栄養士の業務は，入院患者の栄養管理，給食管理，外来栄養食事指導，その他の業務があり，管理栄養士の病棟配置が進むなかで，栄養部門に所属する管理栄養士数は増加傾向にあり，同時に経験年数や能力のばらつきもみられる．また，栄養ケアは多職種が関与する．診療報酬の中の栄養関連加算を算定可能とするための管理栄養士の増員実施は病院経営サイドの判断に影響を受ける．入院患者

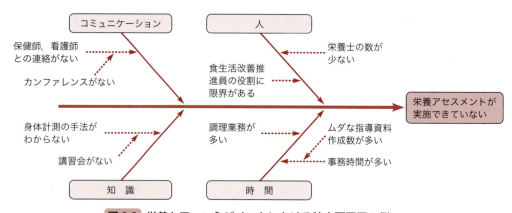

図 8-3 栄養ケア・マネジメントにおける特定要因図の例
高齢者の栄養アセスメントが実施できていない理由を関係者で検討した結果.［杉山みち子作成］

の栄養ケアを推進するうえで，病院組織や体制，人員不足や他職種の理解・関係性の現状が影響してスムーズに進まない場合も多い．このような場合を，構造上の問題があるという．NCM の体制を構築するには，組織や業務・人員配置を見直し，チームメンバーの価値観や意欲などの改善活動が必要になってくる場合もある．

具体的には，特定要因図などを作成し，質的な分析を行ってみる（図 8-3）．特定要因図とは，矢印の先にメインの結果（この場合，NCM のうまくいかない点）を示し，たくさんの原因（要因）がどのような関係にあるかをわかるようにしたものである．「栄養アセスメントが実施できていない」原因（要因）が明らかになったことで，知識の要因については，たとえば「講習会や勉強会，症例検討会を開催する」，コミュニケーションの要因については「病棟の申し送りに参加してみる」あるいは「多職種勉強会や懇親会で親しくなる」，時間の要因については「業務時間調査を実施し，調理業務時間のうち 30 分を栄養ケア業務に当てる」，人の要因については「栄養ケアの実績をまとめ，院内で報告会を行い，実績と人員増加の必要性を認めてもらう」などの戦略を検討する．この結果，NCM の質がより改善することが期待できる．

 モニタリングと評価について，正しいものに○，誤っているものに×をつけよ．
(1) モニタリングの頻度は，対象者の栄養状態やアセスメント指標によって異なる．
(2) 栄養ケア計画どおりに栄養ケアを実施できるまでモニタリングを続ける．
(3) 要介護高齢者では，長くとも3ヵ月で再評価(再アセスメント)を行う．
(4) 評価は，NCMの品質改善活動のために必要なプロセスである．
(5) アウトカム指標は，NCMの実施後に決める．
(6) アウトカム評価は，栄養ケアによって栄養状態の改善率を確認する．
(7) 経過(過程)の評価は，在院日数やQOLの客観指標の変化を分析する．
(8) 構造の評価では，NCMのプロセスが実施されたかを確認する．
(9) アウトカム・マネジメントとは，期待する成果を設定し，その成果を得るための資源配置を検討する結果からの統制手法である．

9 栄養管理の記録

学習目標

❶ 栄養管理記録の意義が説明できる.

❷ 問題志向型システム(POS)の理念と構造について, 理解し説明できる.

❸ 問題志向型診療録(POMR)の各段階について, 理解し説明できる.

❹ 問題志向型診療録(POMR)が作成できる.

A 栄養管理記録の意義

近年, 栄養管理はそれぞれ1部門が管理するだけでなく, 医師をはじめとした各医療専門職種が協働で行うようになってきている. そのため, 医師, 看護師, 管理栄養士, 薬剤師, 臨床検査技師, ソーシャルワーカーなどで組織された**チーム医療**の重要性が高まってきている. なかでも, 管理栄養士は栄養管理を行ううえで重要な位置を占めており, その役割も非常に重要である.

栄養管理記録には, 栄養スクリーニングにより栄養学上なんらかの問題が疑われる患者に対して, それぞれの問題点や到達目標(栄養管理目標), 解決するための経過(栄養管理計画)が記録される. そのため, 医療スタッフ間で統一した方法や共通の言語で記載することが必要になる.

❶ 栄養管理記録の意義:診療録の役割と栄養管理記録の位置付け

基本的に**診療録(カルテ)**は, 1人の患者に対し1診療録が作成される. 近年では紙での診療録から電子カルテを取り入れている医療機関が増えてきている. 診療録の内容は, 患者の基本情報, 問題リスト, 検査結果や処方薬などを含む検査や処方履歴, 文書, 他科情報, 経過一覧表(フローシート flow sheet), 手術記録, 看護記録, 要約(退院時要約)などからなっている.

医師が行う診療業務は診療録に記録することが義務づけられている. 一方, 管理栄養士が行う業務には義務付けはないが, 入院基本料の要件となった栄養管理計画の作成やチーム医療, 栄養食事指導など, 患者への説明義務や各医療従事者への情報提供などから診療録への記録が必要になってきた. また, 情報を共有するためにも, 統一した記録方法での記載が必要である.

栄養管理記録は, 治療の一環として活用されなければならないので, 診療録の一部として添付されることが大切である.

B 問題志向型システム(POS)の活用

❶ POSの理念と構造

POS(problem oriented system)とは, 問題志向型システムと訳されており, 患者のもっている医療上の問題に焦点を合わせ, 問題をもつ患者に対し最高の管理を目指して行う一連の作業システムである. このシステムは単に診療録の作成をすることではなく, 作成した診療録を監査し, 科学的な根拠に基づ

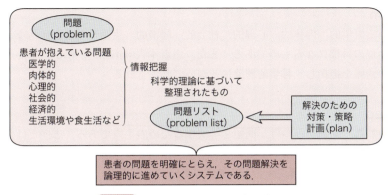

図 9-1 問題志向型システム（POS）とは

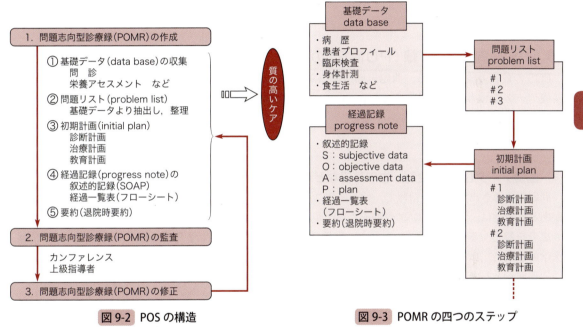

図 9-2 POS の構造

図 9-3 POMR の四つのステップ

く診療録として修正し，患者の管理に活かす仕組みを提供するものである（図 9-1）．

構造は，第 1 段階：問題志向型診療録の作成，第 2 段階：監査，第 3 段階：記録の修正の 3 段階によって構成されている（図 9-2）．第 1 段階では，**問題志向型診療録 problem oriented medical record（POMR）**を作成し（図 9-3），第 2 段階では実際に行った管理の経過や結果について監査し，問題点があれば第 3 段階で，記録の修正を行う（図 9-2）．

❷ POS の概念

POS の概念とは「患者の全人的管理を目指し，患者の管理のために患者の側に立って患者とともに，知識と技術をもって，医療従事者が作成するシステム」であり，患者が抱えている問題を患者のQOLを大切にしながら，解決するためのプロセスを示したものである．

a P：Problem

　患者が抱えている医学的，肉体的，心理的，社会的，経済的，生活環境や食生活などの問題 problem のことであり，治療の目標になるものである．また，患者本人 patient である「人 person」という意味も含む．これらの情報を把握し，科学的理論に基づいて整理される．

b O：Oriented

　志向や指向といわれ，問題をみつけ，問題を解決するための手段である．志向とは常に「問題に意識をして，意識がその問題に向かっていること」であり，指向とは「事物がある方向に向くこと」という意味である．これが計画 plan で解決するためのプログラムである．

c S：System

　情報把握の方法，栄養管理を行うためのチームづくり，チーム間での栄養管理の方法など，体系的なシステムまでを含むものである．

❸ 問題志向型診療録（POMR）の作成

　POS の最初の段階になる．問題志向型診療録（POMR）は，患者の管理の過程を記録したもので，①基礎データ data base，②問題リスト problem list，③初期計画 initial plan，④経過記録 progress note（栄養管理実施記録）の四つの要素から構成されている．栄養管理記録では，ここに栄養アセスメントが盛り込まれる．

a 基礎データ（氏名，性別，生年月日など）

　問題点を導き出すための情報で，他の医療スタッフから得られる情報と患者から直接得られる情報とがある．最近は，オーダリングや電子カルテから情報収集できることも多くなってきている．

　患者を特定する情報としては，カルテ番号（ID），氏名，性別，生年月日，住所，連絡先，保険情報，医学的な病名，血液型，アレルギー既往，感染症などがある（**表 9-1**）．

　初期記録としては，主訴，現病歴，既往歴，治療歴，合併症，服薬状況，家族歴があり，生活歴では，職業，食習慣，運動，嗜好，喫煙，飲酒，旅行歴などがある．また，その他，栄養アセスメント項目からの情報がある．

　患者が抱える問題点の抽出を行うために必要な情報収集が正確であるとともに，迅速に得られるようにシートなどを使用し記載するとよい．そのためには，患者だけでなく，家族や関係者，他の医療スタッフやチームメンバーから情報を得る必要がある．

b 問題リスト

　基礎データや問診などから明らかになった問題点を，整理して作成するリストのことである．あげられた問題点は関連のある項目ごとに分け，重要な順に箇条書きにリストアップする．問題点には番号を付けておく（#1，#2…）．問題点は現在問題となっている項目と経過するに従って解決された問題に分けられる．これらの項目が明確になるように記録する（**表 9-2**）．

B. 問題志向型システム（POS）の活用　97

表9-1　基礎データの例

男性，71歳，急性胆嚢炎，急性腎不全，陳旧性脳梗塞の患者．

I.D No.		4. 身体計測	身長：163 cm，体重（現在 69.3 kg），BMI：26.1 kg/m²，健常時体重 67.5 kg，TSF：7 mm，%TSF：100，AC：28 cm，AMC：24.9 cm，BEE(Harris-Benedict)：1,353 kcal
氏名	○○　○○		
性別	M		
年齢（生年月日）	71歳（昭和○年○月○日）		
担当医	△△　△△		
疾患名	急性胆嚢炎 急性腎不全 陳旧性脳梗塞	5. 栄養摂取状況	静脈栄養：アミノフリード®1,000 mL，ソリタT4号輸液®500 mL，ヴィーンD輸液®1,000 mL，ソルデム輸液-3®1,000 mL 現在：絶食
合併症	とくになし		
身体機能	嚥下・咀嚼障害		
1. 現病歴	急性胆嚢炎にて入院後，急性腎不全，炎症反応高値のため，絶食としTPN管理．今回状態改善に伴い，嚥下リハビリテーションを開始し，経口摂取に変更．陳旧性脳梗塞により，咀嚼・嚥下障害がある．	6. 必要栄養供給量	エネルギー：1,600 kcal たんぱく質：40 g 脂　質：35 g 糖　質：280 g 水　分：2,100 mL
2. 栄養状態，身体状況	発熱(−)，脱水(−)，浮腫(−)，食欲不振(−)，嘔吐(−)，下痢(−)，褥瘡(−) 活動度：1，2（ベッド上安静） ADLの低下：なし 身体ストレス：なし	7. 栄養供給量	エネルギー：972 kcal たんぱく質：30 g 脂　質：0 g 糖　質：213 g 水　分：3,500 mL
3. 血液・生化学検査	Hb：10.6 g/dL，WBC：6,000/μL，リンパ球数：11.5%，TP：7 g/dL，Alb：3.3 g/dL，BUN：30.8 mg/dL，Cr：1.17 mg/dL，TC：125 mg/dL，TG：56 mg/dL，BS：110 mg/dL，CRP：4.1 mg/dL	8. 栄養摂取量	エネルギー：972 kcal たんぱく質：30 g 脂　質：0 g 糖　質：213 g 水　分：3,500 mL

BMI：body mass index，体型指数　TSF：triceps skin fold，上腕三頭筋部皮下脂肪厚　AC：arm circumference，上腕周囲長　AMC：arm muscle circumferance，上腕筋囲　BEE：basic energy expenditure，基礎エネルギー代謝量

表9-2　問題リストの例

男性，71歳，急性胆嚢炎，急性腎不全，陳旧性脳梗塞の患者．

年月日	内　容
20**.8.31	#1　急性胆嚢炎
20**.8.31	#2　急性胆嚢炎後の急性腎不全
20**.8.31	#3　炎症反応上昇のため，絶食
20**.8.31	#4　陳旧性脳梗塞による嚥下障害

c 栄養アセスメント

　栄養アセスメントとは，患者の栄養状態を総合的，客観的に評価し，そのことにより，適正な栄養療法や治療効果，さらには予後の評価を行うことである．とくに，低栄養リスク者に対しては，栄養状態の改善指標やその程度を評価，判定する過程となり，治療計画が作成される．

　栄養アセスメントの項目は，①臨床診査，②身体計測，③血液・生化学検査，尿検査，④食事調査などである（表9-3，および☞第4章参照）．

表 9-3　栄養アセスメント一覧

1. 臨床診査
   - 問診　　　　主訴，病歴，食歴，栄養補給歴，体重歴，家族歴，社会心理歴　など
   - 身体観察　　体格(筋肉・皮下脂肪)
   　　　　　　　顔貌，顔色，毛髪，眼，唇，舌，歯，皮膚，粘膜，爪の状態　など
   　　　　　　　摂食行動，咀嚼・嚥下状態　など
   - 主観的包括的評価(SGA)

2. 身体計測
   - 身長，体重，BMI，体脂肪率，健常時体重，体重変化率，膝下高　など
   - 肩甲骨下部皮下脂肪厚，上腕三頭筋部皮下脂肪厚，上腕周囲長，上腕筋囲，下腿周囲　など
   - ウエスト周囲長
   - 安静時エネルギー消費量：間接熱量測定法　など

3. 血液・生化学検査
   - たんぱく質　血清総たんぱく質，血清アルブミン，血清トランスサイレチン，レチノール結合たんぱく質，血清
   　　　　　　　トランスフェリン
   - 脂質　　　　血清総コレステロール，中性脂肪，リポたんぱく質　など
   - 糖質　　　　血糖，HbA1c　など
   - 鉄　　　　　ヘモグロビン，ヘマトクリット，血清フェリチン，トランスフェリン結合能
   - ビタミン
   - ミネラル　　鉄，亜鉛
   - 免疫能　　　総リンパ球数，CRP，遅延型皮膚過敏反応，リンパ球幼若化反応　など
   - 炎症　　　　白血球数，CRP

4. 尿検査　　　　たんぱく尿，尿糖，潜血，クレアチニン身長係数，窒素バランス，尿中 3-メチルヒスチジン排泄量

5. 食事調査
   - 24 時間思い出し法
   - 食事記録法
   - 食事秤量法
   - 食事歴調査
   - 食物摂取頻度調査　など

1)　臨床診査

　問診，身体観察がある．問診は，基礎データの初期記録の内容のほか，**主観的包括的評価 subjective global assessment(SGA)** *(**図 9-4**)も調査するとよい．

　身体観察は，体格，毛髪の状態，顔貌，顔色，眼，唇，舌，歯，皮膚，粘膜，爪の状態など，視覚的観察が可能なものを中心に行う．咀嚼・嚥下能力，消化・吸収能力などのほか，食習慣，嗜好など栄養状態に関連するものや各種疾患において出現する特徴的な身体所見を問診，観察する．

2)　身体計測

　身長，体重，上腕三頭筋部皮下脂肪厚，肩甲骨下部皮下脂肪厚，上腕周囲長，上腕筋囲，下腿周囲，ウエスト周囲長などが実施され，BMI(kg/m^2)，体脂肪率，体脂肪量，除脂肪体重などを算出する．

3)　血液・生化学検査，尿検査

　栄養状態や各種疾患の状態を反映する検査項目や栄養代謝動態に関する糖代謝，脂質代謝，肝機能，腎機能など．電解質，炎症反応の指標となる白血球や C 反応性蛋白質 carbon reactive protein(CRP)，免疫指標となるリンパ球数や遅延型皮膚過敏反応(ツベルクリン反応)など．

4)　食事調査

　間接的な評価法である．栄養素摂取量を推定することができる．方法には，24 時間思い出し法，食事記録法，食事秤量法，食事歴調査，食物摂取頻度調査などがある．入院患者では，経口摂取量だけでなく，鼻腔や胃瘻，腸瘻からの経腸栄養剤や，末梢静脈栄養法や中心静脈栄養法の投与栄養量の調査も

---

*主観的包括的評価(SGA)：栄養アセスメント方法の一つである．客観的データを使用せず栄養状態を評価する方法．患者の病歴と身体検査に基づいた，高い再現性を示す評価法で，さまざまな患者の栄養アセスメントとして使用できる．

B. 問題志向型システム（POS）の活用　**99**

A. 患者の記録

1. 体重の変化　　　　　　　　過去 6 ヵ月間の合計体重減少：＿＿＿＿＿kg　　減少率(%)＿＿＿＿＿%

　　　　　　　　　　　　　　過去 2 週間の変化：□増加　　　□変化なし　　　□減少(　　　kg)

2. 食物摂取量の変化　　　　　□変化なし　　□変化あり
　　（平常時との比較）
　　　　　　　　　　　　　　変化の期間：＿＿＿＿週

　　　　　　　　　　　　　　食べられるもの：□固形食　　□完全液体

　　　　　　　　　　　　　　　　　　　　　□水分　　　□食べられない

3. 消化器症状　　　　　　　　□なし　　□悪心　　□嘔吐　　□下痢　　□食欲不振
　　（2 週間以上の継続）
　　　　　　　　　　　　　　その他 ＿＿＿＿＿＿＿＿＿＿＿＿＿＿＿＿＿＿＿＿＿＿＿

4. 機能状態(活動性)　　　　　機能障害：□なし　　　　□あり

　　　　　　　　　　　　　　継続期間 ＿＿＿＿＿＿週

　　　　　　　　　　　　　　タイプ：□日常生活可能　　　□歩行可能　　　□寝たきり

5. 疾患および疾患と　　　　　初期診断：＿＿＿＿＿＿＿＿＿＿＿＿＿＿＿＿＿＿＿＿＿＿
　　栄養必要量の関係
　　　　　　　　　　　　　　代謝需要(ストレス)：□なし　　　□軽度　　　□中等度　　　□高度

B. 身体症状(スコアで表示すること：0＝正常，1＋＝軽度，2＋＝中等度，3＋＝高度)

　　■皮下脂肪の減少(三頭筋, 胸部)　　　＿＿＿＿＿＿＿＿＿＿＿＿＿＿＿＿＿

　　■筋肉消失(四頭筋, 三頭筋)　　　　　＿＿＿＿＿＿＿＿＿＿＿＿＿＿＿＿＿

　　■下腿浮腫　　　　　　　　　　　　＿＿＿＿＿＿＿＿＿＿＿＿＿＿＿＿＿

　　■仙骨部浮腫　　　　　　　　　　　＿＿＿＿＿＿＿＿＿＿＿＿＿＿＿＿＿

　　■腹水　　　　　　　　　　　　　　＿＿＿＿＿＿＿＿＿＿＿＿＿＿＿＿＿

C. 主観的包括的評価

　　□栄養状態良好　　□中等度の栄養不良　　□高度の栄養不良

図 9-4　栄養状態の主観的包括的評価（SGA）

主観的包括的評価は，A＋Bをもとに評価される．

必要である．

d　栄養管理計画：初期計画（表 9-4）

　問題ごとに対応方法を計画することで，それぞれの問題ごとに，①診断計画 diagnostic plan（Dx），②栄養治療計画 therapeutic plan（Rx），③栄養教育計画 educational plan（Ex）の三つの計画を作成する．必要なときに役立つように表現されるべきもので，チームのスタッフが必要な情報や計画，実施した内容などが記載されているので，内容が整理され共通した記載方法が必要である．

1）診断計画（Dx）

　栄養評価（栄養アセスメント）に必要な情報，栄養診断を確定するために必要な検査項目などが入る．各種検査の計画と予定を記載する．栄養状態把握のための計画を立てる．

表 9-4　栄養管理の記録：初期計画の例

年月日	内　容
20**. 8. 31	#1　急性胆嚢炎
20**. 8. 31	#2　急性胆嚢炎後の急性腎不全
20**. 8. 31	#3　炎症反応上昇のため，絶食
20**. 8. 31	#4　陳旧性脳梗塞による嚥下障害
	#3　炎症反応上昇のため，絶食
	診断計画 Dx：炎症反応改善傾向
	治療計画 Rx：必要栄養量の算定
	栄養投与ルート
	静脈栄養法から経腸栄養法へ移行
	経腸栄養剤の選定
	教育計画 Ex：炎症反応上昇による感染予防
	#4　陳旧性脳梗塞による咀嚼・嚥下障害
	診断計画 Dx：嚥下機能評価(9/4VE 予定)
	治療計画 Rx：静脈栄養法から経腸栄養法へ移行し，嚥下機能評
	価の結果により経腸栄養剤から経口摂取(低たんぱ
	く質嚥下食)へ移行
	教育計画 Ex：嚥下リハビリテーション
	嚥下に対する教育

2)　栄養治療計画(Rx)

問題ごとに必要な治療やケアのための計画を記載する．栄養指示量や薬の処方などが入る．

3)　栄養教育計画(Ex)

問題点について，患者本人や家族に対する栄養教育計画を記載する．

患者によってどの計画を優先するかは異なっており，経過途中で生じた新たな問題点については，そのつど問題点をあげ，計画を作成し追加する．

e　栄養管理実施記録

栄養管理実施記録とは，①叙述的記録，②経過一覧表(フローシート)，③要約(退院時要約)など問題ごとに初期計画に沿って実施した栄養管理の内容の経過を記録したものである．栄養管理では，モニタリングに当たる．

栄養管理実施記録を読むことにより，問題解決の経過を理解することができる．そのためには，考え方が簡素で，理論的であり，管理目標が明確にされているなど，読みやすく整理されて記載されていることが重要である．SOAP に分けて記載する．

1)　叙述的記録

叙述的記録は，問題ごとに①**主観的情報** subjective data(S)，②**客観的情報** objective data(O)，③**評価** assessment data(A)，④**計画** plan(P)に分けて記載する．頭文字から SOAP といわれる．

①　主観的情報(S)

患者から直接得られた情報，患者の訴えや自覚症状，発言や意識，考え方などや，家族から得られた情報，話した内容や問題点など，面接や問診で得られた情報を記載する．

②　客観的情報(O)

患者本人以外から得られた情報，観察から得られた内容，医師，看護師，薬剤師など他職種から得られた診療情報，臨床検査値，身体計測値，栄養素摂取量など，数値化でき尺度に客観性があるもの

を記載する．判断や解釈は含めずに事実だけを記載する．

③ 評価(A)

主観的情報(S)と客観的情報(O)から得られた内容から抽出した問題点について，栄養管理を行うための評価，分析をする．問題の解決を妨げている問題点を明確にし記載する．医療スタッフに情報提供ができるように整理して記録する．

④ 計画(P)

SOA を受けて，問題解決のために一つの問題に対して一つの栄養管理計画を作成する．栄養補給法(経口栄養法，経腸栄養法，静脈栄養法)，栄養教育など，多領域からの栄養管理について作成する．具体的には，診断計画，栄養治療計画，栄養教育計画があげられる．

2) 経過一覧表(フローシート)

入院時の栄養管理計画をはじめとして，外来や在宅の栄養管理計画のほか，短期計画，長期計画などの栄養管理計画に沿って経過をわかりやすくするために，治療経過，栄養管理，指導経過，臨床検査値，栄養摂取量など観察項目を定め，経時的に記載した栄養管理シート，経過観察シートなどを作成する(**表9-5**)．

3) 要約(退院時要約)

退院時要約は，退院時や転科，あるいは医療機関を変更する時点で作成する．また，入院中の経過や栄養管理が終了した時点で作成する．入院中の経過をまとめ，評価するとともに退院後も一貫した栄養管理ができるように，とくに入院中に残された問題点や今後継続していく問題点，今後の計画や方針を簡潔に記載する．SOAP 形式で記載するとわかりやすい．経過や栄養管理が終了した時点で記載することで，その後の栄養管理につなげることができる．

4) 実施した記録(POMR)の監査(audit)

栄養管理の質を評価する．問題点が的確に取り上げられ，問題リストや初期計画が立案され，経過記録が適切に記載されているかどうか，それぞれの過程での内容や方法，結果が適切かどうか，また，記載漏れがないかなど，栄養管理の質を評価する．さらに，経済性，時間，労力的に能率よく記載されているかなども含めて評価する．医療チームでのカンファレンスや記載者より経験がある同職種の指導者や，他職種の医療スタッフなどにより評価を行う必要がある．

監査することにより，チームでの取り組みの改善や個々の患者の栄養管理改善につなげていくことが目的である．

5) 実施した記録(POMR)の修正

実施した記録の監査を行うことにより，記録の中から欠陥や問題点をみつけ出して確認し，ただちに修正を行う．この修正は，栄養管理の質の向上および医療スタッフ間の教育につながる．

実施した記録の監査，修正は，栄養管理においては評価に当たるため，業務項目別に系統的に整理し，検討することが必要である．

102 9. 栄養管理の記録

表 9-5 栄養管理実施記録［経過一覧表（フローシート）］の例

男性，71歳，急性胆嚢炎，急性腎不全，陳旧性脳梗塞の患者．

		20＊＊.8.31	20＊＊.9.9	20＊＊.9.16
栄養摂取状況	静脈栄養(kcal)	アミノフリード®ほか	–	–
	経腸栄養(kcal)	–	リーナレン®	–
	現在食種	–	–	嚥下食・全粥 1,450 kcal, S6 g
	摂取量			ほぼ全量
目標栄養摂取量	エネルギー(kcal)	1,600		
	たんぱく質(g)	40		
	脂質(g)	35		
	糖質(g)	280		
	水分(mL)	2,100		
栄養供給量	エネルギー(kcal)	972	972	1,450
	たんぱく質(g)	30	30	60
	脂質(g)	0	0	32
	糖質(g)	213	213	230
	水分(mL)	3,500	3,500	2,000
栄養摂取量	エネルギー(kcal)	972	972	1,450
	たんぱく質(g)	30	30	60
	脂質(g)	0	0	32
	糖質(g)	213	213	230
	水分(mL)	3,500	3,500	2,000
身体計測	身長(cm)	163		
	体重(kg)	69.3	68.0	67.5
	BMI(kg/m^2)	26.1		
	健常時(kg)	67.5		
	理想体重(kg)	58.8		
	TSF(mm)	10		
	%TSF	100		
	AC(cm)	28		
	AMC(cm)	24.9		
	%AMC	105.5		
	SSF(mm)			
	%SSF			
	BEE＊(kcal)	1,353		
	活動係数	1.2		
	ストレス係数	1.0		
栄養状態，身体状況	体温(有熱)	–		
	脱水	–		
	浮腫	–		
	食欲不振	–		
	嘔吐	–		
	下痢	–		
	褥瘡	–		
	ADLの低下	–		
	活動度	ベッド上		
	身体ストレス	なし		
	リハビリテーション		嚥下リハビリテーション開始	嚥下リハビリテーション
血液・生化学検査	ヘモグロビン(g/dL)	10.6	10.4	10.7
	白血球(/μL)	6,000	6,300	6,400
	リンパ球数(%)	11.5	10.0	9.5
	血清総たんぱく質(g/dL)	7	6.7	7.1
	アルブミン(g/dL)	3.3	3.3	3.5
	尿素窒素(mg/dL)	30.8	15.5	26.7
	クレアチニン(mg/dL)	1.17	1.10	1.03
	コレステロール(mg/dL)	125	111	142
	中性脂肪(mg/dL)	56	64	52
	血糖(mg/dL)	110	114	88
	CRP(mg/dL)	4.1	1.13	0.44
	直近検査日	8月25日	9月7日	9月14日

＊ ハリス－ベネディクトの推定式より．

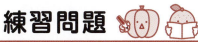

 栄養管理の記録について，正しいものに○，誤っているものに×をつけよ．
(1) 栄養管理記録は，他職種にわかりやすいように，各々の医療従事者が工夫をして記載する．
(2) POS（問題志向型システム）の流れは，4段階からなっている．
(3) POMR（問題志向型診療録）の基礎データは，問題点を導き出すための情報である．
(4) 初期計画とは，患者のもっている問題点をまとめ，その対応方法を計画することである．
(5) 栄養管理記録の叙述的記録は，基礎情報，評価，計画に分けて記載する．

10 栄養管理プロセス

学習目標

❶ 栄養管理プロセスの手順を説明できる.
❷ 栄養の問題を引き起こしている根拠，原因，栄養診断コード・用語を PES 報告で説明できる.
❸ PES 報告と栄養介入計画の Mx），Rx），Ex)の関係を説明できる.

A 栄養管理プロセスとは

栄養管理プロセスは 2005(平成 17)年，シカゴ(米国栄養士会)で開催された「食事療法の標準化に関する国際会議」で合意され，2012(平成 24)年に公益社団法人日本栄養士会が『国際標準化のための栄養ケアプロセス用語マニュアル』としてまとめた. その後，日本栄養士会栄養ケアプロセス nutrition care process(NCP)検討委員会，栄養管理プロセス研究会において検討をかさね，現在は栄養管理プロセスとして広く活用されている. 栄養管理プロセスは，「栄養評価(栄養アセスメント)」「栄養診断(PES*)」「栄養介入」「栄養モニタリングと評価」の四つの過程で構成されている.

栄養管理プロセスで示されている「栄養評価(栄養アセスメント)」と「栄養診断(PES)」の関係は，「栄養評価(栄養アセスメント)」とは，五つの領域(表 10-1)による栄養状態の評価であり，「栄養診断(PES)」とは栄養状態の総合的な判定という概念である.

栄養管理の手順として「栄養ケア・マネジメント」が医療施設や介護施設などで導入され広く普及している. 「栄養管理プロセス」と「栄養ケア・マネジメント」の過程に大きな差はみられないが，栄養管理プロセスでは，新たな概念として「栄養診断(PES)」が導入されている(図 10-1). また，栄養診断のためのコード・用語が標準化されている(表 10-2).

併せて，栄養診断の根拠を示すための PES による記載(報告)と，PES に基づいた栄養介入計画 [Mx) 栄養モニタリング計画，Rx)栄養治療計画，Ex)栄養教育計画] を立案するため，栄養評価(栄養アセスメント)で抽出された栄養状態に問題が生じている根本的な原因や要因を改善するための根拠ある栄養介入計画を立案していくことが大きなポイントである.

栄養管理プロセスは，栄養状態に問題が生じている根拠(signs/symptoms)と原因(etiology)を明確に示し，栄養状態に問題が生じている，その原因に対して介入していくシステムである.

B 栄養管理プロセスの実践

❶ 栄養スクリーニング

スクリーニングとは，特定の条件に合うものを抽出するための選別である. 栄養スクリーニングでは，入院時に「栄養学的リスクを有する患者」や「すでに栄養障害に陥ってる患者」を抽出するための「ふるい分け」を目的に実施する(☞第 3 章 A「栄養ケアとマネジメントとは」参照).

---

*PES：problem(P) related to etiology(E) as evidenced by signs and symptoms(S)

表 10-1 栄養評価（栄養アセスメント）データの五つの領域

項　目	指　標
食物・栄養に関連した履歴(FH)	食物・栄養素摂取，食物・栄養の管理，薬剤・補完的代替医療食品の使用，食物・栄養に関する知識・信念・態度，栄養管理に影響を及ぼす行動，食物および栄養関連用品の入手のしやすさ，身体活動と機能，栄養に関連した生活の質
身体計測(AD)	身長，体重，体格指数(BMI)，成長パターン指標・パーセンタイル値，体重歴
生化学データ，臨床検査と手順(BD)	生化学検査値，検査（例：胃内容排泄時間，安静時エネルギー代謝量）
栄養に焦点を当てた身体所見(PD)	身体的な外見，筋肉や脂肪の消耗，嚥下機能，消化管の状態，食欲，感情，バイタルサイン
個人履歴(CH)	個人の履歴，医療・健康・家族の履歴，治療歴，社会的な履歴

［石長孝二郎：栄養評価，改訂新版　栄養管理プロセス(栄養管理プロセス研究会監)，p.25，第一出版，2022 より許諾を得て転載］

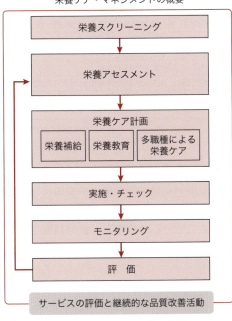
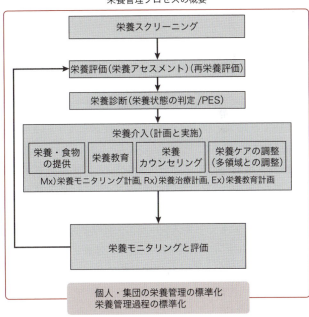

図 10-1　栄養ケア・マネジメントと栄養管理プロセス

［木戸康博：栄養管理プロセスの活用，改訂新版　栄養管理プロセス(栄養管理プロセス研究会監)，p.11，第一出版，2022 より許諾を得て改変し転載］

❷ 栄養評価（栄養アセスメント）

栄養評価（栄養アセスメント）は，五つの領域から対象患者の栄養に関する問題や，その原因や要因および重症度を評価するために必要となる各種データや徴候，症状を評価基準と比較しその関連を探り，一つひとつ丁寧に解釈し検証していくことである．

ａ　栄養アセスメント項目

栄養アセスメント項目は，「食物・栄養に関連した履歴」「身体計測」「生化学データ，臨床検査と手順」「栄養に焦点を当てた身体所見」「個人履歴」の五つの領域で構成される（表 10-1）．

ｂ　栄養評価（栄養アセスメント）データ／徴候，症状の評価

栄養評価（栄養アセスメント）では，「各栄養素の過不足」と「栄養素の過不足が生じている根本的な原因（なぜこの患者は栄養素の過不足が生じてしまったのか）」を推測し，栄養状態に問題が生じている

表 10-2 栄養診断のコード・用語例

領　域	栄養診断コード	栄養診断名
NI(nutrition intake, 摂取量)	NI-1 エネルギー出納	NI-1.1 エネルギー消費の亢進，NI-1.2 エネルギー摂取量不足，NI-1.3 エネルギー摂取量過剰など
	NI-2 経口・経静脈栄養素補給	NI-2.1 経口摂取量不足，NI-2.2 経口摂取量過剰，NI-2.3 経腸栄養量不足，NI-2.4 経腸栄養量過剰など
	NI-3 水分摂取	NI-3.1 水分摂取量不足，NI-3.2 水分摂取量過剰
	NI-4 生物活性物質	NI-4.1 生物活性物質摂取量不足，NI-4.2 生物活性物質摂取量過剰，NI-4.3 アルコール摂取量過剰
	NI-5 栄養素	NI-5.6.1 脂質摂取量不足，NI-5.7.2 たんぱく質摂取量過剰，NI-5.8.1 炭水化物摂取量不足など
NC(nutrition clinical, 臨床栄養)	NC-1 機能的項目	NC-1.1 嚥下障害，NC-1.4 消化機能異常など
	NC-2 生化学的項目	NC-2.1 栄養素代謝異常，NC-2.2 栄養関連の臨床検査値異常，NC-2.3 食物・薬剤の相互作用など
	NC-3 体　重	NC-3.1 低体重，NC-3.2 意図しない体重減少，NC-3.3 過体重・肥満など
NB(nutrition behavioral/environmental, 行動と生活環境)	NB-1 知識と信念	NB-1.1 食物・栄養関連の知識不足，NB-1.3 食事・ライフスタイル改善への心理的準備不足など
	NB-2 身体の活動と機能	NB-2.1 身体活動不足，NB-2.2 身体活動過多など
	NB-3 食の安全と入手	NB-3.1 安全でない食物の摂取，NB-3.3 栄養関連用品の入手困難など
NO(nutrition other, その他の栄養)	NO-1 その他の栄養	NO-1.1 現時点では，栄養問題なし

[片桐義範：栄養診断(栄養状態の判定)，改訂新版　栄養管理プロセス(栄養管理プロセス研究会監)，p.62-64，第一出版，2022 より許諾を得て改変し転載]

根拠を，栄養評価(栄養アセスメント)データや徴候，症状で示し，栄養素の過不足が生じている根本的な原因を適切な言葉や文字で明確に示して，患者の栄養問題が生じている根本的な原因や要因に対して介入し，栄養状態を改善させるための栄養介入計画を立案していく．

栄養評価(栄養アセスメント)は基本的な過程であるが，栄養診断(PES)や栄養介入計画の精度を左右する，とても重要な事項であるため，栄養アセスメントの五つの領域から科学的根拠に基づいて慎重に解釈し検証していかなければならない．

❸ 栄養診断(PES)

栄養診断コード・用語を用いて栄養診断を行い，その根拠を示す PES 報告を作成する

国際標準化のための「栄養管理プロセス」では，栄養評価(栄養アセスメント)で得られた，それぞれのデータや徴候，症状，栄養問題が生じている原因・要因などから栄養状態を総合的に判定するための栄養診断のコード・用語が定められている(**表 10-2**)．

栄養診断コード・用語は「NI(nutrition intake, 摂取量)」「NC(nutrition clinical, 臨床栄養)」「NB (nutrition behavioral/environmental，行動と生活環境)」「NO(nutrition other，その他の栄養)」の四つの領域から各栄養診断コード・用語が設定されている．

医師の医療診断の用語は，アルコール性脂肪肝，慢性糸球体腎炎，妊娠糖尿病などがあるが，栄養診断のコード・用語は，栄養補給法である「経口栄養補給法」「経腸栄養補給法」「静脈栄養補給法」を総合的にとらえ，たとえば，対象者の，現在の摂取量(補給量)を評価し，必要エネルギー量や栄養素量に対して「NI-1.2 エネルギー摂取量不足」や「NI-2.4 経腸栄養量過剰」「NI-3.1 水分摂取量不足」「NI-5.7.1 たんぱく質摂取量不足」など栄養に限局した判定内容となっており，エネルギー量や栄養素摂取(補給)量の過不足を基本として判定する．

栄養診断コード・用語が確定したら，栄養診断の根拠を明確に示すため **PES 報告**を作成する(PES

B. 栄養管理プロセスの実践　107

Sの根拠に基づき，

> 栄養介入計画　P(plan)
> 　Mx）monitoring plan（栄養モニタリング計画）と関連付けて記載する.

Eが原因となった（関係した），

> 栄養介入計画　P(plan)
> 　Rx）therapeutic plan（栄養治療計画）
> 　Ex）educational plan（栄養教育計画）
> と関連付けて記載する.

Pの栄養状態である

図 10-2　PES 報告と栄養介入計画と関連（リンク）

［木戸康博：栄養管理プロセスの活用，改訂新版　栄養管理プロセス（栄養管理プロセス研究会監），p.12，第一出版，2022 より許諾を得て転載］

報告は，栄養診断コード・用語一つに対して一つの PES 報告を作成する）.

　PES 報告は，「S(signs/symptoms)の根拠に基づき，E(etiology)が原因となった（関係した），P (problem or nutrition diagnosis label)の栄養状態である」というように，要点のみを明確に記載し簡潔な一文で記録する*（図 10-2）.

　PES の P は，患者の栄養診断コード・用語の提示，E は，患者の栄養状態を悪化させている根本的な原因や要因，S は，栄養診断を決定する際に用いた問題となっている栄養評価（栄養アセスメント）データや徴候，症状である. PES の記録は，基本的事項を理解したうえで症例検討を繰り返しながら身に付けていかなければならない.

❹ 栄養介入計画

🥕　栄養介入計画は，PES 報告と連動（リンク）させて立案することがポイントである

　栄養介入計画（P：plan）は，Mx）monitoring plan（栄養モニタリング計画），Rx）therapeutic plan（栄養治療計画），Ex）educational plan（栄養教育計画）の領域から立案していく.

　栄養介入計画のポイントは，**PES 報告と栄養介入計画［Mx)，Rx)，Ex)］を必ず連動（リンク）させ，栄養状態に問題が生じているその原因に対して根拠のある栄養介入計画を立案する**ことである（**図 10-2**）.

❺ 栄養モニタリング

　栄養モニタリングでは，PES 報告で示している S(signs/symptoms)の問題となっているデータや徴候，症状などを経過観察しながら栄養状態が改善しているのか，変わらないのか，悪化しているのか，その推移を再評価していく.

　しかし，栄養問題が生じている原因や要因に対して**栄養介入しても，PES 報告の S(signs/symptoms)の問題となっているデータや徴候，症状が改善しない場合は，PES 報告の E(etiology)の患者の栄養状態を悪化させている根本的な原因や要因が別の所に潜んでいるか，モニタリングしているデータや徴候，症状などの項目が，それと異なっている可能性がある**ので，もう一度，栄養評価（栄養アセスメント）を実施し，各種データや徴候，症状，根本的な原因や要因について再評価する必要が

---

*英語は結論を先に伝える文章構成となっているので「P・E・S」の順番となるが，日本語は結論が最後にくる文章構成なので「S・E・P」の順番で記載する.

ある．この手順にしたがって，PDCA サイクルを繰り返して起動させ，患者の栄養状態を悪化させている根本的な原因を見つけるまで探っていかなければならない．

栄養管理記録

栄養管理プロセスの栄養管理記録方式は SOAP（☞第9章参照）を用い，「A(assessment)」の欄に「栄養状態の総合的な判定」として栄養診断の根拠を「PES 報告」で記載しなければならない．

「P(plan)」は，栄養問題を解決するための具体的な介入方法として一つの栄養診断コード・用語の提示に対して一つの栄養介入プランを記載するのが望ましいが，複数の栄養診断コード・用語ごとに栄養介入計画を作成した場合，栄養介入プランが重複することも多いため，栄養診断コード・用語が複数ある場合でも栄養介入計画は，Mx)，Rx)，Ex) としてまとめて記載してもよい．

栄養管理プロセスと多職種連携

医療施設の管理栄養士に求められているものは，栄養管理プロセスを用いた，栄養評価（栄養アセスメント），栄養状態に問題が生じている根拠と原因や要因を明確に示した栄養診断（PES）と，栄養状態に問題が生じている根本的な原因や要因を改善するための根拠のある栄養介入計画をチーム医療の中で提案し，患者の栄養状態を維持，改善させ患者治療に貢献することである．

練習問題

 栄養管理プロセスについて，正しいものに○，誤っているものに×をつけよ．
(1) 栄養管理プロセスは，わが国だけが実施しているシステムで国際的な取り組みではない．
(2) 栄養管理プロセスは，「栄養評価（栄養アセスメント）」「栄養診断（PES）」「栄養介入」「栄養モニタリングと評価」の四つの過程で構成されている．
(3) 栄養評価（栄養アセスメント）と栄養診断（PES）の関係は，栄養評価（栄養アセスメント）は栄養状態の総合的な判定であり，栄養診断（PES）は栄養状態の評価という概念である．
(4) 栄養評価（栄養アセスメント）項目は，「食物，栄養関連の履歴」「身体計測」「検査データ，医学検査」「栄養に焦点を当てた身体所見」「既往歴」で構成される．
(5) 栄養診断コード・用語は，「NI(nutrition intake，摂取量)」「NC(nutrition clinical，臨床栄養)」「NB(nutrition behavioral/environmental，行動と生活環境)」「NO(nutrition other，その他の栄養)」の領域にこだわる必要はない．
(6) PES 報告は，「S(signs/symptoms) の根拠に基づき，E(etiology) が原因となった（関係した），P(problem or nutrition diagnosis label) である」と簡潔に記載する．
(7) 栄養介入計画 (P：plan) の Mx) monitoring plan（モニタリング計画）には，栄養状態を悪化させている根本的な原因や要因を記載する．
(8) 栄養管理記録は，患者の栄養介入状況に応じて記載するため，あらかじめ形式を定めなくてもよい．
(9) 栄養診断コードが二つある場合でも PES 報告は一つにまとめて記載しなければならない．
(10) PES 報告の記載内容と栄養介入計画は連動（リンク）させて記載する．

11 薬と栄養・食物の相互作用

学習目標

❶ 薬により起こる栄養状態の変化が説明できる.

❷ 薬により起こる栄養素の体内代謝の変化が説明できる.

❸ 薬物療法に及ぼす食品の影響が説明できる.

A 医薬品が栄養・食事に及ぼす影響

❶ 栄養素摂取量の減少・増加

薬は栄養素摂取量に影響を及ぼす

薬の服用により食事の摂取量の減少や増加がみられることがある. 原因はさまざまであるが, このように薬を使用したことで, 過食して体重が増加したり, 食欲が減少し体重減少がみられた場合は注意が必要である.

a 味覚の変化

薬の服用による**味覚の変化**は食欲の低下の原因となる場合が多い.

化学療法薬は, 粘膜など, 再生速度の速い細胞に影響を及ぼす. 粘膜に炎症を及ぼし, 口腔内では口唇炎, 舌炎などを起こし, 胃内では胃炎を発症する.

また, 細菌感染の治療と予防に用いられるサルファ剤(スルフォンアミド)は食物の味をわからなくする作用がある.

重金属の生体への作用を除去する重金属拮抗薬やアンギオテンシン系降圧薬であるカプトプリル(カプトリル®)は, 服用により金属味覚を消失する.

血糖コントロールに用いられるスルホニル尿素 sulfonyl urea 剤(SU 剤)やアルコール中毒の治療に用いられ, アルデヒドデヒドロゲナーゼの活性を阻害するジスルフィラム(ノックビン®)なども味覚の変化を誘発する.

b 食欲の変化

食欲の変化は, 薬を意図的に利用する場合と意図的でない副作用として起こる場合がある.

1) 食欲の低下

食欲を低下させる薬では, 意図的でない場合と意図的に用いる場合がある.

① 意図的でない場合

意図的でない食欲の低下をもたらすものとして, 抗生物質や抗がん薬のほか, ベンゾジアゼピン系薬とは異なる抗痙れん薬, パーキンソン Parkinson 病の治療に用いるレボドパ, カリウムの尿中損失と, クリアランスの低下に伴う尿酸値の上昇をもたらすサイアザイド系利尿薬などがある. また, 多くの薬

が食欲の低下を引き起こす.

② 意図的に用いる場合

覚醒アミンのアンフェタミンに類似した作用で，食欲を抑制して体重調節の補助として，高度肥満症に用いられるマジンドール（サノレックス®）があげられる.

2） 食欲の増加

食欲を増加させる薬としては抗炎症薬があるが，胃酸の分泌を促進するステロイド薬，黄体ホルモン様の酢酸メゲストール，男性ホルモン様のアンドロゲン薬，抗痙れん薬，筋肉弛緩作用を有するベンゾジアゼピン系薬，鼻アレルギーなどに用いられる抗ヒスタミン薬，血糖の低下に唯一作用するホルモンのインスリン，尿路感染の予防や治療に用いたり，精神安定薬でもあるフェノチアジン系抗ヒスタミン薬，膵臓ランゲルハンス島のβ細胞を刺激する作用のあるSU剤，胃血流改善による食欲亢進作用のある抗うつ薬，とくに，ベンズアミド系抗精神病薬であるスルピリド（ドグマチール®）などがあげられる.

c 口渇（口内乾燥症）

粘膜の炎症を引き起こす化学療法薬では，口渇が起こりやすくなる場合がある. また，利尿薬の服用により体内の水分が失われると喉の渇きが認められる.

d 嘔気，嘔吐

多くの抗生物質や化学療法薬は，嘔気や嘔吐の症状を呈する. サイアザイド系利尿薬も嘔気や嘔吐を誘発することがある.

e 多尿による排尿回数の増加による不快感

カリウムの尿中排泄増加を伴うサイアザイド系，カリウム保持性の比較的高いループ系などの低カリウムになる場合もある利尿薬も，多尿による排尿回数の増加による不快感をもたらす.

血糖値の上昇をもたらすグルカゴン製剤は，一過性の高血糖状態を引き起こすため利尿作用をもたらし，同様の不快感をもたらす.

❷ 栄養素の吸収の減少

薬の種類によっては栄養素の吸収が減少する

a 嘔　吐

嘔吐が続くと，食物の腸管への通過量が減少することに伴い，栄養素の吸収が減少してしまう. このような薬の代表例としては抗生物質や化学療法薬があげられる.

b 下　痢

下痢もまた便中に栄養素が損失することで，栄養素の吸収の減少を招く.

抗生物質は腸粘膜の損傷を引き起こし，下痢を誘発する. また胆汁の検査に用いられることのある硫酸マグネシウムなどのマグネシウム含有薬も下痢症状を誘発する.

また，検査薬などで高浸透圧負荷のかかる薬剤は，腸管の浸透圧の上昇に伴い水分が腸管内に増加し，便の水分量が増すため下痢を起こしやすくする.

ソルビトール含有剤のように非吸収性物質でコーティングされた薬剤も下痢を起こしやすくする.

A. 医薬品が栄養・食事に及ぼす影響　111

c 胃腸の運動性の変化

1）運動性の低下：便秘

中枢神経系に抑制的に働き，抗てんかん薬として用いたり，鎮静，催眠や麻酔作用のあるバルビツール酸系薬，モルヒネおよびアヘンの一成分であるコデインなどのオピオイド薬は，胃腸の蠕動運動を低下させ，弛緩性の**便秘**になりやすい．

2）運動性の亢進：下痢

脳幹に作用し嘔吐を抑制するメトクロプラミド（プリンペラン®），緩下薬，副交感神経を刺激し胃腸運動を促進するコリン作動薬は，腸管の蠕動運動を亢進し，それが急激な場合は**下痢**を引き起こす．

d 消化管粘膜の傷害

前述のとおり，化学療法薬や抗生物質療法を長期にわたり継続すると，**消化管粘膜**が傷害を起こす．

ヒスタミン H_2 拮抗薬であるシメチジン（タガメット®）やファモチジン（ガスター®）などは，塩酸（HCl）産生の減少または pH の上昇を引き起こし消化管粘膜を傷害する．

ビサコジル（テレミンソフト®）は腸粘膜の ATPase（アデノシン三リン酸分解酵素）の活性を抑制し，腸粘膜の運動を不活化する．

また，鎮痛薬であるコルヒチン，鎮痛や下熱作用のあるサリチル酸系薬およびアスピリン，インドメタシン，抗ヒスタミン薬などの非ステロイド系抗炎症薬も消化管粘膜の傷害を起こす場合がある．

❸ 栄養素の吸収・必要量の増加

> 薬の種類によっては栄養素の吸収・必要量が増加する

a 代謝的需要の増加

抗真菌性抗生物質であるアムホテリシン B（ファンギゾン®シロップ）の使用による発熱や悪寒は，エネルギー消費量を増大させるため**エネルギー必要量が増加**する．

また，化学療法薬の使用により体内の異化が亢進し，エネルギー消費量が増加する．

b 高血糖症

ステロイドはインスリンに対する組織の抵抗性の増大により高血糖症状を招く．

また，化学療法薬，気管支拡張薬および強心薬として用いるカフェイン類似作用のあるテオフィリン（テオドール®）も血糖値の上昇を誘発する．

c 脂質代謝の変化

T 細胞活性の抑制により臓器移植後の拒絶反応抑制に用いられるシクロスポリンは**脂質代謝の変化**をもたらす．

テストステロンなどの男性ホルモン様のアンドロゲン薬は，血中のコレステロールや中性脂肪の低下に伴い**体脂肪の減少**を招く．

また，卵胞ホルモンであるエストロゲン薬は，血中の高比重リポたんぱく質 high density lipoprotein（HDL）コレステロール（HDL–C）の上昇と，低比重リポたんぱく質 low density lipoprotein（LDL）コレステロール（LDL–C）の低下を起こす．

一方，黄体形成ホルモンにより分泌を誘発される黄体ホルモン製剤（プロゲスチン製剤）は，体脂肪の

蓄積を増加させるように作用する.

d 粘膜への影響

緩下薬や，細胞の有糸分裂阻害作用を示す痛風発作緩解薬であるコルヒチンは，粘膜の活性の低下をもたらすので，下痢や胃腸障害などの副作用が報告されている．そのため服用は医師の指示のもと，必要な時のみ少量，短期間にする.

❹ 栄養素排泄の変化

薬の種類によっては栄養素の排泄を変化させる

a 胃腸の運動性の亢進

ラクツロース（モニラック®）や繊維含有薬は，腸管において消化吸収されないため，浸透圧性の緩下薬として利用される.

b 栄養素の吸着

アテローム性動脈硬化症に用いられるコレスチラミン（クエストラン®）は，陰イオン交換樹脂の一種であり，コレステロールを吸着して体外に排泄する作用を有する．抗結核薬イソニアジドはピリドキシンと複合体を形成して尿中に排出される.

c "節約"効果

抗アルドステロン利尿薬であるスピロノラクトン（アルダクトンA®）は尿中へのカリウムの排泄を抑制しつつ，ナトリウムの排泄を促進する.

B 医薬品による電解質の変化

❶ ナトリウム（Na）

ナトリウムは，緩下薬の使用による下痢や利尿薬による尿量の増加，体内からの排泄量の増加により損失する.

a 損 失

緩下薬や利尿薬は便や尿中へのナトリウムの排泄を促進し，体内のナトリウムの損失が生じる.

また，尿酸の尿中排泄を促進するプロベネシド（ベネシッド®）は尿酸とともにナトリウムの尿中排泄も促進する.

b 過 剰

溶血性連鎖球菌感染や梅毒の治療に用いられるペニシリンGナトリウムなど，構造上ナトリウムを含有する薬は過剰摂取を誘発する場合が多い.

また，脱水症や熱傷の治療や投薬時において体液と等張に調整されている生理食塩水の過剰投与は，ナトリウムの過剰を引き起こすことがある.

❷ カリウム(K)

a 損　失

　ループ系利尿薬であるフロセミド(ラシックス®)は,尿中へのナトリウムの排泄に伴いカリウムも排泄し,体内のカリウムの損失が生じる.

　緩下薬は,便中へのカリウム排泄を促進し,前述のプロベネシド(ベネシッド®)やアムホテリシンBも尿中カリウム排泄量を増加する.

b 過　剰

　前述の利尿薬であるスピロノラクトン(アルダクトンA®)は,カリウムの尿中排泄を促進することなくナトリウム排泄を亢進するため,Na/K比の低下が生じる.

　溶血性連鎖球菌感染や梅毒の治療に用いられるペニシリンGカリウムの使用により,血中カリウムの上昇が認められることがある.

❸ リ　　ン(P)

a 損　失

　消化性潰瘍の治療に用いられるアルミニウム含有製剤であるスクラルファート水和物(アルサルミン®)はリンの吸収を阻害する.カルシウム,マグネシウムの結合体は,リンの尿中排泄を亢進する.

　副腎皮質ホルモンであるコルチコステロイド薬もリンの尿中排泄を亢進する.

　前述の利尿薬のフロセミド(ラシックス®)およびサイアザイド系利尿薬もリンの尿中排泄を促進する.

b 過　剰

　リンを含有する薬の使用により血中リン濃度が上昇することがある.

　また,化学療法薬による細胞の崩壊によっても細胞内に存在するリンの血中への流入が起こり,血中のリン濃度は上昇する.

❹ マグネシウム(Mg)

a 損　失

　医薬品ではエリキシル剤などのアルコールや利尿薬,泌尿器系の悪性腫瘍に用いられる化学療法薬のシスプラチン,真菌感染に用いられるアムホテリシンB,臓器移植時に用いられるシクロスポリン,尿酸の尿中排泄を促進するプロベネシド,非経口的に緑膿菌や変形菌の感染治療に用いられるペニシリン系抗生物質のカルベニシリンなどはマグネシウムの尿中排泄を促進する.

b 過　剰

　腎疾患や下痢の治療に用いられる硫酸マグネシウムなどのマグネシウム含有制酸薬は,薬剤摂取によるマグネシウムの過剰摂取を助長する.

5 カルシウム（Ca）

a 損 失

1）排泄の増加

フロセミド（ラシックス®），カリウム保持性の利尿薬である抗アルドステロン薬（トリアムテレン），痛風治療薬のプロベネシド，アムホテリシン B，骨からのカルシウムの放出を抑制し，腎におけるカルシウムの再吸収を抑制するカルシトニン，抗痙れん薬であるフェニトイン，抗がん性の抗高カリウム血症薬であるミトラマイシンなどにより尿中へのカルシウムの排泄が増加する．

2）吸収不良

コルチコステロイド薬や抗痙れん薬のフェニトインおよび鎮痛，催眠効果と抗てんかん作用を有するフェノバルビタールなどは，カルシウムの腸管における吸収を抑制する．

b 過 剰

骨粗鬆症の薬であるアルファカルシドール（アルファロール®）やカルシトリオール（ロカルトロール®）などによるビタミン D の過剰摂取はカルシウムの過剰を招くことがある．

C 栄養・食品が医薬品に及ぼす影響

1 薬の吸収

食品は薬の吸収に対して影響を及ぼす

① 食品は胃内滞留時間に影響を及ぼす．熱い食品，脂質およびたんぱく質は胃内滞留時間を遅延する．
② 食品は薬の分解や溶解に影響を及ぼす．
③ 空腹時には胃内で吸収される薬（アスピリンなど）が速やかに吸収される．
④ 食品の組成により胃腸の pH が変化し，受動拡散による吸収が影響を受ける．

2 薬の生物学的有効性 bioavailability

投与された薬物が，どれだけ全身の循環血中に到達し，作用するかの指標であり，生物学的利用率（体循環液中に到達した割合，extent of bioavailability）と生物学的利用速度（rate of bioavailability）で表される．体内の循環血液中に入った薬物量は直接測定することができないため，薬物血中濃度の時間経過を表したグラフ（薬物血中濃度−時間曲線）を用いて評価する．一般に，静脈内投与では，投与された薬物はほぼ完全に生体で利用されるが，経口投与など他の経路で投与された薬物は，消化管からの吸収効率，肝臓・消化管での代謝（初回通過効果）の影響を受けるため，生物学的利用率は血中濃度と横軸（時間軸）によって囲まれた部分の面積（薬物血中濃度−時間曲線下面積：AUC）を用いて計算する．

薬の生物学的有効性は食品や電解質濃度により変化する

① いくつかの薬は牛乳の重金属と結合して，薬の吸収が阻害される（鉄塩，テトラサイクリン，フェニトインナトリウムなど）．
② 双極性障害に用いられる炭酸リチウム（リーマス®）はナトリウム，カリウムといった体内の電解

C. 栄養・食品が医薬品に及ぼす影響 **115**

表 11-1 薬により欠乏を起こすことがある栄養素

薬	欠乏を起こす栄養素	症 状
バルビツール酸系薬剤	リボフラビン	口角粘膜の蒼白および浸軟(口角炎)ならびに唇表面の朱色化(口唇炎)
抗痙れん薬,グルココルチコイド	ビタミン D	筋肉痛,筋力低下,骨痛
クマリン系抗凝固薬,抗生物質	ビタミン K	下血,頭蓋内出血
成分栄養剤	必須脂肪酸	皮膚の弾力性低下,発赤のある湿疹,脱毛,魚鱗癬様変化,ミトコンドリアの膨潤,NADH の酸化能遅延,易感染性,毛細血管・爪の脆弱化,不感蒸泄増加と水分摂取量増加,発育遅延
フィチン酸,EDTA,ペニシラミン	亜鉛,銅	皮膚炎・脱毛,貧血,味覚異常,発育障害,性腺機能不全,食欲低下
ポラプレジンク	銅	骨や血管の異常,神経・精神発達遅延,貧血,白血球減少,ミエロパチー

質に作用し,神経細胞間の電気刺激の伝達に影響を与える.

❸ 薬による生体内変化

薬の種類によっては生体内の代謝変化が生じる

　① 一般的傾向として,脂溶性の薬を水溶性の化合物に変換することで,薬を排泄するためにシトクロム P450 の酵素系が働き,薬を解毒,分解する.

　② 栄養素の欠乏が起こる(たんぱく質,アミノ酸,ビタミン C・D・A,必須脂肪酸,亜鉛,銅,セレン,カリウムなど).代表的なものを**表 11-1** に示す.

❹ 薬の排泄

食品によっては薬の排泄が亢進する

　① 炭火焼きの肉の摂取により薬の排泄が亢進する.

　② 高たんぱく質,高繊維食は薬の排泄を促進する(例:テオフィリン,フェニトインなど).

　③ 酸性食品の過剰摂取は尿を酸性化する(酸性尿はアンフェタミン薬のクリアランスを亢進する).

　④ アルカリ性食品の過剰摂取は酸性の薬の排泄を亢進する(例:フェノバルビタール).

❺ 薬により起こる栄養素の腸管吸収障害 (表 11-2,表 11-3)

薬の種類によっては栄養素の腸管吸収障害が起こる

1) 制酸薬

　炭酸水素ナトリウム($NaHCO_2$),酸化マグネシウム(MgO)および水酸化マグネシウム[$Mg(OH)_2$]などの制酸薬は,腸管における pH の上昇をもたらしリボフラビンの吸収を阻害するため,血中マグネシウム値を確認するとともに血中リボフラビン値の観察が必要となる.

2) 抗痙れん薬

　抗痙れん薬の長期投与は,葉酸の消化管における吸収障害や体内における消費量を増加させる.また,ビタミン D に対しては,不活性型への代謝が亢進し,活性型ビタミン D が欠乏するため,消化管にお

表 11-2 吸収障害を起こす薬	表 11-3 消化障害を起こす薬
・ビグアナイド類 biguanides ・コルヒチン cholchicine ・ネオマイシン neomycin ・パラアミノサリチル酸 　para-aminosalicylic acid	・α-アミラーゼ阻害薬 　α-amylase inhibitors ・α-グルコシダーゼ阻害薬 　α-glucosidase inhibitors ・アカルボース acarbose

けるカルシウムの吸収障害を起こすので，これらの栄養素レベルを観察する．

3) 降圧薬

メチルドパ水和物などの降圧薬は，自己免疫系の作用により，葉酸，ビタミン B_{12} および鉄の吸収障害をもたらすため，栄養素レベルを観察し，必要ならば補足する．

4) 抗感染症薬

消化管の殺菌に用いられるネオマイシン，結核に用いられるサイクロセリン，グラム陽性菌などに用いられるエリスロマイシン，大腸菌などのグラム陰性菌やストレプトマイシン耐性の結核菌に用いられるカナマイシン硫酸塩などは，胆汁酸の隔離や構造的欠損により窒素(たんぱく質)，脂質，カルシウム，ナトリウム，カリウム，マグネシウム，鉄，ビタミン A・B_{12} および葉酸の吸収を阻害する．各栄養素レベルを観察し，必要ならば補足する．

腸内の抗菌作用があり，潰瘍性大腸炎などに用いられるサラゾスルファピリジンは，腸粘膜の遮断により葉酸の腸管吸収を阻害する．このため貧血の観察が必要となる．

気道感染症に用いられるアクロマイシン V® などのテトラサイクリン系薬は，二価または三価のカチオン(陽イオン)を形成するため鉄の吸収に影響を及ぼす．このため食後1～2時間経過してからの投薬が望ましい．

抗結核薬であるパラアミノサリチル酸カルシウム(ニッパスカルシウム®)により，機序は不明だが，脂肪吸収の障害や，カルシウム，マグネシウム，鉄，葉酸およびビタミン B_{12} が損失される．ビタミン B_{12} 取り込みの際に粘膜の遮断が起こり巨赤芽球性貧血をもたらす．栄養素レベルを観察し，必要ならば補足する．

5) 抗炎症薬

痛風治療薬であるコルヒチンなどの抗炎症薬は，有糸分裂を阻止することから消化管の構造的欠損や酵素の障害などの消化管粘膜の障害を引き起こし，脂肪，カロテン，ナトリウムおよびビタミン B_{12} などの腸管吸収を阻害する．ビタミン A・B_{12} および電解質を観察し，必要ならば補足する．

強力な抗炎症作用をもたらすグルココルチコイド剤(デキサメタゾン)は葉酸の損失をもたらし，巨赤芽球性貧血を招く．

6) 抗がん薬

慢性リンパ性白血病に用いられるメトトレキサート(MTX)* などの抗がん薬は，粘膜の障害を起こし，葉酸，ビタミン B_{12} およびカルシウムの吸収を阻害する．血中の葉酸およびビタミン B_{12} の観察が必要となる．

7) 避妊薬

エストロゲンを含む避妊薬はビタミンCの損失を招く．

8) ワーファリン®と食品の相互作用

ワーファリン®は血液凝固反応を促進するビタミンKに抑制的に働くため，ビタミンKの大量摂取はワーファリン®の作用に抑制的に働く．ワーファリン®を摂取している場合は，ビタミンKの含有量

---

*メトトレキサート：メトトレキサート自体は葉酸拮抗薬である．

C. 栄養・食品が医薬品に及ぼす影響　117

が高かったり，ビタミン K を増やす食品の摂取を制限する必要がある．

❻ 薬の作用に影響を及ぼす食品，栄養素

薬の作用に影響を及ぼす食品や栄養素がある

a　ワーファリン®と食品

1）納　豆

　納豆を製造する際に用いられる納豆菌は，大量のビタミン K を含むと同時に腸管内においてビタミン K を産生する．このビタミン K がワーファリン®の効果を弱くしてしまう．そのため，ワーファリン®を服用している場合は納豆の摂取を制限する．

2）野　菜

　カブラ菜，キャベツ，ブロッコリー，ホウレンソウ，レタスなどの大量摂取でワーファリン®の抗血液凝固作用が抑制されたとの報告がある．しかし，これらの研究に用いられた野菜の摂取量は，一般的には考えられない量なので，日常摂取量(300～350 g/日)であればほとんど問題は起こらない．しかし，100％野菜ジュースはこの量を超えて摂取してしまうことがあるので注意する．

3）クロレラ

　クロレラは，ビタミン K の含有量が高い食品(3,600 μg/100 g)に分類されるので，ワーファリン®服用中のクロレラの摂取は避ける．

4）アルコール

　アルコールは，肝臓におけるワーファリン®の代謝を抑制し，血中にワーファリン®が蓄積したり，腸管におけるワーファリン®の吸収を促進し，その効果が強化され，出血しやすくなる．一方，アルコールの利尿作用により，ワーファリン®の尿中への排泄が促進し，十分な治療効果が得られない場合もある．

5）ビタミン A，ビタミン E，ビタミン C

　ビタミン A および E は，ワーファリン®の効果を増強し，出血傾向を示す．ビタミン A の多い食品はレバー，ウナギ，ニンジン，ホウレンソウ，シュンギクなどで，ビタミン E の多い食品は，植物油，魚，卵，胚芽，ナッツ類などであり，これらの一度の大量摂取は控える．また，ビタミン C の極端な大量摂取も，ワーファリン®の効果を増強し，出血傾向を示すので注意する．

b　カルシウム拮抗薬とグレープフルーツの関係について

　グレープフルーツジュースとカルシウム拮抗薬の相互作用において，グレープフルーツに含まれるフラノクマリンが，小腸上皮細胞や肝臓にあるシトクロム P450 の一つである CYP3A4 という酵素のカルシウム拮抗薬に対する代謝(分解)作用を阻害する．そのため，カルシウム拮抗薬の吸収量が増大し血中濃度が高くなるため，低血圧を起こすという副作用が知られている．フラノクマリンは砂嚢(内皮部分，渋みのある部分)に多く含まれ，グレープフルーツジュースの種類によっては外皮を含む丸ごとのグレープフルーツを用いて製造することから，グレープフルーツジュース飲用による副作用が起こりやすいといわれている．副作用を起こすグレープフルーツジュースの摂取量は，かなり個人差があることが明らかにされており，グレープフルーツジュース 200 mL/日の飲用でも発生する可能性があると報告されている．

　よって，カルシウム拮抗薬を使用している患者へのグレープフルーツジュース摂取を制限する指導は必要であると考えられる．

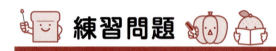

 薬と栄養について，正しいものに○を，誤っているものに×をつけよ．
(1) マジンドールは，食欲の増加をもたらす．
(2) テストステロンは，体脂肪の減少を招く．
(3) コルチコステロイドは，リンの尿中排泄を抑制する．
(4) 抗痙れん薬は消化管におけるカルシウムの吸収障害を起こす．
(5) グレープフルーツジュースはカルシウム拮抗薬の効果を抑制する．

疾患・病態別栄養管理

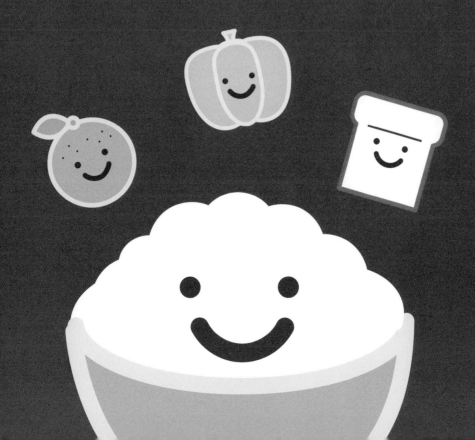

12 栄養障害

栄養障害には**過栄養**と**低栄養**がある．低栄養は日常食が摂取できている場合では出現はまれであるが，食生活が極端に偏っている場合や，疾病に伴う食欲不振，神経性やせ症，消化管切除術後の吸収障害，肝障害や腎疾患，呼吸器疾患による栄養素の代謝不良，失血や滲出液による喪失，長期の輸液や栄養剤中心の栄養補給などでみられる（表 12-1）．

一方，過栄養には，生活習慣病のリスクファクターとして問題となっている肥満や，健康志向などにより普及しているビタミンやミネラルなどのサプリメントの過剰摂取による過剰症がある．『日本人の食事摂取基準』には，過剰摂取が問題となるビタミン，ミネラルについて耐容上限量が示されている．

A たんぱく質・エネルギー栄養障害（PEM），栄養失調症 —·—·—

❶ 疾患の概要

定義 ✚　**たんぱく質・エネルギー栄養障害** protein energy malnutrition（PEM）は**クワシオルコル** kwashiorkor と**マラスムス** marasmus が典型的なタイプである．クワシオルコルは主にたんぱく質の摂取不足によるものであるのに対し，マラスムスはエネルギー，たんぱく質の摂取がともに不足し引き起こされる病態である．しかし，厳密に分類することは難しく，臨床ではこれらが混在したタイプを示すことが多い．PEM は，ながらく発展途上国における乳幼児の健康問題として取り上げられているが，わが国においても神経性やせ症の患者や咀嚼・嚥下機能に障害のある高齢者などでみられる．

症状 ✚　クワシオルコル型では，たんぱく質の摂取不足による低アルブミン albumin（Alb）血症やそれによる浮腫，肝臓でのアポタンパク質の合成低下による肝臓への脂肪蓄積

表 12-1　低栄養を起こす要因

食物摂取障害	視床下部の器質性障害，神経性やせ症，神経疾患による拒食，その他の摂食障害，神経・筋疾患による咀嚼・嚥下などの障害，口腔疾患，食道・胃の通過障害，妊娠悪阻，呼吸器・心疾患に伴う食欲不振，消化器疾患に伴う食欲不振，副腎皮質不全に伴う食欲不振，種々の全身疾患（熱性疾患，手術，外傷，疼痛など），薬物の副作用による食欲不振（がん化学療法など）
吸収障害	消化液分泌障害，消化管運動の亢進，有効吸収面積の減少（短腸症候群など），吸収機構の内因性障害
利用あるいは貯蔵の障害	糖尿病，肝疾患，脂肪萎縮性糖尿病
喪失	乳汁分泌，滲出液の漏出，失血，尿糖
代謝あるいは異化の亢進	運動の過剰，甲状腺機能亢進症，褐色脂肪細胞腫，発熱・妊娠・急激な成長，薬物（甲状腺ホルモンなど），悪性腫瘍

［木戸康博：栄養科学シリーズ NEXT 臨床栄養管理学各論（寺本房子，市川　寛編），p.77, 講談社サイエンティフィク，2005 を参考に作成］

が引き起こされ(脂肪肝),肝腫大がみられる.その他,貧血などもみられ,体重の低下は軽度(60〜80％程度)である.マラスムス型では,低アルブミン血症は軽度で,浮腫はほとんどみられないが筋肉や体脂肪が喪失し,著明な体重減少(標準体重の60％未満)がみられる.免疫機能が低下するため,感染症を発症しやすい状態であることにも注意が必要である.

❷ 栄養アセスメント

身体計測や食事の摂取状況,血液検査データなど総合的に栄養状態を評価する.また,PEM の要因を把握することも重要である.

身体計測✚

身長,体重から体格指数 body mass index(BMI),平常時体重比 percent usual body weight(％UBW),体重の変化率を算出する.上腕周囲長 arm circumference(AC)や下腿周囲長 calf circumference(CC)などを測定し,年齢・性別当たり基準値と比較し,骨格筋量や体脂肪量を評価する.また,体組計などを用いた体脂肪(率)や筋肉量の測定も簡便で有用である.

臨床検査✚

血液検査データでは Alb,血清総たんぱく質 total protein(TP),ヘモグロビン hemoglobin(Hb),総リンパ球数 total lymphocyte count(TLC),総コレステロール total cholesterol(TC)などを参考にする.また,その際には患者の浮腫や脱水,炎症の有無などにも注意が必要である.

食生活状況調査✚

食欲の状況を調査し,食事摂取状況から摂取栄養素量などを把握する.

❸ 栄養ケア

栄養ケアの意義と原則✚

低栄養状態では免疫力が低下し,感染症を発症しやすくなる.疾病治癒の遅延が生じ,術後では合併症の発生率が高くなる.このことは,入院期間の延長や治療費の増加につながる.十分な栄養量を補給して栄養状態を改善することは,これらのリスクを軽減させることにつながる.また,栄養状態を改善することで,生活の質 quality of life(QOL)の向上や日常生活動作 activity of daily living(ADL)の改善が期待できる.

栄養ケアの実際✚

① エネルギー摂取不足ではたんぱく質の利用効率が低下するため,十分なエネルギー量の確保が基本となる.1 日のエネルギー必要量は,基礎エネルギー消費量 basal energy expenditure(BEE)に活動係数,ストレス係数を掛けて算出する.たんぱく質量は,体重当たり 1.2〜1.5 g の良質たんぱく質食品での摂取を促す.脂質,ビタミン,ミネラルは食事摂取基準に準じる.ただし,長期間の飢餓など慢性的な栄養不良状態が続いている患者に対し,急激な栄養補給を実施することはリフィーディングシンドローム refeeding syndrome(RFS)を招くおそれがあるため,その場合はこれに該当しない(☞後述の「5 その他(リフィーディングシンドローム,再栄養症候群)」参照).
② 栄養補給は基本的には**経腸栄養法**を優先し,どうしても無理な場合に非経腸的な補給(静脈栄養法)を用いる.経腸栄養法を導入する際には,消化管の状態や咀嚼・嚥

下障害の有無を考慮して，経口栄養法もしくは非経口栄養法を選定する．また，経口栄養法を採用しても患者が一度に十分量食べられない場合は，間食や栄養補助食品の導入も考慮する．

③ 腎疾患や肝障害などの基礎疾患がある場合では，これらの栄養・食事療法の基本に準じて必要栄養量や栄養バランスを決定する．

④ 栄養ケアと同時に栄養補給の重要性や給与している食事の特徴について栄養食事指導を行い，栄養・食事療法に対する理解を深める．

❹ モニタリングと再評価

栄養・食事摂取量の調査，体重の変化，臨床検査データをモニタリングして，再評価する．栄養補給開始直後はトランスサイレチン（プレアルブミン），トランスフェリン，レチノール結合たんぱくなどのターンオーバー（代謝回転）の速い血漿たんぱく質 rapid turnover protein（RTP）を参考にして栄養補給量の適否を判断する．栄養素摂取量や補給量に比較して体重増加や症状の改善がみられない場合は，給与栄養量の再設定を検討する．また，栄養補給開始後に過度の栄養補給を行うと肝障害がみられる場合があるため，アスパラギン酸アミノトランスフェラーゼ aspartate aminotransferase（AST），アラニンアミノトランスフェラーゼ alanine aminotransferase（ALT）などのモニタリングを怠らないようにする．たんぱく質供給が過剰となり**血清尿素窒素** blood urea nitrogen（BUN）濃度の上昇がみられる場合がある．とくに，腎機能が低下している高齢者で注意する．

❺ その他（リフィーディングシンドローム，再栄養症候群）

長期の栄養欠乏状態では糖質摂取量減少のためインスリン分泌が減少し，糖質の代わりに遊離脂肪酸とケトン体がエネルギー源として使われる．その結果，細胞内電解質である，リン，カリウム，マグネシウムが枯渇する．このような状況下で急激な栄養補給（とくに静脈栄養法）を行い，エネルギー源が脂質から糖質に切り替わると，インスリン分泌が増加し，ブドウ糖を細胞内に取り込むと同時に，血液中のリン，カリウム，マグネシウムの細胞内取り込みが促進され，低リン血症，低カリウム血症，低マグネシウム血症を呈する．とくにリンの細胞内への移動が大きく，重篤な低リン血症によって心不全，横紋筋融解，呼吸不全，不整脈などをきたす．

リフィーディングシンドロームに陥りやすいリスク因子を**表12-2**に示した．リフィーディングシンドロームの発症予防のためには，エネルギー投与量を 10 kcal/現体重 kg/ 日を目安に開始し，徐々に増量していくことが重要である．また，ビタミンも欠乏状態にあることから，ビタミン B_1 の大量投与を考慮する．血糖値，電解質，ビタミン B_1 をモニタリングし，必要に応じて補給していくことが重要である．

B ビタミン欠乏症・過剰症 —─━─━─━─━─━─━

❶ 疾患の概要

定義✚　**ビタミン欠乏症**は，長期にわたり特定のビタミンが欠乏することにより臨床症状が

表 12-2 リフィーディングシンドロームに陥りやすいリスク因子

右の項目が一つ以上	・BMI ＜ 16 kg/m² ・過去 3 〜 6 ヵ月以内で 15%以上の意図しない体重減少 ・10 日間以上の絶食，またはほとんど食事を摂取していない ・再栄養前の血清カリウム，リン，マグネシウム低値
右の項目が二つ以上	・BMI ＜ 18.5 kg/m² ・過去 3 〜 6 ヵ月以内で 10%以上の意図しない体重減少 ・5 日間以上の絶食，またはほとんど食事を摂取していない ・アルコール依存の既往，インスリン療法，化学療法の制酸薬，利尿薬の既往

［英国国立医療技術評価機構 National Institute for Health and Clinical Excellenece（NICE）のガイドライン（Nutrition support for adults: oral nutrition support, enteral tube feeding and parenteral nutrition. Clinical guideline［CG32］ Published: 22 February 2006 Last updated: 04 August 2017〈https://www.nice.org.uk/guidance/cg32/chapter/Recommendations#screening-for-malnutrition-and-the-risk-of-malnutrition-in-hospital-and-the-community〉〈最終アクセス：2025 年 1 月〉）を参考に作成］

出現した病態である．その原因には，妊娠や成長期，アスリートのように激しい運動を習慣的に行っている場合，体内でのビタミンの需要が高く，需要量に対し供給量が見合っていない場合や，食事摂取量が低下している高齢者・心因性摂食障害患者，胃腸切除などによる吸収障害，慢性アルコール中毒，疾患による必要量の増大，摂取不足や摂取食品の偏り，肝障害や腎障害によるビタミンの活性化障害などがある．また，抗生物質の長期使用では，腸内細菌叢のバランスに影響が生じ，葉酸 folic acid，ビオチン，ビタミン K が合成されない結果，欠乏状態となる．

一方，ビタミン過剰症は脂溶性ビタミンで報告されており，近年ではサプリメントの過剰摂取により，生じることがある．水溶性ビタミンは，尿中から排泄されるため欠乏症はみられるが，過剰症は少ない．各ビタミンの主な欠乏症と過剰症を**表 12-3**に示す．

❷ 栄養アセスメント

ビタミンの過不足により生じる臨床症状，食事調査ならびに血中ビタミン濃度などの生化学的指標により評価する．PEM ではビタミンの欠乏も予測されるが，ビタミンが潜在的に不足状態であっても，特徴的な症状は出現しないことも多いので注意する．欠乏状況の正確な判定には，血液検査が必要である（**表 12-4**）．

❸ 栄養ケア

栄養・食事療法の意義と原則✚

各ビタミンは種々の代謝に作用している．水溶性ビタミンは各種代謝の補酵素として働き，脂溶性ビタミンはそれぞれ独自の生理作用をもっていることから，必要量を満たすことは栄養素の代謝を円滑にするうえで重要である．

欠乏しているビタミンは，経腸的あるいは静脈的補給法により不足を改善する．経口摂取では，食事摂取基準を参考に，不足しているビタミン含有量の多い食品を選択する．

栄養ケアの実際✚

① 需要が高まるライフステージ（小児・成長期，妊産婦）や不足が生じやすい生活環境（高齢者世帯，単身者），食事摂取の状況，疾病とその治療，服薬状況などから不足のリスクの有無を把握する．不足しているビタミンの補給は，日常食摂取下では，ビタミン含有量の多い食品（**表 12-5**）の摂取を増やす．食事での補給が不十分あるいは

B. ビタミン欠乏症・過剰症　125

表12-3　ビタミンの欠乏症と過剰症

ビタミンと成人の推奨量もしくは目安量*	機能・作用	主たる欠乏症および病態	主たる過剰症および病態
ビタミンA 男性：850〜900 μgRAE/日 女性：650〜700 μgRAE/日	視覚機能, 生殖機能, 細胞分化, 皮膚粘膜保持, 免疫能	夜間視力減退（暗順応不良, 夜盲症）, 眼球乾燥症および角膜軟化, 発育期の成長停止, 感染症に対する抵抗力の低下	頭痛, 嘔吐, 皮膚剥落, 骨・関節痛, 大泉門膨隆（乳児）
ビタミンD 9.0 μg/日	カルシウム・リン代謝, 骨代謝, 細胞分化	くる病・骨化不全（小児）, 骨軟化症（成人）, 骨粗鬆症, 副甲状腺機能低下症, ビタミンD代謝異常に伴う諸症状（低カルシウム血症, しびれ, テタニー, 骨痛, 骨病変）	食欲不振, 悪心, 嘔吐, 腎障害（多尿, 多飲, たんぱく尿）
ビタミンE** 男性：6.5 mg/日 女性：5.0〜6.0 mg/日	生体膜脂質の過酸化抑制	赤血球の溶血亢進に伴った貧血, 小脳運動失調症, 無βリポたんぱく質血症による神経症状	現状, 報告なし（小動物レベルで, 骨粗鬆症のリスク上昇）
ビタミンK 150 μg/日	血液凝固, 骨形成	プロトロンビン減少による出血傾向（鼻出血, 消化管出血, 歯肉過長, 血尿）, 血液凝固能減退, 新生児メレナ	報告なし
ビタミンB1 男性：1.1〜1.2 mg/日 女性：0.8〜0.9 mg/日	酸化的脱炭酸反応, エネルギー代謝	脚気（末梢神経障害, 循環器症状, 浮腫, 消化器症状）, ウェルニッケ脳症, コルサコフ症候群	報告なし
ビタミンB2 男性：1.6〜1.7 mg/日 女性：1.2 mg/日	エネルギー代謝, 糖・脂質・アミノ酸代謝	口唇・口角炎, 舌炎, 脂漏性湿疹, 結膜炎, 角膜炎, 皮膚炎	報告なし
ナイアシン 男性：15〜16 mgNE/日 女性：11〜12 mgNE/日	酸化還元反応	ペラグラの諸症状（紅斑・水疱・膿疱・皮膚病変, 下痢などの消化器症状, 痙れん・知覚麻痺・運動麻痺などの神経系障害）, 口唇・口角炎および皮膚炎	大量投与により, 消化器症状（重篤な下痢や便秘, 消化不良）や肝機能障害が生じる例もある.
ビタミンB6 男性：1.5 mg/日 女性：1.2 mg/日	アミノ酸代謝, 脱炭酸反応	痙れん・嘔吐（乳児）, 小球性低色素性貧血, 多発性末梢神経障害, 口唇・口角炎および皮膚炎	脱髄性多発神経炎, 感覚性ニューロパチー
ビタミンB12 4.0 μg/日	核酸合成, メチオニン合成	巨赤芽球性貧血, 神経障害, ハンター舌炎	報告なし
葉酸 240 μg/日	核酸合成, ホモシステイン代謝	巨赤芽球性貧血, 神経管障害（二分脊椎, 無脳症, 脳室ヘルニア）	報告なし
パントテン酸 男性：6 mg/日 女性：5 mg/日	糖・脂質代謝, ステロイドホルモン合成	副腎皮質障害, 末梢神経障害（足の灼熱感, 四脚のしびれ感）, 心拍数増加, 起立性低血圧	報告なし
ビオチン 50 μg/日	糖・脂質代謝	脂漏性皮膚炎, 萎縮性舌鱗, 脱毛, 筋肉痛, 悪心, 食欲不振, 嘔吐, 神経障害	報告なし
ビタミンC 100 mg/日	酸化還元反応, コラーゲン合成	骨成長障害（小児）, 壊血病（点状皮下出血, 歯肉出血, 関節内出血, 倦怠感, 易骨折など）	報告なし

*成人の年齢区分は18〜64歳までをあげた.
**ビタミンEの目安量は男性65〜74歳で7.5 mg/日に, 男性75歳以上で7.0 mg/日に増加する. また, 女性も65〜74歳で7.0 mg/日に増加する（75歳以上は6.0 mg/日に戻る）.
RAE：レチノール当量, NE：ナイアシン当量.
［中島　啓：4. 栄養障害と代謝疾患. 健康・栄養科学シリーズ, 臨床医学, 第2版（羽生大記, 河手久弥編）, p.83, 南江堂, 2024；厚生労働省：日本人の食事摂取基準（2025年版）, 2024；竹井悠一郎, 谷村綾子, 竹谷　豊：特集 栄養障害患者の評価, 5. 微量元素・ビタミン不足の評価, 内分泌・糖尿病・代謝内科 43（3）：190-195, 2016を参考に作成］

できない場合は, 経口栄養補助食品 oral nutritional supplements（ONS）やビタミン主薬製剤, 輸液などでの補給を考慮する.
②　ビタミンA・Dなどの脂溶性ビタミンは, 吸収効率を高めるため, 野菜炒めといった油脂を使った調理方法を勧める. ビタミンEは植物油に多く含まれるが, 酸化されやすく熱に弱いので, ドレッシングなどに利用して生での摂取を勧める. 逆に, 脂質の制限が長期に及ぶ食事療法を実施しているときは脂溶性ビタミンが不足しやすい

126　12. 栄養障害

表 12-4 ビタミンの栄養状態の判定

種類	判定項目と基準
ビタミン B₁	血漿濃度 40 ng/mL 以下 赤血球トランスケトラーゼ活性に対するビタミン B₁ の添加効果をみて，15% 以上増加で B₁ 欠乏と判定． 24 時間尿中ビタミン B₁ 排泄量を測定する．150〜500 μg/日が基準範囲．
ビタミン B₂	赤血球中のグルタチオン還元酵素活性に対する FAD（フラビンアデニンジヌクレオチド）の添加効果をみる．1.4 以上では重症の欠乏． 尿中リボフラビン排泄量 80 μg/g クレアチニンを切ると摂取不足．
ビタミン B₆	トリプトファン負荷試験（尿中キサンツレン酸 65 μmol 以上で欠乏） 尿中総ビタミン B₆ 量（1 日 0.5 μmol 以下で欠乏）
ナイアシン	24 時間尿中へのナイアシンの代謝産物である N-メチル-2-ピリドン-5-カルボキサミド（NMN）の排泄量が 5.8 μmol 以下で欠乏．5.8〜17.5 μmol で不足状態．
葉 酸	血清中の葉酸量 3〜20 ng/mL が基準範囲． 血球中 200〜800 ng/mL が基準範囲．
ビタミン B₁₂	血清中のビタミン B₁₂ 輸送たんぱく（TCⅡ）と吸収されたビタミン B₁₂ が結合したホロ ⅠⅭⅡが 50 pg/mL 以下で枯渇状態．
ビタミン C	血清中のアスコルビン酸が 0.2 mg/100 mL 以下で欠乏状態．
ビタミン A	血清ビタミン A が 10 μg/dL で欠乏，30 μg/dL を切ると不足，65 μg/dL 以上で過剰摂取．
ビタミン D	肝臓で 25(OH)D に代謝され血中に移動するので，この物質の血中濃度を測定．10 ng/mL 以下で潜在性欠乏，10〜15 ng/mL で境界域，15〜40 ng/mL で基準範囲．
ビタミン E	血清脂質値が正常なとき 11.5〜46 μmol/L が基準範囲． 血清脂質値が異常に高いときは 18.6 μmol/g 総脂質以下で欠乏．
ビタミン K	血漿中フェロキノン濃度が 0.3〜2.6 mmol/L で基準範囲．

［小松龍史：エッセンシャル臨床栄養学（佐藤和人ほか編），第 9 版，p.232，医歯薬出版，2022 より許諾を得て転載］

表 12-5 ビタミンを多く含む食品

種 類	食 品
ビタミン A	マーガリン，ウナギ，レバー，卵黄，西洋カボチャ，ニンジン，ホウレンソウ，ニラなど
ビタミン D	あん肝，サケ，身欠きニシン，カジキ，カワハギ，卵，キクラゲ，マツタケ，本シメジ，干しシイタケ
ビタミン E	ポップコーン，ポテトチップ，綿実油，サンフラワー油，アボカド，西洋カボチャ，アーモンド
ビタミン K	ワカメ，糸引き納豆，キャベツ，コマツナ，オカヒジキ，大豆油 ビタミン K₁：緑黄色野菜，マーガリン，植物油，豆類，海藻類，魚介類 ビタミン K₂：食品中の含有量は K₁ に比べて少ないが，腸内細菌により産生される
ビタミン B₁	強化米，豚肉，ウナギ，落花生，大豆，米ぬかなど
ビタミン B₂	ヤツメウナギ，牛や豚の肝臓，卵，ホウレンソウ，牛乳など
ナイアシン	鳥獣肉，魚肉，内臓など
ビタミン B₆	酵母，レバー，肉類，魚類，バナナなど
ビタミン B₁₂	レバー，サンマ，マイワシ，ニシン，サバ，ホタテ，牡蠣，シジミ，スジコ，干し海苔など
葉 酸	レバー，卵黄，ピーナッツ，アーモンド，大豆・アズキなどの豆類，緑黄色野菜（ナバナ，モロヘイヤ，ブロッコリー，アスパラガス，シュンギク）など
パントテン酸	牛の肝臓やマメ類

ので注意する．また，肝機能障害や胆石症など胆汁の分泌障害がみられる場合は，脂溶性ビタミンの吸収障害が起きやすい．ビタミン K₂（メナキノン類）は食品中の含有量はビタミン K₁（フィロキノン）に比べて少ないが，腸内細菌により産生される．また，ビタミン D₃（コレカルシフェロール）は紫外線によって皮膚で合成されるので適度な日光浴も重要である．

③　炭水化物（糖質）の過剰摂取がビタミン B₁ 不足を招くおそれがある．また，ビタミン B₂ はビタミン B₁ の働きとも密接に関係しており，ビタミン B₁ が大量に消費さ

れるときには，同時にビタミン B_2 不足の状態を招くこともある．アスリートや高度な肉体労働従事者，甘いものをよく食べる人，飲酒量が多い人は注意が必要である．ビタミン B_6 は腸内細菌によっても合成されることから，一般には欠乏症は起こりにくいと考えられている．しかし，抗生物質を長期間服用している人や妊婦（ホルモンの関係で需要が増す），避妊薬のピル常用者などでは欠乏症がみられるので注意する．また，たんぱく質の摂取量 1 g に対し 0.016 mg のビタミン B_6 が必要とされており，その必要量はたんぱく質摂取量と密接に関係しているので高たんぱく質摂取時は注意が必要である．ビタミン B_{12} は，肝臓で貯蔵され，極端な偏食をしない限り不足は生じにくいが，胃全摘後では，胃から分泌される内因子が減少することによる吸収障害が生じ，術後 5 年目ごろから欠乏症がみられる．この場合は，一般にビタミン B_{12} の筋注が行われる．

④　パントテン酸はアルコールやカフェイン摂取などで，ビタミン C は喫煙者やストレスの多い人，運動量の多い人などで需要が高まるので，多めに補給する．

❹ モニタリングと再評価

欠乏が想定される病態では，定期的に症状や臨床検査データ，食事摂取状況を把握してビタミン欠乏症の有無を評価する．食事摂取で改善しない場合は ONS や経腸栄養剤による補給も考慮する．また，糖質過剰摂取によるビタミン B_1，たんぱく質過剰摂取によるビタミン B_6，多価不飽和脂肪酸量の増加やサプリメント過剰摂取によるビタミン E など，過剰な栄養補給により必要量が増加し不足が生じるビタミンもあるので，栄養補給時は注意が必要である．

C ミネラル欠乏症・過剰症 ━・━・━・━・━・━・━

❶ 疾患の概要

定義✚

ミネラルは生体の構成成分として，生体機能の調節，酵素反応の補助因子，生理活性の成分として重要な役割をもっている．**ミネラルの欠乏**は新生児や妊産婦などでの必要量の増大，極端な偏食，血液透析，長期の中心静脈栄養法など長期にわたる欠乏により臨床症状が出現する．近年の臨床現場では，高齢者での食事摂取不足によりもたらされる亜鉛欠乏による味覚障害，また，長期の経腸栄養剤中心の栄養補給によるクローン Crohn 病患者のセレン欠乏などが報告されている．

一方，サプリメントなどによりミネラルを過剰に摂取し続けると**過剰症**になる．『日本人の食事摂取基準（2025 年版）』では多量ミネラルの中でカルシウム，リンについての，微量ミネラルの中で亜鉛，銅，マンガン，ヨウ素，セレン，クロム，モリブデンについての耐容上限量が示されている．主な欠乏症と過剰症を**表 12-6**に示す．

❷ 栄養アセスメント

基準値は測定方法によって異なり，欠乏していても症状が現れにくい欠乏症や過剰症など栄養状態を的確に把握する指標が確立されていない．長期にわたる低栄養や長期間の高カロリー輸液，疾病による欠乏症がみられる．このようなリスクを念頭にお

12. 栄養障害

表 12-6 ミネラルの欠乏症と過剰症

		欠乏症	過剰症
多量ミネラル	カルシウム(Ca)	歯や骨の形成障害, 骨粗鬆症, 神経・筋症状(テタニー; 有痛性筋肉痙れん)	食欲不振, 幻覚, 脱力, 尿路結石
	リン(P)	歯や骨の形成障害	副甲状腺機能亢進
	マグネシウム(Mg)	歯や骨の形成障害, 虚血性心疾患	傾眠, 低血圧
微量ミネラル	鉄(Fe)	貧血, 倦怠感	ヘモクロマトーシス
	亜鉛(Zn)	成長障害, 味覚低下, 皮膚炎, 免疫力低下, 性機能不全	貧血, 悪心, 発熱
	銅(Cu)	成長障害, 低色素性貧血, 白血球減少	溶血性黄疸
	マンガン(Mn)	皮膚炎	パーキンソン病様症状
	ヨウ素(I)	成長障害, 甲状腺肥大	甲状腺機能障害, 甲状腺腫
	セレン(Se)	心筋症, 筋異常, 克山病(中国のセレン含量の低い地域でみられる風土病, 心筋の線維化・壊死を伴う疾病)	皮膚障害, 脱毛, 呼吸障害
	クロム(Cr)	耐糖能異常, 高コレステロール血症	肝機能障害, 腎臓障害
	モリブデン(Mo)	脳症, 成長障害	成長停止, 貧血, 痛風様関節痛
電解質	ナトリウム(Na)	細胞外液減少, 食欲減退, 悪心・嘔吐, 意識障害	浮腫, 高血圧
	カリウム(K)	骨格筋の麻痺, 脱力感, 心筋伝達異常	高カリウム血症; 心電図異常, 不整脈

き, ミネラル欠乏による自・他覚症状や食事調査, 血中濃度(**表 12-7**)により評価する.

❸ 栄養ケア

栄養・食事療法の意義と原則✚

① ミネラルの役割は, 骨や歯など硬組織の構成成分(カルシウム, リン, マグネシウムなど)やたんぱく質や脂質の構成成分 [ヘモグロビン hemoglobin(Hb); 鉄, 含硫アミノ酸; 硫黄, リン脂質 phospholipid(PL); リン], 浸透圧や pH の調整(カリウム, ナトリウム, マグネシウム, クロール, リンなど), 酵素の賦活剤(マグネシウム, 銅, 亜鉛, モリブデンなど), 生理活性物質の構成成分(鉄, ヨウ素, 亜鉛, モリブデンなど)などがある. ミネラルは体内で合成されず, 日常の種々の食物から摂取している. 欠乏や過剰により生じるこれらの障害は, 食物や薬物により補充あるいは制限して調整することで, 本来の機能の回復を図ることができる.

② 不足あるいは欠乏しているミネラルを, 食品あるいは栄養補助食品, 医薬品などで経腸あるいは静脈より補給する. 日常食では食事摂取基準に準じ過剰にならない十分量を補充する. 過剰症では原因となっているミネラルを制限する.

栄養ケアの実際✚

欠乏症がみられた場合は, 栄養補給経路(経腸あるいは静脈)や緊急性を検討して補給方法を決定する. 経口による栄養補給では, 欠乏するミネラルを多く含む食品やONS を使用し, 栄養教育についても計画を練る.

1) 多量ミネラル(カルシウム, マグネシウム, リン), 微量ミネラル(鉄, 亜鉛, 銅)

多量ミネラルや微量ミネラルを多く含む食品(**表 12-8**)や栄養補助食品を選択して, 食事摂取基準を参考に必要量を十分満たすことができるような食品構成を考案する. 緊急を要する場合は静脈栄養法にて補給される.

カルシウムや鉄, 亜鉛, 銅などは吸収過程で他の栄養素の影響を受ける. カルシウムの吸収は活性型ビタミン D_3 により促進され, リンの過剰摂取により阻害される. リンは魚や肉などたんぱく質を多く含む動物性食品, 加工食品であれば保存料として

表12-7 血清基準値(参考値)

多量ミネラル	カルシウム	8.8～10.0 mg/dL
	リン	2.5～4.5 mg/dL
	マグネシウム	1.9～2.3 mg/dL
微量ミネラル	鉄	男性60～200 μg/dL, 女性50～160 μg/dL
	亜鉛	84～159 μg/dL
	銅	男性70～130 μg/dL, 女性80～150 μg/dL
	マンガン	40～110 ng/dL
	セレン	4.6～14.3 μg/dL
	クロム	30～90 ng/dL
電解質	ナトリウム	135～149 mEq/L
	カリウム	3.5～5.0 mEq/L
	クロール	96～108 mEq/L

*測定法により値は若干異なる.
*ヨウ素は, 遊離トリヨードサイロニンや遊離サイロキシンとして血清値を計測しているため, 記載なし.

表12-8 ミネラル, 微量元素を含む主な食品

多量ミネラル	カルシウム (mg)	小魚, 牛乳・乳製品, 木綿豆腐, コマツナなど
	リン (mg)	魚, 肉類, 卵, 無精製穀物など
	マグネシウム (mg)	ソバ, 納豆, アサリ, 牡蠣, ホウレンソウなど
微量ミネラル	鉄 (mg)	レバー, マグロ(赤身), アサリ, 赤貝, 乾燥大豆, 納豆, コマツナ, ホウレンソウ, ヒジキ, ワカメなど
	亜鉛 (mg)	牡蠣, レバー, アーモンド, ピーナッツ, 牛肉. なお, 主な供給源は米で約1/3を占める
	銅 (mg)	ココア, 甲殻類, 貝類, レバー, 大豆など
	マンガン (mg)	野菜, 玄米, 小麦粉, 茶など(動物性食品には少ない)
	ヨウ素 (μg)	昆布, ひじきなど藻類, 魚介類, 卵など
	セレン (μg)	魚介類, 穀類, マメ類, 肉類, 卵など
	クロム (μg)	あおさ, 青のりなど藻類, アサイー, パセリなど
	モリブデン (μg)	大豆, レバー, 米, アサリなど
電解質	ナトリウム (mg)	塩蔵品(シラス干し, タラコ, 塩辛など), 漬物, しょう油・みそなどの調味料
	カリウム (mg)	柑橘類, 緑黄色野菜, 果物, イモ類

*単位は日本人の食事摂取基準に準ずる.

含まれる. カルシウムとリンの摂取比率は1:1～2を目安にする. また, 鉄や銅の小腸上皮細胞内への輸送には, 食物中の還元物質(ビタミンCやクエン酸など)により Fe^{3+} を Fe^{2+} に, Cu^{2+} を Cu^+ に還元させる必要がある. そのため, 鉄や銅が不足する者のための献立作成では, 鉄や銅を多く含む食品に加え, ビタミンCなどを含む食品を取り入れる. 一方で, タンニンなどキレート作用のある食品成分は陽イオンに結合しやすく, それらの吸収率を低下させる. また, 食物繊維も大量に摂取するとミネラルの吸収阻害作用が現れるため, 注意が必要である. 亜鉛と銅のように同じ吸収経路を利用し, 競合するミネラルもあることを理解しておく.

現代の日本人の食生活では, リンは欠乏より過剰が問題となっている. 慢性腎臓病chronic kidney disease(CKD)により腎機能が著しく低下した場合や透析患者では, リンの排泄が十分に行われず高リン血症となるためリンを多く含む食品の摂取制限を行う(☞第16章参照). マグネシウムはスポーツをする人や, アルコールを多く摂取する人では不足しやすいので, 十分な摂取を勧める. 亜鉛は日常食摂取が十分であれ

ば欠乏はほとんどみられないが，咀嚼・嚥下機能が低下し，食事摂取量が不十分な高齢者では欠乏しやすい栄養素の一つである．味覚障害や褥瘡治癒の遅延がみられる．亜鉛を含む食品や経口摂取が不十分な場合では，栄養補助食品を勧める．

2）電解質（ナトリウム，カリウム，クロール）

ナトリウムはクロールとともに細胞外液の浸透圧を維持し，カリウムは90％が細胞内液に存在する．血液中のナトリウムやカリウムは，通常，過剰や欠乏はみられないが，腎機能の低下時ではしばしば異常値がみられる．また，下痢や嘔吐，または激しい運動などによる発汗，利尿薬，飢餓などによりナトリウムとカリウムのバランスが崩れやすい．これらの血中濃度は常に一定に保たれているが，上昇した場合は制限し，低下した場合は補充する．野菜や果物に多く含まれるカリウムは茹でる，煮るなどを行い，食品中の含有量を低下させることができるため，カリウム制限が必要な場合は生食を避け，これらの調理方法を利用する．下痢・激しい嘔吐などで血清濃度が低下し，緊急を要する場合は輸液にて補充する．

❹ モニタリングと再評価

食事，あるいは栄養療法実施後は，指標となる検査データを定期的にモニタリングし，補充あるいは治療の効果を確認して，ケア計画の修正を行う．また，長期の輸液管理や妊産婦など欠乏症や欠乏が予測されるケースでは，定期的にミネラル欠乏の有無を評価して発症予防に努める．

   練習問題

栄養障害について，正しいものに○，誤っているものに×をつけよ．
(1) マラスムスタイプの栄養障害では，体重減少は軽度であるが，低アルブミン血症がみられる．
(2) 糖質（炭水化物）の大量摂取によって，ビタミン B_1 不足を招くことがある．
(3) 胆汁の分泌障害がみられる場合は，脂溶性ビタミンの吸収障害が予測される．
(4) 葉酸欠乏では壊血病が生じる．
(5) ビタミン B_{12} 欠乏では，巨赤芽球性貧血がみられる．
(6) 味覚障害では，マグネシウム欠乏を疑う．
(7) ビタミンK欠乏では，溶血性貧血を生じる．
(8) カリウム過剰摂取は，高血圧の発症要因となる．
(9) 長期中心静脈栄養法により，セレン欠乏が生じる．

13 肥満と代謝疾患

　人間は，毎日の食事から栄養素を取り入れ，それを利用して体内で必要な脂肪，たんぱく質を合成したり，あるいはこれらを分解し，活動するためのエネルギーを産生している．これらの一連の化学反応を「代謝」と呼んでいるが，これらの働きが障害され引き起こされる代謝疾患には肥満をはじめ，糖尿病・脂質異常症・高尿酸血症などがあり，生活習慣の乱れが関与している．不規則で栄養の偏った食習慣がその発病と進行に大きくかかわっていることから，規則正しい食習慣と適正なエネルギー摂取により肥満を是正し，食事療法と併せ運動療法を基本として，必要に応じ薬物療法などの治療を行うことで，疾病の発症・進行または再発の予防につなげる必要がある．

　わが国では体格指数 body mass index（BMI）≧ 25 kg/m² で肥満と判定され，BMI ≧ 35 kg/m² を高度肥満として区別している．肥満症とは，肥満に起因ないし関連する健康障害（糖代謝異常，脂質代謝異常，高血圧，心機能異常など）を合併するか，その合併が予測され，医学的に減量を必要とする病態と定義されている．内臓脂肪型肥満では，健康障害の合併リスクが高まるため，内臓脂肪型肥満と診断される場合は，健康障害を伴っていなくとも肥満症と診断される．肥満症の治療は，食事療法や運動（身体活動）による減量が中心となり，適正体重を維持し健康障害を軽減・予防することが目標となる．

　糖尿病は，インスリンの作用不足による慢性の高血糖状態を主徴とする代謝疾患群と定義されている．インスリンの作用不足による代謝障害の程度が軽度であればほとんど症状が顕在化することはないため，長期にわたり放置されることがしばしばある．糖尿病の治療目標は，網膜症や腎障害，神経障害，動脈硬化症などの慢性合併症の発症，進展を阻止することであり，そのためには食事療法や運動療法，薬物療法による血糖値のコントロールが重要となる．

　脂質異常症は，血中脂質［中性脂肪 triglyceride（TG），コレステロール，遊離脂肪酸 free fatty acid（FFA）など］のうち一つ以上の成分が増加あるいは低下した状態をいう．糖尿病などほかの生活習慣病を合併することによって，動脈硬化症を引き起こしやすくなるため，食事療法を中心としたライフスタイルの改善が重要となる．

　高尿酸血症は，血清尿酸 uric acid（UA）値が 7.0 mg/dL を超えるものであり，高尿酸血症の状態だけでは痛みなどの自覚症状はみられない．しかし，高尿酸血症が長期間持続すると体内の尿酸蓄積量が上昇し，痛風，尿路結石などの疾患を発症する原因となる．血清 UA 値と生活習慣病リスクが正相関するため，食習慣をはじめとした生活習慣の見直しや肥満の改善，十分な水分量の摂取が重要となる．

A 肥満，メタボリックシンドローム

❶ 疾患の概要

定義✚
　肥満は，脂肪組織に TG が過剰に蓄積した状態で，原因不明で肥満の大部分を占める原発性肥満と特定の疾患に起因する二次性肥満に分類される．肥満の判定は BMI を用いて行われ，WHO では BMI≧30 kg/m² を肥満と定義しているが，わが国では BMI≧25 kg/m² で高血糖，高血圧，脂質異常症の発症頻度が普通体重群の 2 倍以上になることから，BMI≧25 kg/m² を肥満と定義している（表 13-1）．また，肥満と判断された者のうち，肥満に起因ないし関連する健康障害（表 13-2）を有する者，ま

表 13-1 肥満度分類

BMI(kg/m²)	判　定		WHO 基準
BMI<18.5	低体重		Underweight
18.5≦BMI<25	普通体重		Normal range
25≦BMI<30	肥満(1 度)		Pre-obese
30≦BMI<35	肥満(2 度)		Obese class I
35≦BMI<40	高度肥満	肥満(3 度)	Obese class II
40≦BMI		肥満(4 度)	Obese class III

［日本肥満学会：肥満症診療ガイドライン 2022, p.2, 表 1-3, ライフサイエンス出版, 2022 より許諾を得て転載］

表 13-2 肥満に起因ないし関連する健康障害

1. 肥満症の診断に必要な健康障害
1) 耐糖能障害(2 型糖尿病・耐糖能異常など)
2) 脂質異常症
3) 高血圧
4) 高尿酸血症・痛風
5) 冠動脈疾患
6) 脳梗塞・一過性脳虚血発作
7) 非アルコール性脂肪性肝疾患
8) 月経異常・女性不妊
9) 閉塞性睡眠時無呼吸症候群・肥満低換気症候群
10) 運動器疾患(変形性関節症：膝関節・股関節・手指関節, 変形性脊椎症)
11) 肥満関連腎臓病

2. 肥満症の診断には含めないが, 肥満に関連する健康障害
1) 悪性疾患：大腸がん・食道がん(腺がん)・子宮体がん・膵臓がん・腎臓がん・乳がん・肝臓がん
2) 胆石症
3) 静脈血栓症・肺塞栓症
4) 気管支喘息
5) 皮膚疾患：黒色表皮腫や摩擦疹など
6) 男性不妊
7) 胃食道逆流症
8) 精神疾患

［日本肥満学会：肥満症診療ガイドライン 2022, p.1, 表 1-2, ライフサイエンス出版, 2022 より許諾を得て転載］

たは健康障害を伴いやすい高リスク肥満(内臓脂肪型肥満)のいずれかの条件を満たす場合を**肥満症**と診断している. さらに, BMI≧35 kg/m² の高度肥満を呈し, 健康障害あり, または内臓脂肪蓄積ありの場合を**高度肥満症**と診断している. 肥満に糖尿病や高血圧, 脂質異常症が合併することで冠動脈疾患や脳血管障害を引き起こしやすくなることから, 内臓脂肪面積 100 cm² 以上で, 高血糖, 高血圧, 脂質異常症のうち二つ以上が当てはまる場合は**メタボリックシンドローム** metabolic syndrome と診断される(図 13-1).

　二次性肥満には, 内分泌性肥満, 遺伝性肥満, 視床下部性肥満, 薬物による肥満がある.

治療✚

　肥満症の治療には, 食事療法, 運動療法, 行動療法, 薬物療法, 外科療法などがあり, 減量により種々の健康障害を改善することができる. 治療では食事療法が基本となるが, 運動療法や行動療法を併用することで減量や適正体重の維持がより効果的となる. 有酸素運動は食事療法との併用により糖・脂質代謝異常, 血圧を改善し, レジスタンス運動(筋力トレーニング)は減量中の骨格筋量の減少を抑制, あるいは筋量アップに繋がる. また, 肥満者では, 偏食, 早食い, 朝食の欠食などの食行動の異常を伴うことが多く, 過食の原因となっている問題行動への気付きを促して適正行動を継続させる行動療法も有用である. とくに, 高度肥満症の患者ではメンタルヘルス上の問題を抱えている場合も多く, 必要に応じた心理的サポートも考慮すべきである. その他, 薬物療法は, 薬物療法の適用は種類によって異なるが, 高度肥満症や二つ以上の健康障害をもつ肥満症患者などで食事療法や運動療法の効果が不十分な症例となる(図 13-2).

A. 肥満，メタボリックシンドローム　133

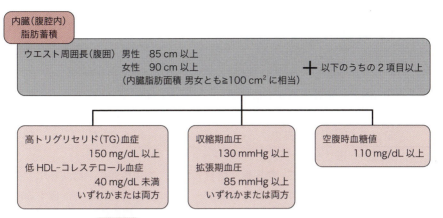

図 13-1 メタボリックシンドロームの診断基準

注）1. CT などで内臓脂肪量測定を行うことが望ましい．
2. ウエスト周囲長は立位，軽呼気時，臍レベルで測定する．脂肪蓄積が著明で臍が下方に偏位している場合は肋骨下縁と前上腸骨棘の中点の高さで測定する．
3. メタボリックシンドロームと診断された場合，糖負荷試験が勧められるが診断には必須ではない．
4. 高 TG 血症，低 HDL-コレステロール血症，高血圧，糖尿病に対する薬物治療を受けている場合は，それぞれの項目に含める．
5. 糖尿病，高コレステロール血症の存在はメタボリックシンドロームの診断から除外されない．

［メタボリックシンドローム診断基準検討委員会：メタボリックシンドロームの定義と診断基準．日本内科学会雑誌 94(4)：188-203，2005］

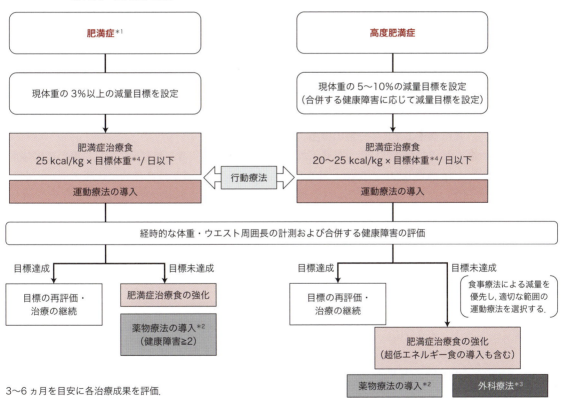

3〜6 ヵ月を目安に各治療成果を評価．

図 13-2 肥満症治療方針

[1] 高度肥満症でない場合
[2] 薬物療法の実施にあたっては，添付文書上の用法をふまえ，作用機構や有効性，安全性などを総合的に判断したうえで決定される必要がある．
[3] BMI＜35 であっても，合併する健康障害の種類や程度によっては外科療法が適切な場合がある．
[4] BMI 22×(身長[m])² となる体重を標準体重とし，年齢などを考慮して目標体重を設定する．

［日本肥満学会：肥満症診療ガイドライン 2022，p.3，図 1-2，ライフサイエンス出版，2022 より許諾を得て転載］

❷ 栄養アセスメント

　肥満の判定は BMI をもとに，肥満度分類（**表 13-1**）により行う．しかし，体重のみでは判断できないので体脂肪量や上腕三頭筋部皮下脂肪厚 triceps skinfold thickness（TSF），肩甲骨下部皮下脂肪厚 subscapular skinfold thickness（SSF）を測定して**体脂肪率**を算出し，体脂肪の蓄積状況についても評価し，判定する．ウエスト周囲長の測定や X 線断層画像撮影法 computed tomography（CT）などによって内臓脂肪の蓄積状況が把握できる．

　肥満者では高血圧，糖尿病，脂質異常症，高尿酸血症，脂肪肝などを合併しているケースも多く，これらの臨床検査データについても把握して評価する．食生活状況では食事リズムや外食頻度，アルコールや嗜好品の摂取状況，嗜好の偏りなど，さらに，過食の誘因となる生活背景の有無などについて詳細に把握する．

❸ 栄養ケア

栄養ケアの意義と原則✚

　肥満の原因である過食を是正して減量を図ることで，生活習慣病のリスクを軽減する．食事療法と運動療法を中心に生活全体を見直す．

1）減量目標の作成

　合併症の有無や患者の生活背景，減量への意志などを考慮して減量目標を作成する．肥満者の大半はエネルギー摂取量過剰によるもので，食事を中心とした生活習慣全般を包括した減量プランを作成することが重要である．糖尿病患者では7%の減量が薬物よりも糖尿病発症率抑制効果があることが報告されていることから，必ずしも標準体重までの減量は必要でなく，肥満症では，まず3〜6ヵ月で現体重の3〜5%程度の減量を目標に，徐々に体重減少を図る．

2）適正エネルギー量の算出

　作成した減量目標から適正エネルギー量を算出する．減食療法では，概ね標準体重1 kg 当たり 20〜25 kcal/日を目安とする．急激な減量は身体的に代謝ストレスを引き起こし，精神的ストレスも増悪させるため，エネルギーの設定は慎重に行う．減量中は除脂肪体重 lean body mass（LBM）が減少しないよう注意が必要である．制限するエネルギー量の範囲内で，炭水化物 50〜65%，たんぱく質 13〜20%，脂質 20〜30%のエネルギー比率にするのが一般的である．短期的であれば，患者の特性に応じて糖質を 40%程度まで制限することも可能であるとの報告もある．また，ビタミン，ミネラルは十分量確保する．

栄養ケアの実際✚

①　栄養療法には**減食療法**（1,200 kcal/日程度のエネルギー制限），**低エネルギー食療法**（800〜1,000 kcal/日），**超低エネルギー食療法** very low calorie diet（VLCD）（600 kcal/日以下）がある．減量のための適正エネルギー量を説明して，これによる減量体重を示す．適正エネルギー量の中で食事療法が継続できるよう主な食品についての具体量を示す．エネルギー制限下では食事量は減ることとなるので，空腹時対策が重要である．低エネルギーのメニュー例（低エネルギーの一品）や低エネルギーの人工甘味料や加工品についても紹介する．また，食事内容や行動，体重の変化を記録する自己チェック（セルフモニタリング）も効果的である．

② 運動療法では適切な運動量を示して，散歩，ジョギング，ラジオ体操，水泳などの**有酸素運動**を勧める．歩数計は日常生活における運動量の把握に有用である．運動習慣のない者に対しては，軽い運動や家事などの身体活動を増やすことから始め，徐々に運動時間や強度を強くする．エレベーターを使わないで，階段を使用するなど日常生活の中での工夫も重要である．

行動療法では，過食につながりやすい食行動を把握させ，問題となった食行動の記録や体重の記録によるセルフモニタリング，30回咀嚼法の記録などを行うことが重要である．

❹ モニタリングと再評価

期間を決め，定期的に体重の変化等をモニタリングする．合併症がある場合はその指標についても確認する．減量がみられない場合は，問題点を検討してケア計画を修正する．減量が急激すぎる場合はリバウンドを起こしやすいので，減量スピードの軽減も考慮する．

肥満の指導は短期間で体重減少を図るよりも，減量した体重を長期間維持して，生活習慣病のリスク軽減を図ることが望ましい．減量目標に到達後も定期的に支援できる体制を整えることが必要である．

B 糖 尿 病

❶ 疾患の概要

定義 ➕ 　**糖尿病** diabetes mellitus は，インスリンの作用不足による，慢性の高血糖状態を主徴とする代謝性疾患群であり，その成因によって1型，2型，その他の型に大別される（**表 13-3**）．日本人では2型が糖尿病全体の95％以上を占める．

病態生理 ➕ 　糖尿病の発症には遺伝因子と環境因子がともに関与する．代謝異常の長期間にわたる持続は特有の合併症（☞糖尿病性腎症は第16章参照）をきたしやすく，動脈硬化症も促進する．代謝異常の程度によって，無症状からケトアシドーシスや昏睡にいたる幅広い病態を示す．

2型糖尿病の発症にはインスリン不足とインスリン抵抗性が関与している．肥満，インスリン抵抗性の発生しやすさにも遺伝因子は関与しており，過食，脂質摂取過剰，運動不足，ストレスなどの生活習慣はインスリン抵抗性を増大させる．

症状 ➕ 　口渇，多飲，多尿，やせ，だるさなどの症状があれば糖尿病を疑う．ただしこうした自覚症状は血糖値が常時 200～250 mg/dL 程度（さらに高い場合もある）となってから出現する．明らかな糖尿病と診断すべき血糖値でも，このレベル以下であれば通常こうした自覚症状は少ない．

診断 ➕ 　糖代謝異常の判定区分と判定基準を示す（**表 13-4a，b**）．

表 13-3 糖尿病と糖代謝異常*の成因分類

Ⅰ. 1 型(膵β細胞の破壊, 通常は絶対的インスリン欠乏にいたる)
 A. 自己免疫性
 B. 特発性
Ⅱ. 2 型(インスリン分泌低下を主体とするものと, インスリン抵抗性が主体で, それにインスリンの相対的
   不足を伴うものなどがある)
Ⅲ. その他の特定の機序, 疾患によるもの(詳細は原典の Table2 参照)
 A. 遺伝因子として遺伝子異常が同定されたもの
   (1)膵β細胞機能にかかわる遺伝子異常
   (2)インスリン作用の伝達機構にかかわる遺伝子異常
 B. 他の疾患, 条件に伴うもの
   (1)膵外分泌疾患
   (2)内分泌疾患
   (3)肝疾患
   (4)薬剤や化学物質によるもの
   (5)感染症
   (6)免疫機序によるまれな病態
   (7)その他の遺伝的症候群で糖尿病を伴うことの多いもの
Ⅳ. 妊娠糖尿病

注:現時点では上記のいずれにも分類できないものは分類不能とする.
* 一部には, 糖尿病特有の合併症をきたすかどうかが確認されていないものも含まれる.
〔日本糖尿病学会:糖尿病の分類と診断基準に関する委員会報告(国際標準化対応版). 糖尿病 55(7):490, 2012 より許諾を得て転載〕

糖尿病を診断するための検査

1) 正常型, 境界型, 糖尿病型の判定についての定義

表 13-4a に示すように血糖値については早朝空腹時および 75 g ブドウ糖経口負荷試験 oral glucose tolerance test(OGTT)後 2 時間値について正常型, 境界型, 糖尿病型が定義されている. 判定基準において糖尿病型と判定し, 同時にグルコヘモグロビン(HbA1c)が 6.5%以上である場合は, 糖尿病と診断される.

2) その他の検査

糖尿病の原因, および病態を知るには①インスリン分泌とインスリン抵抗性, ②膵β細胞に対する自己免疫反応のマーカー(GAD 抗体など), ③HLA(human leukocyte antigen, ヒト白血球抗原)検査, ④膵生検などの検査が必要である.

治療✚

血糖値のみならず体重や血圧, 血清脂質についても良好なコントロール状態を維持し, 糖尿病に伴う合併症や動脈硬化症(虚血性心疾患, 脳血管障害, 閉塞性動脈硬化症)の発症およびその進展を阻止する.

❷ 栄養アセスメント

身体計測✚

身長, 体重の測定および, BMI の算出を行うが, 体重は平常時体重 usual body weight(UBW), %UBW, 20 歳時の体重, 最高体重, 成人後の最低体重のほか, 体重の変化歴(肥満歴, 減量歴など)を併せて把握する.

CT やウエスト周囲長による内臓脂肪型肥満の判定や, 生体電気インピーダンス法を用い筋肉量, 体脂肪量, 体脂肪率などを把握する. ただし, 血糖コントロール不良時では体重減少がみられることがあるため, 食事摂取量からの体重の変化だけでなく, 血糖値や HbA1c などを併せて判断する.

B. 糖尿病 137

表 13-4a 空腹時血糖値および 75 g ブドウ糖経口負荷試験（OGTT）2 時間値の判定基準（静脈血漿値，mg/dL，カッコ内は mmol/L）

	正常域	糖尿病域
空腹時値 75g OGTT 2 時間値	<110(6.1) <140(7.8)	≧126(7.0) ≧200(11.1)
75g OGTT の判定	両者を満たすものを正常型とする．	いずれかを満たすものを糖尿病型*とする．
	正常型にも糖尿病型にも属さないものを境界型とする．	
*随時血糖値≧200 mg/dL（≧11.1 mmol/L）および HbA1c ≧6.5％の場合も糖尿病型とみなす．		

正常型であっても，1 時間値が 180 mg/dL（10.0 mmol/L）以上の場合には，180 mg/dL 未満のものに比べて糖尿病に悪化するリスクが高いので，境界型に準じた取り扱い（経過観察など）が必要である．また，空腹時血糖値 100〜109mg/dL のものは空腹時血糖正常域の中で正常高値と呼ぶ．
*OGTT における糖負荷後の血糖値は随時血糖値には含めない．
［日本糖尿病学会：糖尿病の分類と診断基準に関する委員会報告（国際標準化対応版）．糖尿病 55（7）：492, 2012 より許諾を得て改変し転載］

表 13-4b 妊娠糖尿病の定義と診断基準

妊娠糖尿病の定義：
　妊娠中に初めて発見または発症した糖尿病にいたっていない糖代謝異常．

妊娠糖尿病の診断基準：
　75g OGTT において次の基準の 1 点以上を満たした場合に診断する．
　　空腹時血糖値　　≧92 mg/dL
　　1 時間値　　　　≧180 mg/dL
　　2 時間値　　　　≧153 mg/dL
　ただし，原典の Table4 に示す「臨床診断」において糖尿病と診断されるものは妊娠糖尿病から除外する．

［IADPSG Consensus Panel，文献 46：Diabetes Care 誌の許諾のもとに引用．一部改変］
［日本糖尿病学会：糖尿病の分類と診断基準に関する委員会報告（国際標準化対応版）．糖尿病 55（7）：497, 2012 より許諾を得て転載］

臨床検査✚　　血糖値と関連検査値を指標とする．

　血糖コントロールの指標として，空腹時血糖，HbA1c，グリコアルブミン，1,5-アンヒドログルシトール（1,5-AG）がある．血糖値は採血前日から数日前の過食や減食により変動するが，HbA1c は 1〜2 ヵ月前の，グリコアルブミンは 2〜3 週間前の，1,5-AG は採血前 10 日間くらいの血糖状態を反映する．また，合併症に関連がある TG，LDL-コレステロール，血清リポたんぱく質分画や尿酸および血圧などからも判断する．

血糖コントロールの目標

　血糖コントロールの目標は，可能な限り正常な代謝状態を目指すべきであり，治療開始後早期に良好な血糖コントロールを達成し，その状態を維持することができれば，長期予後の改善が期待できる．血糖コントロール（HbA1c）の目標は，年齢，罹病期間，併発症の状態，低血糖のリスクならびにサポート体制などを考慮して，個別に設定すべきである（**図 13-3**）．これらの条件に問題がなければより厳格な管理を目指すこととなる．

　逆に，高齢者，罹病期間が長い，重篤な併存疾患や血管症がある，低血糖のリスクが高い，サポート体制が整っていない場合は，管理をより寛容なものとする．高齢者は加齢とともに耐糖能が低下し，糖尿病の頻度が増加する．食後の高血糖や低血糖を起こしやすく，低血糖に対する脆弱性を有する．また，腎機能低下などにより薬物の有害作用が出現しやすいことや動脈硬化の合併症が多く，認知症や認知機能障害，う

138　13. 肥満と代謝疾患

	コントロール目標値[注4]		
目　標	血糖正常化を 目指す際の目標[注1]	**合併症予防 のための目標**[注2]	治療強化が 困難な際の目標[注3]
HbA1c（%）	6.0未満	**7.0未満**	8.0未満

治療目標は年齢，罹病期間，臓器障害，低血糖の危険性，サポート体制などを考慮して個別に設定する．

注1）適切な食事療法や運動療法だけで達成可能な場合，または薬物療法中でも低血糖などの副作用なく達成可能な場合の
　　目標とする．
注2）合併症予防の観点からHbA1cの目標値を7%未満とする．対応する血糖値としては，空腹時血糖値130 mg/dL未満，
　　食後2時間血糖値180 mg/dL未満をおおよその目安とする．
注3）低血糖などの副作用，その他の理由で治療の強化が難しい場合の目標とする．
注4）いずれも成人に対しての目標値であり，また妊娠例は除くものとする．

図 13-3　血糖コントロール目標

65 歳以上の高齢者については，図 13-4 を参照
［日本糖尿病学会（編・著）：糖尿病治療ガイド 2024，p.23，文光堂，2024］

つ，ADL 低下，サルコペニアなどの老年性症候群をきたしやすい特徴がある．
　そこで高齢者糖尿病の血糖コントロール目標は，手段的 ADL，基本的 ADL，認知機能，併発疾患，機能障害・重症低血糖のリスクなどを考慮し，さらに心理状態，QOL，社会，経済状況，患者や家族の希望などを考慮しながら，個々の患者ごとに個別に設定する（**図 13-4**）．

臨床診査✚　　糖尿病の主症状である食欲亢進，口渇，多飲，多尿，体重減少，易疲労，手足のしびれなどについて，その時期も併せて聞き評価する．

**食生活状況
調査✚**　　3～7 日程度の食事記録より摂取量を調査する．エネルギー量，たんぱく質，脂質，炭水化物，食塩，食物繊維などの摂取量のほか，食品摂取頻度，料理方法，嗜好や食習慣を含めた食歴を聞き取る．また，実際の食事を写真に撮ってきてもらうことで，聞き取りによる調査も可能である．

❸ 栄養ケア

**栄養ケアの
意義と原則✚**　　栄養・食事療法は，糖尿病治療の基本の一つである．糖尿病治療の目標は，腎障害や動脈硬化症などの糖尿病性合併症の発症，進展を阻止することであり，そのためには，インスリン感受性ないしはインスリン分泌の改善により糖代謝状態を正常に近づけることが重要である．さらに，QOL を維持しながら，栄養・食事療法を継続することで治療の目的が達成され，健康人と変わらない寿命を確保することも重要となる．
① 摂取エネルギーを適正に保ち，インスリンの必要量を最小限にとどめる必要がある．インスリン分泌が正常な場合でもエネルギー量の過剰摂取が肥満をもたらし

		カテゴリーI	カテゴリーII	カテゴリーIII
患者の特徴・健康状態[注1]		①認知機能正常 かつ ②ADL自立	①軽度認知障害～軽度認知症 または ②手段的ADL低下, 基本的ADL自立	①中等度以上の認知症 または ②基本的ADL低下 または ③多くの併存疾患や機能障害
重症低血糖が危惧される薬剤（インスリン製剤, SU薬, グリニド薬など）の使用	なし[注2]	7.0%未満	7.0%未満	8.0%未満
	あり[注3]	65歳以上75歳未満 7.5%未満（下限6.5%） ／ 75歳以上 8.0%未満（下限7.0%）	8.0%未満（下限7.0%）	8.5%未満（下限7.5%）

治療目標は, 年齢, 罹病期間, 低血糖の危険性, サポート体制などに加え, 高齢者では認知機能や基本的ADL, 手段的ADL, 併存疾患なども考慮して個別に設定する. ただし, 加齢に伴って重症低血糖の危険性が高くなることに十分注意する.

注1：認知機能や基本的ADL（着衣, 移動, 入浴, トイレの使用など）, 手段的ADL（IADL：買い物, 食事の準備, 服薬管理, 金銭管理など）の評価に関しては, 日本老年医学会のホームページ（www.jpn-geriat-soc.or.jp/）を参照する. エンドオブライフの状態では, 著しい高血糖を防止し, それに伴う脱水や急性合併症を予防する治療を優先する.

注2：高齢者糖尿病においても, 合併症予防のための目標は7.0%未満である. ただし, 適切な食事療法や運動療法だけで達成可能な場合, または薬物療法の副作用なく達成可能な場合の目標を6.0%未満, 治療の強化が難しい場合の目標を8.0%未満とする. 下限を設けない. カテゴリーIIIに該当する状態で, 多剤併用による有害作用が懸念される場合や, 重篤な併存疾患を有し, 社会的サポートが乏しい場合などには, 8.5%未満を目標とすることも許容される.

注3：糖尿病罹病期間も考慮し, 合併症発症・進展阻止が優先される場合には, 重症低血糖を予防する対策を講じつつ, 個々の高齢者ごとに個別の目標や下限を設定してもよい. 65歳未満からこれらの薬剤を用いて治療中であり, かつ血糖コントロール状態が図の目標や下限を下回る場合には, 基本的に現状を維持するが, 重症低血糖に十分注意する. グリニド薬は, 種類・使用量・血糖値などを勘案し, 重症低血糖が危惧されない薬剤に分類される場合もある.

【重要な注意事項】糖尿治療薬の使用にあたっては, 日本老年医学会編「高齢者の安全な薬物療法ガイドライン」を参照すること. 薬剤使用時には多剤併用を避け, 副作用の出現に十分に注意する.

図 13-4 高齢者糖尿病の血糖コントロール目標（HbA1c値）

［日本老年医学会・日本糖尿病学会（編・著）：高齢者糖尿病診療ガイドライン2023, p.94, 南江堂, 2023より許諾を得て転載］

インスリン感受性の抵抗により高血糖をきたす. **➡適正なエネルギー摂取量を設定する.**

② 適正なエネルギー比率とビタミン, ミネラル, 食物繊維の各種栄養素がバランスよく補給され, エネルギー代謝を円滑に行う. **➡栄養バランスのとれた食品構成とする.**

③ インスリンの利用を効率よく行うため, 食事時間, 量, 回数などの規則正しい食生活を心がける. **➡食事摂取時間, 食事摂取時刻, 食事回数, 咀嚼など規則的な食習慣の是正を図る.**

④ 高血圧予防のため, 適正な食塩摂取量を心がける. すでに高血圧症を合併している場合は, 食塩摂取量を6g/日未満にする. **➡病状にあった食塩摂取量を推奨する.**

⑤ お菓子や清涼飲料水などの「嗜好食品」は原則として「糖尿病には好ましくない

食品」とされている.

⑥ 基本的には禁酒であるが，飲酒許可の条件は血糖コントロールが長期間安定していて，合併症もなく習慣性を伴わない意志の強さを確認したうえで適正量は可能とされる．インスリン療法や経口血糖降下薬服用の場合ではアルコール摂取による低血糖に注意し，原則として禁酒とする．

栄養ケアの実際✚

食生活状況調査により食事内容，食事量や料理方法を分析し，実際の摂取栄養量を算出，治療上の適正栄養量と比較する．そこで食事療法を進めるうえでの問題点を抽出し，計画を立案する．以下に具体的な栄養食事指導のポイントを示す．

1) 総エネルギー摂取量設定の目安

血糖値，血圧，体重の推移，年齢，性別，身体活動量，合併症の有無などを十分把握したうえで設定する．肥満者や高齢者では，エネルギー量は低く設定することがある．ただし，エネルギーバランスは体重の変化に現れるため，肥満を有する場合には，現体重の5%の減量を目指すことが望ましい．

＜総エネルギー摂取量の目安＞

総エネルギー摂取量(kcal/日)
＝目標体重(kg)×エネルギー係数(kcal/kg)

目標体重は下記目安を参照し，年齢を考慮する．

＜目標体重の目安＞

総死亡がもっとも低いBMIは年齢によって異なり，一定の幅があることを考慮し，以下の式から算出する．

65歳未満：身長(m)×身長(m)×22
65歳以上：身長(m)×身長(m)×22〜25

75歳以上の後期高齢者では，現体重に基づき，フレイル，ADL低下，併発症，体組成，身長の短縮，摂食状況や代謝状態の評価を踏まえ，適宜判断する．

＜身体活動レベルとエネルギー係数(kcal/kg)＞

軽労作(デスクワークが多い職業など)：25〜30 kcal/kg
中労作(立ち仕事が多い職業など)：30〜35 kcal/kg
重労作(力仕事が多い職業など)：35〜　kcal/kg

2) エネルギー比率，および栄養バランスのとれた食品構成とする

① 適正なエネルギー比率

エネルギー比率は，炭水化物50〜60%，たんぱく質20%以下，残りを脂質とする．たんぱく質量は，微量Alb尿を認めた場合は制限する．高脂質食はインスリン抵抗性を引き起こすことから，脂質エネルギー比率は必ず範囲内に抑え，そのうち飽和脂肪酸は7%以下とする．また，エイコサペンタエン酸 eicosapentaenoic acid (EPA)やドコサヘキサエン酸 docosahexaenoic acid(DHA)などのn-3系多価不飽和脂肪酸や一価不飽和脂肪酸はインスリン感受性を高めるため，脂質エネルギー比率の範囲内で摂取する．

② 食物繊維の充足

食物繊維は，『日本人の食事摂取基準(2025年版)』の推奨量を充足する．食物繊

維は糖尿病の改善に有効であり，1日20〜25gの摂取が望ましい．

3) 食事摂取時間，食事回数，咀嚼など規則的な食習慣の是正を図る

1日3食規則正しい食事時間にすることで，血糖値の変化が規則正しくなり，血糖値の急激な上昇を防ぎ，インスリンを効率よく利用させる．またゆっくりよく噛んで食べるなど食習慣の是正を図る．

4) 病状にあった食塩摂取量を推奨する

高血圧予防も重要な治療目標であるため，食塩摂取量は，『日本人の食事摂取基準（2025年版）』に基づき，高血圧合併患者の食塩摂取量は6g/日未満が望ましい．

5) 禁酒もしくは安定した血糖コントロールによりアルコール摂取量を守る

原則として禁酒であるが，飲酒を許可する場合もある．飲酒許可の条件は血糖コントロールが長期間安定しており，肝疾患などの既往や合併症もなく習慣性を伴わない意志の強さを確認したうえで適量（純アルコールにして1日約20g程度）にとどめるよう指導する．インスリン療法や経口血糖降下薬の服用の場合ではアルコール摂取による低血糖に注意する．

6) その他

① 献立や調理方法

a 脂質の多い食材は控える．

b 動物性食品に偏らず，植物性食品も組み合わせる．

c 蒸す，焼く，煮るなどの調理方法を用い，油を使った調理方法は最小限にとどめる献立とする．

d 新鮮な食材や旬の食材を選び，本来ある食品の持ち味を活かし，砂糖などの調味料は少量に抑える．

e 魚介類や肉類と海藻類や野菜類を一緒に調理し，ボリュームある主菜となるような献立とする．

f 食材や調味料は調理をする前に，計量する習慣をつける．

g だしを効かせたり，香辛料や酸味を利用したり，減塩の調味料を使用するなど，減塩を心がける．

② 食品交換表の活用

a 食品交換表は適正なエネルギー量で，しかも栄養のバランスのとれた食事の献立が手軽にできるように工夫されたものである（表13-5）．

b 日常に食する多くの食品を，主に含まれる栄養素によって4群6表に分類し，それぞれの表から適正量を摂取することにより，1日のエネルギー摂取量と栄養バランスのとれた食品構成が容易に達成できる．

c 食品に含まれるエネルギー80kcalを1単位とし，写真入りで図解されているため，食材量の目安の把握としても有用である．

d 改訂第7版より，食事に占める炭水化物の割合を50%，55%，60%とした3段階の配分例が示されている．

③ 成分表示，カロリーブックなどの活用

外食，コンビニエンスストアのお弁当などについては成分表示の見方を指導することも大切である．調理を行わない対象者にとっては，1食のエネルギーに相当する食事の目安をフードモデルやカロリーブックなどを用いて把握させることも食事

表13-5 1日の食事目安量（単位配分表）

炭水化物 60%　　（1単位＝80 kcal）

指示エネルギー	表／単位	炭水化物 表1 穀物、いも、炭水化物の多い野菜と種実、豆（大豆を除く）	表2 くだもの	たんぱく質 表3 魚介、大豆とその製品、卵、チーズ、肉 ☆:0.5単位 ★:2.0単位	表4 牛乳および乳製品（チーズを除く）	脂質 表5 油脂、多脂性食品	ビタミン・ミネラル 表6 野菜（炭水化物を除く）、野菜を除く、海藻、きのこ、こんにゃく	付録 調味料
1,200 kcal	15	7単位 100g 100g 100g 6単位 ＋ ジャガイモ110g 1単位	1単位 リンゴ150g 1/2個	2.5単位 白身魚80g ／ 絹豆腐140g 約1/3丁 ／ ☆脂なし皮なし肉30g	1.5単位 牛乳180mL	1単位 油大さじ1杯10g	1.2単位 野菜350g	0.8単位 みそ汁1杯 みそ12g／砂糖小さじ2杯6g／みりん小さじ1杯6g
1,440 kcal	18	9単位 130g 130g 130g 8単位 ＋ ジャガイモ110g 1単位	1単位 リンゴ150g 1/2個	3.5単位 白身魚80g ／ 絹豆腐140g 約1/3丁 ／ 脂なし皮なし肉60g	1.5単位 牛乳180mL	1単位 油大さじ1杯10g	1.2単位 野菜350g	0.8単位 みそ汁1杯 みそ12g／砂糖小さじ2杯6g／みりん小さじ1杯6g
1,600 kcal	20	10単位 150g 150g 150g 9単位 ＋ ジャガイモ110g 1単位	1単位 リンゴ150g 1/2個	4.5単位 白身魚80g ／ 絹豆腐140g 約1/3丁 ／ 脂なし皮なし肉60g ／ ☆エビ50g	1.5単位 牛乳180mL	1単位 油大さじ1杯10g	1.2単位 野菜350g	0.8単位 みそ汁1杯 みそ12g／砂糖小さじ2杯6g／みりん小さじ1杯6g
1,840 kcal	23	12単位 180g 180g 180g 11単位 ＋ ジャガイモ110g 1単位	1単位 リンゴ150g 1/2個	5単位 白身魚80g ／ 絹豆腐140g 約1/3丁 ／ 脂なし皮なし肉60g ／ 卵M1個50g ／ チーズ20g	1.5単位 牛乳180mL	1.5単位 油大さじ1杯半15g	1.2単位 野菜350g	0.8単位 みそ汁1杯 みそ12g／砂糖小さじ2杯6g／みりん小さじ1杯6g
2,000 kcal	25	13単位 200g 200g 200g 12単位 ＋ ジャガイモ110g 1単位	1単位 リンゴ150g 1/2個	6単位 白身魚80g ／ 絹豆腐140g 約1/3丁 ／ 脂なし皮なし肉60g ／ 卵M1個50g ／ チーズ20g ／ 納豆40g	1.5単位 牛乳180mL	1.5単位 油大さじ1杯半15g	1.2単位 野菜350g	0.8単位 みそ汁1杯 みそ12g／砂糖小さじ2杯6g／みりん小さじ1杯6g

[日本糖尿病学会（編・著）：糖尿病食事療法のための食品交換表，第7版．p.28-29，日本糖尿病学会・文光堂，2013より許諾を得て改変し転載]

療法の実践のためには有用と考えられる.

7) 栄養ケアの実施のポイント(まとめ)

① 軽症では自覚症状がないことが多く,食事療法実践のための動機付けが難しいが,糖尿病では食事療法が治療の主軸であることや,合併症併発や進展予防には血糖を十分コントロールすることがもっとも重要であることを繰り返して指導する.

② インスリン療法を行っている場合においても,インスリンの必要量を増加させないために,食事療法の重要性を理解してもらい,食生活の改善が図られるだけでなく,長期にわたって継続できるように指導する.

③ 指導に当たっては,対象者の背景を十分リサーチし問題点を把握して動機付けをする.

④ 実践するうえでの指導媒体の基本は,食品交換表であるが,日本食品成分表など患者個々人に合わせた媒体を活用する.

⑤ 低血糖については,予防と対応の仕方を指導する.

❹ モニタリングと再評価

再評価基準の重点項目は各検査値を目標にし,栄養アセスメントをする.

① 血糖値の変化と食事摂取内容,量,摂取時間との関係

② その他の検査値の変化と食事摂取内容,量,摂取時間との関係

③ 体重変化と食事内容,量,摂取時間との関係

④ 食生活の実践状況と改善状況(指導指示量との比較,食事時間の規則性,間食・飲酒の有無と量)

⑤ 留意点

食事療法を含めた糖尿病の療養指導には継続支援が重要である.

医師の治療方針に従って,看護師,薬剤師,臨床検査技師,理学療法士などの医療スタッフと情報を共有しながら,患者の心理や生活習慣に配慮した細やかな指導を行うことが食事療法の継続には大切な要素と考えられる.

❺ その他

a カーボカウント

カーボカウントとは,食後の血糖上昇を予測し調整するために,食事中の炭水化物の摂取量を計算して,食品選択をする方法をいう.カーボカウントには,基礎カーボカウントと応用カーボカウントがあり,基礎カーボカウントは食事中の炭水化物をカウントして調節する方法で,応用カーボカウントは,食事中の炭水化物量でインスリン量を調節する方法である.炭水化物,脂質,たんぱく質の三大栄養素のうち,食後血糖値にもっとも影響を及ぼすのが炭水化物であることからこの方法が利用されている.

カーボカウントでは,炭水化物10gを1カーボと考え摂取量を決める.たとえば1日15カーボに抑える必要がある人は,朝食・昼食・夕食を5カーボずつに割り振る.食パンは1枚2カーボであるため,朝食で5カーボとすると,食パンだけであれば2枚半までは食べられる.ジャムを塗ったり紅茶に砂糖を入れたりする場合は,パンの量を減らし,炭水化物をほとんど含まない野菜サラダやゆで卵は,自由に加えることができる.

b グリセミックインデックス

グリセミックインデックス glycemic index(GI)とは，食後血糖の上昇率を示した指数であり，食品中の炭水化物の質を評価するのに優れている．GI は，基準食に対して各種食品や献立の摂取による血糖上昇に伴う血糖下面積を比較したもので，欧米では基準食として白パンが用いられ，わが国ではご飯が用いられることもある．下記の式で算定される．

$$GI = \frac{炭水化物\,50\,g\,含有する試験食の摂取後\,120\,分間までの血糖曲線下面積}{炭水化物\,50\,g\,含有する基準食の負荷後\,120\,分間までの血糖曲線下面積} \times 100^*$$

GI は食品単品の測定であるため，調理や食材の組み合わせにより変化することが難点である．

C 脂質異常症 ━━━━━━━━━━━━━━━━━━━━━━━

❶ 疾患の概要

定義✚　生活習慣病の一つである**脂質異常症** hyperlipemia は，日本人の生活の欧米化に伴って急速に増加している．脂質異常症は糖尿病などほかの生活習慣病を合併することによって高率に動脈硬化症を引き起こすため，食事療法を中心としたライフスタイルの改善が極めて重要となる．

　血清脂質には，コレステロール［遊離型コレステロール free cholesterol(FC)，エステル型コレステロール esterified cholesterol(EC)］，TG，リン脂質(PL)，遊離脂肪酸 free fatty acid(FFA)があり，これらはアポたんぱく質と結合したリポたんぱく質の状態で血中に存在する．リポたんぱく質は，その密度 density により，**カイロミクロン**，**超低密度リポたんぱく質** very low density lipoprotein(VLDL)，**中間密度リポたんぱく質** intermediate density lipoprotein(IDL)，**低密度リポたんぱく質** low density lipoprotein(LDL)，**高密度リポたんぱく質** high density lipoprotein(HDL)などに分類される．脂質異常症は，このリポたんぱく質代謝の異常で生じる**原発性脂質異常症**(**表 13-6**)と，甲状腺機能低下症，クッシング症候群，ネフローゼ症候群などほかの疾患や副腎皮質ステロイド薬の内服などに続発する**二次性**(**続発性**)**脂質異常症**に分類することができる．

病態生理✚　リポたんぱく質代謝異常の病態は①小腸における脂質吸収の過剰(**外因性リポたんぱく質代謝経路**)，②肝臓における脂質，リポたんぱく質の合成，分泌過剰，③血中リポたんぱく質代謝障害(**内因性リポたんぱく質代謝経路**)，④末梢組織よりのコレステロール逆転送障害，⑤胆汁中へのコレステロール排泄障害として理解することができる．

症状✚　脂質異常症はその典型的な症状により発見されることも多い．脂質異常症によく認

---

*GI：GI は炭水化物の量を反映した数値ではないため，GI 値にその食品の標準摂取量当たりに含まれる炭水化物の量(g)を掛け，100 で割ることによって求めた値［グリセミックロード(GL)］を用いる考えもある．GL は炭水化物の量的な因子が加味されているため，血糖値の上昇を認識しやすいとされている．

C. 脂質異常症　145

表 13-6　脂質異常症の WHO 分類

	増加するリポたんぱく質	原因疾患や薬剤など
I	カイロミクロン	原発性高カイロミクロン血症
IIa	LDL	家族性高コレステロール血症，甲状腺機能低下症，神経性食欲不振症，ネフローゼ症候群，クッシング症候群，副腎皮質ステロイド薬長期投与
IIb	LDL＋VLDL	クッシング症候群，2 型糖尿病（IVのほうが多い），妊娠，肥満（IVのほうが多い），ネフローゼ症候群，副腎皮質ステロイド薬長期投与
III	Broad-βリポたんぱく質	家族性III型高脂血症
IV	VLDL	2 型糖尿病，肥満，アルコール
V	カイロミクロン＋VLDL	原発性V型高脂血症

［中島　啓：第 4 章 C　肥満と代謝疾患．健康・栄養科学シリーズ，臨床医学，第 2 版（羽生大記，河手久弥編），p.99，南江堂，2024 より許諾を得て転載］

められる特徴的な身体所見は，①**黄色腫** xanthoma，②**角膜輪**，③**肝脾腫**，④**動脈硬化症**である．本来，リポたんぱく質は，その名前が示すように超遠心法を用いて比重の違いにより分画される．しかし，現在では各々のリポたんぱく質の電荷の違いを利用して電気泳動法で分離されることが多い．さらに日常臨床検査の場では，LDL および HDL を直接測る方法も用いられている．

診断　リポたんぱく質および血清脂質分析に際しては，12 時間以上の絶食下で採血することが基本であり，これは食事由来のカイロミクロンの混入を除外するためもっとも重要な点である．

さらに特徴的なリポたんぱく質代謝異常は，血清脂質レベルを測定する前に採血された検体の外観から把握することが可能である．カイロミクロンは比重が 0.96 以下と極めて低密度なリポたんぱく質であり，高カイロミクロン血症を呈する I，V 型脂質異常症では，うっ滞したカイロミクロンが一晩血清を静置することにより上層にクリーム状に堆積する．また，血清の比重と極めて近い VLDL（0.95＜d≦1.006）がうっ滞した III，IV，V 型脂質異常症では，血清の白濁を認める．

治療　ほかの生活習慣病と同じく治療の基本は食事療法（後述：❸栄養ケア参照）である．これにより改善されない場合，運動療法や薬物療法およびほかの特殊治療が行われる．

1）運動療法

生活習慣病の一つである脂質異常症は，体質に加え，食生活の乱れ，運動不足などにより発症する．運動不足は脂質異常症のみならず高血圧，肥満，高インスリン血症，糖代謝異常などの原因となり，結果的に虚血性心疾患などの動脈硬化症を発症，進展させる．したがって，運動療法は動脈硬化症予防の点からも重要になる．運動の種類としては脂質代謝を促すために軽強度の全身運動，ウォーキング，水泳，サイクリングなどの有酸素運動が有効である．

2）薬物療法

脂質異常症の薬物療法は，ライフスタイルの改善，食事療法，運動療法による効果が不十分な場合に適応となる．近年，数々の疫学研究において，薬物での脂質低下療法により冠動脈疾患の発症，進展が抑制されることが明らかになってきた．わが国における脂質異常症の管理基準は，動脈硬化学会により提案されたガイドラインに基づ

146　13. 肥満と代謝疾患

表 13-7　リスク区分別脂質管理目標値

治療方針の原則	管理区分	脂質管理目標値(mg/dL)			
		LDL-C	Non-HDL-C	TG	HDL-C
一次予防 まず生活習慣の改善を行った後薬物療法の適用を考慮する	低リスク	<160	<190	<150(空腹時)*** <175(随時)	≧40
	中リスク	<140	<170		
	高リスク	<120 <100*	<150 <130*		
二次予防 生活習慣の是正とともに薬物治療を考慮する	冠動脈疾患またはアテローム血栓性脳梗塞(明らかなアテローム****を伴うその他の脳梗塞を含む)の既往	<100 <70**	<130 <100**		

- * 糖尿病において，PAD，細小血管症(網膜症，腎症，神経障害)合併時，または喫煙ありの場合に考慮する. (動脈硬化性疾患予防ガイドライン 2022 年版第 3 章 5.2 参照)
- **「急性冠症候群」，「家族性高コレステロール血症」，「糖尿病」，「冠動脈疾患とアテローム血栓性脳梗塞(明らかなアテローームを伴うその他の脳梗塞を含む)」の 4 病態のいずれかを合併する場合に考慮する.
- 一次予防における管理目標達成の手段は非薬物療法が基本であるが，いずれの管理区分においても LDL-C が 180 mg/dL 以上の場合は薬物治療を考慮する. 家族性高コレステロール血症の可能性も念頭に置いておく. (動脈硬化性疾患予防ガイドライン 2022 年版第 4 章参照)
- まず LDL-C の管理目標値を達成し，次に non-HDL-C の達成を目指す. LDL-C の管理目標を達成しても non-HDL-C が高い場合は高 TG 血症を伴うことが多く，その管理が重要となる. 低 HDL-C については基本的には生活習慣の改善で対処すべきである.
- これらの値はあくまでも到達努力目標であり，一次予防(低・中リスク)においては LDL-C 低下率 20〜30% も目標値としてなり得る.
- ***10 時間以上の絶食を「空腹時」とする. ただし水やお茶などカロリーのない水分の摂取は可とする. それ以外の条件を「随時」とする.
- ****頭蓋内外動脈の 50% 以上の狭窄，または弓部大動脈粥腫(最大肥厚 4 mm 以上)
- 高齢者については動脈硬化性疾患予防ガイドライン 2022 年版第 7 章を参照.

[日本動脈硬化学会(編):動脈硬化性疾患予防ガイドライン 2022 年版, p.71, 日本動脈硬化学会, 2022 より許諾を得て転載]

いて行われている(**表 13-7**).
　脂質異常症治療薬の特性を**表 13-8** に示した.

❷ 栄養アセスメント

身体計測✚　脂質異常症は肥満を伴うことが多い. そこで肥満の判定, とくに内臓脂肪型肥満の判定を行う. 身長, 体重の測定, BMI の算出を行うが, 体重は現体重, UBW, %UBW, 20 歳時体重, 最高体重, 成人後の最低体重のほか, 体重の変化歴, 肥満歴, 減量歴などを併せて把握する. CT やウエスト周囲長による内臓脂肪型肥満の判定や TSF, 肩甲骨下部皮下脂肪厚 subscapular skin-fold thickness(SSF), AC の測定, AMC の算出, 体脂肪量, 体脂肪率を把握する.

臨床検査✚　血液・生化学検査値では, TC, TG, リン脂質(PL), 遊離脂肪酸, リポたんぱく質であるカイロミクロン, VLDL, LDL, HDL, non-HDL コレステロールなどの血清脂質およびアポたんぱく質のほか, 肥満との関連がある尿酸, 血糖, 肝機能検査および血圧をチェックする. また, 糖尿病, 甲状腺機能低下症, ネフローゼ症候群などの二次性脂質異常症の原因になる疾患での特徴的な検査値を併せて確認する.
　なお, TC は加齢に伴い上昇するが, 高齢者では低下し, 女性では閉経後に上昇するため, 40 歳代以上の女性では閉経の確認を行うことが大切である.

❸ 栄養ケア

栄養ケアの意義と原則✚　① 過食に注意し, 適正な体重を維持する.
② 脂質エネルギー比率を 20〜25% に抑える.

C. 脂質異常症　147

表 13-8 脂質異常症治療薬の薬効による分類

分類	LDL-C	TG	HDL-C	non-HDL-C	主な一般名
スタチン (LDL-C 低下作用により層別化して標記)	↓↓	↓	——～↑	↓↓	プラバスタチン，シンバスタチン，フルバスタチン
	↓↓↓			↓↓↓	アトルバスタチン，ピタバスタチン，ロスバスタチン
小腸コレステロールトランスポーター阻害薬	↓↓	↓	↑	↓↓	エゼチミブ
陰イオン交換樹脂	↓↓	↑	↑	↓↓	コレスチミド，コレスチラミン
プロブコール	↓	——	↓↓	↓	プロブコール
PCSK9 阻害薬	↓↓↓↓	↓～↓↓	——～↑	↓↓↓	エボロクマブ
MTP 阻害薬*	↓↓↓	↓↓↓	↓	↓↓↓	ロミタピド
フィブラート系薬	↑～↓	↓↓↓	↑↑	↓	ベザフィブラート，フェノフィブラート，クロフィブラート
選択的 PPAR α モジュレーター	↑～↓	↓↓↓	↑↑	↓	ペマフィブラート
ニコチン酸誘導体	↓	↓↓	↑	↓	ニコモール，ニコチン酸トコフェロール
n-3 系多価不飽和脂肪酸	——	↓	——	——	イコサペント酸エチル，オメガ-3 脂肪酸エチル

*ホモ FH 患者が適応
↓↓↓↓：－50%以上　↓↓↓：－50～－30%　↓↓：－20～－30%　↓：－10～－20%
↑：10～20%　↑↑：20～30%　——：－10～10%
［日本動脈硬化学会（編）：動脈硬化性疾患予防ガイドライン 2022 年版，p.120，日本動脈硬化学会，2022 より許諾を得て転載］

③ 飽和脂肪酸のエネルギー比率を 7%未満にする．

④ コレステロール摂取量を 200 mg/日未満にする．

⑤ n-3 系多価不飽和脂肪酸の摂取を増やす．

⑥ トランス脂肪酸の過剰摂取を控える．

⑦ 適正な総エネルギー摂取量のもとで，n-6 系多価不飽和脂肪酸の摂取量を増やす．

⑧ 炭水化物エネルギー比率を 50～60%とする．

⑨ 食物繊維は 25 g/日以上の摂取を目標とする．

⑩ アルコールは 25 g/日以下にする．

⑪ 食塩の摂取は 6 g/日未満を目標とする．

栄養ケアの実際✚

　脂質異常症を有する場合，ほかの生活習慣病を併せもつことが多く，最終的には食事療法も動脈硬化症を予防するように配慮した指導がなされなければならない．脂質異常症の食事療法について**図 13-5** に示す．

　① **総エネルギー摂取量**

　一般に目標とする体重（kg）×身体活動量（軽い労作 25 ～ 30 kcal/ 日，普通の労作 30 ～ 35 kcal/ 日，重い労作 35 ～ kcal/ 日）とする．高齢者などでサルコペニアや低栄養状態が考えられる場合は，総エネルギー摂取量をむやみに減らさないで，適正な摂取量とバランスを考慮する．

　② **脂質エネルギー比率を 20～25%に抑える**

　脂質は 1 g で 9 kcal のエネルギーがあり，過剰摂取は肥満や脂質異常症の促進因子となる．

脂質異常症の食事療法

血液中のコレステロール，中性脂肪などの脂質は，通常では適正量存在し生命を営むための大切な働きをしています．しかし，適正量を超える，あるいは下回る状態が続く（脂質代謝異常）と，私たちの身体の中でさまざまな悪影響が起きてくるのです．
脂質異常症は動脈硬化を促している状態にあります．動脈硬化が進むと狭心症や心筋梗塞，脳梗塞などの命にかかわる重大な病気を引き起こす原因となるので注意が必要です．

1. コレステロール，中性脂肪について ※診断基準値は空腹時採血

◆ LDL-コレステロール（悪玉）
【診断基準値】≧140 mg/dL
- 全身にコレステロールを運ぶ役割をもちます．
- 高値になると，酸性変化を受けたLDLコレステロールが血管壁に付着し動脈硬化を進めます．

◆ HDL-コレステロール（善玉）
【診断基準値】＜40 mg/dL
- 血管壁に付着したコレステロールを除去し動脈硬化を予防する役割をもちます．
- 低値になると，動脈硬化が進みます．

◆ 中性脂肪（トリグリセリド）
【診断基準値】≧150 mg/dL
- 高値になると，動脈硬化の危険因子となります．また，1,000 mg/dL以上になると急性膵炎を引き起こすおそれがあります．

2. 脂肪酸の種類について

① 飽和脂肪酸（S）が多く含まれる油脂
- 獣鳥肉類の脂（肉の脂身，ラード，ヘット），乳製品の油脂（バター，チーズ，牛乳），ヤシ脂（ラクトアイス），チョコレートなど

★動脈硬化の予防のため★
①の飽和脂肪酸摂取量を減らし，代わりに②③の不飽和脂肪酸の摂取量を増やすように心掛けましょう．

② 一価不飽和脂肪酸（M）
- オリーブ油

③ 多価不飽和脂肪酸（P）
- n-6系：サンフラワー油，ゴマ油，綿実油，ヒマワリ油，トウモロコシ油，米ぬか油
- n-3系：青魚，大豆油，ナタネ油，シソの実油

3. 食事療法の基本

① 身体に見合ったエネルギー量を摂取しましょう．
例）身長：160 cm　活動量：軽度〜中等度
1.6 m×1.6m×22（BMI）×25〜35 kcal
　　　　　　　　＝1,400〜1,600 kcal/1日当たり

② 栄養素のバランスに気をつけましょう．
- 脂質：飽和脂肪酸の多い獣鳥性脂質を少なくし，植物性・魚油性脂質を多くしましょう（摂取エネルギーの20〜25％）．
- たんぱく質：獣鳥肉類よりお魚や大豆製品のおかずを多くしましょう（摂取エネルギーの15〜20％）．
- コレステロール：1日200 mg以下
- 食物繊維：1日25 g以上
- アルコール：アルコール量として1日25 g以下
- その他：・ビタミンやポリフェノールの多い緑黄色野菜や果物などを多く摂りましょう（※ただし果物は1日80〜100 kcal以内が望ましい）．
・食塩の摂りすぎに注意して血圧を正常に保つことも大切です．

4. 食品中のコレステロール含有量について（※100 g中）

*** 200〜300 mg ***：卵，レバー，あん肝，シシャモ，白子，ウナギ，ウニ，イカ，スジコ，イクラ，バター，シュークリーム，ワカサギ

*** 100〜200 mg ***：車エビ，カステラ，鶏手羽，クリームパン，マダコ

*** 100 mg↓ ***：豚，牛ロース，カマボコ，牛乳，チーズ，アジ，サンマ干物，カツオ

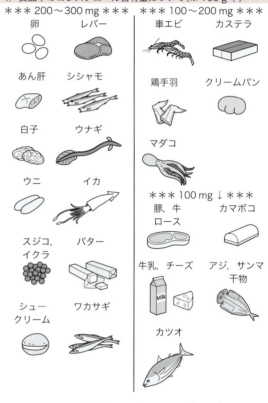

コレステロールが多く含まれる食品の摂りすぎにも注意しましょう

図13-5　脂質異常症の食事療法

［東海大学医学部付属病院　栄養科］

食生活の欧米化に伴い日本人の脂質エネルギー比率は年々増加傾向にあり2019（令和元）年の国民健康・栄養調査では脂質エネルギー比率28.6％となっている．

ただし，高カイロミクロン血症では，脂質制限食（エネルギー比率15％以下）とする．

③ 飽和脂肪酸のエネルギー比率を4〜7％未満にする

飽和脂肪酸は脂質を構成する成分で，肉や乳製品に多く含まれている．肉の脂肪に多いステアリン酸，パルミチン酸，ミリスチン酸などの飽和脂肪酸の過剰摂取は，

虚血性心疾患などのリスクを上昇させるため，摂取量には注意が必要である．

④ コレステロール摂取量を 200 mg/日未満にする

コレステロールは卵類，内臓類，動物性食品に多く含まれる．コレステロールの多い食品の過剰摂取は血清コレステロール値の上昇につながり，虚血性心疾患などのリスクを上昇させる．一方，コレステロールは細胞膜の生成に関与しているため，摂取量が少なければ少ないほどよい訳ではない．

⑤ トランス不飽和脂肪酸の過剰摂取を控える

トランス脂肪酸は不飽和脂肪酸の一種で，通常は常温で液体であるがこれを固体に変換する時に生成されるものがトランス脂肪酸である．マーガリンやショートニングに含まれるトランス脂肪酸は欧米では虚血性心疾患の危険因子となっている．

⑥ n-3 系多価不飽和脂肪酸の摂取を増やす

n-3 系多価不飽和脂肪酸は α-リノレン酸，EPA，DHA など魚油や亜麻仁油，エゴマ油などに多く含まれている．生理作用として，血清 TG 値低下作用や血小板凝集抑制作用などが報告されていて，動脈硬化予防の観点からも積極的な摂取が望ましい．

⑦ 炭水化物エネルギー比率を 50〜60％とする

高 TG 血症患者はエネルギー摂取制限に加えショ糖，果糖を中心とした単純糖質を控え，複合多糖類を増やす．また，n-3 系多価不飽和脂肪酸は中性脂肪を低下させるため摂取を増加させる．さらにアルコールは 1 g 当たり 7 kcal のエネルギー量があることから過剰摂取に注意が必要である．

⑧ 食物繊維は 25 g/日以上の摂取を目標とする

食物繊維は不溶性と水溶性に分類される．とくにペクチンやグアーガムやマンナンなどの水溶性食物繊維にはコレステロール低下作用があるといわれており，積極的な摂取を促す．

⑨ 食塩の摂取は 6 g/日未満を目標とする

脂質異常症は肥満を有するケースが多く，したがって高血圧症を合併している頻度も高く動脈硬化の予防の観点からも食塩の過剰摂取は避けるべきである．減塩の工夫として漬物，佃煮，干物，練り製品，加工肉などの塩蔵品を控える．調味料は減塩の醤油，ソース，味噌などに替え，香辛料を利用するなど薄味でも美味しく食べる工夫をする．

⑩ アルコールは 25 g/日以下にする

アルコールは 1 g 当たり 7 kcal のエネルギー量のため量が多くなると摂取エネルギー量が増加する．さらにインスリン抵抗性や食欲亢進など過食を助長することが知られており，注意が必要である．また，過剰なエネルギーは肝臓で中性脂肪に合成されるため，より脂質異常症を悪化させる原因となる．

栄養ケアの実施とポイント✚

① 脂質異常症は自覚症状がほとんどなく，動機付けが困難であるが，動脈硬化症の危険因子になることから栄養療法によるコントロールが重要であることを理解させ，動機付けを図る．

② 糖尿病や高血圧症，高尿酸血症，脂肪肝，虚血性心疾患，脳梗塞などを合併していることが多いので，これらの疾患に関連した検査値を経時的に観察し，脂

質異常症と併せた指導とする.

③ 高齢者ではコレステロール摂取制限をするあまりに,動物性たんぱく質不足にならないように注意する.

④ 日常生活に有酸素運動を主とした運動を取り入れ,生活活動量を増加させるようにする.

❹ モニタリングと再評価

血清脂質のコントロールのほか,肥満や合併症との関連がある血液・生化学検査値および血圧などから,経時的変化を観察し評価,判定する.体重,体脂肪率,除脂肪率,皮下脂肪厚などの経時的変化をBMIやJARD2001の中央値などと比較し,肥満評価をすることも重要である.

栄養指導・教育の評価では食事調査などからエネルギー摂取量やコレステロール,炭水化物,アルコールの制限などの食事内容,食習慣の評価をする.また,これら(エネルギー摂取量,食事内容,食習慣,運動量など)と血清脂質のコントロール状況の変化などの関連について理解し,実行できているか評価する.

D 高尿酸血症,痛風

❶ 疾患の概要

定義✚

1) 高尿酸血症

高尿酸血症 hyperuricemia は血清尿酸値が性別,年齢を問わず7.0 mg/dLを超えた状態と定義される.高尿酸血症が続くと痛風性関節炎や腎不全などを併発するリスクが高まる.痛風性関節炎や尿路結石症を発症するリスクは,血清尿酸値が7.0 mg/dLを超えると有意に上昇するとされている.男性に多い.

2) 痛 風

痛風 gout は尿酸が体内で析出して尿酸塩結晶ができることにより,関節炎などをきたす疾患である.体内の尿酸量の増加(高尿酸血症)に起因して発症し,急性あるいは慢性の関節炎の病像を呈する.中年以降の男性に好発する代謝性疾患である.尿酸塩結晶は,結合組織(痛風結節)や腎臓にも沈着する.

症状✚

痛風の症状は,足の親指(母趾)のつけ根が赤く腫れ痛みを伴う.関節炎の一種であるため,手や肩や足首の関節,膝の関節などにも痛風の発作が起こりうるが,**約3分の2が足の親指のつけ根に発症する**.初期の痛風発作は,3～10日以内に自然に軽快する傾向がある.

1) 痛風性関節炎

急性関節炎はもっともよくみられる痛風の初期症状である.痛風の初期には通常単関節が侵されることが多いが,閉経後の女性やアルコールを多飲する高血圧の男性では多関節の罹患もみられる.好発部位は母趾の中足趾 metatarsophalangeal(MTP)関節である.

診断 ✚ 痛風発作時には，針状の尿酸塩結晶が関節液中にみられる．痛風発作時の関節液は白血球により混濁し，増加した結晶成分によりときにはチョーク状に白濁することもある．尿酸塩結晶はしばしば急性期以外の母趾 MTP 関節や膝関節で観察することができ，発作の間欠期にこれらの関節穿刺液中の尿酸塩結晶を証明することで痛風を診断することができる．

　一方，痛風の診断に使われる血清尿酸値は，血清尿酸値を下げる治療や薬剤の働きにより，発作時にはむしろ正常値あるいは低値になっていることがある．しかし，ほとんどの痛風患者は治療に抵抗して血清尿酸値は高値となる．このため，血清尿酸値の測定は尿酸値を下げる治療の経過を知るよい指標となるとされている．また痛風では治療を要する続発疾患が起こる可能性も高いため，尿検査，血液尿素窒素 blood urea nitrogen（BUN），血清クレアチニン，白血球数 white blood cell（WBC），血清脂質も同時にモニタリングしておくべきである．

　いくつかの痛風を促進する誘因も知られており，ストレス，高脂質・高エネルギー食，外傷，外科手術，過度のアルコール摂取，ステロイド薬の急激な中止時にも出現する．

治療 ✚ 血清の尿酸値を正常化（300 μmol/L 以下，5.0 mg/dL 以下）することにより，再発する痛風発作が予防され痛風結節の沈着をなくすことができる．痛風患者においては，長期に低尿酸血症とする食事療法や薬物療法が必要となることが多い．治療戦略として，まず体重のコントロール，プリン体摂取の制限，水分摂取，アルコール飲料の制限，利尿薬使用の差し控えなどを行って，それでも高尿酸血症が是正されなかった場合は尿酸排泄促進薬や尿酸生成抑制薬が考慮される．

❷ 栄養アセスメント

　診療録から高尿酸血症の成因とそれに伴う薬物療法についての情報を収集し，栄養状態の評価を行う．

身体計測 ✚ 尿酸値と肥満度には正の相関が認められる．また，肥満でインスリン抵抗性があると尿酸のクリアランスの低下から尿酸排泄低下型高尿酸血症が，内臓脂肪型肥満では脂質の合成と連動して尿酸産生過剰型高尿酸血症が生じやすいことから，肥満や内臓脂肪型肥満の判定を行う．身長，体重の測定および BMI の算出，体重は現体重，UBW，%UBW，20歳時の体重，最高体重，成人後の最低体重のほか，体重の変化歴，肥満歴，減量歴などを併せて把握する．その他，体脂肪量，体脂肪率を把握する．

臨床検査 ✚ 血液・生化学検査値では，血清尿酸値をチェックする．発作時では，白血球の増加，C 反応性蛋白質 carbon reactive protein（CRP）陽性など炎症反応がみられる．その他，尿検査，尿素窒素，クレアチニンなどの腎機能検査，肥満がある場合は，血糖値，TC，TG，血清リポたんぱく質分画など血清脂質および血圧を一時的にチェックするだけでなく，経時的に観察する．

臨床診査 ✚ 痛風の症状である痛風性関節炎である痛風発作の有無，過去の出現がいつごろで

あったかなど，そのときの体重，既往歴，家族歴，生活歴，職業歴，喫煙歴などを聞き取る．

食生活状況調査✚

臨床診査の聞き取りに合わせ，食事内容，食習慣，飲酒歴などを聞き取り，問題点を洗い出し，総合的に評価，判定を行う．

❸ 栄養ケア

栄養ケアの意義と原則✚

原発性のものの多くは，先天的(遺伝的)因子に後天的な因子が加わって，血液中に過剰な尿酸が蓄積される．その後天的因子は，過食，高プリン食，高たんぱく質食などの食生活とアルコールの多飲がほとんどである．そのため，日常生活の是正と食事療法による代謝改善を図ることが重要である．

① 食事はプリン体を供給し，その濃度に比例して尿酸値は変動するため，プリン体を含有する食物の摂取を厳密に制限すると血中および尿中尿酸濃度は著しく減少する➡**プリン体の摂取量を制限する．**

② プリン体は体内でもつくられ，肝臓で尿酸に変わり尿として排泄される．よって肥満をきたすと尿酸をつくりやすく排泄しにくい状態になるため，過剰摂取をやめ，適正体重を維持する➡**摂取エネルギーの適正化を図り，肥満を是正する．**

③ 尿の pH をアルカリ性に保つために，野菜類や海藻類は積極的に摂る．また尿量が増えると尿と一緒に多くの尿酸が排泄されるため，水は 1 日 2,000 mL 以上飲むことを推奨する➡**尿をアルカリ化する食品の摂取と十分な水分の摂取．**

④ アルコールは過剰に摂取すると肝臓におけるアデノシン三リン酸(ATP)の分解が促進され，尿酸塩の産生が増加する．またアルコールは高乳酸血症を誘発し，尿酸塩の排泄が阻害されることでも高尿酸血症を助長することが知られている➡**アルコールの摂取を制限する．**

⑤ 痛風・高尿酸血症患者は肥満，糖尿病，脂質異常症などを合併していることが多い➡**合併症の治療も併せて行う．**

栄養ケアの実際✚

痛風発作が出現した場合は服薬により痛みを消失させることができるが，薬はあくまでも対症療法であることを説明し，食事療法の必要性を理解させる．

1) プリン体の摂取量を制限する

尿酸の産生過剰には食事が密接にかかわる．尿酸は体内で 1 日に 700 mg 産生されるとされている．このうち，食物中に含まれるプリン体からの産生量は，約 200 mg である．食物内のプリン体含有量(**表 13-9**)は血中の尿酸値に影響し，プリン体の摂取を制限することで，血清尿酸値を下げ，尿中への尿酸排泄も減少させることができる．したがって，食事療法は痛風治療の要であり生涯にわたり必要となることが多い．核酸含有の高い食物は，レバー，イワシ，ウニ，カニ，イカ，干物，エビ，ビールなどである．またプリン体は水溶性なので，茹でる調理方法が好ましいが，肉や魚からとったスープには注意が必要である．

2) 摂取エネルギーの適正化を図り，肥満を是正する

肥満の程度によりエネルギー量を調整し，肥満の解消を行い，標準体重に移行させる．ただし，急激な体重減少は尿酸の排泄を阻害し，ケトン体を増加させるので注意

表 13-9 食品中のプリン体含有量（100 g あたり）

極めて多い（300 mg～）	鶏レバー，干物（マイワシ），白子（イサキ，ふぐ，たら），あんこう（肝酒蒸し），太刀魚，健康食品（DNA/RNA，ビール酵母，クロレラ，スピルリナ，ローヤルゼリー）など
多い（200～300 mg）	豚レバー，牛レバー，カツオ，マイワシ，大正エビ，オキアミ，干物（マアジ，サンマ）など
中程度（100～200 mg）	肉（豚・牛・鶏）類の多くの部位や魚類など ほうれんそう（芽），ブロッコリースプラウト
少ない（50～100 mg）	肉類の一部（豚・牛・羊），魚類の一部，加工肉類など ほうれんそう（葉），カリフラワー
極めて少ない（～50 mg）	野菜類全般，米などの穀類，卵（鶏・うずら），乳製品，豆類，きのこ類，豆腐，加工食品など

［日本痛風・尿酸核酸学会ガイドライン改訂委員会（編）：高尿酸血症・痛風の治療ガイドライン 第 3 版，p.142，診断と治療社，2018 より許諾を得て転載］

高尿酸血症の食事療法

高尿酸血症とは，血液中の尿酸溶解濃度が男性で 7.0 mg/dL，女性で 6.0 mg/dL を超えるものをいいます．高尿酸血症の状態だけでは痛みなどの自覚症状はなく，放置されることがよくあります．

しかし，高尿酸血症が長期間持続すると体内の尿酸蓄積量が上昇し，『痛風，腎障害，尿路結石』などの疾患を発症する原因となります．

1．体内の尿酸について

高尿酸血症は，体内の尿酸の『合成と排泄のバランス』が崩れることにより発症します．

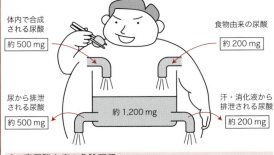

2．高尿酸血症の危険因子

1. 肥満　　　　尿酸の排泄が悪くなり高尿酸血症になりやすくなります．
2. 高プリン体食　プリン体とは，体内で尿酸に変化するもので，過剰なプリン体摂取は高尿酸血症の原因となります．
3. アルコール　①血清尿酸値を上昇させる．
　　　　　　　②アルコールから産生される血中有機酸濃度上昇により腎からの尿酸の排泄が低下する．
　　　　　　　③アルコール飲料にプリン体が含まれているものもあり高尿酸血症の原因となります．

3．食事療法のポイント

1. エネルギー　　　→肥満の是正または予防のために，身体に見合うエネルギー量を摂取しましょう．
   例）身長：160 cm，活動量：軽度～中等度
   1.6 m×1.6 m×22（BMI）×25～30 kcal
   ＝1,400～1,680 kcal
2. 高プリン体食品の制限　→1日 400 mg を超えない．動物性たんぱく質に偏らない
3. アルコールの制限
4. 十分な飲水　　　→1日 2 L 以上（尿量 2,000 mL 以上）
5. 野菜・海藻類の摂取　→尿をアルカリ化する食品

4．食品中のプリン体含有量について（※ 100 g 中）

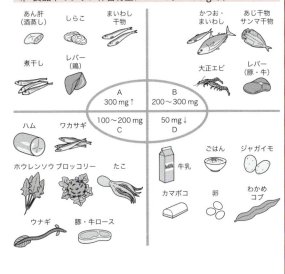

図 13-6　高尿酸血症の食事療法

［東海大学医学部付属病院 栄養科］

をする．
① 必要栄養量の設定（図 13-6）
② 体重コントロールは月に 1～2 kg 程度の減量計画にする．

表 13-10 尿をアルカリ化する食品と酸性化する食品

尿をアルカリ化する食品	アルカリ度 酸度	尿を酸性化する食品
ヒジキ・ワカメ コンブ・干しシイタケ・大豆 ホウレンソウ ゴボウ・サツマイモ ニンジン バナナ・サトイモ キャベツ・メロン ダイコン・カブ・ナス ジャガイモ・グレープフルーツ	高い 低い	卵・豚肉・サバ 牛肉・アオヤギ カツオ・ホタテ 精白米・ブリ マグロ・サンマ アジ・カマス イワシ・カレイ アナゴ・芝エビ 大正エビ

③ 食事時間,食事回数,食べる速さ,外食や市販食品の摂り方など,規則正しい食生活が維持できるような方法を生活環境に合わせ計画する.

④ 運動は,体重コントロールには必要であるが,無酸素運動や過度の運動は尿酸値を上げるため注意し,生活習慣などに応じた有酸素運動を計画する.

3）尿をアルカリ化する食品の摂取と十分な水分の摂取

尿の pH をアルカリ性に保つために,野菜類や海藻類は積極的に摂る(**表 13-10**).また,通常人の尿量は 1 日 1,000～1,500 mL であるため,水は 1 日 2,000 mL 程度の量を摂ることが理想である.脱水も尿酸値を上げる要因となるため,こまめな水分摂取が望ましい.甘い清涼飲料水や果糖の多い果汁 100 % ジュースなどによる果糖の過剰摂取は,尿酸を増やすことにつながり,痛風発症のリスクが高まるという報告があるため,水分の摂取はお茶や水が望ましい.

4）アルコールの摂取を制限する

基本的には禁酒とする.とくにビールは多量のプリン体を含んでいるため禁止する.ウイスキーや焼酎などの蒸留酒はプリン体をほとんど含まないが,アルコール自体に尿酸値を上げる働きがあるため,適量にとどめる(ウイスキーダブル 1 杯,焼酎半合程度).

5）合併症の治療も併せて行う

高尿酸血症の段階では自覚症状がほとんどなく,動機付けが困難であるが,合併症や痛風の危険性を説明し,栄養療法によるコントロールが重要であることを理解させ動機付けを図る.また,糖尿病や高血圧症,高尿酸血症,脂肪肝,虚血性心疾患,脳梗塞などを合併していることが多いので,これらの疾患に関連した検査値を経時的に観察し,併せた指導とする.

❹ モニタリングと再評価

尿酸値のほか,血清脂質や腎機能検査,肝機能検査など,血液・生化学検査および血圧などから経時的変化を観察し評価・判定する.

体重,体脂肪率,除脂肪率などの経時的変化を BMI の平均値などと比較し,肥満の評価をすることも重要である.

栄養指導・教育の評価では食事調査などからエネルギー摂取量やプリン体,アルコールの制限などの食事内容・食習慣の評価をする.

練習問題

 代謝疾患について正しいものに○，誤っているものに×をつけよ．
（1）BMI 30 kg/m² の患者にマジンドールは保険適用となる．
（2）メタボリックシンドロームは，皮下脂肪型肥満に加え，高血糖，高血圧，脂質異常症のうち 2 つ以上が当てはまる場合をいう．
（3）血糖値が高い場合は，標準体重より体重が少なくてもエネルギー摂取量を減らし，血糖値をコントロールしなければならない．
（4）治療上急激に血糖値を低下させることは，網膜症を悪化させることがある．
（5）糖尿病性腎症の予防には，血糖値のコントロールとともに血圧のコントロールを行うことが重要である．
（6）高 TG 血症では，脂質の過剰摂取が原因のため炭水化物の過剰摂取は問題ない．
（7）家族性高コレステロール血症は遺伝なので，食事療法はとくに重要でない．
（8）内臓脂肪を減少させるため，まず 1 ヵ月に体重の 3〜5％程度の減量を目標に適正なエネルギー摂取を図る．
（9）高尿酸血症でアルコールはプリン体含有の少ないものを選べば，量はとくに問題ない．
（10）高尿酸血症で内臓脂肪型肥満の人は，まず内臓脂肪の減少を目指す．
（11）高尿酸血症を改善するためには，尿中からの尿酸の排泄を促すために尿を酸性に保つ．
（12）HDL-C が低くても動脈硬化の危険因子となり，運動習慣をつけ体を動かすことで HDL-C は上昇する．

14 消化器疾患

消化器は，口唇から肛門まで連続する1本の管腔臓器で，食物を摂取する，摂取した食物を栄養素に分解する（消化），栄養素を血液中に吸収する，消化しにくい残りの部分を体から排泄するという働きを担っている．食道，胃，腸などの消化管，および付属器官である唾液腺，肝臓，膵臓などの消化器系で構成されている．腫瘍や潰瘍，炎症などの器質的疾患だけでなく，便秘や下痢，逆流性食道炎などの消化管運動不全に伴う機能的疾患も多いのが特徴である．

A 口内炎，舌炎

❶ 疾患の概要

定義，病態生理，症状✚

a 口内炎

口内炎 stomatitis は，口腔内の粘膜（舌，歯肉，唇や頬の内側など）にできた炎症性疾患の総称である．口唇，舌，歯肉などの部位に限局して炎症が生じた場合は，各々口唇炎，舌炎，歯肉炎などの部位名で称される．

1）原　因

① 細菌やウイルス感染

細菌感染や免疫異常など．単純疱疹ウイルスによる急性ヘルペス性口内炎やカンジダが口腔粘膜に増殖する場合もある．

② 全身状態の低下

過労などの体力低下時，胃腸障害，ビタミン不足（ビタミン B_2，ビタミン B_6，ビタミン B_{12}，ビオチン，ナイアシン，葉酸など）や亜鉛不足，貧血などの低栄養状態のときなど．

③ 機械的損傷

義歯が合わない，歯並びが悪く粘膜に当たる，熱いものを食べ熱傷を起こしたとき，口腔内の粘膜が乾燥しているときなど．

④ がんの治療

放射線療法や化学療法の副作用など．

⑤ 全身の病気と関係したもの

クローン Crohn 病やベーチェット Behçet 病などの合併症や，他疾患に随伴して口腔内病変を呈する場合がある．

2）症　状

症状は，痛み，出血，食事がしみる，口腔内の乾燥・腫れ，口が動かしにくい，食物が飲み込みにくい，味覚が変わる，会話しにくいなどで，さまざまな働きが障害される．

ｂ 舌 炎

舌炎 glossitis とは，炎症によって生じる舌の異常とされている．

1）原 因

舌炎の原因としてウイルス性の感染（口腔単純ヘルペスなど），熱傷，歯などの摩擦，喫煙，アルコール，唐辛子やその他のスパイス類などの刺激物との接触，歯磨き剤，口腔内洗浄剤，飴などに含まれる色素，入れ歯や入れ歯安定剤のアレルギー，薬の副作用，がんの治療，口腔乾燥症（ドライマウス）などが考えられる．

また，鉄欠乏性貧血や胃炎や胃がん術後のビタミン B_{12} の吸収障害，偏った食生活による悪性貧血，逆流性食道炎や胃酸の分泌を抑える PPI や H_2 ブロッカーによる胃酸の欠乏も原因となりうる．

2）症 状

症状は，舌の腫脹，痛みと過敏，咀嚼・嚥下・発語の困難，舌乳頭が失われて外見が平滑となる，鮮紅色・蒼白・黒色など色の異常である．

診断 ✚

・ウイルス性口内炎では，原因ウイルスの種類による水疱やびらんの発生部位，発症年齢の特徴などから，診断が比較的容易である．
・カンジダ性口内炎の白苔はガーゼにより剥離可能で，カンジダ菌の証明により診断する．
・ベーチェット病のアフタ性口内炎は，口腔内に限局する慢性再発性アフタと比べ多発し，活動期では大型になる傾向がある．
・舌炎は口腔カンジダ症，口腔乾燥症の検査や，貧血や赤血球を調べ診断する．

治療 ✚

・口内炎は局所的原因によるもの，全身的原因によるもの，原因不明のものの三つに分けられるが，歯垢，歯石，う蝕，歯周病，不潔な義歯は口内炎の原因あるいは増悪因子となるため，まずこれらの局所的因子の治療や除去が必要である．
・口内炎の原因に応じて抗菌薬，抗真菌薬，抗ウイルス薬による治療を行う．
・免疫能，抵抗力を低下させている全身的背景の改善を図る．局所の痛みに対しては，対症療法としての鎮痛薬，表面麻酔薬，含嗽や抗菌薬も重要である．
・口内炎や舌炎などによる口腔内疼痛があると，水分や食事の摂取が障害される．長期間の摂取量の減少により栄養障害となりやすく，早期の対策が必要である．またビタミンや微量元素不足が原因で本疾患が生じていることも考えられ，アセスメントをし，不足している栄養素を補うことが大切である．
・ビタミン B_{12} が欠乏している場合は，メチコバラミンの投与を検討する．

❷ 栄養アセスメント

臨床検査 ✚

TP，Alb，コリンエステラーゼ choline esterase（ChE），TC，鉄，ビタミン B_{12}，葉酸，ヘモグロビン（Hb），ヘマトクリット hematocrit（Ht），平均赤血球容積 mean corpuscular volume（MCV），平均赤血球 Hb 濃度 mean corpuscular hemoglobin concentration（MCHC）などを参考にする．

**食生活状況
調査 ✚**

食事内容で，何がしみたり疼痛となるのか，摂取しにくい食品や調理方法は何かを

聞き取りする.

摂取量と摂取内容を確認する. 1週間以上摂取量が低下した場合は体重減少, 栄養障害となりやすいため, いつから摂取量が低下しているのかを聞き取る. また食事の偏りがないかも確認する.

❸ 栄養ケア

栄養ケアの意義と原則✚

口内炎や舌炎の程度や栄養状態により, 経口食, 経口食＋経腸栄養剤, 経腸栄養剤のみ, 経腸栄養剤＋末梢静脈栄養法を選択する. 経腸栄養剤は, 1.5 kcal/mL 程度の濃厚タイプが好ましいが, 患者本人の好みを最優先する. ビタミンや微量元素不足が原因の場合は, 微量栄養素補給飲料などの補充を検討する. 必要量は, エネルギー量 28～30 kcal/kg 標準体重/日, たんぱく質は 1.2～1.5 g/kg 標準体重/日, 脂質はエネルギー比率 20～30％とする.

① 疼痛のため咀嚼能力が低下している場合は, 軟らかく消化のよいものとする.
② 少量で栄養価が高く, バランスのよいものとする.
③ 口腔内に痛みがある場合は刺激のない, 口当たりのよい食事とする. 避けたいものは, ざらつくもの, 残渣の残るもの, 硬いもの, 熱いもの, 塩辛いもの, 辛いもの, 酸味, 香辛料などの刺激物である.
④ 食事抗原(グルテンなど)が関与している場合では, 除去食とする.
⑤ 胃切後のビタミン B_{12} 欠乏症が原因と考えられる場合は, メラコビンを筋肉, または静脈内に注射する.

栄養ケアの実際✚

a 疼痛があるとき, 食事がしみるとき

味付けの濃いもの(甘味, 塩味, 酸味, 苦味), 冷たいもの, 熱いもの, 辛いもの, 硬いもの, 水分の少ない料理などは口腔内を刺激し, 疼痛が増強する. **➡それぞれの症状を聞き取り, 状態に合わせた食事に調整する.**

① 口当たりがよく, のど越しのよい食事に(茶わん蒸し, 卵豆腐, 奴豆腐など)
② 味付けは出汁をきかせて薄味に(塩味・甘味・酸味の強いものは避ける)
③ 炎症部位に食事が触れても痛くないように, とろみをつけたり, あんかけにして, つるりと摂取できるように工夫する.
④ 軟らかく水分のある調理にする(冷や麦, ポタージュスープ, シチュー, おじや, ヨーグルト, プリンなど)
⑤ 食事の温度は人肌程度とする.

b 味覚異常があるとき

① 塩味が苦く感じたり金属味がする場合は, 塩味を薄くし, 酸味やユズなどの香味のあるものを利用する.
② 甘味に過敏な場合は, 砂糖やみりんを利用せず, ほかの味付けを濃くする.
③ 味を感じない場合は, 味付けを全体的に濃くするか, もしくは味なしの料理にし, 食べるときに味付けする.

c 口腔内が乾燥するとき

① いつでも水分摂取ができるように，氷や水などを手元に用意する．

② 口当たりがよく，のど越しのよい食品や料理にする．

③ 軟らかく，水分のある料理にしたり，あんやとろみをつけるなど工夫する．

d 飲み込みが悪いとき

飲み込みにくい食物は，水や液体，酸味の多いもの，水分が少なくパサつくもの，口の中でバラバラになるものである．

① 嚥下障害がある場合，食物は舌でつぶせる程度の軟らかさとし，ある程度塊になっていて滑りのよいものとする．

② 水分の多いものは，ゼラチン，寒天，片栗粉，葛粉などで凝集性を高める．温度に関係なく，加熱なしで簡単にとろみがつくとろみ調整食品(トロミスマイル®，トロミクリア®，トロミアップパーフェクト®，つるりんこ Quickly®，ソフティア®S，ソフティア®トロメリン EX など)も多数市販されているので，積極的に利用する．

e 化学療法，放射線治療に伴う口内炎

① グルタミンはアミノ酸の一種であるが，粘膜保護作用や創傷治癒促進作用が認められている．ASPEN ガイドラインでは，化学療法，放射線治療による口内炎発症の予防のために，治療開始前から0.5 g/kg標準体重/日を上限としたグルタミン投与が推奨されている．

② 治療中に，口腔内の炎症だけでなく，食欲不振，吐き気，嘔吐など副作用が出現した場合は，まず個々の嗜好を優先したメニューとし，無理強いせず，食べられるものから食べるようアドバイスすることが大切である．長期化する場合は静脈栄養法との併用を検討する．

❹ モニタリングと再評価

食事調整し，しみたり疼痛がないかなどを確認する．摂取しにくい食品や調理があれば再度調整する．また摂取量，栄養状態を確認する．過度な制限は，食欲減退，精神的ストレスとなるので，個々にあった指導を心がけることが必要である．

B 胃食道逆流症 —————————————————

❶ 疾患の概要

定義✚　下部食道から胃噴門部には，下部食道括約筋 lower esophageal sphincter(LES)を中心とする逆流防止機構があり，胃内容物が食道へ逆流するのを防いでいる．この逆流防止機構が十分に作用せず，胃内容物の逆流によって引き起こされる症状や合併症を起こした状態を**胃食道逆流症** gastro esophageal reflux disease(GERD)と定義している．

逆流性食道炎には①食道炎(食道粘膜のただれ)がなく，自覚症状のみがあるタイプ［非びらん性胃食道逆流症 non-erosive reflux disease(NERD)］，②食道炎があり，な

おかつ自覚症状があるタイプ，③自覚症状はなく食道炎のみがあるタイプの三つに分けられる．このうち，食道粘膜にただれが存在する②，③を逆流性食道炎という．

病態生理✚

　逆流を促す要因として，食道裂孔ヘルニアや下部食道括約筋圧の低下，一過性の下部食道括約筋弛緩などがあげられる．これらは，胃の拡張や高脂質食摂取による**コレシストキニン** cholecystokinin（CCK）の刺激によって起こりやすい．

症状✚

　胸骨後部の焼けるような灼熱感（胸焼け），酸っぱいまたは苦い胃内容物が咽頭まで逆流することによって起こる呑酸，咽頭炎，嚥下痛，嘔気，膨満感，おくびなどである．逆流が高度の場合，嚥下困難や出血，誤嚥性肺炎などを生じる場合がある．

診断✚

① 前述した自覚症状を上部消化管内視鏡検査により診断する．自覚症状の表現は人によって異なるため，専用の問診票（F スケール）〔Frequency Scale for the Symptoms of GERD（FSSG）〕を活用する．
② 食道裂孔ヘルニアなどによって引き起こされることがあるため，原因となる病気の有無などを確認するために胸部 X 線や CT 検査を行うこともある．

治療✚

　薬物療法では，酸分泌抑制薬がもっとも重要で，プロトンポンプ阻害薬 proton pump inhibitor（PPI）が初期治療として用いられる．その他酸分泌抑制薬として，ヒスタミン H_2 受容体拮抗薬（H_2 ブロッカー）が選択される．消化管運動機能改善薬，制酸薬，粘膜保護薬も併用されることが多い．
　上記の内科的治療が奏効しない場合や，高度逆流，肺合併症，出血，狭窄などがある場合は，外科的治療が選択され，噴門形成術などの逆流防止術や，食道切除術などが施行される．

❷ 栄養アセスメント

身体計測✚

　身体計測は身長，体重，下腿周囲長などの筋肉量の測定を行い，体重減少率を求め，また，体成分分析が可能な場合は測定し，病因基準と併せて GLIM（グリム）基準による低栄養診断をする．

臨床検査✚

　血液検査として，TP，Alb，ChE，TC，Hb，Ht などを参考にする．

食生活状況調査✚

　食事内容，摂取量，食事時間，アルコール量などの食生活について，および食事内容と消化器症状との関係について聞き取りを行う．

❸ 栄養ケア

栄養・食事療法の意義と原則✚

　逆流性食道炎の治療は，食事療法から酸分泌抑制薬を中心とした薬物療法へと変わりつつある．しかし再発率が高く，重症例では難治性のこともあり，再発の防止，QOL の向上のためにも，食事療法を含めた生活指導は重要である．
① 高度炎症，狭窄，出血などの症状がある場合．**➡絶食とし，中心静脈栄養法を選択する．**

② 経腸栄養法は栄養剤の逆流の危険性がある. チューブの先端を幽門輪を越えて留置することや, 体位の確認, 栄養剤の選択や投与法を工夫する必要がある.
③ 食事療法は, **胃・食道逆流を防ぐため, 胃排出遅延や下部食道括約筋圧低下の原因となる食事を避けることがもっとも重要である. 胃酸濃度を抑えて逆流物による食道粘膜障害を防ぐことも大切である.**

栄養ケアの実際+

　エネルギー量は 28～30 kcal/kg 標準体重/日, たんぱく質は 1.2～1.5 g/kg 標準体重/日, 脂質はエネルギー比率 20～25% とする. 経口摂取が可能であれば, 流動食から開始し, 状態をみながら三分粥食, 五分粥食へと食上げしていく. 肥満者(とくに内臓脂肪型肥満)では腹圧が高くなり, 胃酸の逆流が起こりやすくなるので, エネルギー量は 25～28 kcal/kg 標準体重/日とし減量に努める. 便秘でも腹圧が高くなり, 胃酸の逆流が起こりやすくなるので, 食物繊維の摂り方を工夫する.

① 胃・食道逆流を防止するため, 就寝前の食事摂取, 食後 1～2 時間の仰臥は避け, 就寝時は上体を高くする(20～30°).
② 胃液分泌を促進しないように, 脂質は控えめとし, 消化のよい食品や調理方法とする.
　　胃の粘膜からは胃液が分泌されており, 胃底部と胃体部の粘膜からはペプシン, ガストリチン, リパーゼなどの消化酵素が分泌される. 胃液は塩酸を含むため強い酸性である. 糖質に比べて, たんぱく質のほうが胃内滞留時間が長く(約 2 倍), さらに脂質は胃の運動を抑制するため胃排出に時間がかかる. 大きな食塊ほど胃内滞留時間が長くなるため, 肉は脂質が少ない部位を選び, 薄切りや挽肉などにするとよい. また調理方法によっても胃内滞留時間は影響され, たとえば半熟卵(1.5 時間)⇒生卵(2.5 時間)⇒茹で卵(3 時間)となる.
③ 胃排出を遅延させ, CCK を介して下部食道括約筋圧を低下させる高脂質, 高浸透圧食品(甘い菓子類など)は避ける. 浸透圧が高いものは, いったん胃液によって等張に薄められてから十二指腸に移送されるため移送時間は遅くなる.
④ 下部食道括約筋圧を低下させる刺激物, 酸味の強い果物, 香辛料, コーヒーなどのカフェイン飲料, 炭酸飲料は避ける.
⑤ 胃酸の中和作用を有する, 牛乳, 乳製品の摂取を勧める.
⑥ 食事量の調整をする. 1 回の食事量が多いと逆流しやすいので, 4～5 回の分食もよい.
⑦ 夜間の逆流症がみられる時は遅い夕食の回避, 就寝時の頭部挙上を考慮する.
⑧ 便秘時には十分に食物繊維やオリゴ糖を含む食品を摂取することを勧める.
⑨ 1) 栄養剤投与時は頭部挙上 30° 以上を維持し, 投与後 1 時間程度はその体位を保持する.
　 2) 栄養剤投与前に胃内容物をシリンジで吸引し, 胃残量が 200 mL 以上と多い時は, 投与速度を緩やかにしたり消化管運動促進薬の投与も検討する.
　 3) それでも逆流が頻回に起こるようであれば, 幽門輪を越えて留置する.
　 4) 胃瘻造設の場合は, 半固形化栄養剤または粘度可変型流動食(栄養剤)を用いると胃食道逆流が減少し, 誤嚥による誤嚥性肺炎のリスクを抑えるために有効である.

❹ モニタリングと再評価

食事を開始し，逆流が起きないかどうかを注意深く観察する．逆流が再発するようであれば，食事内容，投与法を見直す．生活面では，胸部の締め付け，重いものをもつ，前かがみの姿勢，右を下にして寝る（右側臥位），肥満，喫煙などを避けるようにする．

過度の食事制限ではなく，規則正しい食生活，バランスのとれた食事が大切であることを説明する．再燃，寛解を繰り返し慢性に経過する疾患であるため，症状が治まれば，ある程度患者の症状やライフスタイル，嗜好に合わせた食事指導をする必要がある．

C 胃潰瘍，十二指腸潰瘍

❶ 疾患の概要

定義，病態生理＋

胃潰瘍，十二指腸潰瘍 gastric and duodenal ulcer では，粘膜を障害する攻撃因子と，粘膜を保護する防御因子のバランスが崩れ，胃・十二指腸壁が自家消化して潰瘍を形成するとされている．攻撃因子は，塩酸，ペプシンなどが，防御因子は粘液や粘液血流，重炭酸イオンなどがあげられる．近年では，薬剤［非ステロイド性抗炎症薬 non-steroidal anti-inflammatory drugs（NSAIDs）］による薬剤性潰瘍や，**ヘリコバクター・ピロリ** *Helicobacter pylori*（*H.pylori*，ピロリ菌）の感染が主な原因とされている．

症状＋

自覚症状では心窩部痛がもっとも多くみられる症状で，胃潰瘍では食後の痛み，十二指腸潰瘍では食後数時間から空腹時の痛みが特徴的である．その他，悪心，嘔吐，腹部膨満感，胸焼けなども高頻度にみられるが，まったく無症状の場合もある．

合併症＋

a 穿 孔

潰瘍が深くなると，胃や十二指腸の壁に完全に穴が開く穿孔という状態になることがある．胃潰瘍に比べて壁の薄い十二指腸潰瘍のほうが穿孔を起こしやすい．穿孔すると，腹部全体の激しい痛みと，出血や嘔吐が起こる．

b 狭 窄

幽門部や十二指腸の入り口の部分に慢性的に潰瘍の再発を繰り返すと，潰瘍の傷あとが固く，壁が厚くなり内腔が狭くなる狭窄となる．狭窄になると食物の通過障害をきたすことがある．

c 出 血

潰瘍が深くなると出血を伴うことが多く，一時期に大量に出血すると吐血したり，下血となることがある．ゆっくりとじわじわと出血が続く場合は，出血した赤血球中の Hb が酸化され便が黒くなるタール便と呼ばれる便が出ることも，胃や十二指腸からの出血の特徴である．

診断✚

診断では以下がポイントとなる.
- 消化性潰瘍の既往歴, *H. pylori* 検査歴, アスピリン(アスピリン®など)を含めた NSAIDs の使用状況などをよく問診する.
- 消化管出血や心窩部痛を起こす疾患との鑑別が必要.
- 内視鏡検査が診断にもっとも有用だがバリウム検査も有用.
- 胃潰瘍ではがん性潰瘍を除外することが重要.
- 潰瘍が確認されたら, *H. pylori* 感染未検の場合は *H. pylori* 感染の検査を行う.

治療✚

治療では以下がポイントとなる.
- 潰瘍治療は, 合併症コントロール, 潰瘍の初期治療, 再発防止が大切である.
- NSAIDs の関与しない *H. pylori* 潰瘍では除菌治療を行う.
- 出血, 穿孔などの合併症が起きている場合はまずそれらの合併症のコントロールが最優先.
- 穿孔に対しては緊急手術が原則だが, 場合により保存的治療で済む場合もある.
- 出血はもっとも多くみられる合併症で, まず内視鏡的止血処理を行う. それでコントロール困難な場合は経動脈的塞栓術などの手術を行う.

❷ 栄養アセスメント

身体計測✚

身体計測は身長, 体重, 下腿周囲長などの筋肉量の測定を行い, 体重減少率を求め, また, 体成分分析が可能な場合は測定し, 病因基準と併せて GLIM(グリム)基準による低栄養診断をする.

臨床検査✚

血液検査として, TP, Alb, ChE, TC を参考にする. 長期にわたり嘔吐を繰り返す場合には, 脱水, 電解質異常となりやすいので, ナトリウム, カリウム, クロールなどの測定も必要である. 出血があった場合は, 顔面・眼瞼結膜の蒼白, 貧血が認められる. 鉄, Hb, Ht などを参考にする.

❸ 栄養ケア

栄養ケアの意義と原則✚

① 嘔吐, 心窩部痛などの自覚症状のため食事摂取量が低下し, 低栄養状態に陥りやすい. 低栄養状態では粘膜組織の修復も遅延するため, 栄養状態の改善は必須である.

② 胃・十二指腸への負担となる食事因子(暴飲暴食, 不規則な食生活, 粘膜への刺激物)を減らすことは再発防止につながる.

③ 近年, ヒスタミン H₂ 受容体拮抗薬や PPI などの強力な胃酸分泌抑制薬が出現し, 厳しい食事制限は必要なくなった. しかし, 寛解, 再燃を繰り返し慢性に経過する疾患であり, 再燃を防ぐためにもバランスのよい食事とし, 規則正しい食生活にすることが大切である.

④ 脂質を多量に摂取すると, 胃内滞留時間が長くなり, 胃液の分泌が増加する. また下部食道括約筋部の作用が抑制され, 胃内容物が食道内に逆流しやすくなる. したがって急性期では**脂質**の摂取を減らすのが原則である.

⑤ 潰瘍への物理的(過熱, 過冷の飲食物, 塩分濃度の高い食品など), 化学的(アルコー

ル，香辛料，カフェインなど）な強い刺激を避けることも大切である．

栄養ケアの実際✚

① エネルギー量は 30～35 kcal/kg 標準体重/日，たんぱく質は 1.2～1.5 g/kg 標準体重/日，脂質はエネルギー比率 20～25％とする．

② 電解質異常が認められる場合は，末梢静脈栄養法で補正する．潰瘍や低栄養状態の程度により中心静脈栄養法を選択する．

③ 経口摂取が可能であれば，流動食から開始し，状態をみながら三分粥食，五分粥食へと食上げしていく．経口摂取が十分でない場合は，経口栄養補助食品 oral nutritional supplement（ONS）で補う．

④ 炭水化物は胃酸分泌亢進作用が少なく，効率のよいエネルギー源として適している．甘味の強いものは，胃内滞留時間が長くなり胃液分泌が亢進するため控える．

⑤ たんぱく質は胃酸の中和・緩衝作用を有し，粘膜の修復を促進する．しかし，肉類や肉エキスなど食品の種類，調理方法により逆に胃酸分泌を促進してしまうこともあるので，食品の選び方，調理を工夫する．

⑥ 脂質は胃酸分泌を抑制するが，逆に胃内滞留時間が長くなり，もたれ，膨満感の原因ともなる．消化のよい乳化脂肪や酸化していない良質の油を少量用いる．

⑦ 食物繊維（とくに非水溶性）が多い食品は胃酸の分泌を促進するので，量，調理方法を工夫する．

⑧ 辛い香辛料，塩分濃度の高い食品は胃粘膜を刺激し，胃酸分泌を促進するので控える．カフェイン，アルコールも胃粘膜にびらんなどを引き起こしやすく，胃酸分泌を亢進し増悪因子となるので，とくに活動期には禁忌である．

❹ モニタリングと再評価

空腹時に痛みがあり，軽食や牛乳を摂ることで症状が改善するのであれば，間食を勧める．

過度な食事制限ではなく，規則正しい食生活，バランスのとれた食事が大切であることを指導する．再燃，寛解を繰り返し慢性に経過する疾患であるので，画一的な指導ではなく，ある程度患者の症状やライフスタイル，嗜好に合わせた食事指導をする必要がある．

D 蛋白漏出性胃腸症 ━━━━━━━━━━━━━━

❶ 疾患の概要

定義，病態生理✚

蛋白漏出性胃腸症 protein losing gastroenteropathy は，血清たんぱく質，とくに Alb が胃腸管壁を経て管腔内へ高度に漏出することにより起こる低たんぱく質血症などを伴う疾患である．

蛋白漏出性胃腸症をきたす主な原因疾患は，胃ポリポーシス，胃がん，胃切除症候群，クローン病や潰瘍性大腸炎，腸結核などの炎症性腸疾患や，腸リンパ管拡張症，結腸ポリポーシス，放射線腸炎，うっ血性心不全，収縮性心膜炎，ネフローゼ症候群，肝硬変，慢性膵炎，関節リウマチなどさまざまである．

症状 ✚ 　症状は，下肢や顔面の浮腫などがほとんどであるが，ときに胸水や腹水貯留を伴う全身性のものもある．下痢や嘔吐，腹部膨満感，食欲不振などの消化器症状を伴うこともある．またこれらの疾患では吸収が障害されることも多く，とくに脂質，脂溶性ビタミン，鉄，亜鉛などの欠乏がみられる．

　小児では成長障害となることがあり，注意が必要である．

診断 ✚ ・血液検査で，TP，Alb，TC，カルシウム，鉄などに異常がないか確認する．
・吸収不良症候群やネフローゼ症候群，慢性消耗性疾患などを除外し消化管へのたんぱく質漏出を確認する検査として，α₁アンチトリプシンクリアランス*試験やシンチグラフィが行われる．
・さらに原因となる病気の診断には，消化管造影X線検査，内視鏡検査，生検による組織検査，リンパ管造影などを行う．
・蛋白漏出性胃腸症をきたす疾患はさまざまであり，原因疾患の診断が必要である．漏出の機序には，リンパ系の異常，毛細血管の透過性亢進，胃腸粘膜上皮の異常などがある．蛋白漏出性胃腸症の原因となる心疾患，炎症性腸疾患，悪性腫瘍，膠原病，結核などの病歴の有無を問診で確かめる．

治療 ✚ ・蛋白漏出性胃腸症をきたす原因疾患の治療を行う．
・腸リンパ管拡張症や栄養障害が高度な症例では，経腸栄養法や中心静脈栄養法などの栄養療法を行う．
・著明な低たんぱく質血症による浮腫では，利尿薬やAlb製剤を用いる．
・薬物療法では副腎皮質ホルモン薬の投与が有効な場合もある．
・続発性の症例では，原因となる病気に対する治療を行う．
・保存的治療で効果が十分でなく，病変が限局している場合には，外科的治療の適応となる．

❷ 栄養アセスメント

　蛋白漏出性胃腸症に特異的な評価方法はない．一般に用いられている栄養アセスメントを行う．

　低Alb血症による血漿浸透圧低下により末梢性浮腫，胸水，腹水を呈する．このため，体重は栄養アセスメントの指標とはなりにくい．

　腸管の炎症が強い場合や吸収不良症候群が疑われる場合では，ビタミンやミネラルの欠乏に注意する．

　小児では身長，体重の推移を観察する．

---

*α₁アンチトリプシンクリアランス：以下の式で求められる．簡便法として，1回便を採取してα₁アンチトリプシン濃度を測定する場合もある．

　　α₁アンチトリプシンクリアランス＝V×F/P（正常値13 mL/日以下）
　　V：糞便量(mL/日)，F：糞便中のα₁アンチトリプシン濃度(mg/mL)

❸ 栄養ケア

栄養ケアの意義と原則✚

① 蛋白漏出性胃腸症では，たんぱく質の漏出だけでなく，脂質，脂溶性ビタミン，鉄，亜鉛などの吸収障害を合併することが多い．下痢や嘔吐，腹部膨満感，食欲不振などの消化器症状を伴うため，食事摂取量も減少し，容易に低栄養状態となる．低栄養状態では粘膜組織の修復も遅延するため，栄養状態の改善は必須である．

② 蛋白漏出性胃腸症は，腸リンパ管の障害に基づくものが多く，脂肪吸収障害を高頻度に合併する．リンパ管内圧を下げるために**高たんぱく質，低脂質の食事**を原則とする．

③ 成分栄養剤や中鎖脂肪酸トリグリセリド medium chain triglyceride（MCT）を含む半消化態栄養剤の投与も有効である．

④ 著しい高度栄養障害の症例では，中心静脈栄養法で管理する．

栄養ケアの実際✚

炎症性腸疾患や小児では，高エネルギーを確保する．

① 胸水，腹水がある場合，心疾患，ネフローゼ症候群，肝硬変などでは，塩分制限を考慮する．

② アレルギー性胃腸炎では，食事性抗原を同定し除去する．

③ 腸管の炎症が強い場合や吸収不良症候群，炎症性腸疾患では，栄養障害の程度により中心静脈栄養法や経腸栄養法を選択する．栄養剤は腸管安静や消化液分泌抑制を目的に成分栄養剤が選択される．脂肪便が明らか，ないし疑われる場合には，低脂質の栄養剤または中鎖トリグリセリドの入った栄養剤を選択する．

④ 乳糖不耐症では乳糖を含む乳製品は控える．

栄養ケアのポイント✚

蛋白漏出性胃腸症の原因疾患に基づいた栄養療法を行うとともに以下の点に注意する．

① **低脂質**：30〜40 g/日とし，供給源として**MCT**を用いる．MCT は粘膜リパーゼですみやかに加水分解（水解）されるので膵由来のリパーゼと胆汁によるミセル化を必要とせず，水解産物はリンパ管を介することなく直接門脈に吸収され，肝臓ですみやかに酸化される．脂肪便を呈している患者でも，下痢をきたすことなく効率よくエネルギーを供給できる．MCT オイル，MCT パウダー，MCT 入りデザートなどを利用するとよい．しかし，必須脂肪酸ではないため，MCT のみを単独で長期に投与すると必須脂肪酸欠乏症から細胞膜異常をきたすおそれがある．またケトン体が産生されるためⅠ型糖尿病や血糖コントロール不良の糖尿病患者には用いないほうが無難である．

② **高エネルギー**（35〜40 kcal/kg 標準体重/日），**高たんぱく質**（1.2〜2.0 g/kg 標準体重/日）とする．たんぱく質は，脂質の少ない肉・魚・乳製品，大豆製品，卵などがよい．

③ 乳糖分解酵素が欠乏している場合には**乳糖**を入れない．

④ ビタミン，ミネラルの十分な補給．脂質の消化吸収不良に伴った脂溶性ビタミン（A，D，E，K）や，ナトリウム，カリウム，クロール，カルシウム，鉄などを十分に補給する．

⑤ 食事摂取量が少ない場合には，**頻回食**とする．経腸栄養剤との併用も検討する．

⑥ 腸管粘膜上皮保護作用や，微絨毛の栄養となるグルタミンの補給もよい．グルタミンは Ｖアクセル®，グルタミンＦ®，グルタミンCo®，GFO®(glutamine, fiber, oligosaccharide)などに含まれている．

⑦ 心不全，胸水，腹水がみられる場合やネフローゼ症候群，肝硬変などでは，食塩を制限する．

⑧ 経口摂取のみで栄養状態の改善，または維持が難しい場合は，ONS で不足する栄養を補う．

⑨ 消化のよい食事とする．

❹ モニタリングと再評価

食事を開始し，たんぱく質の漏出がないことを確認する．漏出が認められたり，食事だけで栄養状態の改善維持ができない場合は，成分栄養剤や脂質の量や質を考慮した栄養剤を併用する．高度の漏出で栄養状態の改善がみられない場合には，患者のQOL 向上のため，在宅での中心静脈栄養法などを考慮する．

E 炎症性腸疾患

E-1 クローン病

❶ 疾患の概要

定義，病態生理➕

クローン Crohn 病 Crohn's Disease(CD)は 10〜20 歳代の若年者に好発し，再燃と寛解を繰り返し慢性的に経過する難治性の炎症性腸疾患 inflammatory bowel disease(IBD)である．クローン病の病変は，口唇から肛門までの消化管のあらゆる部位に起こりうるが，主に小腸と大腸(回盲部)に多い．病変は非連続性で，腸管全層に及ぶこともある．特徴的な縦走潰瘍や敷石状外観を呈する．

罹患部位により小腸型，小腸・大腸型，大腸型に分類される．好発部位は回盲部である．

原因は不明であるが，遺伝，感染，免疫異常などが考えられている．食事を遮断し絶食下にすると炎症，病勢が軽減することから，食事性抗原や腸内細菌叢がなんらかの作用をしている可能性も示唆されている．

症状➕

腹痛，下痢，肛門病変，血便，発熱，全体倦怠感，食欲(食思)不振，体重減少，貧血などの全体症状や口腔アフタなども高頻度にみられる．腸管合併症として狭窄，裂溝，瘻孔の形成がみられることもある．腸管外合併症として，関節痛，関節炎，尿路結石，胆石などが生じることがある．

診断➕

1) 理学的所見
・成長障害，貧血，腹部圧痛，腫瘤，体重減少，発熱，腹痛，浮腫，など．

2) 肛門部病変
・難治性痔瘻，肛門周囲膿瘍，裂肛，潰瘍，肛門皮垂，など．

3) 一般血液検査（血算, 炎症所見, 栄養状態など）

・感染性腸炎の除外（細菌培養検査, 寄生虫学的検査など）

4) 画像検査

　口腔から肛門まで全消化管が検索対象となる. 大腸は注腸 X 線検査, 大腸内視鏡検査＋生検, 小腸は二重造影法, バルーン小腸内視鏡検査（生検）, カプセル内視鏡, 腹部エコー, CT, MRI, 上部消化管は内視鏡検査＋生検を施行する.

治療✚　　　　　活動期は入院後 1〜2 週間は絶食とし, 中心静脈栄養法 total parenteral nutrition（TPN）管理で腸管安静を図る. 炎症が改善したら成分栄養剤（エレンタール®）や食事を開始する. 薬物療法は 5-ASA 製剤, 抗菌薬, ステロイド, 免疫調節薬, 抗体製剤, 血球成分除去療法の中から選択される（**表 14-1**）.

❷ 栄養アセスメント

身体計測✚　　身体計測は身長, 体重, 下腿周囲長などの筋肉量の測定を行い, 体重減少率を求め, また, 体成分分析が可能な場合は測定し, 病因基準と併せて GLIM（グリム）基準による低栄養診断をする. 若年発症では, 成長障害, 二次性徴の遅延をきたすことがあり, 身長, 体重の推移だけでなく, 骨の X 線画像を定期的に撮り, 骨端線を注意深く観察する必要がある.

臨床検査✚　　栄養状態を反映するマーカーとして TP, Alb, TC, TG, ChE, 鉄, Hb, Ht, MCV, MCHC などを, 炎症状態は CRP, LRG（ロイシンリッチ α グリコプロテイン）, 便中カルプロテクチン, 血小板, 赤沈, 白血球などを評価する.

臨床診査✚　　病勢の把握や活動度を判定するために, IOIBD スコアや CDAI を用いる. その他消化器症状として, 便性状, 腹部膨満感などの有無を確認する.

食生活状況調査✚　　その他, 食事摂取歴, 食事内容と消化器症状との関係などを聞き取る.

❸ 栄養ケア

栄養ケアの意義と原則✚　　『潰瘍性大腸炎・クローン病 診断基準・治療指針（令和 5 年度）』では, 病勢が重篤（著しい低栄養状態, 頻回の下痢, 広範な小腸病変など）と判断される場合や高度な合併症（腸管の高度な狭窄, 瘻孔・膿瘍形成, 大量出血, 高度の肛門病変など）を有する場合には絶食とし, 中心静脈栄養法を行うことが推奨されている.

① 腸管を利用できる場合には経腸栄養法を行うことが望ましい. 経腸栄養剤は成分栄養剤, 消化態栄養剤が適応となる. ただし, 受容性が低い場合には半消化態栄養剤を用いてもよい.

② 食事のみでエネルギー必要量を摂取すると腸管への負担が大きくなり再燃率が高くなるので, 成分栄養剤と組み合わせること（スライド方式）が望ましい. 寛解期においても必要量の 50％程度の成分栄養剤を継続摂取すると寛解期維持効果があると報告されている.

③ 食事療法は腸管の安静保持のため, 低脂質, 低刺激食とする. わが国では 1 日の

E. 炎症性腸疾患　　169

表 14-1　令和 5 年度クローン病治療指針（内科）

活動期の治療（病状や受容性により，栄養療法・薬物療法・あるいは両者の組み合わせを行う）		
軽症～中等症	中等症～重症	重症（病勢が重篤，高度な合併症を有する場合）
薬物療法 ・ブデソニド ・5-ASA 製剤 ペンタサ®顆粒/錠，サラゾピリン®錠（大腸病変） **栄養療法（経腸栄養療法）** 許容性があれば栄養療法 経腸栄養剤としては， ・成分栄養剤（エレンタール®） ・消化態栄養剤（ツインライン®など）を第一選択として用いる． ※受容性が低い場合は半消化態栄養剤を用いてもよい ※効果不十分の場合は中等症～重症に準じる	**薬物療法** ・経口ステロイド（プレドニゾロン） ・抗菌薬（メトロニダゾール*，シプロフロキサシン*など） ※ステロイド減量・離脱が困難な場合：アザチオプリン，6-MP * ※ステロイド・栄養療法などの通常治療が無効/不耐な場合：インフリキシマブ・アダリムマブ・ウステキヌマブ・ベドリズマブ・リサンキズマブ・ウパダシチニブ **栄養療法（経腸栄養療法）** ・成分栄養剤（エレンタール®） ・消化態栄養剤（ツインライン®など）を第一選択として用いる ※受容性が低い場合は半消化態栄養剤を用いてもよい **血球成分除去療法の併用** ・顆粒球吸着療法（アダカラム®） ※通常治療で効果不十分・不耐で大腸病変に起因する症状が残る症例に適応	外科治療の適応を検討した上で以下の内科治療を行う **薬物療法** ・ステロイド経口または静注 ・インフリキシマブ・アダリムマブ・ウステキヌマブ・ベドリズマブ・リサンキズマブ・ウパダシチニブ（通常治療抵抗例） **栄養療法** ・絶食の上，完全静脈栄養療法（合併症や重症度が特に高い場合） ※合併症が改善すれば経腸栄養療法へ ※通過障害や膿瘍がない場合はインフリキシマブ・アダリムマブ・ウステキヌマブ・ベドリズマブ・リサンキズマブ・ウパダシチニブを併用してもよい

寛解維持療法	肛門病変の治療	狭窄/瘻孔の治療	術後の再燃予防
薬物療法 ・5-ASA 製剤 　ペンタサ®顆粒/錠 　サラゾピリン®錠（大腸病変） ・アザチオプリン ・6-MP * ・インフリキシマブ・アダリムマブ・ウステキヌマブ・ベドリズマブ・リサンキズマブ・ウパダシチニブ（インフリキシマブ・アダリムマブ・ウステキヌマブ・ベドリズマブ・リサンキズマブ・ウパダシチニブにより寛解導入例では選択可） **在宅経腸栄養療法** ・エレンタール®，ツインライン®などを第一選択として用いる． ※受容性が低い場合は半消化態栄養剤を用いてもよい ※短腸症候群など，栄養管理困難例では在宅中心静脈栄養法を考慮する	まず外科治療の適応を検討する．切開排膿やシートン法など ・肛門狭窄：経肛門的拡張術 内科的治療を行う場合 ・痔瘻・肛門周囲膿瘍： 　メトロニダゾール*，抗菌剤・抗生物質 　インフリキシマブ・アダリムマブ・ウステキヌマブ ・裂肛，肛門潰瘍： 　腸管病変に準じた内科的治療 ヒト（同種）脂肪組織由来幹細胞複雑痔瘻に使用されるが，適応は要件を満たす専門医が判断する	【狭窄】 ・まず外科治療の適応を検討する． ・内科的治療により炎症を沈静化し，潰瘍が消失・縮小した時点で，内視鏡的バルーン拡張術 【瘻孔】 ・まず外科治療の適応を検討する． ・内科的治療（外瘻）としてはインフリキシマブ　アダリムマブ　アザチオプリン	寛解維持療法に準ずる **薬物療法** ・5-ASA 製剤 　ペンタサ®顆粒/錠 　サラゾピリン®錠（大腸病変） ・アザチオプリン ・6-MP * ・インフリキシマブ・アダリムマブ **栄養療法** ・経腸栄養療法 ※薬物療法との併用も可

短腸症候群に対してテデュグルチドが承認された（適応等の詳細は添付文書参照のこと）
※（治療原則）内科治療への反応性や薬物による副作用あるいは合併症などに注意し，必要に応じて専門家の意見を聞き，外科治療のタイミングなどを誤らないようにする．薬用量や治療の使い分け，小児や外科治療など詳細は本文を参照のこと．
* 現在保険適用には含まれていない
［厚生労働科学研究費補助金 難治性疾患政策研究事業：「難治性炎症性腸管障害に関する調査研究」（久松班）令和 5 年度分担研究報告書，令和 5 年度改訂版（令和 6 年 3 月 31 日），潰瘍性大腸炎・クローン病診断基準・治療指針，p.41 より許諾を得て転載］

脂質摂取量が30 gを超えると再燃率が高いことが明らかになっているが，各国のガイドラインでは厳しい制限はしておらず，脂質量についても明言されていない．

④ 消耗性疾患であるため適切なエネルギーを投与し，また不足している栄養素がないかアセスメントし補給する必要がある．

⑤ 食事摂取に伴う消化器症状により栄養摂取量が低下し，必要に見合った栄養補給ができないことがある．また消化管からの栄養素の漏出，消化・吸収能の低下に加え，発熱，炎症による代謝の亢進，需要量の増大もあり，容易に体重減少，PEM，ビタミン・ミネラル欠乏症が起こる．

⑥ 栄養素のほとんどは十二指腸から空腸上部で消化吸収がはじまるため，とくに上部消化管に病変がある場合や小腸に広範囲に病変を有する場合は，PEM，貧血など栄養障害に陥りやすい．

⑦ 脂質の吸収障害の存在により脂溶性ビタミン欠乏がみられる．

⑧ 発病後では脂質摂取量が多いと，再燃しやすいことが明らかになっている．脂質は腸上皮細胞から強力な白血球の活性化を起こすインターロイキン-8などの放出を引き起こし，炎症の増悪因子となりうる．また，脂質は腸管の蠕動運動を刺激する．

⑨ 回腸末端から上行結腸に広範な病変が存在すると，胆汁酸再吸収障害により胆汁酸プールが減少しミセル形成が不十分となる．そのため脂質の消化吸収不良が起こり，下痢の原因となる．

⑩ 血中亜鉛は慢性の炎症に伴う消耗，下痢による喪失，障害された腸管からの吸収障害により低下しやすい．

⑪ 食物繊維は，便通を整え，また腸内細菌によって産生された短鎖脂肪酸が腸管粘膜の栄養源となり腸内環境を改善するため，狭窄がある場合を除いて摂取することが望ましい．

原則的に，摂取すればクローン病が良くなる食事というのは存在しない．あくまでも，食事による病態悪化を避けることがもっとも重要である．

栄養ケアの実際✚

食事療法の基本は，腸管の安静を図るため，①適正なエネルギー，②低脂質・低刺激食，③ビタミン，ミネラルを過不足なく摂取することを原則とする．

1）エネルギー

活動期には炎症などにより，エネルギー消費量が増加するため高カロリーが推奨されていたが，身体活動量が低下することから活動期，寛解期とも健常人と同程度のエネルギー量(30～35 kcal/kg 標準体重/日)が推奨されている．

2）糖質（炭水化物）

糖質は消化吸収に優れ消化管に負担をかけず，効率のよいエネルギー源である．多糖類(主食)をエネルギー必要量の50～60%程度確保するようにする．

3）たんぱく質

活動期のクローン病では必要量が増加するため，1.2～1.5 g/kg 標準体重/日が，寛解期においては1.0 g/kg 標準体重/日が推奨されている．

4）脂　質

活動期では30 g/日程度，寛解期では脂質エネルギー比率は20～25%が望ましい．

E. 炎症性腸疾患　171

5) 食物繊維

活動性の病変を有する場合や狭窄や痙れんによる一時的な通過障害のあるときは，非水溶性食物繊維を多く含む食品を避けるが，それ以外では厳しい制限は不要である．狭窄がある場合にはきのこ，こんにゃくなどは避け，野菜類などは加熱し軟らかくする，皮をむく，小さく刻む，裏ごしするなど調理に工夫するとよい．一方，水溶性食物繊維は腸管に与える刺激も少なく，水分吸収能，ゲル化，胆汁酸吸着能があり，下痢軽減作用がある．補助食品で5～10 g 程度食物繊維を補うと便性が改善し，患者のQOL の向上が期待される．

6) ビタミン

ビタミンは，脂質の吸収障害により脂溶性ビタミン(A，D，E，K)や回腸末端部で吸収されるビタミン B_{12} の欠乏がみられる．とくに**ビタミンK**は腸内細菌の減少で欠乏症となりやすい．クローン病では血中**ビタミンD**濃度が有意に低いことが報告されている．

7) 電解質，微量元素

微量元素では**亜鉛**が重要である．亜鉛はたんぱく質の吸収と相関し，低栄養状態では低下する．血中亜鉛の低下は味覚障害や食欲低下を起こし，食事摂取量の低下の原因ともなる．また，たんぱく質合成にも関与し，不足状態では創傷治癒が遅延するため，ONS などで十分な補給をする．中心静脈栄養法や成分栄養剤のみで長期に管理が必要な場合はセレン欠乏症に注意が必要である．頻回の下痢がある場合には，水分やナトリウム，クロール，カリウム，マグネシウムなどを補給する．

8) ビフィズス菌や乳酸菌などのプロバイオティクス

ビフィズス菌や乳酸菌を摂取することにより，便性の改善，ガスの減少，腹部膨満感の改善などが期待できる．しかし，寛解維持効果などはない．

❹ モニタリングと再評価

食事摂取により炎症反応が上がるか，また下痢や腹痛，腹部膨満感などの消化器症状が出現するか否かを観察する．また個々の患者によって体調を悪化させる食品は異なるので，症状と食事の記録をつけるよう指導する．若年者では，食事の厳しい制限が人格や人間関係にも影響を及ぼすことがあるので，患者の性格やライフステージに合わせた柔軟な栄養指導が必要である．

E-2 潰瘍性大腸炎

❶ 疾患の概要

定義，病態生理✚

潰瘍性大腸炎 ulcerative colitis(UC)は，大腸の粘膜層に病変の首座を有する疾患で，病態悪化に伴って粘膜下層に炎症を起こす**慢性炎症性腸疾患**である．活動期の病変部にはリンパ球と形質細胞のびまん性浸潤がみられ，さらには好中球，好酸球，マクロファージなどが著明に浸潤し急性増悪像を呈する．

病変は直腸から始まり，口側に連続性に進展することが多い．病変の範囲によって全大腸炎型，左側大腸炎型，直腸炎型に分けられ，病変範囲が広いほど重症となりや

すい（**表 14-2**）.
　原因は不明であるが，遺伝・感染・免疫異常などのほか，食事や腸内細菌叢などの環境因子の関与も考えられている.

症状✚
　症状は，持続性または反復性の下痢，**粘血便，血便**が主で，腹痛，発熱，体重減少，悪心・嘔吐，貧血を伴うこともある.
　本疾患は 20〜30 歳代で発症率が高いが，全年齢にわたり発症し，発病率に男女差はない.

診断✚
① 臨床症状は，持続性または反復性の粘血，血便あるいはその既往がある.
② 内視鏡検査で粘膜がびまん性で血管透見像は消失している．さらに易出血性を伴い，粘血膿性の分泌物が付着している．原則として，病変は直腸から連続して認める.
③ 必要に応じて注腸 X 線検査や生検組織学的検査を行い，腸病変の性状や程度，罹患範囲などを検査し，同時に他の疾患を除外する.
④ 発病初期などでは，必ずしもその特徴的な所見が認められない場合もあり，放射線照射歴，抗生物質服用歴，海外渡航歴などを聴取するとともに，細菌学的・寄生虫学的検査を行って感染性腸炎を除外する.

治療✚
　治療の基本は薬物療法であり，栄養療法は補助的療法である．薬物療法では坐剤，注腸剤，経口剤として 5-ASA 製剤，ステロイド，免疫調節薬，抗体製剤などから選択される（**表 14-2**）.

❷ 栄養アセスメント

身体計測✚
　E-1 項「クローン病」に準ずる.

臨床検査✚
　E-1 項「クローン病」に準ずる.

臨床診査✚
　消化器症状として，排便回数（日中および夜間排便を分けて），便失禁，便性状（粘血便の有無），腹痛，腹部圧痛，腹部膨満感などの有無を確認する.

食生活状況調査✚
　その他，食事摂取歴，食事内容と消化器症状との関係などを聞き取る．乳糖不耐症によりカルシウムを多く含む乳製品の摂取不足やステロイド薬の多用による吸収不良が原因で，骨量の低下をきたしている場合がある.

❸ 栄養ケア

　病変部が**大腸**に限局されているため，食事との関連性は低く，栄養療法，食事療法は栄養状態を改善・維持する目的で行われるが，疾患自体への治療効果は少ないと考えられている．治療は薬物療法が第一選択である.

栄養ケアの意義と原則✚
① 重症や全身障害を伴う中等症においては入院のうえ，脱水，電解質異常，貧血，

E. 炎症性腸疾患　173

表 14-2　令和 5 年度潰瘍性大腸炎治療指針（内科）

寛解導入療法

		軽症　　中等症	重症	劇症
左側大腸炎型／全大腸炎型		経口剤：5-ASA 製剤，ブデソニド腸溶性徐放錠 注腸剤：5-ASA 注腸，ステロイド注腸 フォーム剤：ブデソニド注腸フォーム剤 ※直腸部に炎症を有する場合はペンタサ®坐剤が有用	ステロイド大量静注療法 ※改善なければ劇症またはステロイド抵抗例の治療を行う ※状態により手術適応の検討	緊急手術の適応を検討 ※外科医と連携のもと，状況が許せば以下の治療を試みてもよい ・ステロイド大量静注療法 ・タクロリムス経口 ・シクロスポリン持続静注療法* ・インフリキシマブ ※上記で改善なければ手術
		ステロイド経口 （5-ASA 不応・炎症反応強い場合） ※ステロイド経口で改善なければ重症またはステロイド抵抗例の治療を行う カロテグラストメチル （5-ASA 不応・不耐例）		
直腸炎型		経口剤：5-ASA 製剤 坐　剤：5-ASA 坐剤，ステロイド坐剤 注腸剤：5-ASA 注腸，ステロイド注腸 フォーム剤：ブデソニド注腸フォーム剤	※安易なステロイド全身投与は避ける	

難治例	ステロイド依存例	ステロイド抵抗例（中等症・重症）		
	アザチオプリン・6-MP * ※上記で改善しない場合：血球成分除去療法・タクロリムス経口・インフリキシマブ・アダリムマブ・ゴリムマブ・トファシチニブ・フィルゴチニブ・ウパダシチニブ・ベドリズマブ・ウステキヌマブ点滴静注（初回のみ）・ミリキズマブ点滴静注（0,4,8 週）を考慮 ※トファシチニブ・ウパダシチニブはチオプリン製剤との併用をしないこと	血球成分除去療法・タクロリムス経口・インフリキシマブ・アダリムマブ・ゴリムマブ・トファシチニブ・フィルゴチニブ・ウパダシチニブ・ベドリズマブ・ウステキヌマブ点滴静注（初回のみ）・ミリキズマブ点滴静注（0,4,8 週） シクロスポリン持続静注療法*（重症・劇症のみ） ※重症例の中でも臨床症状や炎症反応が強い場合，経口摂取不可能な劇症に近い症例ではインフリキシマブ，タクロリムス経口投与，シクロスポリン持続静注*の選択を優先的に考慮 ※改善がなければ手術を考慮		

寛解維持療法

	非難治例	難治例
	5-ASA 製剤（経口剤・注腸剤・坐剤）	5-ASA 製剤（経口剤・注腸剤・坐剤）・アザチオプリン・6-MP *・血球成分除去療法**・インフリキシマブ**・アダリムマブ**・ゴリムマブ**・トファシチニブ**・フィルゴチニブ**・ウパダシチニブ**・ベドリズマブ点滴静注・皮下注射**・ウステキヌマブ皮下注射**・ミリキズマブ皮下注射**

*現在保険適用には含まれていない，**それぞれ同じ治療法で寛解導入した場合に維持療法として継続投与する
5-ASA 経口剤（ペンタサ® 顆粒 / 錠，アサコール®錠，サラゾピリン®錠，リアルダ®錠），5-ASA 注腸剤（ペンタサ®注腸），5-ASA 坐剤（ペンタサ®坐剤，サラゾピリン®坐剤），ステロイド注腸剤（プレドネマ®注腸，ステロネマ®注腸），ブデソニド注腸フォーム剤（レクタブル®注腸フォーム），ステロイド坐剤（リンデロン®坐剤）
※（治療原則）内科治療への反応性や薬物による副作用あるいは合併症などに注意し，必要に応じて専門家の意見を聞き，外科治療のタイミングなどを誤らないようにする．薬用量や治療の使い分け，小児や外科治療など詳細は本文を参照のこと．
［厚生労働科学研究費補助金 難治性疾患政策研究事業：「難治性炎症性腸管障害に関する調査研究」（久松班）令和 5 年度分担研究報告書，令和 5 年度改訂版（令和 6 年 3 月 31 日），潰瘍性大腸炎・クローン病診断基準・治療指針，p.17 より許諾を得て転載］

低たんぱく血症，栄養障害などに対し中心静脈栄養法を行うことが厚生労働省研究班の治療指針としてあげられている.

② 経腸栄養法は腸管を安静に保ち，十分なエネルギーを補給する目的や食事の補助として使用されることがある.

栄養ケアの実際✚

1) エネルギー

活動期・寛解期とも健常人と同じ 30〜35 kcal/kg 標準体重/日とする.

2) 糖質（炭水化物）

E-1 項「クローン病」に準ずる.

3) たんぱく質

たんぱく質は 1.2〜1.5 g/kg 標準体重/日とする.

4) 脂　質

潰瘍性大腸炎での脂質制限の明確な基準はない. 寛解期では『日本人の食事摂取基準』と同様エネルギー比率 20〜25% とする.

5) 食物繊維

食物繊維を補うことで症状の改善や再燃予防効果が期待される. 活動期は腸管安静目的に低残渣食とするが，寛解期では以前のような低残渣食ではなく，水溶性食物繊維などを取り入れた **高食物繊維食**(15〜25 g/日)が望ましい.

食物繊維は腸内細菌の発酵を受け，短鎖脂肪酸を産生することが知られている. とくに酪酸は大腸粘膜の生理的エネルギー源となることが明らかになっている.

6) 乳製品

乳糖不耐症およびたんぱく質アレルギーが存在する場合では乳製品は避けるべきであるが，それ以外では厳しい制限は必要ない.

7) ビフィズス菌や発酵乳などのプロバイオティクス

ビフィズス菌・発酵乳の摂取により，腸内細菌叢が改善し，再燃を予防することができたとの報告がある.

8) ビタミン，ミネラル

頻回の下痢の場合には，脱水や電解質(とくにナトリウム，カリウム，マグネシウム)の不足に注意する. 微量元素ではカルシウム，鉄，亜鉛の欠乏がみられることがある. UC の治療薬であるサラゾスルファピリジン(サラゾピリン®)の服用時には葉酸欠乏症となることがある.

❹ モニタリングと再評価

クローン病のように厳しい食事制限は必要なく，正しい食習慣を身につけるように指導するとよい. またストレス，かぜ，薬の自己中断，自己減量なども再燃の大きな理由であるので，生活上の指導も必要である.

むやみに厳しい食事制限が人格にも影響を及ぼすことがあるので，患者の性格やライフステージに合わせた柔軟なアドバイスをする.

F 過敏性腸症候群

❶ 疾患の概要

定義, 病態生理➕

　過敏性腸症候群 irritable bowel syndrome（IBS）は，大腸および小腸に潰瘍や腫瘍などの器質的異常がないにもかかわらず，下痢あるいは便秘などの便通異常と腹痛腹部膨満感などの消化器症状がみられる．過敏性腸症候群は，便秘型，下痢型，混合型，分類不能型の4つに分類される．

　成因は心因性ストレス，自律神経失調症状として，とくに副交感神経の障害による腸管運動の亢進，痛みや刺激に対する閾値の低下，ライフスタイルなどの関与が考えられている．

診断➕

　腹痛や便通異常を訴え，似たような症状を示す他の病気（例：ポリープやがん，憩室，潰瘍性大腸炎，クローン病）の器質的疾患が否定され IBS が疑われた患者は Rome Ⅳ 診断基準（**表 14-3**）に準じて診断を進める．

表 14-3　過敏性腸症候群（ローマ Rome Ⅳ 診断基準，2016）

・腹痛が最近3ヵ月の間，1週間につき少なくとも1日以上を占め，下記の2項目以上の特徴を示す．
　（1）排便に関連する
　（2）排便頻度の変化に関連する
　（3）便形状（外観）の変化に関連する
＊　少なくとも診断の6ヵ月以上前に症状が出現し，最近3ヵ月間は基準を満たす．

　検査は，血液生化学検査，尿一般検査，便潜血検査が行われる．発熱，体重減少，直腸出血がある場合では，大腸内視鏡検査もしくは大腸バリウム検査で器質的疾患を除外する必要がある．

治療➕

　①生活・食事指導，②薬物療法，③心身医学的治療が基本となる．生活習慣の中で，不規則な生活，睡眠不足，慢性疲労の蓄積，心理社会的ストレスなどが増悪因子と考えられている．

　薬物療法は，高分子重合体，消化管運動機能調節薬などが選択される．下痢に対して整腸薬，セロトニン3受容体拮抗薬，止瀉薬，便秘に対して緩下薬，腹痛に抗コリン薬が投与されることもある．これらの薬剤で改善がみられない場合は，抗不安薬，抗うつ薬が考慮される．その他，心理療法，運動療法などが選択される場合もある．

❷ 栄養アセスメント

　原則的に代謝異常は認められず，また栄養障害になることもほとんどない．

　強い腹部症状や，長期にわたる下痢を訴えるが，炎症反応の亢進や体重減少，低たんぱく質血症，貧血など栄養状態の低下がみられないことが特徴である．

　『機能性消化管疾患ガイドライン 2020―過敏性腸症候群（IBS）（改訂第2版）』のガイドラインでも，IBS 症状は多くの研究で食事あるいは食事習慣との関連が示されている．したがって，食事内容，食事時間などの食習慣，ストレス，睡眠などの関係性

表 14-4 可能性のあるプロバイオティクス作用機序

・腸管上皮細胞への接着と，病原性を有する菌の付着阻害
・腸管上皮のバリア機能強化
・発酵による腸管内環境変化，酸性化
・腸管壁内での免疫調整作用
・ストレスなどが誘因となる，腸管粘膜透過性亢進や内臓知覚過敏の軽減　など

［日本消化器病学会（編）：機能性消化管疾患診療ガイドライン 2020—過敏性腸症候群(IBS)，改訂第 2 版，p.49，南江堂，2020 より許諾を得て転載］

についてしっかり聞き取りを行う必要がある．

❸ 栄養ケア

栄養ケアの意義と原則✚

栄養量は年齢，性，職業など生活環境などによって変更する．食事制限は必要なく，規則正しい食生活をし，暴飲暴食をしないように指導する．

栄養ケアの実際✚

IBS 患者の多くは，食事によって腹痛やガス症状などの腹部膨満感が増悪する．とくに脂質の多い食事，カフェイン類，香辛料を含む食品や牛乳，乳製品などで症状が悪化する患者が多い．脂質は消化管運動を亢進することが原因と考えられている．また，カフェイン類は大腸，とくに直腸 S 状結腸の運動を刺激して，IBS 症状を増悪させる．香辛料については，唐辛子に含まれるカプサイシンが消化管運動を亢進させ，腹部灼熱感や痛みにつながるとされている．牛乳や乳製品はラクトース(乳糖)不耐症の IBS 患者においては下痢が誘発される．

① 『機能性消化管疾患ガイドライン 2020—過敏性腸症候群(IBS)(改訂第 2 版)』では IgG 抗体陽性食品を除去することが IBS 症状の改善に有効であることが報告されている．IBS 症状により QOL 低下が著しい場合は，食事に対する IgG 抗体を測定し，症状の増悪因子となりうる食物アレルギー(食物不耐症)を除去することは，症状の改善に有効である可能性がある．

② 近年欧米では，IBS に対し低 FODMAP 食の有効性が注目されている．FODMAP は，fermentable(発酵性)，oligosaccharides(オリゴ糖)，disaccharides(二糖類)，monosaccharides(単糖類) and polyoles(ポリオール)の略である．これらの糖類は小腸で消化吸収されず大腸内で発酵し，ガスを発生させるだけでなく，浸透圧により腸管内腔へ水分貯留を亢進させる．フルクタン含有食品(小麦粉，玉ねぎなど)，オリゴ糖含有食品(ひよこ豆，レンズ豆など)，乳糖を含む食品(牛乳，ヨーグルトなど)，果糖を含む食品，ポリオール含有食品(糖アルコール　ソルビトール，マルチトール，イソマルトール，エリスリトール，キシリトールなど)の摂取を避けることが IBS の症状を抑えると報告されている．

③ 現在のところ確立された食事療法はないため，食事内容，食事回数，食事量，食事時間などと消化器症状を詳しく問診する．食事によって症状が増悪しやすいことが明らかになった場合は，特定の成分を含む食物摂取の回避，不規則な食事習慣の是正などの指導を個別に実施することが望ましい．

④ IBS におけるプロバイオティクスは有用で，治療法として用いることが推奨されている(**表 14-4**)．また食物繊維，とくにサイリウムは IBS の一般的症状に有効であることが報告されている．

G. 下痢, 便秘　177

その他
生活習慣✚
　喫煙と IBS との直接の関連性は認められていないが, 増悪を認める場合は禁煙が有効である. また IBS 患者では睡眠障害を認めるため, 睡眠リズムや睡眠時間の改善, 十分な安静, 適度な運動, 規則的な食事習慣などを心がけるようアドバイスすることが大切である. 短期間で解決することは少ないので, 経時的にフォローしていく必要がある. 排便回数や便の性状ばかりにとらわれないように指導する.

❹ モニタリングと再評価
　IBS は栄養障害は起きにくいが, QOL を著しく低下させる場合があり, 食事時間, 内容など食生活とストレス, 睡眠など生活上の問題と消化器症状との関連がないか評価する. カウンセリングテクニックを用いて患者の話を傾聴することが大切である.

14
消化器疾患

G 下痢, 便秘

G-1 慢性下痢

❶ 疾患の概要

定義✚
　2023 年, 日本消化管学会が『便通異常診療ガイドライン 2023』をまとめた. その診療ガイドラインは,「慢性下痢症」と「慢性便秘症」がある. その中で, 下痢は「便性状が軟便あるいは水様便, かつ排便回数が増加する状態」と定義されている. そして慢性下痢症は「4 週間以上持続または反復する下痢のために日常生活にさまざまな支障をきたした状態」と定義されている.
　慢性下痢症は, 便形状や病態, 病因に基づき分類される. 便性状による分類では, 病態を加味して水様性下痢(浸透圧性, 分泌性), 脂肪性下痢(吸収不良性, 消化不良性), 血性・膿性下痢(炎症性下痢)に分類される(**表 14-5**).
　病因では, ①薬剤性下痢症, ②食物起因性下痢症, ③症候性(全身疾患性)下痢症, ④感染性下痢症, ⑤器質性下痢症(炎症性や腫瘍性), ⑥胆汁酸性下痢症, ⑦機能性下痢症, ⑧下痢型過敏性腸症候群(下痢型 IBS)の 8 つに分類される(**図 14-1**).

症状✚
　便性状が軟便あるいは水様便(ブリストルスケール 6〜7)(**図 14-2**), 頻回便で, 腹痛を伴う場合や, 夜間排便の増加, 切迫感, 便失禁, 肛門病変などを伴うと QOL が著しく低下する. その他, 便が白っぽい, 便に血が混じる, 食事をするとすぐ下痢になる, 下痢や便秘を繰り返すなどがある.

診断✚
・診察・問診(症状, 生活歴, 既往歴)から薬剤性, 食物起因性, 症候性(全身疾患性), 感染性, 機能性下痢症・下痢型過敏性腸症候群のなどのカテゴリーを鑑別する.
・薬剤歴は必ず確認する必要があり, 抗菌薬使用後であれば偽膜性腸炎も考える. その他, 抗炎症薬の NSAIDs, 血糖降下薬(α-GI 阻害薬, ビグアナイド系メトホルミンなど), ジギタリス製剤, 抗悪性腫瘍薬, 免疫チェック阻害薬, 下剤, 酸分泌抑制薬などを確認する.
・渡航歴や汚染された水の摂取歴がある場合は, 赤痢アメーバ感染なども考える.

表 14-5 慢性下痢の便性状による分類

水溶性	
浸透圧性	
薬剤性	浸透圧性下剤(Mg, SO_4, PO_4 など)
難吸収性糖類，アルコール	ダイエット食品・飲料・ガム(ソルビトール，マンニトールなど) 酵素欠乏症(乳糖，スクラーゼなど)
分泌性	
薬剤性	刺激性下剤，抗菌薬など
小腸内細菌異常増殖(SIBO)	
炎症性	炎症性腸疾患の一部，collagenous colitis，lymphocytic colitis
全身性	血管炎など
腫瘍性	カルチノイド，ガストリノーマ，甲状腺髄様癌，VIPoma など
内分泌性	副腎不全，甲状腺機能亢進症，mastocytosis など
胆汁酸吸収不全	回腸術後，胆嚢摘出後，特発性
感染症	ジアルジア，クリプトスポリジウムなど
脂肪性	
消化不良	十二指腸内胆汁塩濃度低下(肝硬変，胆管閉塞，回腸切除など) 膵外分泌能低下(慢性膵炎，膵嚢胞線維症，胆管閉塞など)
吸収不良	セリアック病，tropical sprue，ジアルジア，ウィップル病，慢性腸間膜虚血など 短腸症候群 SIBO(糖尿病，強皮症，腸管術後など) リンパ管閉塞
血性・膿性(炎症性)	
炎症性腸疾患	潰瘍性大腸炎，クローン病
悪性腫瘍	大腸癌，悪性リンパ腫など
放射線性腸炎	
mastocytosis	
感染症	*Clostridioides difficile*，サイトメガロウイルス，赤痢アメーバ，腸結核，エルシニアなど
虚血性腸炎，憩室炎	

(Schiller LR. Am J Gastroenterol 2018; 113: 660-669[1]), Sandhu DK, Surawicz C. Curr Gastroenterol Rep 2012；14：421-427[2])より作成)
［日本消化管学会(編)：便通異常症診療ガイドライン 2023—慢性下痢症，p.5，南江堂，2023 より許諾を得て転載］

・腹痛を伴う場合は，炎症性腸疾患などが疑われるため，腹痛の有無や性状を確認する．
・高齢者では，ポリファーマシーが問題となっている．とくに，抗菌薬，プロトンポンプ阻害薬(PPI)，アロプリノール，精神抑制薬，選択的セロトニン再取り込み阻害薬(SSRI)，アンジオテンシン II 受容体拮抗薬(ARB)などが原因となりうる．

検査＋

・薬物や食物起因の除外や，治療を行っても症状の改善が得られないものに対しては，血液，生理学的検査，便検査，培養検査，CT 造影や内視鏡などの画像検査を行う．
・これらの検査によって，症候性，感染性，器質性(炎症性腸疾患，セリアック病，悪性腫瘍など)，胆汁酸性下痢などに鑑別される．それでも下痢の原因が特定できない場合は，機能性下痢症または下痢型 IBS と診断される．

　長期間続くと電解質異常や，低栄養，体重減少となることがある．

G. 下痢, 便秘　179

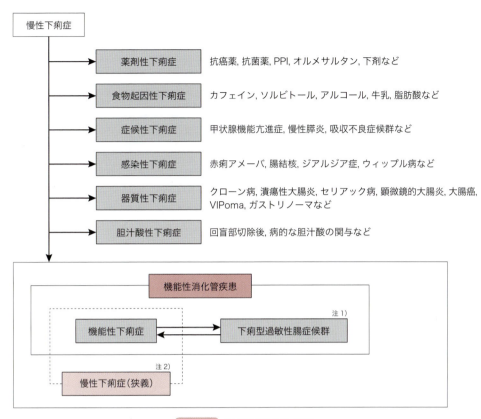

図 14-1　慢性下痢症の分類

注1) 2つの疾患は連続したスペクトラムと考えられる疾患である．
注2) 本ガイドラインで定義する慢性下痢症(狭義)は，機能性下痢症を日常臨床に即して拡大解釈したものである．すなわち，慢性下痢症のなかで器質的疾患など他の原因によるものが除外され，慢性下痢を主症状とする場合，腹痛の有無は問わず慢性下痢症(狭義)と診断する．そのため，慢性下痢症(狭義)は，積極的に下痢型過敏性腸症候群(下痢型IBS)を含むものではないが，下痢型IBSと確定診断される前の患者や経過中に下痢主体へ移行した下痢型IBS患者も含まれる．
［日本消化管学会(編)：便通異常症診療ガイドライン2023―慢性下痢症, p.6, 南江堂, 2023 より許諾を得て転載］

治療

① 生活習慣の改善，食事指導→栄養ケアの実際を参照
② 薬物療法
　非感染症で中等症以上の下痢の場合は，ロペラミドとコデイン酸塩散を考慮する．ロペラミドとコデインは，慢性下痢症に対してジフェノキシレートよりも優れているとされている．胆汁酸下痢ではコレバイン®が，乳糖不耐症を疑う場合ではミルラクト®が，下痢型IBSではポリカルボフィルカルシウムなどが使用される．

❷ 栄養アセスメント

下痢が2週間以上続く場合は栄養障害および脱水，電解質異常のリスクが高くなる．尿量，BUN/Cre，ナトリウム，カリウム，リン，マグネシウムなどの電解質を確認する．

器質的疾患では，重度の体重減少，貧血，低カリウム血症，低アルブミン血症，赤血球沈殿速度の上昇などが高度に認められるが，機能性疾患では，脱水・電解質異常および栄養障害を引き起こすことはまれである．

タイプ	形　状	
1	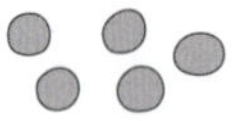	小塊が分離した木の実状の硬便・通過困難
2	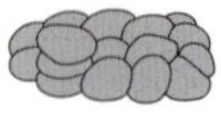	小塊が融合したソーセージ状の硬便
3	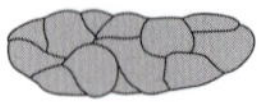	表面に亀裂のあるソーセージ状の便
4	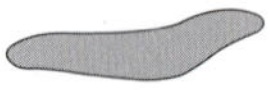	平滑で柔らかいソーセージ状の便
5	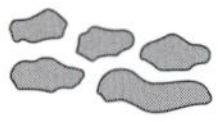	小塊の辺縁が鋭く切れた軟便・通過容易
6	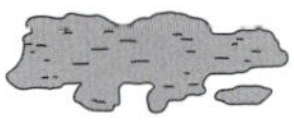	不定形で辺縁不整の崩れた便
7	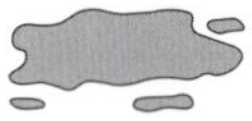	固形物を含まない水様便

図 14-2 ブリストルスケール

タイプ4が健常の糞便である. 数字が小さくなると糞便水分量が少なく, 数字が大きくなると糞便水分量が多くなる. タイプ3あるいはタイプ5までが健常の糞便の範囲であり, タイプ1とタイプ2が便秘の糞便, タイプ6とタイプ7が下痢の糞便である.
[O'Donnell LJD, et al. Br Med J 1990；300：439-440, Lacy BE, et al. Gastroenterology 2016；150：1393-1407 より作成]

❸ 栄養ケア

栄養ケアの意義と原則✚

① 栄養量は年齢, 性, 職業など生活環境などによって変更する. 炎症性腸疾患, 短腸症候群, 吸収障害などに伴う下痢は, 原疾患の治療や原因の除去と, 原疾患に基づいた栄養療法を行っていくことが大切である.

② 細菌感染症やその他の感染症に対しては, 適切な薬物療法と補水療法が基本である. その他の下痢治療も補水が基本である. 経口摂取が不可能な場合や重症の脱水症では静脈からの補水を行い, 経口摂取が可能な場合では経口補水療法 oral rehydration solution(ORS)を選択する. 食事は低脂質, 低刺激, 易消化性とする.

栄養ケアの実際✚

1) 食物起因性下痢症

・乳糖不耐症が存在する場合では乳製品を除去する. 経腸栄養剤は乳糖の有無の確認, 浸透圧はできるだけ等張のものを選択するか等張に調整する.

・アルコール, 難吸収性糖類(ソルビトール, マンニトールなどを含むガム, 飴, 飲料など)の過剰摂取が原因となることもあるので, これらの摂取の有無を確認し, 量を加減するか中止する.

・脂質, 非水溶性食物繊維の多い食品, 香辛料, 炭酸飲料, コーヒーなどの摂取を確認し, 量を加減するか中止する.

・低 FODMAP 食は, 65歳以上の慢性下痢症の患者に有効であったとの報告がある.

・下痢や腹部膨満感を有する患者に対するグルテンフリー食(gluten-free diet)は, セリアック病が疑われる場合に有効である可能性がある.

・乳酸菌やビフィズス菌などのプロバイオティクスは，腸内細菌叢のバランスを是正し症状の改善にもつながることが期待される．しかし，効果的な菌種や投与量，投与期間に関しての明確なエビデンスはない．

2） 症候性（全身疾患性）下痢症

・吸収不良症候群や慢性膵炎などで，膵酵素欠乏や胆汁酸の腸管内欠乏による脂肪吸収障害が考えられる場合は，脂質の摂取を制限する．MCT はリパーゼや胆汁酸を必要とせず門脈から吸収されるため，安全に使用することができる．

3） 器質性下痢症（炎症性や腫瘍性）

炎症性腸疾患，悪性腫瘍，内分泌疾患などの場合は，それぞれの食事療法に準ずる．

4） 感染性下痢症

毒素が原因と考えられる場合は，水分，電解質の補給を第一とする．

5） 胆汁酸性下痢症

脂質の摂取を制限し，MCT を用いる．ただし，MCT は必須脂肪酸ではないため，長期に単独では使用しない．

6） 機能性下痢症，下痢型過敏性腸症候群（下痢型 IBS）

食物起因性下痢症に準ずる．

その他，臨床では経腸栄養施行時に下痢をよく経験する．
・まず，器質性および感染性下痢症でないかを確認する．
・器質性および感染性下痢症が否定できたら，栄養剤の浸透圧，脂質量および質，投与速度，栄養剤の温度，食物繊維の有無などを確認する．
・経腸栄養剤をバックに移し替えた場合や溶解した場合は 8 時間以内に投与し，機材は洗浄消毒する．できればあらかじめバッグに入った栄養剤 ready to hang（RTH）の使用が望ましい．
・栄養剤を薄めたり，薬剤を混注したりしない．
・グアーガム分解物 partially hydrolyzed guar gum（PHGG）は ESPEN のガイドラインで経腸栄養施行中の下痢に有効とされている．

モニタリングと再評価✚

　慢性下痢症に特異的な評価方法はない．排便回数，便性状，夜間排便，切迫感，腹痛などの症状と食事内容を確認し，関連性を確認する必要がある．

　機能性下痢症，下痢型過敏性腸症候群（下痢型 IBS）の場合は，精神的な因子が大きいので，患者の訴えを傾聴し不安を取り除くよう，病状について十分に説明することが大切である．また食生活やライフスタイル，ストレスの解消法などを指導することで症状の改善がみられることがある．

G-2 慢性便秘

🍎 疾患の概要

定義✚

　日本消化管学会の『便通異常診療ガイドライン 2023　慢性便秘症』の中で便秘は「本来排泄すべき糞便が大腸内に滞ることによる兎糞状便・硬便・排便回数の減少や，糞

便を快適に排泄できないことによる過度な怒責, 残便感, 直腸肛門の閉塞感, 排便困難感を認める状態」と定義されている. そして, 慢性便秘症は, 「慢性的に続く便秘のために日常生活に様々な支障をきたしたり, 身体にも様々支障をきしうる病態」と定義されている.

慢性便秘症は, 一次性便秘症として, 機能性便秘症, 便秘型過敏性腸症候群および非狭窄性器質性便秘症(小腸・結腸障害型と直腸・肛門障害型)に分類される. また, 二次性便秘症として, 薬剤性便秘症(オピオイド誘発性便秘症を含む), 症候性便秘症および狭窄性器質性便秘症に分類される. 症状の観点から,「排便回数減少型」と「排便困難型」に分類される(**図 14-3**).

症状 ✚

腹部膨満感, 腹痛や硬便による排便困難, 残便感, 排便時のいきみ, 腹部不快感などのほか, 重症な場合では, 食事摂取量の減少, イライラするなどのストレスを感じたり抑うつ状態となることもある.

診断 ✚

慢性便秘症は, 排便中核症状(便形状, 排便回数)および排便周辺症状(怒責, 残便感, 直腸肛門の閉塞感・困難感, 用手的介助)を加味し, 『慢性便秘症診療ガイドライン2017』に準じて診断する.

ローマ基準による「機能性便秘 functional constipation」の診断基準が広く用いられている. この基準は, 週に3回以上便が出ない人は腹部膨満感, 腹痛や硬便による排便困難に悩むことが多く, 排便時に4回に1回より多い頻度で排便困難感や残便感を感じる人は生活に支障が出るため, 何らかの治療を要することが多いという疫学的データに基づいている. 新しいガイドラインの慢性便秘症の診断基準も, 国際的に使用されているローマⅣ診断基準を翻訳改変されている.

頻度および要因 ✚

慢性便秘症は若い女性に多いといわれているが, 男女ともに年齢に伴って増加し, 高齢者では男女差がなくなるとされている. 便秘のリスク要因は, 身体活動の低下, 腹部手術歴, 加齢などのほか, 食物繊維の少ない食生活などがあげられている. また特定の基礎疾患(**表 14-6**)や抗コリン薬, 向精神薬, オピオイド, 抗悪性腫瘍薬などの薬剤によっても引き起こされる.

検査 ✚

・血液検査：甲状腺機能低下症などのホルモン分泌異常や大腸がんなどの疾患の有無を調べるため, 甲状腺ホルモン(FT_3, FT_4), 甲状腺刺激ホルモン(TSH), Hb, Htなどの血液検査を行う.
・腹部 X 線検査・CT 検査：大腸内にたまった便の状態を評価する.
・大腸内視鏡検査, 注腸造影検査：大腸の内部に何らかの病気がないかを調べるための検査で, 大腸がんやクローン病など大腸内部の狭窄の有無を調べるのに有用.

治療 ✚

① 生活習慣の改善, 栄養食事指導→栄養ケアの実際を参照.
② 薬物療法
・内　服
・緩下剤(酸化マグネシウム, ポリエチレングリコール, ルビプロストン, リナクロ

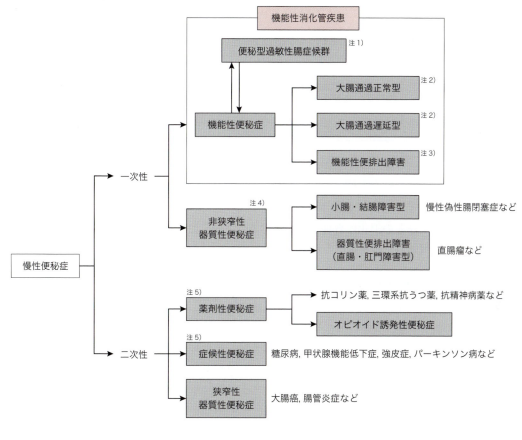

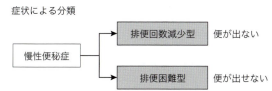

図 14-3 慢性便秘症の分類

注1) 機能性便秘症と便秘型過敏性腸症候群は連続したスペクトラムと考えられる疾患であり，明確に鑑別するのが困難である．
注2) 現時点では大腸通過時間を正確に評価できる modality がないため，今後の検討課題である．
注3) 機能性便秘症および便秘型過敏性腸症候群に合併するひとつの病型である．骨盤底筋協調運動障害，会陰下降症候群も含む．
注4) 腸管の形態変化を伴うもの．正常から明らかに逸脱する消化管運動障害を伴う慢性便秘症が含まれる．
注5) 必ずしも，機能性便秘症および非狭窄性器質性便秘症と区別できるものではない．
［日本消化管学会（編）：便通異常症診療ガイドライン2023―慢性便秘症，p.5，南江堂，2023 より許諾を得て転載］

チド，エロビキシバット，ラクツロース）を基本とし，必要に応じて刺激性下剤の頓用薬を使用．

③ その他の治療

坐薬や浣腸などの外用薬による治療や摘便．

🍎 栄養アセスメント

便秘が原因で著しく栄養状態が低下することはほとんどない．普段の食事内容，量，水分摂取量など食生活の把握に努める．経腸栄養施行時の便秘は，腹部膨満，嘔気，

表 14-6 二次性便秘症を引き起こしやすい基礎疾患

内分泌・代謝疾患	糖尿病(自律神経障害を伴うもの), 甲状腺機能低下症, 慢性腎不全(尿毒症)
神経疾患	脳血管障害, 多発性硬化症, パーキンソン病, ヒルシュスプルング病, 骨髄損傷(あるいは脊髄病変), 二分脊椎, 精神発達遅滞
膠原病	全身性硬化症(強皮症), 皮膚筋炎
変性疾患	アミロイドーシス
精神疾患	うつ病, 心気症
大腸の器質性異常	裂溝, 痔核, 炎症性腸疾患, 直腸脱, 直腸瘤, 骨盤臓器脱, 大腸腫瘍による閉塞

嘔吐などの消化器合併症を引き起こし, 安全に施行できなくなるおそれがあるため, 排便回数, 排便状況の確認は必須である.

❸ 栄養ケア

栄養ケアの意義と原則✚

栄養量は年齢, 性, 職業など生活環境などによって変更する. 糖尿病, 肝硬変, 慢性腎不全, 炎症性腸疾患などでは, その食事療法に合った栄養量とする.

慢性便秘症と食物繊維の量には必ずしも相関はみられず, 食物繊維の摂取が有効な症例は, 食物繊維の摂取量が不足している場合のみと報告されている. しかし, プレバイオティクスやプロバイオティクスを含む食事摂取, 運動, 多くの水分摂取などの生活習慣の改善は, エビデンスレベルが低いものもあるが, 慢性便秘症の治療方法として有効性がしめされてる. まずは食事内容, 1日の食事回数, 1回の食事量, 食事時間, 運動などを問診し, 食生活を含めた生活習慣の把握に努めることが大切である.

栄養ケアの実際✚

① わが国におけるプロバイオティクスのエビデンスは限られているが, 安全に用いることができ, 排便回数の増加, 便秘症に関連する腹部症状および QOL 低下の改善をもたらすことが期待される.

② 低 FODMAP 食は, 慢性便秘症および便秘型過敏性腸症候群においてエビデンスが限られている.

③ PHGG は, 排便回数を増加させ, 便秘薬の使用量を減少させることが報告されている.

④ 食物繊維が腸内細菌によって分解され産生された短鎖脂肪酸のひとつである酪酸は, 腸管運動を亢進するセロトニンの産生を促すことが報告されている.

⑤ 慢性便秘患者に, キウイフルーツ, プルーン, サイリウムハスクをそれぞれ摂取させた RCT では, どの食材でも同程度の自然排便率, 排便回数の増加を認めたことが報告されている. キウイフルーツに含まれるペクチンなどの水溶性食物繊維が, 腸管内の水分を増加させる可能性が示唆されている.

⑥ 日本人の機能性便秘患者に対して, 小麦より米や豆類(おからを含む)由来の食物繊維が多く含まれる食事, ヨーグルトなどの乳酸菌飲料が有効との報告もある.

⑦ 栄養・食事療法の推奨度は低いものの, 規則正しい食事時間, 起き抜けの冷たい水の摂取, 朝食の摂取は, 胃結腸反応を起こし, 結腸の運動を促進し, 排便反射

につながるため大切であるとされている.

⑧ 食物繊維を効率よく摂取するには,精製度の低い穀類(例:精白米より分搗き米,胚芽米,玄米,ライ麦パン,シリアルなど)や,根菜類,海藻類,こんにゃく,キノコ類など和の素材が推奨される.

⑨ 水分摂取量が排便回数に及ぼす影響については,十分な食物繊維(25 g)を摂ったうえで,多くの水分摂取をしたほうが排便回数が増加することが報告されている.

⑩ マグネシウムは緩下作用があるため,マグネシウム含有の多い硬水の摂取は有効の可能性がある.

④ モニタリングと再評価

排便回数にかかわらず,まず患者の痛みや不快感を取り除くことが先決である.また短期間で解決することは少ないので,経時的にフォローしていく必要がある.

便秘解消のために,若年者では緩下薬などの安易な方法に頼る傾向があるが,正しい排便の習慣や,規則正しい食生活,食物繊維の摂り方などを指導することが大切である.

H 肝 炎

① 疾患の概要

定義,病態生理,症状✚

ⓐ 急性肝炎

現在,肝炎ウイルスは A〜E の 5 種が知られている.わが国で経験される**急性肝炎**のほとんどは A 型肝炎ウイルス hepatitis A virus(HAV),B 型肝炎ウイルス hepatitis B virus(HBV),C 型肝炎ウイルス hepatitis C virus(HCV)の初感染に起因する.それぞれの肝炎 hepatitis の特徴を以下に示す.

1) A 型肝炎

HAV の経口感染が原因となる.季節性や集団発生といった特徴をもち,慢性化することはないが,劇症化することがあるので注意が必要である.

2) B 型急性肝炎

B 型急性肝炎は血液・体液を介した感染であり,成人では性行為により感染する場合が多い.HBV は感染した時期や健康状態により,感染様式が異なり,「一過性感染」と「持続感染」に分けられる.1〜6 ヵ月の潜伏期を経て,全身倦怠感,食欲不振,悪心,嘔吐,褐色尿,黄疸などが出現する.HBV 抗体が陽性となり,肝機能検査ではビリルビンやトランスアミナーゼ[AST(GOT),ALT(GPT)]の上昇が認められ,1〜2 ヵ月で治癒に向かい,通常は慢性肝炎に移行することはない.B 型急性肝炎の 1〜2% が劇症肝炎に移行すると報告されている.

3) C 型急性肝炎

血液が感染経路であり,半数は輸血,刺青などによるものであるが,残り半数は原因を特定できない.C 型急性肝炎は,黄疸や発熱などの症状が少ない反面,高率に慢性化するため,肝機能が改善しても,半年に 1 回は定期的な肝機能検査を行うことが必要である.

b 劇症肝炎

劇症肝炎とは,「肝炎症状発現後 8 週以内に, プロトロンビン時間が 40％以下に低下し,昏睡Ⅱ度以上の肝性脳症を生じる肝炎」と定義される. 肝性脳症の症状として, 見当識(時・場所)障害, 傾眼, 判断力や集中力の低下, 錯乱などの精神症状や, 羽ばたき振戦が現れる.

c 慢性肝炎

慢性肝炎とは, 臨床的には 6 ヵ月以上の肝機能検査値の異常が持続している病態をいう. 肝臓は腫大し, 辺縁は鈍となり, 肝表面には赤色斑紋や小陥没が観察されるようになる.

1) B 型慢性肝炎

持続性感染は, ほとんど HBV キャリアの母親から子どもへの母子感染で成立し, 成人では急性 B 型肝炎から慢性肝炎になることはほとんどない.

わが国で HBV に感染した HBV キャリアは約 110 万〜120 万人と推定される. HBV キャリアの約 90％は, 思春期から成人にかけて e 抗原陽性から e 抗体陽性への変換が起こり, B 型肝炎 e 抗原 hepatitis B envelope(HBe)抗体陽性の無症候性キャリアに移行する. しかし, 残りの約 10％の症例が慢性肝炎に移行し, さらに一部の症例は肝硬変へと進展する.

2) C 型慢性肝炎

C 型慢性肝炎の半数は, 輸血を受けた場合や刺青を行った場合に感染したと考えられるが, 残りの半数の感染経路については不明なままである.

HCV に感染すると高率にキャリア状態となり, 60〜80％が慢性肝炎に移行する. 慢性肝炎のうち 30〜40％が約 20 年の経過で肝硬変に進行する. さらに肝硬変では, 年率約 7％の頻度で肝がんが合併するといわれている. キャリアは約 90 万〜130 万人と推定されている.

3) そのほかの慢性肝炎

ウイルス以外が原因となる慢性肝炎には自己免疫性肝炎, 原発性胆汁性肝硬変 primary biliary cirrhosis(PBC)などがある.

治療✚

B 型肝炎ウイルスに対する治療にはインターフェロン(IFN)による自身の免疫によってウイルスを抑制する治療と, 核酸アナログ製剤によるウイルス増殖を抑える治療がある.

C 型慢性肝炎に対する治療は, B 型肝炎同様インターフェロンと 2014(平成 26)年 9 月よりインターフェロンフリー治療薬が選択されるようになった. 近年では直接作用型抗ウイルス薬もある. インターフェロンフリー治療薬はインターフェロンのような副作用が少なく, また 95％以上の人でウイルスを体内から排除することが可能となっている.

❷ 栄養アセスメント

C 型慢性肝炎では, 肝組織における鉄の過剰が認められ, 過剰鉄による活性酸素の産生が肝障害に関与するとの報告がある. 必要に応じて鉄の摂取は, 6〜7 mg/日を

目安とする．血清鉄，フェリチン，Hb は定期的に測定し，経過をみる必要がある

身体計測➕

身体計測は身長，体重，下腿周囲長などの筋肉量の測定を行い，体重減少率を求め，また，体成分分析が可能な場合は測定し，病因基準と併せて GLIM（グリム）基準による低栄養診断をする．

臨床検査➕

TP，Alb，T-bil，ChE，プロトロンビン時間，AST，ALT，LDH，アルカリホスファターゼ alkaline phosphatase（ALP），γ-GTP，硫酸亜鉛混濁試験 zinc sulphate turbidity test（ZTT），チモール混濁試験 thymol turbidity test（TTT）などを評価する．

臨床診査➕

倦怠感，悪心，発熱，黄疸などの有無を確認する．

食生活状況調査➕

食事摂取量，食習慣・嗜好などの食歴，食欲の状況について聞き取りを行う．

❸ 栄養ケア

栄養ケアの意義と原則➕

① 急性肝炎における治療は，慢性化，劇症化を防ぐために安静を保ち，肝細胞の再生修復のために栄養・食事療法を行う．
② 急性肝炎の発症初期は食欲不振や嘔吐，発熱などにより摂取量の低下がみられる．
③ 回復期ではエネルギーの過剰投与により脂肪肝が生じる危険性もあるので，適正な栄養管理が重要である．
④ 慢性肝炎では，肝硬変，肝がんへの進展を遅延させることが治療の目的である．食生活の乱れがないか，食欲の有無などを確認し，栄養障害が生じないよう注意する．

栄養ケアの実際➕

エネルギー 28〜30 kcal/kg 標準体重/日，たんぱく質 1.2〜1.3 g/kg 標準体重/日，脂質はエネルギー比率 20〜25％（40〜50 g/日），食塩は厳しい制限は必要ないが，8 g/日以下を目標とする．
① 栄養過多にならないよう，バランスのとれた規則正しい食事摂取を勧める．
② エネルギー過多では，脂肪肝となるおそれがあり，摂取エネルギーは体重の推移をみて増減する．また肥満や高血糖を伴う場合には，エネルギー制限を行う．肥満は肝臓の線維化を助長するため，体重コントロールや血糖コントロールは非常に大切である．
③ 厳しい脂質制限を行う必要はないが，消化吸収能力の低下や黄疸が認められるときには，軽度の脂質制限を行う．また脂肪酸バランスにも注意する．
④ ビタミン，ミネラルが不足しないように，野菜，海藻，果物などの摂取を心がける．
⑤ 便秘を予防するために，食物繊維を十分に摂取する．
⑥ 原則としてアルコールは禁止．
⑦ 食欲不振時には嗜好を取り入れた献立，調理を行う．
⑧ 初期は脂質の多い食品を控え，調理方法も煮る，蒸す，焼くなどにして脂質を制限する．
⑨ 回復期では，肝細胞修復に必要なエネルギー，たんぱく質，炭水化物，必須脂肪酸，ミネラル，ビタミン類を十分に補給する．

⑩ 食事摂取が不十分な場合や栄養状態が低下している場合は，静脈からの栄養補給を考慮する．

栄養教育➕
① バランスのとれた食事の重要性を理解させる．
② 野菜の摂取量が少ないなどの食習慣を是正する．
③ アルコール常用者に対しては禁酒や休肝日を設ける．
④ 過労を避け，休養を取り入れた規則正しい生活を送るようにする．

❹ モニタリングと再評価
・食事内容（適正なエネルギー摂取か，栄養バランスがとれているか），規則正しい食生活かなどを定期的に確認する．
・休重と肝機能やメタボリックシンドロームに関連した検査値の変化をモニタリングする．

I 肝 硬 変 ─────────────────────

❶ 疾患の概要

定義➕
肝硬変は，密な線維化組織に囲まれた再生結節を特徴とし，正常な肝構築が広範に失われた肝線維化の後期の病像である．

病態生理➕
障害を受けた肝細胞は線維化とともに再生結節が生じる．肝実質細胞の減少，門脈-大循環シャント形成などにより門脈圧亢進，腹水，黄疸，肝性脳症，食道静脈瘤，糖代謝異常などが認められる．

症状➕
代償期に特別な自覚症状はないが，非代償期になると全身倦怠感，易疲労感，食欲不振，腹水，黄疸，肝性脳症による意識障害などが出現する．

診断➕
肝硬変の診断にあたり，大量の飲酒・飲酒歴や輸血歴，糖尿病などの基礎疾患について確認し，腹部の触診や皮膚，黄疸，血液検査などの結果により診断する．
重症度の判定は，**表 14-7** に示すとおりである．Child-Pugh 分類 A（5〜6 点）は代償期，Child-Pugh 分類 B（7〜9 点），C（10〜15 点）は非代償期である．

治療➕
1）腹 水
合併症のない肝硬変腹水の場合，安静を保ち食塩摂取制限（5〜7 g/ 日）を行う．また，利尿薬としては抗アルドステロン薬を用いてループ利尿薬を適宜加え，状況に応じて利尿薬治療を実施する．

2）肝性脳症
シャントができた場合に，有毒物質が処理されず肝性脳症を起こす．発熱，痙れん，意識障害の症状をきたす．アンモニア値を目安にして薬物療法や食事療法を行う．

I. 肝硬変　189

表 14-7 Child-Pugh 分類（肝硬変の重症度判定）

Child-Pugh 分類			
評点	1 点	2 点	3 点
肝性脳症	なし	軽度（Ⅰ・Ⅱ）	昏睡（Ⅲ以上）
腹水	なし	軽度	中度量以上
血清ビリルビン値(mg/dL)*	2.0 未満	2.0〜3.0	3.0 超
血清アルブミン値(g/dL)	3.5 超	2.8〜3.5	2.8 未満
プロトロンビン時間活性値(%)	70 超	40〜70	40 未満
国際標準比(INR)**	1.7 未満	1.7〜2.3	2.3 超

*：血清ビリルビン値は，胆汁うっ滞（PBC）の場合は，4.0 mg/dL 未満を 1 点とし，10.0 mg/dL 以上を 3 点とする．
**：INR：international normalized ratio

各項目のポイントを加算し，その合計点で分類する

class A	5〜6 点
class B	7〜9 点
class C	10〜15 点

(Pugh RN et al. Br J Surg 1973：60：646-649 を参考に作成)

［日本消化器病学会・日本肝臓学会（編）：肝硬変診療ガイドライン 2020，改訂第 3 版，p.xxiv，南江堂，2020 より許諾を得て転載］

14
消化器疾患

3）食道静脈瘤

　門脈圧亢進症の原因の約 90％が肝硬変であり，これに伴って食道・胃静脈瘤，門脈圧亢進症性胃腸症，脾腫，貧血，腹水，肝不全，肝性脳症などが起こる．食道・胃静脈瘤の治療法には，薬物療法（β ブロッカーなど）やバルーン圧迫止血法などの保存的治療，内視鏡治療，IVR 治療（放射線診断技術を応用した治療）などを施行する．

❷ 栄養アセスメント

身体計測➕　身長，体重（体重増減率），BMI，体脂肪量，体脂肪率，骨格筋量，除脂肪体重，体水分量，AC，TSF，AMC．
　ただし，浮腫・腹水貯留がある場合は，参考値とする．

臨床検査➕　TP，Alb，AST，ALT，LDH，ALP，γ-GTP，T-Bil，TC，Ch-E，プロトロビン時間，血清鉄，フェリチン，血糖値

臨床診査➕　既往歴，現病歴，家族歴，体重歴，生活習慣，消化器症状，腹水，浮腫，黄疸

食生活状況調査➕　平常時の食事回数と時刻，食事摂取量，菓子類・嗜好飲料摂取量，アルコール摂取状況，サプリメント類の摂取状況

❸ 栄養ケア

栄養ケアの意義と原則➕
1）栄養ケアの意義
① 肝硬変患者の高度の栄養障害，たんぱく低栄養，微量元素の欠乏や肥満は予後に影響する．
② 肝硬変では，エネルギー消費量の亢進，たんぱく異化亢進，水分貯留，糖質代謝異常，脂質代謝異常，ビタミン・微量元素の欠乏やグリコーゲン貯蔵障害，イン

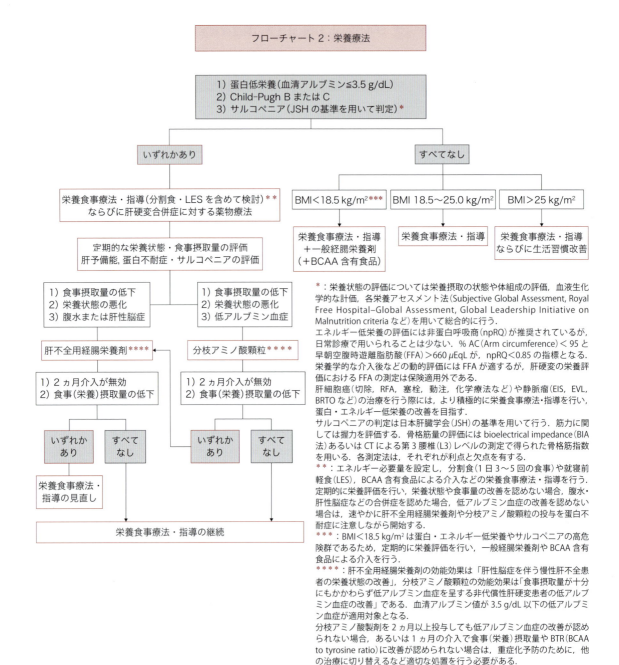

図 14-4 肝硬変患者の栄養療法

[日本消化器病学会・日本肝臓学会(編):肝硬変診療ガイドライン 2020, 改訂第 3 版, p.xix, 南江堂, 2020 より許諾を得て転載]
追補内容反映済み. 参照先の必要な記述(CQ/BQ)を一部省略. 実際に使用する際には, 必ず原典を参照すること.

スリン抵抗性などが生じるため, その状況に応じた栄養療法が求められる.
③ アミノ酸インバランスが生じることから, AAA の摂取を減らし **BCAA の補充**が求められる.
④ 腹水がある場合は, 塩分摂取量の制限と貯留状況により水分を制限する.

表 14-8 肝硬変患者の推奨栄養量

区　分		推奨栄養量		備　考
		代償期	非代償期	
エネルギー	耐糖能異常なし	25〜35 kcal/kg 標準体重/日	25〜35 kcal/kg 標準体重/日	肥満がない場合；35 kcal/kg/日
	耐糖能異常あり	25 kcal/kg 標準体重/日	25 kcal/kg 標準体重/日	
たんぱく質	たんぱく不耐症なし	1.2〜1.5 g/kg/日	1.0〜1.5 g/kg/日	栄養障害がない場合；1.2 g/kg サルコペニアの場合；1.2〜1.5 g/kg
	たんぱく不耐症あり		0.5〜0.7 g/kg/日＋BCAA	
脂質エネルギー比率(%)		20〜25	20〜25	
n-3 系脂肪酸/n-6 系脂肪酸比		0.4 以上	0.4 以上	
食塩(g/日)		8 g 未満	5〜7 g 未満	

*分割食や LES を行う際には，1 日に必要なエネルギーやたんぱく質摂取量が過剰にならないように注意する．
[日本消化器病学会・日本肝臓学会(編)：肝硬変診療ガイドライン2020, 第 3 版，南江堂，2020 を参考に作成]

2) 栄養ケアの原則

① 肝硬変患者の必要栄養量としては，肝がん発症を抑制するための適正なエネルギー摂取，たんぱく質摂取が求められる．
② 肝硬変患者の栄養療法は図 14-4 に示す．

栄養ケアの実際➕

① 肝硬変患者の推奨栄養量は表 14-8 に示す．
② 食物繊維は，便秘による肝性脳症発症を抑制する観点からも摂取を推奨する．
③ 鉄の過剰摂取は，肝臓に負担が生じることから控える．
④ 亜鉛不足は，肝線維化が進みやすくなることから摂取を推奨する．
⑤ 食塩は，腹水がある場合は 5 g に制限する．
⑥ 早朝の飢餓状態を回避することを目的として，1 日の総摂取エネルギーより 200 kcal を分割し，**就寝前に夜間分割食 late evening snack(LES)** として摂取する．

 コラム　栄養教育

　栄養食事指導は，肝機能低下によって生じるさまざまな症状に対して行う．また，運動療法は，サルコペニアの改善に効果的であるが，Child-Pugh 分類 C の患者においては現時点では介入は勧められていない．

🍎 ４ モニタリングと再評価

　肝硬変は治療や塩分摂取量も影響を受けやすいことに留意し，栄養アセスメント項目についてモニタリングを実施する．

表14-9 各種アルコールの換算表

種　類	量	アルコール度数(%)	アルコール換算量(g)
ビール(中瓶１本)	500 mL	5	20
日本酒	1 合 180 mL	15	22
焼酎	100 mL	25	20
ワイン(1 杯)	120 mL	12	12
ウイスキー	ダブル 60 mL	43	20
ブランデー	ダブル 60 mL	43	20

純アルコール量(g)＝お酒の量(mL)×アルコール度数/100)×0.8(エタノール密度)

J 脂肪肝，NAFLD・NASH

❶ 疾患の概要

定義✚

　脂肪肝は，肝細胞に過剰に中性脂肪が蓄積し，肝細胞の 30％以上に脂肪滴が認められる病態である．長期間のアルコール多飲摂取による**アルコール性脂肪性肝疾患**と，過食・偏食により飲酒歴はないがアルコール性脂肪肝に類似した脂肪性肝障害を認める**非アルコール性脂肪性肝疾患 nonalcoholic fatty liver disease(NAFLD)**に大別され，NAFLD は，**非アルコール性脂肪肝(NAFL)**と**非アルコール性脂肪肝炎(NASH)**に分類される．NAFL の病態がほとんど進展しないのに対し，NASH は肝硬変や肝がんに進展しやすい．

病態生理✚

　肝臓への脂肪蓄積がみられ常習飲酒家の 90％に脂肪肝が認められる．飲酒の継続により，そのうち 10～20％がアルコール性肝炎へ進展する．

　NAFLD の病態は，中性脂肪や遊離脂肪酸の供給増加と代謝低下が基盤に存在し，多くは肥満や糖尿病といった生活習慣病を背景に発症する．最近では *PNPLA3* 遺伝子の遺伝子多型など，いくつかの遺伝子が NAFLD の発症に関与すると報告されている．

症状✚

　アルコール性肝障害に特異的な自覚症状や身体所見はないが，肝機能異常が軽い時期には，お腹が張る，疲れやすい，食欲不振などの自覚症状がみられることがある．

　脂肪肝(NAFLD)の初期にはほとんど症状はないが，非特異的に，倦怠感や睡眠障害を認めることが多い．

診断✚

　アルコール性肝障害は，長期(通常は 5 年以上)にわたる過剰の飲酒が肝障害の主な原因と考えられる病態で，過剰の飲酒［1 日に純エタノールに換算して 60 g 以上の飲酒(常習飲酒家)；ただし，女性や遺伝的にお酒に弱い場合は，1 日 40 g 程度の飲酒でもアルコール性肝障害を発症する可能性がある］と，禁酒により血清 AST，ALT および γ-GTP 値が明らかに改善するなどの所見から診断する．各種アルコールの換算表は**表14-9** に示す．

　NAFLD は 1 日当たりの飲酒量(アルコール換算)が男性＜30 g，女性＜20 g であるにもかかわらず，肝組織所見はアルコール性肝障害に類似した肝脂肪沈着を特徴とし，

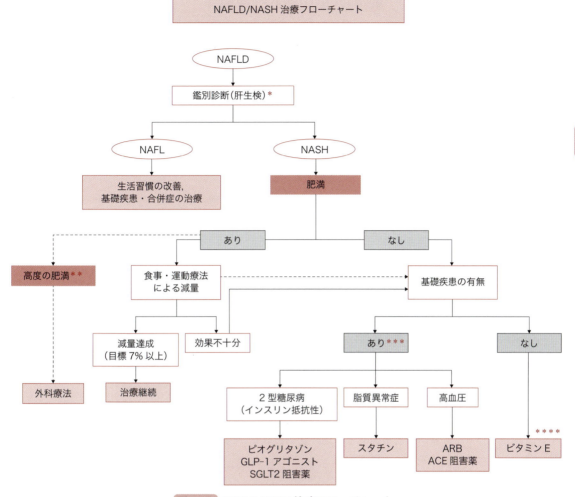

図 14-5 NAFLD/NASH 治療フローチャート

* ：肝生検を施行していないが線維化が疑われる NAFLD は NASH の可能性を検討し治療する
** ：保険適用は，①6ヵ月以上の内科的治療が行われているにもかかわらず BMI 35kg/m² 以上であること，②糖尿病，高血圧，脂質異常症，睡眠時無呼吸症候群のうち1つ以上を有していることと定められている
*** ：基礎疾患それぞれに適応の薬剤にビタミン E を適宜追加する
**** ：本邦では NAFLD/NASH 治療として保険適用になっていない
注 ：各段階において各々の基礎疾患に準じた治療を適宜追加する

［日本消化器病学会・日本肝臓学会(編)：NAFLD/NASH 診療ガイドライン 2020，改訂第2版，p.xviii，南江堂，2020 より許諾を得て転載］

既往歴や画像，組織学などにより診断する．また NASH の鑑別は，現時点では病理診断により診断する．

治療✚

NAFLD/NASH 治療のフローチャートを図 14-5 に示す．

1）栄養療法

アルコール性肝障害の基本は，禁酒である．

食事療養として，三大栄養素，ビタミン，ミネラルの不足が生じないように摂取する．

NAFLD 治療の原則は，食事療法，運動療法である．5％の体重減少によって，QOL に改善が認められ，7％以上の体重減少で，NASH の肝脂肪化や炎症細胞浸潤

表 14-10 NAFLD/NASH の栄養基準

項　目	基　準
エネルギー	25～30 kcal/kg 標準体重
たんぱく質	1.0～1.5 g/kg
脂質エネルギー比率	20～25%
炭水化物エネルギー比率	50～60%
ビタミン	日本人の食事摂取基準に準ずる
ミネラル	日本人の食事摂取基準に準ずる

[日本肝臓学会(編):NASH・NAFLD の診療ガイド 2021, p.43, 文光堂, 2021 を参考に作成]

などが軽減する.

2) 運動療法

　過体重の場合は，運動療法を併用する．30～60分，週3～4回の有酸素運動の継続が推奨される.

❷ 栄養アセスメント

身体計測✚　　身長，体重，体重減少率，BMI，体脂肪率，骨格筋量，除脂肪体重，AC，TSF，AMC，ウエスト周囲長

臨床検査✚　　AST，ALT，γ-GTP，Ch-E，ALP，TC，TG，HDL-C，フェリチン，血糖値

臨床診査✚　　既往歴，現病歴，体重歴，飲酒歴，運動歴

食生活状況調査✚　　平常時の食事回数と時刻，食事摂取量(果物，間食を含む)，食習慣，嗜好飲料摂取量，アルコール摂取状況

❸ 栄養ケア

栄養ケアの意義と原則✚

1) 栄養ケアの意義

① アルコール性脂肪肝は禁酒により肝機能を改善させる.

② NAFLD/NASH は，食事・運動療法による体重減少により病態が改善する.

③ 過剰な脂質，とくに飽和脂肪酸，コレステロール摂取は，NAFLD の発症，進展に影響を与え酸化ストレスを増加させる.

④ 不飽和脂肪酸を多く含む地中海食を推奨する.

⑤ 低栄養性脂肪肝の場合は，適正栄養量の補給が重要であり，肝機能を確認しながら慎重に栄養量を増加する.

2) 栄養ケアの原則

① アルコール性脂肪肝では禁酒，節酒とともに，身体機能維持に必要な栄養素の補給が必要である．NAFLD は，内臓脂肪蓄積を伴うことから，目標体重として現体重の5%減を目指す.

栄養ケアの実際✚　　食事療法の基本は，**表 14-10** に示す.

① アルコールは禁止することが望ましい.

② 飽和脂肪酸の摂取を控える．
③ 精製された糖類，果糖は控えめにし，炭水化物は穀類などからの摂取を勧める．
④ 食事を抜かず，3食/日摂取する．
⑤ 夕食が遅くならないように注意する．

コラム　栄養教育と多職種連携

禁酒の必要性については，医師と情報・方向性を共有する．体重減少を目的とする場合は，低エネルギー食を勧めるが，極端な炭水化物の制限により継続困難な食事療法は行わないように注意する．

❹ モニタリングと再評価

栄養評価は，月に1回程度，継続して行うことが望ましい．アセスメント項目をモニタリング項目とし，体重や飲酒，食事摂取量などを確認するとともに，LDLコレステロール値や中性脂肪の改善(低下)により判定する．

K 胆石症，胆囊炎

❶ 疾患の概要

定義　胆石は，肝臓や胆囊，胆管にできる結石で，肝内結石，胆囊結石，胆管結石(総胆管結石)に大別される．これらの胆石が痛みや発熱などさまざまな症状を引き起こす病態が胆石症である．

胆囊炎は，急性胆囊炎と慢性胆囊炎に大別され，急性胆囊炎は慢性胆囊炎の経過中に発症する．急性胆囊炎の90％で，胆囊内に胆石が認められる．

病態生理　胆石はその成分によりコレステロール胆石，色素胆石(ビリルビンカルシウム石と黒色石)，まれな胆石に分類される．コレステロール胆石が70％以上を含める．コレステロール胆石の形成には，胆汁中のコレステロールの過飽和，結晶化，胆囊収縮能低下が関与している．また，ビリルビンカルシウム胆石形成の主因は胆道感染であり，黒色胆石では，胆汁中の非抱合型ビリルビン増加が一因となっていると推測されている．

胆囊炎は，突然激しい症状を呈する急性胆囊炎と，軽度の症状が持続して起こる慢性胆囊炎に分類され，多くは胆石に起因するが，胆囊の血行障害，科学的な傷害，膠原病などにより発症する．

症状　胆石症の場合23％は無症状といわれているが，自覚症状でもっとも多いのが右季

肋部痛である．また胆嚢炎が発生し，発熱，悪心，嘔吐などの症状が起きることもある．胆石発作は，食後1〜2時間後や夜中に起こるのが特徴で，とくに脂肪分の多い食事摂取後に認められる．

診断 ✚

　胆石症の診断は，胆嚢結石を疑う症状の有無や病歴，身体所見，血液，生化学検査，CT検査などによって結石を診断する．
　胆嚢炎は，腹部超音波検査や腹部CT検査，採血検査などによって診断される．

治療 ✚

1）胆石症
① 外科手術が根治手術
② 胆汁酸溶解療法
③ 体外衝撃波粉砕療法（ESWL）
④ 内視鏡的乳頭括約筋切開術
　手術を施行しない場合は，脂質摂取を控え，誘発を防ぐ必要がある．また，いずれの治療後においても，胆石予防のための栄養食事指導が必要である．

2）胆嚢炎
　手術適応以外は，胆汁うっ滞除去，胆嚢の痙れん発作予防のために，抗菌薬や鎮静薬，利胆薬などの投与を行い，多くは1週間程度で軽快する．内科的治療により効果が認められない慢性胆嚢炎の場合は，外科的手術を施行する．

❷ 栄養アセスメント

身体計測 ✚
　身長，体重，体重増減率，BMI，体脂肪量，体脂肪率

臨床検査 ✚
　AST，ALT，γ-GTP，LDH，ALP，血清ビリルビン，白血球数，CRP

臨床診査 ✚
　既往歴，現病歴，体重歴

**食生活状況
調査 ✚**
　平常時の食事摂取状況，食習慣，嗜好．高脂質食や暴飲暴食が誘因となるので，これらの有無を確認する．

❸ 栄養ケア

**栄養ケアの
意義と原則 ✚**
① 疝痛発作を起こさせない，胆石の生成を予防する，適度な胆嚢収縮と胆汁の排泄を促すために，高脂質食の制限と暴飲暴食を避ける必要がある．
② 胆嚢炎や胆石症に肥満，糖尿病，脂質異常症を合併している場合は，病状回復後，標準体重を目標に摂取エネルギー量を制限する．

**栄養ケアの
実際 ✚**
1）胆嚢炎
・急性胆嚢炎の場合は，急性期，回復期ともに胆石症の栄養基準に準じる．
・慢性胆嚢炎の場合は，急性胆嚢炎の回復期に準じる．
2）胆石症
　胆石症の栄養基準を**表14-11**に示す．

表 14-11 胆石症の栄養基準(例)

区 分	食形態	エネルギー(kcal)	たんぱく質(g)	脂質(g)
急性期	絶食・流動食	600	10	5
回復期Ⅰ	分粥食・軟菜食	800～1,600	20～40	10～20
回復期Ⅱ	軟菜食	1,600～1,800	70	20～30
無症状期	常食	1,800～2,100	75	40～50

[日本消化器病学会(編):胆石症診療ガイドライン 2021, 第 3 版, 南江堂, 2021 を参考に作成]

3) 急性期

- 食物が流入することで,胃が拡大し胆嚢が収縮することで疝痛が生じる.
- 疝痛の増強や再発作の抑制のため,絶食とし静脈栄養法による栄養補給を行う.
- 症状が軽減した後に,流動食から開始し,低脂質の粥食へ移行する.

4) 回復期

- 症状が軽減した後に,低脂質の粥食から普通食に戻していくが,たんぱく質は脂質含有量が少ないものから始め,症状などに応じて徐々に増量する.
- エネルギー,たんぱく質は,『日本人の食事摂取基準(2025 年版)』目標量に設定し,脂質は徐々に増量する.
- 胆嚢の収縮を抑えるため,胃液の分泌を亢進するアルコール,カフェイン,炭酸が含まれる飲料や香辛料は控える.

5) 無症状期

- コレステロール胆石の場合は,コレステロール含有量の多い食品を制限する.
- 食物繊維は,コレステロールの排泄や便秘予防の観点から十分に摂取する.
- 適量の脂質は胆嚢収縮と胆汁の排泄を促し,脂溶性ビタミンの不足が生じないように,脂質エネルギー比(20～25%)を摂取する.
- 暴飲暴食を避け,飲酒は制限する.

コラム 多職種連携

　胆石症患者では,肥満や糖尿病を合併している患者が多く,また胆石発作を経験した患者では食生活上でのリスク因子が存在しているため,栄養食事指導や退院後の生活について指導する.経口鎮痛薬(NSAIDs)や鎮痙薬(抗コリン薬)で症状緩和が得られるが腹部症状の変化に注意が必要であり,医師の治療に合わせて,看護師からの生活指導,薬剤師からの服薬指導,管理栄養士からの栄養食事指導などを行うとともに,身体状況を把握し情報共有を行う必要がある.
　胆嚢摘出後に腸肝循環の回数が増加し,腸内で細菌により生成された二次胆汁酸の増加により糞便中の水分が増加するため,術後に軟便や下痢などの消化器症状がみられることがある.術後 1～2 ヵ月で排便回数が増加し,3 ヵ月以降では間欠的な下痢を認めることがある.

❹ モニタリングと再評価

食事内容より，栄養摂取量などを確認する．栄養アセスメント項目を用いてモニタリングを行い，治療後の回復とともに胆石の生成を予防する．

L 膵　　炎

❶ 疾患の概要

定義✚
急激に症状を呈する急性膵炎と，長期間，膵臓に持続的な炎症が継続して膵腺維化をきたし，消化吸収不良や膵性糖尿病などをきたす慢性膵臓病がある．慢性膵臓病は，臨床経過から潜在期，代償期，移行期，非代償期に分けられる．

病態生理✚
急性膵炎の2大原因は，大量のアルコール摂取と胆石である．慢性膵炎では，膵管が細くなる，また膵管の中に膵石ができるなど膵液の流れが悪くなり痛みが生じる．

症状✚
急性膵炎の初発症状は腹痛がもっとも多く，その他，嘔気・嘔吐，背部への放散痛，食欲不振，発熱，腸蠕動音の減弱を認める．腹痛部位は上腹部，次に腹部全体，圧痛部位は腹部全体が多い．

慢性膵炎の初期症状としては，上腹部痛，腰背部痛，腹部膨満感，全身倦怠感を認める．腹痛は約80%の患者にみられ，鎮痛薬の効きにくい難治性の痛みを伴うことが多い．

診断✚
急性膵炎は，上腹部の急性腹痛発作と圧痛や血中または尿中の膵酵素の上昇，超音波，CTやMRIの所見と，ほかの膵疾患および急性腹症を除外したもので診断する．

また，慢性膵炎は，特徴的な画像や組織所見，血中または尿中膵酵素値の異常や膵外分泌障害，1日60g以上（純エタノール換算）の持続する飲酒歴などにより診断する．

治療✚
急性膵炎の治療は，絶飲食による膵臓の安静と，十分な量の輸液投与を行う．腹痛に関しては鎮痛薬を適宜使用し，膵酵素の活性を抑える目的でたんぱく分解酵素阻害薬を使用する．

慢性膵炎の治療は，禁酒，禁煙を行い，腹痛に対しては鎮痛薬やたんぱく分解酵素阻害薬を使用する．

断酒指導については，**図14-6**に示す．

❷ 栄養アセスメント

身体計測✚
身長，体重，BMI，体重増減率，体脂肪量，体脂肪率，骨格筋量，除脂肪体重，AC，TSF，AMC

臨床検査✚
血中アミラーゼ，血中リパーゼ，血中トリプシン血中エラスターゼ1，血中ホスホリパーゼ A_2，尿中アミラーゼ，尿中トリプシノーゲン2

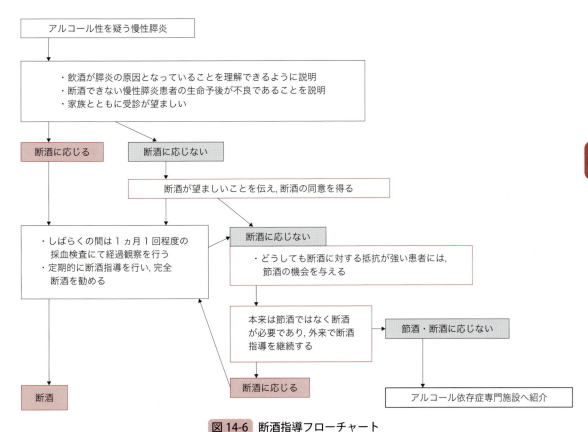

図 14-6 断酒指導フローチャート
[日本消化器病学会(編):慢性膵炎診療ガイドライン2021, 改訂第3版, p.70, 南江堂, 2021 より許諾を得て転載]

臨床診査　既往歴,現病歴,体重歴,消化器症状

食生活状況調査　平常時の食事時間,回数,食事摂取量の変化,食習慣,嗜好・アルコール摂取状況

❸ 栄養ケア

栄養ケアの意義と原則

① 急性膵炎では,全身炎症反応により必要量が増加する.重篤な腸管合併症のない重症例には経腸栄養管理を行う.
② 重症急性膵炎に伴う代謝異常では,安静時エネルギー消費量が基礎代謝量の1.5倍の代謝亢進状態にある.
③ 軽症膵炎では,腸蠕動が回復すれば経口摂取を開始する.
④ 断酒により慢性膵炎への進行を抑制する.
⑤ 非代償期の患者には,十分な膵消化酵素補充療法を行い,脂質制限は行わない.

栄養ケアの実際

急性膵炎・慢性膵炎の栄養基準(例)を**表14-12**に示す.
① 急性期は,48時間以内に少量から経腸栄養を開始する.
② 経鼻チューブは,空腸に限らず,胃,十二指腸への留置を検討する.
③ 栄養剤は半消化態栄養剤,消化態栄養剤,成分栄養剤のいずれかを選択する.

表 14-12 急性膵炎・慢性膵炎の栄養基準(例)

区　分		エネルギー(kcal)	たんぱく質(g)	脂質(g)
急性膵炎	急性期	絶食　*48時間以内に少量の経腸栄養剤から開始する		
	回復期Ⅰ	1,200〜1,400	40〜50	10〜20
	回復期Ⅱ	1,400〜1,600	50〜60	25〜30
	安定期	1,800〜2,000	70	30〜35
慢性膵炎	急性再燃期	急性膵炎に準ずる		
	代償期	1,600〜1,800	60〜70	30〜35
	非代償期	1,800〜2,000	65〜75	40〜45

④ 慢性膵炎では，膵外分泌を刺激する脂質を制限する．
⑤ アルコールは厳禁とする．
⑥ 過度な香辛料の使用を避け，炭酸飲料，カフェイン飲料は制限する．
⑦ 症状の改善により，流動食から開始し，分粥食，軟菜食，常食へと移行する．
⑧ 規則正しい食事と，暴飲暴食を避けるように指導する．

 コラム　膵性糖尿病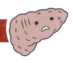

　膵性糖尿病患者の特徴に，消化吸収障害，糖尿病による尿糖排泄増加などから栄養障害を伴うことが多い．インスリンとともにグルカゴン分泌不全を伴うため血糖変動が大きく低血糖に陥りやすいことがあげられる．このため，栄養状態改善のために，一般には高血糖を回避するためのエネルギー制限を行わない．

❹ モニタリングと再評価

　体重の変化や消化吸収障害，糖質代謝障害による栄養不良の有無を評価する．栄養アセスメント同様に，血中アミラーゼ，血中リパーゼ，血中トリプシン血中エラスターゼ1や血糖値をモニタリングする．

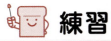

 消化器疾患について，正しいものに○，誤っているものに×をつけよ．
(1) 逆流性食道炎の薬物療法として，プロトンポンプ阻害薬が多く用いられる．
(2) 胃潰瘍は食後の疼痛が，十二指腸潰瘍は空腹時の疼痛が特徴である．
(3) 重症・急性の潰瘍性大腸炎では，中心静脈栄養法で管理する．クローン病では，中心静脈栄養法に加え，成分栄養剤による経腸栄養法も用いる．
(4) 日本人にもっとも多い便秘の型は，弛緩性便秘である．
(5) 肝硬変におけるアミノ酸インバランスは，血中の分枝アミノ酸が減少した状態である．
(6) 肝硬変では，就寝前補食には，主にたんぱく質を多く含む食品を 200 kcal 程度摂取することが勧められている．
(7) 非アルコール性の脂肪肝は，肝硬変に進行することはない．
(8) 胆石の栄養食事療法は，高脂質食の制限と暴飲暴食を避けることである．
(9) 急性膵炎発症初期の一般的な栄養補給法は，絶飲食とし経腸栄養法を実施する．

❷ **肝硬変**について，正しいものに○，誤っているものに×をつけなさい．
(1) 肥満合併肝硬変患者のエネルギー量は 20 kcal/kg（標準体重）に制限する．
(2) 肝硬変患者の LES（夜間分割食）は，早朝の飢餓状態を改善する．

❸ **脂肪肝**について，正しいものに○，誤っているものに×をつけなさい．
(1) NAFLD 患者には，高炭水化物食を勧める．
(2) NASH 患者には，食事療法と運動療法が有効である．

❹ **胆石・胆嚢炎**について，正しいものに○，誤っているものに×をつけなさい．
(1) 胆嚢炎患者の疝痛増強時は，軟菜食を提供する．
(2) 胆石症で肥満を合併している場合は，治療回復後に標準体重に減量する．

❺ **急性膵炎・慢性膵炎**について，正しいものに○，誤っているものに×をつけなさい．
(1) 急性膵炎では，早期経腸栄養剤を奨めない．
(2) 慢性膵炎非代償期では，消化酵素を十分に服用し，脂質制限は行わない．

15 循環器疾患

　循環器疾患とは心臓や脳血管などの血管が正常に働かなくなる疾患のことである．虚血性心疾患や脳血管疾患を含む循環器疾患はわが国の主要な死因の一つである．急性期治療や後遺症治療のために個人的にも社会的にも経済的，精神的負担などが大きくなる．

　とくに脳卒中は発症により，わが国の「寝たきり」の主要な要因の一つとなるほか ADL の低下を招く．脂質異常症，高血圧，糖尿病，慢性腎臓病など循環器疾患のリスクとなる危険因子の治療，メタボリックシンドローム，生活習慣の改善，栄養・食事療法，運動療法，禁煙，ストレスの解消などにより，死亡率の増加や ADL の低下を予防することが可能となる．その中でも食生活に関連する項目の改善は重要である．

A 高血圧症

① 疾患の概要

定義✚

　安静時の動脈血圧が正常より高い状態を**高血圧症** hypertension という．日本高血圧学会 Japanese Society of Hypertension（JSH）による成人における血圧の分類では，繰り返しの測定で診察室血圧値 140/90 mmHg 以上，家庭血圧値 135/85 mmHg 以上を高血圧症と判定している．また，高齢者では動脈硬化の進展により，収縮期血圧が 140 mmHg 以上と拡張期血圧が 90 mmHg 未満の場合があり，これを「（孤立性）収縮期高血圧」と呼び，他の高血圧と区別している（**表 15-1**）．高血圧症は**本態性高血圧**と**二次性高血圧**に分類される．

1）本態性高血圧

　高血圧症の約 90% といわれ原因不明で起こる．多くの遺伝因子が関与しており，遺伝因子以外に，食塩の摂取量，ストレス，肥満，喫煙，アルコールの多飲，運動不

表 15-1　成人における血圧値の分類

分類	診察室血圧（mmHg）			家庭血圧（mmHg）		
	収縮期血圧		拡張期血圧	収縮期血圧		拡張期血圧
正常血圧	<120	かつ	<80	<115	かつ	<75
正常高値血圧	120-129	かつ	<80	115-124	かつ	<75
高値血圧	130-139	かつ／または	80-89	125-134	かつ／または	75-84
Ⅰ度高血圧	140-159	かつ／または	90-99	135-144	かつ／または	85-89
Ⅱ度高血圧	160-179	かつ／または	100-109	145-159	かつ／または	90-99
Ⅲ度高血圧	≧180	かつ／または	≧110	≧160	かつ／または	≧100
（孤立性）収縮期高血圧	≧140	かつ	<90	≧135	かつ	<85

［日本高血圧学会高血圧治療ガイドライン作成委員会（編）：高血圧治療ガイドライン 2019, p.18, 表 2-5, ライフサイエンス出版, 2019 より許諾を得て転載］

A. 高血圧症　203

表 15-2 生活習慣の修正項目

1. 食塩制限 6 g/日未満
2. 野菜・果物の積極的摂取*
   飽和脂肪酸，コレステロールの摂取を控える
   多価不飽和脂肪酸，低脂肪乳製品の積極的摂取
3. 適正体重の維持：BMI(体重[kg]÷身長[m]²)25 未満
4. 運動療法：軽強度の有酸素運動(動的および静的筋肉負荷運動)を毎日 30 分，または 180 分/週以上行う
5. 節酒：エタノールとして男性 20-30 mL/日以下，女性 10-20 mL/日以下に制限する
6. 禁煙

生活習慣の複合的な修正はより効果的である
*カリウム制限が必要な腎障害患者では，野菜・果物の積極的摂取は推奨しない
肥満や糖尿病者などエネルギー制限が必要な患者における果物の摂取は 80 kcal/ 日程度にとどめる
[日本高血圧学会高血圧治療ガイドライン作成委員会(編)：高血圧治療ガイドライン 2019, p.64, 表 4-1, ライフサイエンス
出版，2019 より許諾を得て転載]

足などの環境因子(生活習慣)が重なることで発症するといわれている.

2) 二次性高血圧

　血圧を高くする原因が明らかなものをいう. 二次性高血圧の中で腎実質性高血圧症，原発性アルドステロン症，腎血管性高血圧症，睡眠時無呼吸症候群などが頻度の高いものとしてあげられる.

症状＋

　症状はないことがほとんどである. 血圧には心臓，腎臓，末梢血管が直接関与しており，高血圧症が長期にわたると血管内皮機能障害，心筋・血管平滑筋の肥大や線維化，血管内腔の狭窄や閉塞，血管破裂による出血などが起こり，心臓，脳，腎臓，大動脈，眼底の障害が生じやすくなる.

治療＋

　治療法としてはまず，生活習慣の修正を行う(**表 15-2**).
　重症高血圧症または糖尿病，臓器障害，心血管病のいずれかを合併する場合は生活習慣の改善と同時に薬物療法をただちに開始する.

＜薬物療法＞

　生活習慣の修正のみで目標血圧を達成できる患者は少なく，大部分の患者には薬物療法が必要になってくる. 現在使用されている主要な降圧薬には，カルシウム拮抗薬，レニン-アンギオテンシン(RA)系阻害薬[アンギオテンシンⅡ受容体拮抗薬(ARB)，アンギオテンシン変換酵素(ACE)阻害薬]，利尿薬[サイアザイド系，ループ利尿薬，ミネラルコルチコイド受容体(MR)拮抗薬]，β遮断薬などが用いられる. 大規模臨床試験結果から利尿薬，カルシウム拮抗薬，ACE 阻害薬，ARB が第一選択薬となる.

❷ 栄養アセスメント

身体計測＋

　肥満は高血圧症と密接な関係があるため，身長，体重，BMI，TSF，AC，AMC，体脂肪率などの測定，および算出から肥満の有無を確認する. 肥満には皮下脂肪型肥満と内臓脂肪型肥満があり，日本肥満学会ではウエスト周囲長が男性 85 cm 以上，女性 90 cm 以上は内臓脂肪型肥満(上半身肥満)が疑われ，腹部 CT で内臓脂肪面積が 100 cm² 以上確認された場合と判定している. 内臓脂肪型肥満では高血圧症とともに心臓・血管系疾患に罹患する危険率が増加する.

臨床検査✚

血液生化学検査では TC，TG，LDL-C の増加，HDL-C の低下は心血管系疾患の要因の一つと考えられている．また，肥満の高血圧症患者には耐糖能異常がみられる場合があるため，血糖値や HbA1c などにより血糖の状態を把握する．そのほかに，尿素窒素，クレアチニン，推算糸球体濾過量 estimated glomerular filtration rate（eGFR），カリウム，カルシウム，リンなどの測定，脈拍数の確認を行う．X 線画像撮影や心電図検査を行うことで，腎臓や脳・心血管系の合併症の進行状況を把握することができる．

臨床診査✚

急激な血圧上昇により頭痛，吐き気，動悸，意識障害がみられる．

食生活状況調査✚

高血圧症と診断される以前の食生活状況を中心に調査を行い，血圧上昇に関係する食生活，食習慣，嗜好品や栄養摂取状況の問題点を洗い出し，総合的に評価，判定する．

❸ 栄養ケア

栄養ケアの意義と原則✚

① 食塩に含まれる**ナトリウム**が血管の収縮や体内循環血液量を増加させ，血圧の上昇の要因になると考えられている➡**ナトリウム（食塩）の摂取量を少なくする**．

② **カリウム**は腎臓からのナトリウムの排泄を促進させる利尿作用により降圧効果がある．**カルシウム，マグネシウム**は血管や筋肉の収縮に関係があり，どちらも不足すると高血圧の発生率が高まるといわれている➡**腎不全などの障害がなければカリウム，カルシウム，マグネシウムを十分摂取する**．

③ 肥満を伴う高血圧症患者では，**減量**することにより降圧作用が認められるので，摂取エネルギー量を少なくする．また，体脂肪の減少により末梢血管での抵抗性が低下することで降圧効果が期待される➡**摂取エネルギー量を少なくする**．

④ アルコールには血管を拡張させる働きがあり，飲酒直後には血圧を低下させるが，長期にわたる過剰飲酒は血圧を上昇させる．また，アルコールには食欲増進作用があるためエネルギー過剰にもつながる➡**禁酒もしくはアルコールを摂りすぎない**．

⑤ 食物繊維の中でも果物，海藻類などの**水溶性食物繊維**には，ナトリウムを包み込み，便中へ排泄させる働きがある．また，脂質異常症（高脂血症），高血糖，便秘などの解消に有効である➡**食物繊維を十分に摂取する**．

⑥ とくに有酸素運動は酸素摂取量を増加させることが予後改善に寄与すると考えられ，ストレス解消にも役立つ➡**適度な運動を行う**．

⑦ 喫煙はがんなどの非循環器疾患のみならず，冠動脈疾患や脳卒中，腎血管性高血圧症の危険因子として知られている➡**禁煙する**．

栄養ケアの実際✚

循環器疾患における栄養ケアの目的は，その人の栄養，食生活に対する考え方，行動を変容させることにより，病気の治療，合併症予防，再発予防に寄与することである．食事療法，ストレスの解消，肥満の解消，禁煙，禁酒（節酒），運動不足の解消など生活習慣の改善を図る（**表 15-2**）．高血圧の栄養基準を**表 15-3** に示す．

表 15-3 高血圧の栄養基準

エネルギー	30〜35 kcal/kg 標準体重/日 (肥満：25〜30 kcal/kg 標準体重/日)
たんぱく質	1.0〜1.2 g/kg 標準体重 (CKDステージG3b〜G5では0.6〜0.8 g/kg 標準体重/日)
脂　肪	エネルギー比率の20〜25% SMP比 = 3：4：3 (*n*-3)：(*n*-6) = 1：4
電解質	NaCl：6 g 未満/日 カリウム：3,000 mg(77mEq)/日以上 [高カリウム血症では1,500 mg(38mEq)/日以下] カルシウム：800 mg/日以上 マグネシウム：300 mg/日以上
食物繊維	10 g/1,000 kcal
アルコール	禁酒または節酒

SMP：飽和脂肪酸(S)，一価不飽和脂肪酸(M)，多価不飽和脂肪酸(P)

1) ナトリウム(食塩)の摂取量を少なくする

　食塩の大量摂取が高血圧症発症に密接な関係があるので，経口的に問題がない場合は**食塩制限**を中心としたバランスのとれた食事内容にする．しかし，高血圧症には減塩だけでは降圧効果がみられない**食塩非感受性高血圧***もあり，この場合は他の危険因子を取り除くことや薬物療法を行うことが必要になる．

　2019(令和元)年国民健康・栄養調査結果では，わが国の食塩摂取量は10.1 g/日であり，目標量よりも多い現状である．減塩するには食塩摂取量を6 g未満/日にすることを十分に説明し，きちんと摂取量を守らせることが重要である．

　食塩摂取量の半分以上が，調味料からの摂取となっているので，味付けには十分注意が必要である．

　また，魚介類や肉類などの加工品，カップ麺などのインスタント食品にも食塩が含まれるため摂取の際には注意する．以下に，食品中のナトリウムから食塩相当量への換算式を示す．

　　ナトリウム(mg) × 2.54 ÷ 1,000 = 食塩相当量(g)

　また，高齢者では味覚低下がみられるため，濃い味付けになりがちである．ちょうどよい味付けの場合は食塩が過剰になっていることが多い．酸味や辛味を使用することで食塩を減らすことができる．

2) カリウム，カルシウム，マグネシウムを十分摂取する

　カリウムは水に溶けやすい性質のため，長時間茹でることは避ける．また，電子レンジを用いての調理方法はカリウムの流出を抑えられるので，効果的である．カルシウムは乳製品からの吸収率が高く，マグネシウムは魚介類，牛乳などに多い．

---

*食塩感受性：減塩により，平均血圧(拡張期血圧 + 1/3 × 脈圧)が10%以上低下する場合を食塩感受性高血圧と呼び，10%未満の場合を食塩非感受性高血圧と呼ぶ．日本人の場合，「食塩感受性」が20%，食塩と他の要因が結びついている人が30%，「食塩非感受性」が50%といわれている．いずれの場合でも食塩制限は血圧を下げる効果がある．

表15-4 1日のアルコール目安量

	摂取量(mL)	アルコール量(mL)	アルコール度数(%)	備考
日本酒	180	22.1	15.4	1合
ビール	500	18.5	4.6	中ビン1本
焼酎	60	12.3	25	⅓合
ウイスキー	60	20.0	40	ダブル1杯
ブランデー	60	20.0	40	ダブル1杯
赤ワイン	100	9.3	11.6	1杯

[文部科学省：日本食品標準成分表 2020 年版(八訂),2020 より作成]

最近,ナトリウム/カリウム摂取比,あるいは尿ナトリウム/カリウム排泄比が循環器疾患リスクと関連することが報告されている.

3) 摂取エネルギー量を少なくする

肥満を解消するためには摂取エネルギー量を少なくすることが重要である.油脂を使用した料理や間食にも注意する.また,単糖類や二糖類は肥満を招きやすいので多糖類のデンプンなどの糖質を選ぶ.

4) 禁酒もしくはアルコールを摂りすぎない

とくに中性脂肪 triglyceride(TG),γ-グルタミルトランスペプチターゼγ-glutamyl transpeptidase(γ-GTP)が上昇しているときはアルコールを制限する.節酒を継続すれば降圧が得られる.エタノール換算で男性 20〜30 mL/日以下,女性 10〜20 mL/日以下に制限する(表15-4).

5) 食物繊維を十分に摂取する

6) 適度な運動を行う

運動療法として,ウォーキングなどの有酸素運動を 3 回/週以上,30 分/回以上,1週間で 70,000 歩を目標に行う.

7) 降圧薬と果物に注意

カルシウム拮抗薬とグレープフルーツに含まれるフラノクマリン類との組み合わせにより,急激な血圧低下を引き起こすこともあるため,服用中は併用注意とする.

8) 冬場は血圧が上昇することに注意する

寒冷は血圧を上げるため,冬場は血圧が高くなる.暖房や防寒には十分配慮する.

栄養教育✚　栄養教育による生活習慣の修正はそれ自体で軽度の降圧が期待されるだけでなく,降圧薬の作用強化や減量の一助となりうることから,降圧薬の服用の有無にかかわらず積極的に生活習慣の修正を進めることが重要である.

❹ モニタリングと再評価

血圧のチェックを継続して行うことはもちろん,血液・生化学検査,体重,体脂肪率,除脂肪率,AMC などの経時的変化を観察して,健康状態,栄養状態を評価する.また,食事摂取状況調査から食塩摂取量・栄養摂取量の確認や食事の偏りなどをチェックし,食事の軌道修正を行う.

B. 動脈硬化症　207

表 15-5　脂質異常症診断基準

LDL コレステロール	140 mg/dL 以上	高 LDL コレステロール血症
	120〜139 mg/dL	境界域高 LDL コレステロール血症＊＊
HDL コレステロール	40 mg/dL 未満	低 HDL コレステロール血症
トリグリセライド	150 mg/dL 以上（空腹時採血＊）	高トリグリセライド血症
	175 mg/dL 以上（随時採血＊）	
Non-HDL コレステロール	170 mg/dL 以上	高 non-HDL コレステロール血症
	150〜169 mg/dL	境界域高 non-HDL コレステロール血症＊＊

＊基本的に 10 時間以上の絶食を「空腹時」とする．ただし水やお茶などカロリーのない水分の摂取は可とする．空腹時であることが確認できない場合を「随時」とする．
＊＊スクリーニングで境界域高 LDL-C 血症，境界域高 non-HDL-C 血症を示した場合は，高リスク病態がないか検討し，治療の必要性を考慮する．
・LDL-C は Friedewald 式（TC−HDL-C−TG/5）で計算する（ただし空腹時採血の場合のみ）．または直接法で求める．
・TG が 400 mg/dL 以上や随時採血の場合は non-HDL-C（＝ TC−HDL-C）か LDL-C 直接法を使用する．ただしスクリーニングで non-HDL-C を用いる時は，高 TG 血症を伴わない場合は LDL-C との差が＋30 mg/dL より小さくなる可能性を念頭においてリスクを評価する．
・TG の基準値は空腹時採血と随時採血により異なる．
・HDL-C は単独では薬物介入の対象とはならない．
［日本動脈硬化学会：動脈硬化性疾患予防ガイドライン 2022 年版，p.22，2022 より許諾を得て転載］

B 動脈硬化症

❶ 疾患の概要

定義✚　　動脈硬化症 arteriosclerosis とは，動脈の内腔に塊（プラーク）が沈着したり，血栓が生じたりして血管が詰まりやすくなり，動脈壁が弾力性を失い硬くなった状態（動脈硬化）であり，これによって起こる病態をいう．病理学的には①粥状硬化（内膜のアテローム硬化），②中膜硬化（中膜の石灰化，メンケベルグ型），③細動脈硬化に分類されるが，一般的には動脈硬化とは**粥状動脈硬化**を指す．

症状✚　　動脈硬化症の成因は解明されていない部分もあるが，粥状動脈硬化は幼児期より始まり，多数の因子が複合的に作用して加齢とともに進行する．内臓脂肪型肥満に糖尿病，高血圧，脂質異常症（**表 15-5**）（高 LDL-C 血症，高 TG 血症または低 HDL-C 血症）などの危険因子が重なり起きる病態をメタボリックシンドロームと呼び，動脈硬化症から心筋梗塞，脳梗塞などの発症率が高くなるといわれ，最近注目されている（☞第 13 章**図 13-1** 参照）．また，高尿酸血症，睡眠時無呼吸症候群も考慮すべき病態として取り上げられている．

　　血流による**ずり応力**＊や炎症のような血管の局所的要因も動脈硬化症に関与する．脂質としては，**LDL-C** と **TG** は動脈硬化惹起因子であり，**HDL-C** は動脈硬化抑制因子である．動脈硬化症は血管の狭窄や血栓を伴った閉塞によって臓器や四肢の血流障害が起こり，虚血（可逆性）や壊死（非可逆性）が生じる．脳動脈や大動脈は，脆弱化した血管が膨隆して動脈瘤となることがあり，破裂や出血の原因となる．その他，**タイプ A 性格**＊と呼ばれる概念もある．

＊ずり応力：血流によって生じる血管壁への血流方向に働く力のことで，低ずり応力の領域に粥状硬化が発生しやすい．
＊タイプ A 性格：性格・行動パターンが攻撃的，挑戦的で，責任感が強く，忙しく，几帳面，常にイライラしているような性格の持ち主で，動脈硬化症の危険因子になる．

15
循環器疾患

表 15-6 動脈硬化症予防のための生活習慣の改善すべき項目

禁　煙	禁煙は必須．受動喫煙を防止．
体重管理	定期的に体重を測定する． BMI＜25 kg/m² であれば適正体重を維持する． BMI≧25 kg/m² の場合は，摂取エネルギーを消費エネルギーより少なくし，体重減少を図る．
食事管理	適切なエネルギー量と，三大栄養素(たんぱく質，脂質，炭水化物)およびビタミン，ミネラルをバランスよく摂取する． 飽和脂肪酸やコレステロールを過剰に摂取しない． トランス脂肪酸の摂取を控える． n-3 系多価不飽和脂肪酸の摂取を増やす． 食物繊維の摂取を増やす． 減塩し，食塩摂取量は 6 g 未満/日を目指す．
身体活動・運動	中等度以上*の有酸素運動を中心に，習慣的に行う(毎日合計 30 分以上を目標)． 日常生活の中で，座位行動**を減らし，活動的な生活を送るように注意を促す． 有酸素運動の他にレジスタンス運動や柔軟運動も実施することが望ましい．
飲　酒	アルコールはエタノール換算で 1 日 25 g *** 以下にとどめる． 休肝日を設ける．

*中等度以上とは 3 METs 以上の強度を意味する．METs は安静時代謝の何倍に相当するかを示す活動強度の単位．**座位行動とは座位および臥位におけるエネルギー消費量が 1.5 METs 以下の全ての覚醒行動．***およそ日本酒 1 合，ビール中瓶 1 本，焼酎半合，ウィスキー・ブランデーダブル 1 杯，ワイン 2 杯に相当する．
[日本動脈硬化学会：動脈硬化性疾患予防ガイドライン 2022 年版，p.155，2022 より許諾を得て転載]

治療✚　　　　治療としては，臨床において動脈硬化の退縮を十分に期待できる方法はない．治療の主体は高血圧，糖尿病，脂質異常症，**内臓脂肪型肥満**などの動脈硬化危険因子となる生活習慣の改善(**表 15-6**)や抗血小板薬・抗凝固薬による血栓の予防である．

＜薬物療法＞

　　わが国の大規模臨床検査試験である MEGA Study や J-STARS では肝臓でのコレステロールを抑えるスタチンを用いることにより高コレステロール血症患者に対する心血管イベント予防やアテローム血栓性脳梗塞の発症抑制効果も確認されている．

❷ 栄養アセスメント

　　動脈硬化危険因子となる項目を評価する．

身体計測✚　　　　身長，体重，BMI，TSF，AC，ウエスト周囲長から内臓脂肪型肥満の有無，栄養状態を確認する．

臨床検査✚　　　　血圧の確認．血液検査では TG，TC，LDL-C，HDL-C 値を把握することは脂質異常症への栄養・食事療法を決定するうえで重要である．尿酸値(UA)，血糖値 blood sugar(BS)や HbA1c なども把握する．

臨床診査✚　　　　心臓の冠動脈では狭心症や心筋梗塞，脳血管では脳梗塞，下肢血管の動脈硬化では歩行時の足の痛み(間欠性跛行*)，腎動脈では高血圧や腎機能低下が起こる．両腕，

*間欠性跛行：一定の距離を歩くと，ふくらはぎなどにうずくような痛みやしびれ・疲労感があって歩行が次第に困難になり，しばらく休息すると治まるものの，また歩き続けると再び痛みだす．原因として加齢などにより痛みが生じる腰部脊柱管狭窄症と脚の血管に動脈硬化が起こって血液の流れが悪くなり筋肉が酸素不足をきたすことで脚に痛みを生じる場合がある．

B. 動脈硬化症　209

両足首の血圧と脈波の測定により動脈の硬さ（CAVI），動脈の詰まり具合（ABI），血管年齢が把握でき，動脈硬化の進行度が確認できる．家族性高コレステロール血症ではアキレス腱の肥厚，眼瞼・手・殿部・手掌線状に黄色腫がみられる．また，原発性高カイロミクロン血症では発疹性黄色腫もみられる．

食生活状況調査✚

　エネルギー，脂質，食塩，食物繊維などの摂取状況を評価する．食生活状況調査では，食事時間，食事環境の確認や食事の偏り，栄養のバランスを評価する．

❸ 栄養ケア（表15-7）

栄養ケアの意義と原則✚

① 総エネルギー摂取量を減らすことだけで動脈硬化症の発症は抑制できないが，適正な体重を維持することは血清脂質の改善に有効である➡**適正なエネルギー量を算出し，体重を維持する．**

② 適正な総エネルギー摂取量のもとで飽和脂肪酸を不飽和脂肪酸に置換することは，血清脂質の改善に有効である➡**脂質の摂取量は総エネルギー比率の20～25％とし，脂肪酸の摂取比率のバランスにも心がける（S：M：P=3：4：3, _n_-6/_n_-3＜4）．**

③ 食塩の過剰摂取は血圧上昇をきたし，動脈硬化を促進させる➡**食塩制限をする．**

④ 食物繊維はヒトの消化酵素で消化されない難消化性成分であり，胆汁酸と結合してコレステロールの吸収を阻害する．また，糖質の消化吸収を緩慢にし，有用な腸内細菌叢を増やし腸の蠕動運動を高め，消化管ホルモンや膵ホルモンの分泌に関与する➡**食物繊維は十分摂る．**

⑤ LDLが変性を受けると血管壁でマクロファージに貪食され，泡沫細胞形成を促進する．LDLの酸化変性を防ぐことが重要である➡**抗酸化物質を摂る．**

⑥ 少量や中等度の飲酒量は心筋梗塞，狭心症などの冠動脈疾患の危険因子にはならず，むしろ，もともと飲酒しない人よりもリスクが低下するとされている．しかし，日本人に多いラクナ梗塞には当てはまらない可能性が大きく，長期的な多飲により，血清TGや血圧は増加し，脳卒中をはじめとした循環器疾患の発症危険度が増す．また，肝硬変の発症も増加する➡**アルコールの長期多飲は避ける．**

⑦ 運動不足で持久的体力が低下し，日常の身体活動量が低い人ほど動脈硬化症，がんを含むあらゆる疾患による死亡率が高く，運動不足は低HDL-C血症，高TG血症，内臓脂肪型肥満，耐糖能異常，糖尿病，高血圧，血管内皮機能障害などを引き起こしやすくなる．持久的体力を高め，維持することは動脈硬化症発症の予防，治療の根本的な手段となる➡**運動は有酸素運動を中心に行う．**

栄養ケアの実際
（表15-8）✚

　動脈硬化症における栄養ケアの目的は，動脈硬化危険因子に対する食事療法を行うことで，心臓病や脳卒中などへの進展防止を図ることである．動脈硬化症を防ぐには脂質異常症だけでなく，動脈硬化危険因子となるそれぞれの疾患に対する食事療法を行うことで血清脂質異常を含む代謝異常の改善を図る．また，喫煙，ストレスなどの危険因子も除去する．

1）総摂取エネルギーの適正化

　過食すると余分のエネルギーが体脂肪に変わり，血圧，血中脂質，血糖，尿酸値な

表 15-7 動脈硬化症・虚血性心疾患の栄養基準

エネルギー	標準体重 × 25〜30 kcal/kg/日
たんぱく質	1.0〜1.2 g/kg (CKD ステージ G3b〜G5 では 0.6〜0.8 g/kg/日)
脂 質	エネルギー比率の 20〜25% SMP 比 = 3：4：3 n-3：n-6 = 1：4 コレステロール量は 200 mg/日以下
電解質	NaCl：6 g 未満/日 カリウム：3,000 mg(77 mEq)/日以上 [高カリウム血症では 1,500 mg(38 mEq)/日以下] カルシウム：800 mg/日以上 マグネシウム：300 mg/日以上
食物繊維	25 g/日以上
アルコール	禁酒または節酒，25 g/日以下

栄養素配分：炭水化物：たんぱく質：脂質 = 50〜60%：15〜20%：20〜25%
抗酸化物質を十分摂取する.

表 15-8 動脈硬化性疾患予防のための食事療法

1. 過食に注意し，適正な体重を維持する

・総エネルギー摂取量(kcal/ 日)は，一般に目標とする体重(kg)* × 身体活動量(軽い労作で 25〜30，普通の労作で 30〜35，重い労作で 35〜)を目指す

2. 肉の脂身，動物脂，加工肉，鶏卵の大量摂取を控える
3. 魚の摂取を増やし，低脂肪乳製品を摂取する

・脂肪エネルギー比率を 20〜25%，飽和脂肪酸エネルギー比率を 7%未満，コレステロール摂取量を 200 mg/ 日未満に抑える
・n-3 系多価不飽和脂肪酸の摂取を増やす
・トランス脂肪酸の摂取を控える

4. 未精製穀類，緑黄色野菜を含めた野菜，海藻，大豆および大豆製品，ナッツ類の摂取量を増やす

・炭水化物エネルギー比率を 50〜60%とし，食物繊維は 25 g/ 日以上の摂取を目標とする

5. 糖質含有量の少ない果物を適度に摂取し，果糖を含む加工食品の大量摂取を控える

6. アルコールの過剰摂取を控え，25 g/ 日以下に抑える

7. 食塩の摂取は 6 g/ 日未満を目標にする

*18 歳から 49 歳：[身長(m)]²×18.5〜24.9 kg/m², 50 歳から 64 歳：[身長(m)]²×20.0〜24.9 kg/m², 65 歳から 74 歳：[身長(m)]²×21.5〜24.9 kg/m²,
75 歳以上：[身長(m)]²×21.5〜24.9 kg/m² とする
[日本動脈硬化学会：動脈硬化性疾患予防ガイドライン 2022 年版, p.101, 2022 より許諾を得て転載]

ども上昇しやすくなるため，摂取エネルギー量は少なくする．また，果糖，ショ糖の過剰摂取は中性脂肪を増加させるので糖質は多糖類を主とする.

2) たんぱく質は魚，大豆製品を選ぶ

肉類に含有の多い飽和脂肪酸の摂りすぎは動脈硬化症を促進させるが，魚に多く含まれる EPA，DHA など n-3 系多価不飽和脂肪酸は TG の低下，心筋梗塞，脳卒中による死亡を抑制するとされている．また，大豆たんぱく質に多いイソフラボンは

LDL-C 低下，HDL-C 上昇作用があり，動脈硬化症の予防効果が示されている．

3）油脂の摂り方は質と量を考えて摂る

油脂を構成する脂肪酸には**飽和脂肪酸**[*]（S），**一価不飽和脂肪酸**[*]（M），**多価不飽和脂肪酸**[*]（P）がある．

ラード，バターに多い飽和脂肪酸は LDL-C を増加させ，一価不飽和脂肪酸であるオレイン酸はオリーブ油に多く含まれ，TC ならびに LDL-C を低下させる．多価不飽和脂肪酸の一種である α-リノレン酸は大豆油などに比較的多く含まれ，代謝の過程で n-3 系多価不飽和脂肪酸である EPA，DHA となり，動脈硬化の進展を遅らせる働きがある．また，リノール酸を代表とする n-6 系は LDL-C を低下させる働きがあるが過剰摂取は HDL-C も低下させ，酸化 LDL-C の増大も招く．

一方，青魚などに多く含まれる EPA，DHA，エゴマ油などに多く含まれる α-リノレン酸などの n-3 系は，血管拡張をもたらすとともに動脈硬化症の予防効果や血清脂質の改善を促すとされている．

飽和脂肪酸は総エネルギー摂取量の 7% 未満，脂肪酸の摂取比率は S：M：P ＝ 3：4：3 を目標とし，n-6 系，n-3 系をバランスよくとるのには 4：1 の割合で摂取することが大切である．

4）食塩制限をする

食塩の過剰摂取は高血圧症が動脈硬化症へ移行する大きな要因である．高血圧を抑制するには食塩制限が必要である．調味料の使用量や漬物など食塩含有の多い食品の摂取を控える．

5）抗酸化物質を摂る

ビタミン A・C・E，セサミノール，カテキン，ポリフェノールなどの抗酸化物質は動脈壁へのコレステロールの沈着を促進する LDL-C の酸化変性を防ぐ働きがある．野菜，果物，種実，お茶などの食品を十分に摂る．

6）食物繊維を十分摂取する

海藻類，きのこ，柑橘類などに含まれるグアガム，マンナン，ペクチンなどの水溶性食物繊維は胆汁酸と結合することで胆汁酸の糞便中への排泄が亢進し，肝臓でコレステロールから胆汁酸への代謝を促進し，TC ならびに LDL-C の上昇を抑え，血糖上昇を抑制する効果がある．また，便秘は発作を誘発するので，便通を整えるためにも食物繊維は十分摂る．

7）アルコールを摂り過ぎない

長期多飲は中性脂肪を増加させる．また，高血圧の原因になるので節酒する．高 TG 血症が持続する場合は禁酒する．

---

[*] 飽和脂肪酸：バター，ラードなど動物性脂質に多く含まれる脂肪酸で，常温では固体．不飽和結合をもたない．主なものに，パルミチン酸，ステアリン酸，ミリスチン酸がある．

[*] 一価不飽和脂肪酸：植物油に多く含まれ，常温では液体．二重結合を 1 個含む脂肪酸．オレイン酸に代表され，オリーブ油や紅花油（ハイオレイン），菜種油（キャノーラ油）などに含まれる．

[*] 多価不飽和脂肪酸：二重結合を 2 個以上含み，植物油や魚油に多く含まれる脂肪酸．リノール酸などが属する n-6 系多価不飽和脂肪酸と，α-リノレン酸や EPA，DHA などが属する n-3 系多価不飽和脂肪酸に分かれる．n-6 系多価不飽和脂肪酸は LDL-C を下げる働きがあるが，摂食が多くなると HDL-C も下げる．n-3 系多価不飽和脂肪酸は中性脂肪を低下させない．

8) 運動は有酸素運動を行う

運動療法はウォーキングなど中等度(3 METs)強度の有酸素運動を3回/週以上，30分/回以上を行う．

9) 抗凝固薬とビタミンKに注意

抗凝固薬のワーファリン®は，ビタミンKとの組み合わせによりその効果が低下するため，服用中は納豆やクロレラ，青汁を禁忌とする．また，ホウレンソウ，コマツナ，シュンギク，モロヘイヤ，ブロッコリーなどは，極端に多い量を継続して摂取することは避ける．

栄養教育✚　　個々にあった栄養教育により食生活をはじめとする生活習慣の改善を行うことで動脈硬化症の進行防止が期待できる．

❹ モニタリングと再評価

血清脂質，血糖値，体重，体脂肪率，除脂肪体重，AMC，ウエスト周囲長などの経時的変化を観察して，健康状態，栄養状態を評価し，効果があることを説明する．また，食事摂取状況調査からは栄養摂取量の確認や食事の偏りなどについてチェックし，食事摂取量の修正を行う．

C 狭心症，心筋梗塞 ----------------------

❶ 疾患の概要

定義✚　　狭心症 angina pectoris は，心筋の一過性虚血によって起こる**胸痛**を主な症状とする症候群である．したがって，心筋は壊死に陥ることはなく，可逆性の変化である．

心筋梗塞 myocardial infarction は，虚血が一定時間持続したため心筋の一部が壊死に陥ったもので，不可逆的なものである．狭心症と心筋梗塞を併せて**虚血性心疾患**と呼んでいる．

症状✚　　狭心症の原因には，心筋酸素需要の過剰と心筋酸素供給の不足がある．多くの場合は動脈硬化症に基づく冠動脈狭窄，攣縮，血栓のいずれか，または，複数が関連して存在する．狭心症には，労作時に血圧と心拍数の増加に伴い酸素需要が増大するために酸素不足になる**労作性狭心症**，運動をしなくても酸素供給の不足により胸痛が起こり，血栓を伴うことが多い**安静時狭心症**[*]，早朝安静時や早朝運動時に起こりやすく，冠血流が激減するために強い虚血を生じる**冠攣縮性狭心症**[*]などがある．発作は15分以内で治まることが特徴である．

治療✚　　狭心症発作時にはニトログリセリンなどの硝酸薬の投与により痛みを止めることができるが，心筋梗塞の場合はモルヒネの投与により痛みを鎮める．狭心症に対するその他の治療法としては，経皮的冠動脈形成術 percutaneous coronary intervention

---

[*]安静時狭心症，冠攣縮性狭心症(異型狭心症)は，心筋梗塞に進展する可能性が大きいため，心筋梗塞を含めて急性冠症候群と呼ばれている．

（PCI）や冠動脈バイパス手術が行われる.

＜薬物療法＞

　薬物治療により，心疾患による虚血症状の改善，重大な心血管イベントの予防が期待できる．心筋虚血の症状を抑えるためのβ遮断薬，カルシウム拮抗薬，硝酸薬，ニコランジル，心血管イベント予防のためのアスピリンなどの抗血小板剤，スタチン，レニン-アンギオテンシン系阻害薬などが使用される.

❷ 栄養アセスメント

　B項「動脈硬化症」に準ずる.

❸ 栄養ケア

栄養ケアの意義と原則➕

　B項「動脈硬化症」に準ずる.

栄養ケアの実際➕

　B項「動脈硬化症」に準ずる.

栄養教育➕

　B項「動脈硬化症」に準ずる.

❹ モニタリングと再評価

　B項「動脈硬化症」に準ずる.

D　心　不　全

❶ 疾患の概要

定義➕

　心不全 heart failure とは心臓が悪いために息切れやむくみが起こり，だんだん悪くなり，生命を縮める病気である．『2021 年 JCS/JHFS ガイドラインフォーカスアップデート版　急性・慢性心不全診療』では「なんらかの心臓機能障害，すなわち，心臓に器質的および / あるいは機能的異常が生じて心ポンプ機能の代償機転が破綻した結果，呼吸困難・倦怠感や浮腫が出現し，それに伴い運動耐容能が低下する臨床症候群」と定義されている．心不全は心腔内に血液を充満させ，それを駆出するという心臓の主機能になんらかの障害が生じた結果出現するため，心外膜や心筋，心内膜疾患，弁膜症，冠動脈疾患，大動脈疾患，不整脈，内分泌異常など，さまざまな要因により引き起こされるものである.

　わが国で多いのは高血圧性心疾患，心臓弁膜症，虚血性心疾患，心筋症であるが，近年では虚血性心疾患と高血圧性疾患によるものが増加し，従来の収縮不全による低拍出性心不全よりも左室拡張機能障害に起因する拡張不全による心不全が多くなりつつある.

症状➕

　心不全が軽症の時期では労作時の息切れ，動悸，易疲労感を自覚するが，安静時では無症状のことが多い．心不全が重症化すると左心不全では肺うっ血と心拍出量減少が起こり，肺の拡散障害と拘束性障害，末梢の循環障害を生じ，呼吸困難，起坐呼吸，

心臓喘息，チアノーゼなどをきたす．右心不全は右心系に戻れない血液が全身にうっ血し，肝臓の肥大や消化器粘膜の浮腫を生じる．

治療✚

治療目標は心不全の程度や症状の進行具合，重症度などにより症状のコントロール，QOL の改善，入院予防，死亡回避，緩和ケアなど個々により異なるが一番は現状より進行を抑制させることである．心不全は食事，運動などの生活習慣の修正，心不全の危険因子となる高血圧，冠動脈疾患のコントロール，肥満の是正，糖尿病の適正なコントロール，喫煙者における禁煙治療，アルコールの多飲者における禁酒，身体活動・運動習慣の励行などにより発症・進展の予防を図る．

＜薬物療法＞

心臓超音波検査で心臓の収縮率を示す左室駆出率(VLEF)が 40 % 未満の場合は，体内の余分な水分を取り除く「利尿薬」，心臓の働きを手助けする「ジギタリス製剤」，心臓にかかる負担を軽くするレニン–アンギオテンシン系阻害薬(ACE・ARB 阻害薬)，長期的には心臓に障害を与えやすい神経やホルモンの作用を抑制する「β遮断薬」，ミネラルコルチコイド受容体拮抗薬(MRA)などの薬も必要であるが，薬を無断で中断することがもっとも生命に危険とされている．

❷ 栄養アセスメント

身体計測✚

心不全では食欲低下から栄養不良になる場合が多く，やせてくると増悪のリスクになる．身長，体重，BMI，皮下脂肪厚，体脂肪率などの測定および算出から栄養状態を評価する．浮腫がある場合は TSF，AC，CC は栄養指標にはならない．

食生活状況調査✚

日常の栄養摂取状況を把握し，エネルギー，たんぱく質，脂質，食塩などの摂取状況を評価する．

臨床検査✚

Alb，TP，LDL-C，ALP，AST，ビリルビンなどの肝機能，血液尿素窒素 blood urea nitrogen(BUN)，クレアチニンなどの腎機能を反映するパラメータも評価する．また，低カルシウム血症もうっ血性心不全に合併し，ビタミン D の吸収障害も起き，骨粗鬆症も合併しやすいので，X 線画像撮影，心電図の検査も必要である．

臨床診査✚

低心拍出量が原因で，「易疲労感」「脱力感」「チアノーゼ」「四肢冷感」などがみられる．血液うっ滞が肺に起こると「息苦しさ」，体の各部分に起こると，「むくみ」を生じやすくなる．肝臓に血液がうっ滞すると，食後に膨満感や鈍痛を生じる場合もある．

❸ 栄養ケア (表 15-9)

栄養ケアの意義と原則✚

① 浮腫の発生には水分よりもナトリウムが強く関与している．必要以上に厳重な食塩制限は食欲不振を招くため注意するとともに，利尿薬を過剰に使用すると低ナトリウム血症になる場合があるためその際には食塩制限を緩やかにする➡食塩摂取量を 6 g/日未満とし，減塩食品など治療用特殊食品の使用や，少量の食塩でおいしくなるような工夫をする．

D. 心不全　**215**

表 15-9　心不全の栄養基準

エネルギー	標準体重 × 25〜30 kcal/kg/日
たんぱく質	1.0〜1.2 g/kg (CKD ステージ G3b〜G5 では 0.6〜0.8 g/kg/日)
脂　肪	エネルギー比率の 20〜25% SMP 比 = 3：4：3 n-3：n-6 = 1：4 コレステロール量は 200 mg/日以下
電解質	NaCl：6 g 未満/日　重症時 3 g カリウム：3,000 mg(77 mEq/L)/日以上 (高カリウム血症ではカリウム制限を行う)
水　分	1,000 mL/日以下(重症心不全で希釈性低ナトリウム血症時)
アルコール	禁　酒

② 尿量や利尿薬の使用量により水分量は決められる．とくに重症時の心不全にみられる**希釈性低ナトリウム血症**では水分制限が重要である➡**水分制限を行う**．ただし，軽症の慢性心不全では水分制限は不要である．

③ 心不全では血液中の水分が増大する．腸管からの Alb の漏出，肝臓での Alb の合成障害，食欲不振により低たんぱく質血症がみられるので，白身魚，鶏ササミ，鶏卵，大豆製品などの消化のよいものを選び，低 Alb 血症の改善を図る➡**良質のたんぱく質を十分摂取する**．

④ 肥満では血液の体内循環量が増大し，心不全状態になる．1 回に摂取する食事の量を少なくし，場合によっては食べる回数を増やし，心臓の負担を和らげる．とくに油脂類，糖質類の摂取に注意する➡**エネルギーは摂りすぎない**．

⑤ 電解質，微量元素などの摂取量には注意する．カリウムは利尿薬の使用によりナトリウム，水分とともに排泄され，低カリウム血症になりやすい．また，心筋の機能障害，強心薬の効果も低下する．高カリウム血症では制限する➡**カリウム，マグネシウム，亜鉛は十分に摂取する**．低マグネシウム血症は不整脈発症のリスクとなる．腎機能が悪い場合には高マグネシウム血症に注意する．また，亜鉛欠乏，セレン欠乏やワルファリン内服によるビタミン K 摂取量にも注意する．

⑥ 脂質の摂りすぎによりうっ血が生じ肝臓も肥大して，機能低下を招く➡**脂質は摂りすぎない**．

⑦ アルコール性心筋症が凝われる場合は，禁酒とする．他の患者においては，適切な飲酒習慣に努め，大量飲酒を避ける➡**アルコールを摂りすぎない**．

栄養ケアの実際✚

　対症療法として心臓への負担を軽減し，過剰に貯留した体液を減少させるほか，心不全の危険因子となるそれぞれの疾患に対する食事療法を行うことで，病気の進行を遅らせること，心不全の再発を予防し，心臓をよりよい状態に保つことが重要である．

　急性期には絶食とし，点滴により栄養補給を行う．食事開始後は流動食，分粥食，全粥食へと段階的に上げ，消化がよく，心臓に負担をかけないように配慮した栄養，食事内容とする．

15

循環器疾患

1）食塩摂取量を少なくする

重症心不全ではより厳格な塩分制限を検討する．患者教育における減塩指導では，患者手帳や減塩食に関する教材を活用する．高齢者においては過度の減塩が食欲を低下させ栄養不良の原因となるため，適宜調節が必要である．

2）水分制限を行う

軽症の慢性心不全では自由水の排泄は損なわれておらず水分制限は不要であるが，口渇により過剰な水分摂取をしていることがあるので注意を要する．重症心不全で希釈性低ナトリウム血症をきたした場合には水分制限が必要となる．一方で，高齢患者では，加齢とともに食欲低下による食事摂取量の低下，口喝中枢の機能が低下することを考慮し，適切な飲水に対する支援が必要である．

3）良質のたんぱく質を十分摂取する

心不全患者における低栄養状態は生命予後を悪化させる．心不全患者では腸管浮腫に伴う吸収障害や透過性の亢進，右心不全に伴う食欲低下が低栄養状態を引き起こす原因として考えられるが，高齢心不全患者では，さらにエネルギー摂取量の不足，エネルギー消費の増加，同化作用の障害により複合的に低栄養状態を形成し，水分貯留や感染を生じやすい．

4）エネルギーは摂りすぎない

肥満者では心臓に負担がかかる．エネルギー摂取量を減らすことにより体重を減少させる．

5）カリウム，マグネシウム，亜鉛は十分に摂取する

低カリウム血症予防のために野菜，果物など新鮮な野菜類は十分に摂取する．マグネシウムは魚介類や乳製品，亜鉛は魚介類・肉類・種実類などに多く含まれる．不足する場合にはサプリメントも有効である．

6）脂質は摂りすぎない

心臓の負担の軽減や肝臓庇護のためにも低脂質とする．

7）アルコールを摂りすぎない

栄養教育✚　患者，家族あるいは介護者に対し，心不全の病態，基礎心疾患，息切れやむくみなど心不全の主要症候について情報提供を行い，とくに急性増悪時の症状とその対処方法については十分に説明する．労作時息切れおよび易疲労感の増強や安静時呼吸困難，下腿浮腫の出現のみならず食欲不振や悪心，腹部膨満感，体重増加，倦怠感などが心不全増悪の症状であることを患者，家族および介護者に理解させることも重要である．

また，心不全患者数は高齢者人口の増加とともに急激に増加しており，専門医療機関のみならず心不全再発予防，フレイルなどの回避のために地域における多職種連携体制の整備も求められる．

❹ モニタリングと再評価

Alb，AST，ALT，血清コレステロール，中性脂肪，BUN，血糖値，浮腫の有無，体重，体脂肪率，除脂肪体重，AMCなどの経時的変化を観察して，栄養状態を評価する．とくに，毎朝，排尿後の体重測定は重要であり，短期間の体重増加は体液貯留の指標として有用である．体重が2kg以上増加するような場合は，急性増悪が強く

E. 不整脈；心房細動, 心室細動, 心室頻拍　217

示唆され，食塩制限を厳しくするとともに活動の制限を行う.

E　不整脈；心房細動, 心室細動, 心室頻拍 — — — —

❶　疾患の概要

定義✚
① **不整脈**とは心臓の電気的興奮のリズムが異常になったさまざまな状態を指し，脈拍数が100回/分を上回る状態になる心房細動・心房粗動・心房頻拍・発作性上室性頻拍・心室頻拍・心室細動などが原因で起きる頻脈性不整脈，洞不全症候群や房室ブロックなどが原因で起きる脈拍数が50回/分以下になる徐脈性不整脈，予定外のタイミングで脈を打つ期外収縮がある.

② **心房細動**とは心房内に不規則な興奮が多発し，心房が痙れんを起こした状態を指す．心房細動になると心房内の血液の流れが悪くなり，心房内に血栓ができて，それが脳に飛んで脳梗塞を起こすことがある．心房細動には，発作性心房細動，持続性心房細動がある．年齢とともに発症しやすくなり，近年増加傾向にある.

③ **心室細動**とは心室で迅速で無秩序な興奮が生じ，心室が痙れんを起こした状態の不整脈である．もっとも危険性が高く，心臓突然死の多くは，この心室細動が原因である.心室細動が起きたら,すぐに除細動を行わなければ命が助からないため，その場にいる誰もが除細動できる小型の機械［自動体外式除細動器 automated external defibrillator（AED）］の普及が推進されている.

　　また，心室細動を起こす可能性の高い患者には，小型の植込み型除細動器 implantable cardioverter defibrillator（ICD）を胸に埋め込む治療が行われる.

④ **心室頻拍**とは心拍数が100～200/分と速くなる頻拍性不整脈の一種で，心室から血液を十分に送り出すことができなくなる重篤な不整脈の一つである.

　　心室頻拍は急性心筋梗塞などの心臓病により発症する器質性心室頻拍と，心臓病がないのに発症する特発性心室頻拍とに分類することができる.

症状✚
① 不整脈の中でもっとも多いのは期外収縮である．期外収縮は危険性の少ない不整脈で，発症しても自覚症状は現れないこともある．心房細動や続発性心室頻拍，トルサード・ド・ポアントなどは重篤な不整脈に分類され，脳への血流が不十分になり，失神やふらつきを起こすことがあり心不全症状を呈することにもなる.

② 心房細動では，心室の収縮は不規則になるが一回当たりの全身へ運び込まれる血液量は減少しないため，失神や突然死を引き起こすことはほとんどない.

③ 心室細動では全身への血液供給が止まるため，心室細動が出現してから短い時間に意識喪失の症状がみられ，救命措置を怠ると死にいたることがある.

④ 心室頻拍が長時間持続するタイプや心電図において電気活動の形が異なるタイプの多形性心室頻拍では，突然死の危険性が高い.

治療✚
① 不整脈治療はその不整脈のタイプによって異なる．心室細動などの命にかかわる危険な不整脈であるか，失神などの自覚症状を伴わない不整脈なのかを考慮する.

　　不整脈そのものに対してはペースメーカ，抗不整脈薬，カテーテルアブレーショ

15
循環器疾患

ン，ICD などが用いられる．

② 心房細動には血液をサラサラにし，脳梗塞を予防する抗凝固薬と抗不整脈薬による治療が行われる．最近では，肺静脈にある心房細動の原因になる部分から心房を隔離するカテーテルアブレーション治療が確立し，根治を目指して積極的に行われている．

③ 心室細動はできる限り早い対応が必要であり，院外でも AED を使用することで救命措置の向上を目指している．

❷ 栄養アセスメント

D 項「心不全」に準ずる．

❸ 栄養ケア

D 項「心不全」に準ずる．

❹ モニタリングと再評価

D 項「心不全」に準ずる．

F 脳出血，脳梗塞，クモ膜下出血

❶ 疾患の概要

定義➕
　脳血管疾患には，一過性脳虚血発作 transient ischemic attack（TIA）や脳卒中があり，脳卒中 stroke には脳の血管が破れて出血する**脳出血** cerebral hemorrhage，脳の血管が詰まる**脳梗塞** cerebral infarction，脳の表面を走る動脈の瘤が破れて脳を包んでいるクモ膜のすき間に出血する**クモ膜下出血** subarachnoid hemorrhage（SAH）が含まれる．脳血管疾患はわが国の死因の第 4 位［2021（令和 3）年人口動態統計］であるが「寝たきり」の主要な原因であり，発症により，死にいたるケースや ADL 低下の原因にもなる．脳血管疾患の頻度は加齢とともに上昇するため高齢化が進むにつれ増加することが予測される．

　神経徴候や症状が 24 時間以上続くか，画像上で脳梗塞が証明されれば脳卒中と診断される．TIA は，脳梗塞の前駆症状とされている．

1）脳出血

　脳の中の細い動脈が破れて脳の中に出血し，あふれでた血液が神経細胞を障害することで，症状が出現する．細い血管（細小動脈）が主に高血圧に由来する動脈硬化で傷み，破綻して起こり，細小動脈は脳内に入り込んでいるため，出血は脳内に広がる．

2）脳梗塞

　脳梗塞は血管が詰まることでその先の脳細胞に血流が行きわたらなくなり，酸素や栄養分を送ることができず脳の機能に障害が生じる病態であり，脳卒中の過半を占める病型である．脳動脈の閉塞ないし，狭窄に伴って神経細胞に血液が十分に供給されなくなり，神経細胞が傷害される．

　病態により**ラクナ梗塞，アテローム血栓性脳梗塞，心原性脳塞栓**の三つの病型に分

けられる.

① ラクナ梗塞, アテローム血栓性脳梗塞は脳血栓症の範疇に入り, 細い血管の動脈硬化によるものをラクナ梗塞, 太い血管の動脈硬化によるものをアテローム梗塞と呼ぶ.

② 心原性脳塞栓症は心臓内にできた血栓などの異物が血液の流れに乗って脳に届き, 脳動脈が詰まり発症する. 突然に大きな血管が閉塞することが多く, 三つの病型の中ではもっとも急激に症状が現れ, 重症であることが多い.

3) クモ膜下出血

血管の分枝部にできた瘤が破れ, 脳と脳を守るクモ膜下の隙間に出血する. 脳動脈の破れにより症状が出現し, 破れる血管は脳の表面を走る主幹脳動脈で, 脳の表面を覆うクモ膜という薄い膜の内側に出血する. クモ膜下出血は脳卒中の中では死亡率が高く, 重症な病態である.

症状✚

脳の循環障害に伴い意識障害, 運動機能障害, 知覚障害, 言語障害を合併する. 脳卒中発症の徴候として, 一過性脳虚血発作 transient ischemic attack(TIA)が知られている. TIA は症状が短時間で消えてしまうために軽く考えられがちであるが, 放置すると約2割は数年以内に脳梗塞になるといわれている. 症状が現れた時点では一過性脳虚血発作と本物の脳梗塞とは区別できないので, 脳卒中の徴候が現れたら救急車を呼び専門医を受診させることが重要である.

脳に障害が起こると言語障害, 動作不良, 視野の低下, めまいなどが現れ, 症状は一つから重複する場合もある. クモ膜下出血の症状は, 今までに経験したことのないような激しい頭痛が突然生じ, 意識がなくなるが, 通常手足の麻痺は起こらない.

治療✚

脳卒中の急性期では脳の損傷を防ぎ, 回復させることを目標に患者の気道確保, 呼吸と循環動態の確保の救急蘇生を開始し, 高血糖または低血糖を補正する.

脳梗塞では数分後には脳細胞の壊死が始まるため, 血管内血栓溶解や血腫除去などの治療を開始する.

病態が安定してからは動脈硬化を促進させる高血圧, 脂質異常症(高脂血症), 糖尿病, 肥満など生活習慣病の改善を行い, 禁煙する.

＜薬物療法＞

脳梗塞の発症直後は薬物治療が基本で,「血栓溶解療法」「抗血小板療法」「抗凝固療法」「脳保護療法」などが行われる.

「血栓溶解療法」は, 血管に詰まった血栓を, t-PA(組織プラスミノーゲンアクチベーター)という薬で溶かし, 血流を再開させ,「抗血小板療法」は血小板の働きを抑えて血液が固まるのを防ぐ.

❷ 栄養アセスメント

脳卒中発作発症急性期の最大6割に低栄養状態が認められる. 脳卒中患者には高齢者が多く個人差が大きいため個々の状態にあった栄養補給が必要である. そのためにも栄養アセスメントは重要である. 生活習慣が深く関与していることが明らかになっているため各項目について十分把握する.

| 表 15-10 | 脳卒中急性期における栄養管理 |

1. 脳卒中患者では入院時に，栄養状態，嚥下機能，血糖値を評価することが勧められる(**推奨度 A　エビデンスレベル高**)．
2. 意識障害のある患者，嚥下障害のある患者，状態の不安定な患者では禁食にし，補液を行うことが勧められる(**推奨度 A　エビデンスレベル中**)．
3. 低栄養状態にある患者や褥瘡のリスクが高い患者では，十分なカロリーの高蛋白食が妥当である(**推奨度 B　エビデンスレベル中**)．栄養状態が良好な患者への高カロリー高蛋白食は勧められない(**推奨度 D　エビデンスレベル低**)．
4. 飲食や経口服薬を開始する前には，嚥下機能を評価するよう勧められる(**推奨度 A　エビデンスレベル中**)．ベッドサイドでの簡便なスクリーニング検査としては水飲みテストが有用であり，精密な検査が必要な場合には嚥下造影検査や内視鏡検査が妥当である(**推奨度 B　エビデンスレベル低**)．
5. 脳卒中発症後 7 日以上にわたって十分な経口摂取が困難な患者では，経腸栄養(早期には経鼻胃管，長期にわたる場合は経皮的内視鏡的胃瘻)または中心静脈栄養を行うことは妥当である(**推奨度 B　エビデンスレベル中**)．
6. 急性期脳卒中患者の口腔ケアは，誤嚥性肺炎のリスクを低下させる点から勧められる(**推奨度 A　エビデンスレベル中**)．
7. 低血糖(60 mg/dL 以下)は直ちに補正すべきである(**推奨度 A　エビデンスレベル低**)．脳卒中急性期には高血糖を是正し，低血糖を予防しながら 140〜180 mg/dL の範囲に血糖を保つことを考慮しても良い(**推奨度 C　エビデンスレベル低**)．

[日本脳卒中学会 脳卒中ガイドライン委員会(編)：脳卒中治療ガイドライン 2021〔改訂 2023〕，p.33, 協和企画，2023 より許諾を得て改変し転載]

身体計測 　身長，体重，BMI，TSF，AC，ウエスト周囲長から内臓脂肪型肥満の有無，栄養状態を確認する．

臨床検査 　血圧の確認．血液検査では TG，TC，LDL-C，HDL-C 値を把握することは脂質異常症への栄養・食事療法を決定するうえで重要である．UA，血糖値や HbA1c なども把握する．

食生活状況調査 　エネルギー，脂質，食塩，食物繊維などの摂取状況を評価する．食生活状況調査では，食事時間，食事環境の確認や食事の偏り，栄養のバランスを評価する(**表 15-10**)．

❸ 栄養ケア

栄養ケアの意義と原則

① 脳卒中では脳の主たる栄養源であるブドウ糖の供給が停止し，エネルギー代謝障害が生じ脳細胞の壊死を招く**➡低栄養を防ぐために早期(発症後 7 日以内)に適切な栄養管理を行う．**

② 脳卒中により多くみられる嚥下機能障害により低栄養状態に陥る危険性がある➡患者が飲食を始める前には水飲みテスト，嚥下造影検査 video fluoroscopic examination of swallowing(VF)，嚥下内視鏡検査 video endoscopic examination of swallowing (VE)から嚥下機能の状態やジャパンコーマスケール Japan Coma Scale(JCS)による意識レベルを確認してから経口摂取を開始する．**病状に応じて適切な栄養補給法を選択するとともに嚥下障害患者には食品の物性に配慮した食事を提供する．**

③ 経口摂取困難により長期にわたる経管栄養が必要となる場合**➡胃瘻造設を検討す**

F. 脳出血，脳梗塞，クモ膜下出血　221

る．

④ 意識障害により寝たきり状態になった場合には脱水状態にならないように注意する**➡適切な水分補給をする**．

その他は B 項「動脈硬化症」に準ずる．

栄養ケアの実際✚

栄養管理は障害の程度により異なるため，重症度と各疾患を把握しながら治療や栄養管理を行う必要がある．

1）早期に経腸栄養法を開始する

脳血管疾患では消化管に異常がないことが多く，原則として経口摂取，経腸栄養法を実施する．意識障害がなく病状が安定している場合には嚥下機能評価の結果に応じて可能な限り，早期に経口摂取，経腸栄養法を開始する．広範な脳梗塞や重度の脳出血があり，脳浮腫進行に伴う嘔吐の危険が高い場合には，病状が安定後 1 週間を目安に経腸栄養を開始する．早期の経腸栄養法や十分なエネルギーの補給ができなかった場合には静脈栄養法を併用する．

入院時の栄養状態は入院後の感染症発生率，平均在院日数，褥瘡発生率，ADL が不良な患者の割合，死亡率と関連するという報告が複数ある．

2）嚥下障害に対応する

嚥下障害は栄養摂取困難による栄養摂取不足や脱水，誤嚥性肺炎を起こす原因にもなりうる．とくに嚥下障害は入院後の栄養状態悪化につながることが多く，早い段階での対応がカギとなる．患者が飲食を始める前には水飲みテスト，VF，VE などを病状に応じて行い，嚥下機能の状態を把握し，個々の嚥下の機能に応じて経口・経腸・静脈栄養法の適切な補給法を選択することが大切である．

その他は B 項「動脈硬化症」に準ずる．

多職種連携✚

嚥下障害患者に対しては経口摂取を目標として医師，看護師，言語聴覚士，管理栄養士からなる栄養サポートチーム（NST）によるリハビリテーションを継続するとともに，積極的な嚥下訓練を行うことにより，嚥下機能の回復や嚥下障害による肺炎発症率を低下させたことも報告されている．また，とくに退院後の在宅医療においては地域 NST として医療・介護システムを構築することが必要である．

④ モニタリングと再評価

摂取栄養量の確認，栄養補給経路の確認，経腸栄養法では栄養摂取時の姿勢，経口補給法では食形態の確認や粘度などの確認をすることにより，誤嚥のリスクを軽減させる．

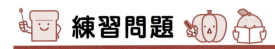

 循環器疾患について,正しいものに○,誤っているものに×をつけよ.
(1) 心不全の成因で,近年増加傾向にあるのは高血圧性心疾患である.
(2) 一次性高血圧(本態性高血圧)は動脈硬化症,腎疾患などによって発症するが食事療法は食塩を控えても効果が上がらない.
(3) 高血圧におけるアルコール摂取は血管拡張作用により血圧を低下させるため,過剰に摂取すると血圧が低下しすぎてしまう.
(4) 多価不飽和脂肪酸にはDHA,リノール酸などのn-6系多価不飽和脂肪酸と$α$-リノレン酸に代表されるn-3系多価不飽和脂肪酸とがあり,n-3系とn-6系を3:1の割合で摂取するのがよい.
(5) 心不全が長期にわたる場合は栄養状態が不良になっていることが考えられるため,定期的に栄養状態をアセスメントすることが望ましい.
(6) 動脈硬化による間欠性跛行は腰部脊柱管狭窄症によることで痛みを生じやすい.
(7) 心室細動は心室内に血栓ができ,それが脳へ飛んで脳梗塞を起こすこともある.
(8) 一過性脳虚血発作は脳卒中の前兆ともいわれる.

16 腎・尿路疾患

　腎疾患は，腎障害が発生するプロセスによって，原発性（一次性）と続発性（二次性）に分けられ（**表16-1**），また，疾病の発生と進展の速さによって急性と慢性に分けられる．敗血症や手術患者などの重症度が高い医療ケアの中で発症する急性腎障害 acute kidney injury（AKI）は，急性腎不全 acute renal failure（ARF）よりも比較的軽微でかつ早期の腎機能低下を示し，集中治療領域における生命予後を低下させる多臓器不全一つとして，近年疾患概念が確立された．AKIは一般的には一過性であり，完全に正常値に復する場合もあるが，慢性腎臓病 chronic kidney disease（CKD）へ移行することもあり，CKDと同様にAKIにおいてもその発症後の長期的な腎機能予後の観察が必要である．

表16-1 主な腎疾患

原発性（一次性）	続発性（二次性）
・急性糸球体腎炎 ・ネフローゼ症候群 　①微小変化型ネフローゼ症候群（MCNS） 　②巣状分節性糸球体硬化症（FSGS） 　③膜性腎症 　④膜性増殖性糸球体腎炎 ・IgA腎症 ・半月体形糸球体腎炎	・糖尿病性腎症 ・高血圧関連腎障害（腎硬化症，悪性高血圧，腎血管高血圧） ・膠原病に伴う腎疾患（ループス腎炎，SLE，強皮症，関節リウマチ，シェーグレン症候群） ・血液疾患に伴う腎疾患（多発性骨髄腫，アミロイドーシス，紫斑病）

①〜④は原発性ネフローゼ症候群の病理像による分類

　腎機能は**糸球体濾過量** glomerular filtration rate（**GFR**）で示され，一般的には通常24時間蓄尿による**クレアチニンクリアランス** creatinine clearance（**Ccr**）*を用いて求めることができる．2009（平成21）年に日本腎臓病学会により日本人の腎機能を示す推定式として，血清クレアチニン値を用いた**推算糸球体濾過量 estimated glomerular filtration rate(eGFR)**が提示され，診断基準としても用いられている．血清クレアチニンは，筋肉に存在するクレアチンの終末代謝産物であり，高齢者やややせている人，長期臥床により筋肉量が低下している場合は，腎機能を過大評価する可能性がある．このような場合には，**血清シスタチンC**＊を用いた推定式が用いられる．血清シスタチンCは，食事，筋肉量，炎症，年齢，性別による影響を受けないために，小児，高齢者，妊産婦などにも腎機能を評価する指標として用いることができ，血清クレアチニンよりも感度が高い．血清クレアチニンはGFRが30 mL/分まで低下してから上昇するのに対して，血清シスタチンCはGFRが70 mL/分前後で上昇が始

＊クレアチニンクリアランス：クレアチニンは糸球体濾過された後は，ほとんど再吸収されず尿へ排泄される．2009（平成21）年までは，欧米人を対象として作成された推定式コッククロフト-ゴールド Cockcroft-Gault 式に血清クレアチニン値などを挿入して求めていた．
＊血清シスタチンC：分子量約13,000の低分子たんぱく質で，糸球体で濾過された後，近位尿細管で再吸収，分解されるために，血清クレアチニンのように腎機能を示す指標として用いられる．

まるため，早期診断への有用性が高いといわれている．

腎疾患に対する栄養管理のもっとも重要な目標は，急性・慢性にかかわらず**末期腎不全** end-stage kidney disease（**ESKD**）に進展させないことであり，そのために客観的な腎機能評価によって腎機能低下の要因となっている原因疾患に対する継続的な治療，ならびに食事療法が重要である．

A 糸球体腎炎

❶ 疾患の概要

糸球体腎炎 glomerulonephritis の発生機序は明確ではなく，腎臓の糸球体には，免疫グロブリンや補体などの免疫複合体の沈着がみられ，これらが炎症を惹起し糸球体に障害を起こしていると考えられている．組織学的な分類による糸球体腎炎の臨床像はそれぞれの腎炎で異なっている．

a 急性糸球体腎炎　acute glomerulonephritis

定義✚
上気道炎などの感染症に罹患後 1 ～ 3 週経過してから一過性に発症し，乏尿期，利尿期，回復期を経て治癒することが多い．組織学的には管内増殖性が多く，その他メサンギウム増殖性，膜性増殖性などもみられる．起炎菌は 80％以上が A 群 β 溶連菌であるといわれ，好発年齢は 2 ～ 6 歳でそのうち 95％以上は完治する．成人の発症率は高くないがその約 20％が慢性化する．

症状✚
主たる症状は，血尿，乏尿，浮腫，高血圧である．乏尿が原因で体内にナトリウムと水貯留が起こり，顔面や上下肢の浮腫が高頻度にみられ，高血圧を伴うことも多い．

治療✚
基本は，安静と利尿薬や降圧薬などの服薬などの対症療法である．

b 慢性糸球体腎炎　chronic glomerulonephritis

定義✚
一般的には，たんぱく尿，血尿などの異常尿所見が 1 年以上続き，さまざまな組織学的な変化が糸球体にみられる．慢性糸球体腎炎は，組織型，臨床像が異なった疾患の総称で，成人の約 30％，小児の約 20％は IgA 腎症で，診断後 5 ～ 25 年の経過の中で 20 ～ 40％が腎不全に移行する．

症状✚
自覚症状はほとんどなく，無症候性のたんぱく尿や顕微鏡的血尿などが健診などで継続的に指摘され，受診によって診断されることが多い．その他，高血圧，緩徐な糸球体濾過量の低下などが時としてみられる．

治療✚
ステロイド薬を中心とした免疫療法が基本で，腎不全にまで急速に進行した場合は血液透析を間欠的に施行する．

A. 糸球体腎炎　225

❷ 栄養アセスメント

臨床検査✚
　尿検査によるたんぱく尿定性，尿潜血が陽性を示す．IgA腎症は，尿たんぱく定量とeGFRを用いた臨床的重症度を指標として示し，透析導入リスクを層別化している．その他，クレアチニン(Cre)，BUNの上昇などによって腎機能を把握する．

臨床診査✚
　糸球体腎炎の多くは，血清Alb値の低下がなくslow edema*の有無による評価を行う．その他血圧の上昇，尿量が400mL/日以下の乏尿は，浮腫や高血圧を助長するので尿量の把握を行う．

**食生活状況
調査✚**
　日常的な食事摂取量と食習慣の確認を実施する．入院中の食事の味付けと自宅での味付けについて患者個々に確認し日常的な塩分摂取量を予測する．

❸ 栄養ケア

**栄養ケアの
意義と原則✚**
① 合併症や代謝障害がみられる既往症がなければ，栄養状態が低下するリスクは比較的少ない．
② 経口摂取が維持できていれば，高血圧などの症状増悪抑制のために減塩が推奨される．
③ 腎機能低下がみられるようであればたんぱく質の過剰摂取に留意するが，厳しい制限はしない．

**栄養ケアの
実際✚**
　腎機能の低下がなければ，特別な食事療法はほとんど必要ない．
① 1日の尿量が400mL以下となる乏尿で重度の浮腫がみられる場合は，水分，塩分の制限を行う．
② 水分制限に合わせて塩分の調整をすることが重要で，水500mL/日の制限であれば食塩は3～4g/日以下にする．
③ 必要以上の厳しい食塩制限は，食事量の低下によるたんぱく異化を助長し，結果として栄養状態の低下をきたす可能性があるので，食事摂取量の評価を行い，エネルギー摂取量を維持することが重要である．

❹ モニタリングと再評価

　乏尿期は毎日尿量と水分摂取のバランス(水分出納，in/outバランス)と食塩の摂取量の評価，利尿期になり水分制限がなくなったらその状況により3～5日ごとにin/outバランスの評価を行う．合わせて必要栄養量を充足できている食事摂取量かどうかも評価する．

---

*slow edema：脛骨前面部を約1分間，指で圧迫しその圧痕が改善するのに40秒以上かかる場合をslow edema，40秒未満をfast edemaと分類する．

表 16-2 ネフローゼ症候群診断基準

	成　人	小　児
たんぱく尿（蓄尿）	24 時間蓄尿 3.5 g/日以上が持続している	夜間蓄尿 40 mg/時/m² 以上
尿たんぱく / 尿クレアチニン比	随時尿 3.5 g/gCre 以上	早朝尿 2.0 g/gCre 以上
血清 Alb	3.0 g/dL 以下	2.5 g/dL 以下
浮　腫	著明：眼瞼，下肢，全身性	
脂質異常症	高 LDL コレステロール血症	

① 上記のたんぱく尿，低 Alb 血症（低たんぱく質血症）の両所見を認めることが本症候群の診断の必須条件である.
② **浮腫は本症候群の必須条件ではないが，重要な所見である.**
③ 脂質異常症は本症候群の必須条件ではない.
④ 卵円形脂肪体*は本症候群の診断の参考となる.

*卵円形脂肪体とは，大食細胞が脂肪変性した尿細管上皮細胞の由来の細胞. 大きさ 10〜40 μm の円形・類円形で内部に脂肪顆粒を多数含有している.

表 16-3 ネフローゼ症候群を呈する疾患

原発性（一次性）	続発性（二次性）
・微小変化型ネフローゼ症候群（MCNS） ・巣状分節性糸球体硬化症（FSGS） ・膜性腎症 ・膜性増殖性糸球体腎炎	・自己免疫疾患 ・代謝性疾患 ・感染症 ・アレルギー・過敏性疾患 ・腫　瘍 ・薬　剤 ・遺伝性疾患

B ネフローゼ症候群

❶ 疾患の概要

定義✚　　ネフローゼ症候群 nephrotic syndrome は，腎糸球体係蹄障害によるたんぱく質透過性亢進に基づく大量の尿たんぱくと，これに伴う低アルブミン血症を特徴とする. 尿たんぱく量と低 Alb 血症の両所見を満たすことが診断必須条件であるが，成人と小児ではその定義が異なっている（**表 16-2**）. さらに基準を満たしている中で，明らかな原因疾患がないものを原発性（一次性），原因疾患をもつものを続発性（二次性）と分類している（**表 16-3**）.

　小児のネフローゼ症候群の約 90％は微小変化型ネフローゼ症候群 minimal change nephrotic syndrome（MCNS）で，経口ステロイド薬による治療で約 80％が寛解にいたるステロイド感受性ネフローゼ症候群である. しかし，寛解後約 80％は再発し頻回再発例も少なくない. そのため，「寛解後，たんぱく尿 40 mg/時/m² 以上，試験紙法で早朝尿たんぱく 3+ 以上を 3 日間連続して示すもの」を再発（ネフローゼ症候群）と定義している. また，「初回寛解後 6 ヵ月以内に 2 回以上再発，または任意の 12 ヵ月以内に 4 回以上再発したもの」を頻回再発（ネフローゼ症候群）と定義し，肥満，成長障害，高血圧，糖尿病，骨粗鬆症，副腎不全などのステロイドによる薬物有害反応

が発現しやすい.

　原発性の MCNS や巣状分節性糸球体硬化症では，急激な浮腫で発症することも多く，また腸管浮腫がある場合には腹痛，下痢などの消化器症状も時としてみられる．その他，肝における VLDL 合成亢進やリポたんぱく質リパーゼ lipoprotein lipase（LPL）やレシチンコレステロールアシルトランスフェラーゼ lecithin cholesterol acyltransferase（LCAT）などの酵素活性低下によるリポたんぱく質異化の低下が起こり，VLDL，LDL，IDL の増加がみられる.

症状╋
　著明な浮腫，高血圧，たんぱく尿，低 Alb 血症，脂質異常，腎機能障害，**下肢深部静脈血栓症** deep vein thrombosis（DVT）*，肉眼的血尿が主たる症状である．続発性ネフローゼ症候群の場合は，発熱，関節痛，日光過敏症，末梢神経障害，紫斑などの症状がみられ，膠原病や血管炎，アレルギー性疾患などが原因となっている場合もある．また，高齢者ネフローゼ症候群で，糖尿病性腎症やアミロイド腎症などが原因である場合はたんぱく尿や浮腫などの症候がみられる.

治療╋
　ステロイド薬を中心とした薬物療法が治療の基本となる．ステロイド抵抗性がある場合はシクロスポリンなどの免疫抑制薬の追加，併用投与が適用されることもある．一般的には，食事に関する明確なエビデンスはないが，浮腫に対する食塩制限や標準的なたんぱく質摂取量が食事療法として推奨される．続発性ネフローゼ症候群の場合はその原因によってたんぱく質摂取量の調整が必要な場合がある.

❷ 栄養アセスメント

身体計測╋
　通常体重よりも 1～3 kg 以上の急速な体重増加が短期間（1～7 日程度）で生じた場合は，浮腫による影響を考える．入院治療開始後の体重変化に対する評価は，眼瞼や下肢などの浮腫，尿量，食事量，栄養補給量，血清 Alb 値などと合わせた包括的な評価が重要である.

臨床検査╋
　たんぱく尿の有無が診断基準となり，1 日蓄尿による尿中たんぱく質の定量がもっとも的確な評価となる．しかし，外来患者やさまざまな要因で蓄尿が困難な場合は，代用指標として随時尿を用いた尿たんぱく/尿クレアチニン比（g/gCre）で評価する．免疫グロブリン過剰症による逸脱性たんぱく質が多いと試験紙法では陽性になりにくく，試験紙法と尿たんぱく定量法との間に差異がある場合もあり，定量的評価が必要である.

　低 Alb 血症は肝臓におけるリポたんぱく質合成を亢進させるため，TC，LDL コレステロール，中性脂肪なども上昇する.

　体液量の増加に対し体内ナトリウム量が相対的に低下するため低ナトリウム血症がみられる．その他，IgG，抗凝固・線溶系たんぱく質（アンチトロンビンⅢ，プラス

---

*深部静脈血栓症（DVT）：四肢の深筋膜より深い部分を走行する静脈のことを深部静脈といい，深部静脈は体幹部では腕頭静脈から上大静脈へ，腸骨静脈から下大静脈に連絡し心臓に還流する．これらの深部静脈に生じた血栓症を，深部静脈血栓症という．ネフローゼ症候群は血栓形成の基礎疾患として重要とされており，下肢の片側浮腫がある場合は DVT の早期鑑別診断が重要である.

ミノゲン)補体成分,微量元素(鉄,銅,亜鉛)結合たんぱく質,ホルモン(エリスロポエチン,T_3,T_4)やビタミン D_3 の尿中漏出がみられ血中レベルは各々低下する.

臨床診査✚

　主症状は圧痕性の浮腫で,眼瞼から両側下腿や仙骨部にまで広がり,胸腹水を伴う全身性の浮腫となることもある.とくに顔面はステロイド剤の副作用による満月様顔貌(ムーンフェイス)と呼ばれる特徴的な浮腫の症状がみられる.浮腫に伴って,頭痛,易疲労感,腹部膨満,呼吸困難などの症状が出現する.また,腸管浮腫を伴う場合には,腹痛,食欲不振,下痢などの症状もみられることがある.その他,高血圧の中でも **non-dipper 型の高血圧*** がみられることもある.

食生活状況
調査✚

　A 項「糸球体腎炎」に準ずる.

❸ 栄養ケア

栄養ケアの
意義と原則✚

① 十分なエネルギー摂取によってたんぱく質異化を防止する.
② 浮腫などの体液量の増加や腎機能低下の進展を抑制するために,「過剰にならない」程度の食塩,たんぱく質の摂取量を調整する.厳しい食塩やたんぱく質の制限の効果に対する明確な根拠はない.

栄養ケアの
実際✚

　尿量と体重の変化,ならびにたんぱく尿,血圧などを評価指標として観察し,これらの状況に応じて食塩やたんぱく質の「量」の調整を行うが,具体的な「量」については十分なエビデンスが不足している.

1) 体重の包括的な評価

　浮腫がある場合は,体重の変化が必ずしもエネルギー過不足を反映することにならないことがあり,体重の変化速度(日単位なのか週単位なのか)と,食塩やエネルギーなどの摂取量を合わせて評価することが重要である.

2) 食塩の制限

　浮腫がある場合は食塩摂取量の評価を行い,過剰であれば減塩する.食事療法としては,原則として 6 g 未満/日とすることが多い.低ナトリウム血症であっても,体液量増加が原因となっている場合もあるので,浮腫と尿量,ナトリウムと水分の補給量と合わせて評価することが重要である.過度の減塩は食事摂取量の低下などによるエネルギー不足を招く可能性もあり,3 g/日を目安として個々の症例に応じて下限を設定する.

3) たんぱく質の軽度制限

　原則として厳しい食事制限は行わないが,軽度のたんぱく質制限(0.8 g/kg 標準体重/日)は高たんぱく質食(1.6 g/kg 標準体重/日)に比べて,尿中 Alb 排泄量の低下と血清 Alb の上昇が報告されており,軽度のたんぱく質制限が推奨されている.いずれにしても必須アミノ酸不足によるたんぱく質異化を起こさないよう,アミノ酸スコ

---

* non-dipper 型の高血圧:健康人の血圧は,昼間に比べ夜間睡眠中には 10〜20% 低下し,午前 3 時ごろに最低となり早朝から午前中にかけて上昇する.この夜間の血圧低下は dipping 現象と呼ばれているが,この dipping 現象が認められないものを non-dipper 型という.non-dipper 型の高血圧は血圧平均値が高くなり,臓器障害の合併頻度が高くなると考えられている.

アの高い食品の選択を心がける.

たんぱく質摂取の目安は MCNS は 1.0～1.1 g/kg 標準体重/日,これ以外のネフローゼ症候群については 0.8 g/kg 標準体重/日となる.

標準体重と現体重に大きな乖離があり,浮腫を考慮してもその差異が大きく,標準体重当たりで算出したたんぱく質量が現体重当たり 0.6 g/kg/日以下となる場合には,目標体重を設定して目標摂取量を算出し,尿中 Alb 排泄量や血清 Alb などを指標に経過観察していく.

4) エネルギー

たんぱく質異化が進みやすく,十分なエネルギー摂取のためには成人では 35 kcal/kg 標準体重/日以上が目標となる.小児では幼児期 70～80 kcal/kg 通常時体重/日,学童期 50～60 kcal/kg 通常時体重/日を目安に調整する.ステロイド療法や肥満,糖尿病の合併がある場合には,血糖値をみて糖質量の調整を行いながらエネルギー摂取を維持する.

❹ モニタリングと再評価

ナトリウムの摂取量を算出するとともに,食事摂取量が維持できているのか観察する.食塩の 3 g/日といった厳しい制限によって食事摂取量が低下し,たんぱく質異化の状態となることがあるため,食事摂取量の確認が必要である.通常は 5～6 g の食塩制限と薬物療法によって尿量の増加,浮腫の軽減がみられることが多い.

C 糖尿病性腎臓病 ——————————————————————

❶ 疾患の概要

定義 ✚　　糖尿病性腎臓病 diabetes kidney disease(DKD)は,典型的な糖尿病性腎症 diabetic nephropathy に加え,顕性アルブミン尿を伴わないまま GFR が低下する非典型的な糖尿病関連腎疾患を含む概念である.さらに糖尿病合併 CKD は,糖尿病と直接関連しない腎疾患(IgA 腎症,PKD など)患者が糖尿病を合併した場合を含む,より広い概念である(図 16-1).糖尿病性腎症は,長期的に持続する高血糖による代謝異常と循環動態の変化によって腎臓の組織障害,ならびに機能低下を生じる糖尿病特有の血管合併症である.腎症初期の糸球体過剰濾過から始まり,その後微量 Alb 尿,顕性 Alb 尿へと進行し,最終的には腎不全状態にいたる.糖尿病性腎症は 1998(平成 10)年以降透析導入の第 1 位の原因疾患であり,近年は透析導入の約 40%(2022 年 12 月現在)を占めている.

糖尿病性腎症は表 16-4 に示すように尿中 Alb 量,尿たんぱく,腎機能(eGFR)から第 1～5 期に分類されるが,微量 Alb 尿は,早期腎症期である第 2 期の診断基準として重要である.微量 Alb 尿出現までには通常 10 年程度かかるといわれており,糖尿病歴 15 年の患者では約 40%で尿中 Alb が出現している報告もある.早期腎症期を過ぎ顕性たんぱく尿が出現するとネフローゼ状態になるまでの時間は非常に短く,GFR は急速に低下する.

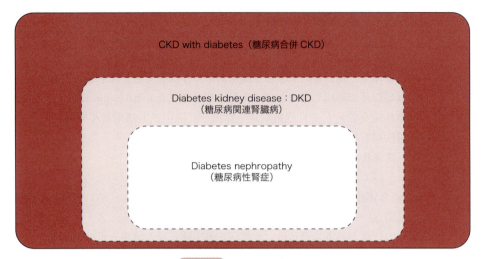

図 16-1 DKD の概念図

DKD は典型的な糖尿病性腎症に加え，顕性アルブミン尿を伴わないまま eGFR が低下する非典型的な糖尿病関連腎疾患を含む概念である．さらに糖尿病合併 CKD は，糖尿病と直接関連しない腎疾患(IgA 腎症，PKD など)患者が糖尿病を合併した場合を含む，より広い概念である．DKD と糖尿病性腎症は CKD の重症度分類と，糖尿病性腎症病期分類によって明確に分類されるが，腎生検なしに糖尿病の関与を推測するのが困難な場合があるため，その範囲は破線で示した．
［日本腎臓学会（編）：エビデンスに基づく CKD 診療ガイドライン 2023，p.44，東京医学社，2023 より許諾を得て改変し転載］

表 16-4 糖尿病性腎症病期分類 2023(注1)

病　期	尿中アルブミン・クレアチニン比(UACR, mg/g) あるいは 尿中蛋白・クレアチニン比(UPCR, g/g)	推算糸球体濾過量 (eGFR, mL/分 /1.73m²)(注3)
正常アルブミン尿期 (第 1 期)(注2)	UACR 30 未満	30 以上
微量アルブミン尿期 (第 2 期)(注4)	UACR 30〜299	30 以上
顕性アルブミン尿期 (第 3 期)(注5)	UACR 300 以上 あるいは UPCR 0.5 以上	30 以上
GFR 高度低下・末期腎不全期 (第 4 期)(注6)	問わない(注7)	30 未満
腎代替療法期 (第 5 期)(注8)	透析療法中あるいは腎移植後	

注1：糖尿病性腎症は必ずしも第 1 期から順次第 5 期まで進行するものではない．また評価の際には，腎症病期とともに，付表を参考として慢性腎臓病(CKD)重症度分類も併記することが望ましい．
注2：正常アルブミン尿期は糖尿病性腎症の存在を否定するものではなく，この病期でも糖尿病性腎症に特有の組織変化を呈している場合がある．
注3：eGFR 60 mL/分 /1.73m² 未満の症例は CKD に該当し，糖尿病性腎症以外の CKD が存在しうるため，他の CKD との鑑別診断が必要である．なお血清クレアチニンに基づく eGFR の低下を認めた場合，血清シスタチン C に基づく eGFR を算出することで，より正確な腎機能を評価できる場合がある．
注4：微量アルブミン尿を認めた患者では，糖尿病性腎症早期診断基準(糖尿病 48：757-759，2005)にしたがって鑑別診断を行ったうえで，微量アルブミン尿期と診断する．微量アルブミン尿は糖尿病性腎症の早期診断に必須のバイオマーカーであるのみならず，顕性アルブミン尿への移行および大血管障害のリスクである．GFR 60 mL/分 /1.73m² 以上であっても微量アルブミン尿の早期発見が重要である．
注5：顕性アルブミン尿の患者では，eGFR 60 mL/分 /1.73m² 未満から GFR の低下に伴い腎イベント(eGFR の半減，透析導入)が増加するため注意が必要である．
注6：CKD 重症度分類(日本腎臓学会，2012 年)との表現を一致させるために，旧分類の「腎不全期」を「GFR 高度低下・末期腎不全期」とした．
注7：GFR 30 mL/分 /1.73m² 未満の症例は，UACR あるいは UPCR にかかわらず，「GFR 高度低下・末期腎不全期」に分類される．しかし，特に正常アルブミン尿・微量アルブミン尿の場合は，糖尿病性腎症以外の CKD との鑑別診断が必要である．
注8：CKD 重症度分類(日本腎臓学会，2012 年)との表現を一致させるために，旧分類の「透析療法期」を腎移植後の患者を含めて「腎代替療法期」とした．
［糖尿病性腎症合同委員会・糖尿病性腎症病期分類改訂ワーキンググループ：日本腎臓学会誌，65(7)：847-856，2023 より許諾を得て転載］

C. 糖尿病性腎臓病　　231

症状✚

　臨床症状では，腎症初期ではほとんどみられないことが多い．GFR の低下による体液貯留やたんぱく尿による低 Alb 血症が原因となり浮腫などの症状が出現する．また，腎症の進行によって，インスリン分解能の低下や腎臓での糖新生の低下から血糖コントロールの改善がみられる場合もある．最終的には末期腎不全の症状を呈する（☞後述の E「慢性腎障害・腎臓病」参照）．

治療✚

　その病期によって治療方針が異なり，腎症初期（第 1〜2 期）までは血糖コントロールと血圧，血清脂質の管理のための食事療法や薬物治療が中心となる．とくに糖尿病初期の食事・薬物療法による厳格な血糖コントロールは，数年後の心血管疾患 cardiovascular disease（CVD）や腎障害による糖尿病関連死を減少させる（metabolic memory）報告もあり，早期の血糖管理は ESKD 発症抑制に対する有効性が高い．第 3 期以降は，腎機能温存を目的とした治療が中心となり，たんぱく質や食塩摂取の制限を中心とした食事療法が重要とされるが，必要以上の制限による食事摂取量低下は，栄養状態を低下させ，さらに生命予後に影響を与える可能性があり，個々人の栄養アセスメント（栄養評価）に基づいた栄養管理が治療上重要な役割を担っている．

❷ 栄養アセスメント

身体計測✚

　第 3 期以降はネフローゼ症状が出現することが多く，浮腫による体重増加がみられる．糖の利用障害によるエネルギー不足があるとたんぱく質異化が増長し，筋肉量の低下からサルコペニア sarcopenia の状態になる可能性がある．体重変化だけでなく体組成の評価が必要で，とくに高齢者では重要な評価となる．

臨床検査✚

　血糖コントロールの指標として用いられる HbA1c は，合併症予防を目標とする場合は 7.0％未満が推奨されている．しかし，腎機能低下によるエリスロポエチン erythropoietin の不足があると Hb の寿命が短縮し，HbA1c が見かけ上低下し，血糖値が改善したようにみえる．そのため，腎性貧血がある場合には血糖コントロールの指標としての HbA1c の信頼度は低下する．定期的な eGFR，微量 Alb 尿などの腎機能検査が糖尿病の合併症管理として必要である．

**食生活状況
調査✚**

　早期腎症期（第 1〜2 期）までは，エネルギー，たんぱく質，糖質，食塩の摂取量を中心に栄養摂取量の確認をするとともに，食事の回数，間食などから摂取する糖質の種類や量，食事時間，アルコール摂取，エネルギー消費亢進の有無など血糖コントロールに影響を与えるような食習慣の有無について確認する．この時期に持続血糖測定 **continuous glucose monitoring（CGM）**＊などによって血糖変動に与える食事や生活習慣などを把握して，徹底した血糖管理について理解を深めておくことも推奨される．第 3 期以降になるとインスリン分解遅延による低血糖のリスクも高くなるため，低血糖の出現頻度や，そのときの対応（ブドウ糖の摂取有無など）の確認から，糖質摂取量を適切に把握する．

＊持続血糖測定（CGM）：専用のセンサーを腕または腹部に装着して，間質液のブドウ糖濃度を数日間継続して測定するシステム．24 時間連続して血糖変動を測定でき，夜間や早朝の低血糖や，食後の高血糖，血糖の上下の変動なども測定可能である．

16
腎・尿路疾患

❸ 栄養ケア

栄養ケアの意義と原則✚

① 早期腎症期は血糖コントロール，高血圧や脂質異常症を改善することで腎症の進行を抑制する．慢性的な高血糖は糖とたんぱく質が結合したたんぱく質糖化終末産物 advanced glycation endproducts（AGE）*の産生を高め，AGE 受容体と結合することで腎機能低下も含めた糖尿病血管合併症の進展に関与しているとも考えられている．

② 過体重がある場合は，エネルギー摂取量と糖質エネルギー比率を適正化し，たんぱく質，食塩の過剰摂取を防止する．

③ 過体重がなく，むしろ体重減少が危惧され血糖コントロールが不良の場合は，脂質エネルギー比率を高くし，摂取エネルギーを維持してたんぱく質異化防止により腎症進展を抑制する．

④ エネルギー供給源となる糖質摂取については，摂取量の把握と低 GI 食品の選択など，糖質の量と質に留意して血糖上昇抑制しエネルギーを充足させる．

⑤ 第 3 期以降では，過不足ない目標エネルギー量の摂取維持，たんぱく質の質と量の適正化によってたんぱく質異化による腎症進展を抑制する．

⑥ 腎機能低下による食欲の低下などの症状に留意し，食事摂取状況を確認しながら食塩やたんぱく質摂取量調整を実施する．

⑦ 第 4 期以降の病期は腎不全に準じた栄養ケアを実施する．

栄養ケアの実際✚

1）適正エネルギーとたんぱく質の摂取

早期腎症期では，エネルギー 25～30 kcal/kg 標準体重 / 日，たんぱく質は 1.0～1.2 g/kg 標準体重 / 日程度とし，糖質エネルギー比率を 55% 以内に調整する．たんぱく価が高い，*n*-6 系 /*n*-3 系脂肪酸比率が低い脂質，低 GI 食品の選択など macronutrient の「質」を考慮した食品選択によって動脈硬化性血管疾患の発症リスクを軽減させる．

2）血糖管理のための糖質摂取

できるだけ糖質摂取量は毎食均一にし（主食量を一定化するとよい），血糖値の急激な上昇，低下を抑制する．糖質を多く含む食品に嗜好性が高い場合は，カーボカウント法で糖質摂取量を把握する．

3）AGE 産生を抑制する調理方法

AGE は高温調理によりその産生率は向上するため，油を使ってソテーするなどの調理方法を控える．また，酸による抑制効果についても報告されており，調理前のレモンや酢を使ったマリネも推奨される．

4）野菜の十分な摂取

糖質の吸収抑制効果や腸内細菌叢の改善を目的として，十分な食物繊維の供給源として糖質の少ない野菜を 350～400 g/日摂取できるよう，個々人の食習慣を考慮した

---

*たんぱく質糖化終末産物（AGE）：たんぱく質の糖化によって産生される物質．この AGE とその受容体（receptor for AGEs：RAGE）は糖尿病による血管障害がバイオマーカーとして注目されており，この AGE 産生を抑制することが腎機能低下をはじめとする動脈硬化症の増悪抑制に有用であるとされる．

具体的な指導を実施する.

5) ナトリウム, カリウム, リンに対する教育

ナトリウムを除いたミネラルの制限は必要ないことが多いが, 加工食品や乳製品, 果物などに対して嗜好性が高い食習慣がある場合は, この時期から摂取量の適正化に対して指導する.

6) 継続的な栄養アセスメントと栄養教育

腎症を合併した糖尿病患者は, 食事療法に対するアドヒアランスが低いことが多く, またエネルギー調整を中心とした食事・栄養指導は, 血糖管理をエネルギー制限としてとらえがちとなる. 脂質の摂取を控えることは, エネルギー不足によるたんぱく質異化の増長から腎機能低下速度を促進させる. とくに肥満がない糖尿病性腎症の栄養管理には, 糖代謝を十分に考慮した栄養教育, 栄養介入が必要である.

❹ モニタリングと再評価

糖尿病と診断され eGFR が正常であっても, 1 回/年位を目標に腎機能の検査を継続する. 微量 Alb 尿の有無もしくは腎機能低下指標を継時的に評価することで, 腎症の早期発見ができる. 微量 Alb 尿がみられたら, 3 ヵ月ごと, もしくは毎月, 体重ならびに腎機能や血算, 尿量などを評価指標として継続的に栄養アセスメントを実施する.

D 急性腎障害 ━━━━━━━━━━━━━━━━━━━━━━━━

❶ 疾患の概要

定義 ✚　急性腎障害 acute kidney injury（AKI）とは, 数日間から数週間で腎機能が急速に進行的に低下し, 場合によっては生命予後さえ不良となりうる病態であり, 日常診療においてよくみられる一過性の軽微な腎障害とは異なるものである. 従来, 急激な腎機能低下を伴う病態は急性腎不全 acute renal failure（ARF）として認識されていたが, 侵襲的で高度な治療が適応されるようになり, AKI の頻度が急増してきていることなどの理由から, 国際的に統一された診断基準に向けて複数の診断基準が提案されている. わが国では, 2016（平成 28）年に KDIGO（kidney disease improving global outcomes）分類を用い, 血清クレアチニンの変化と尿量による診断基準（**表 16-5**）や診療ガイドラインが作成されている.

AKI は, 腎障害の原因や障害部位, 発症場所や発症様式などは問われず, 幅広い疾患スペクトラムを有する症候群であり, 多様な病態を有することに加え常に原因の鑑別と可逆性因子を除くことが求められる（**表 16-6**）. AKI に対して高リスクの状態にある高齢者や慢性腎臓病や糖尿病患者は, AKI の早期診断, 早期介入によって予後改善が期待できる.

症状 ✚　最初は, 末梢浮腫や体重増加がみられることが多い. 多くの場合, 主な症状は基礎疾患の症状であるか, 腎機能が低下したことに起因する症状である（**表 16-6**）. その後, 血中に窒素化合物が蓄積するために起こる食欲不振, 悪心, 嘔吐のほか, 高カリウム

表 16-5 KDIGO 診療ガイドラインによる AKI 診断基準と病期分類

定　義 (1〜3 のどれかを満たせば AKI と診断する)	1. 血清 Cr 値が 48 時間以内に 0.3 mg/dL 以上増加
	2. 血清 Cr 値が 7 日以内に基礎値から 1.5 倍以上上昇
	3. 尿量 0.5 mL/kg/時以下が 6 時間以上持続

| 病　期 | 血清 Cr による基準 | 尿量による基準 | |
	Cr	尿　量	持続時間
stage1	1.5〜1.9 倍上昇，48 時間以内に 0.3 mg/dL 以上増加	<0.5 mL/kg/時	6 時間以上
stage2	2〜2.9 倍上昇	<0.5 mL/kg/時	12 時間以上
stage3	3 倍上昇，4.0 mg/dL まで上昇または腎代替療法開始	<0.3 mL/kg/時	24 時間以上
		無　尿	12 時間以上

［KDIGO：急性腎障害のための KDIGO 診療ガイドライン〈https://kdigo.org/wp-content/uploads/2016/10/2013KDIGO_AKI_ES_Japanese.pdf〉(最終アクセス：2025 年 1 月)より作成］

表 16-6 AKI の疾患領域と評価・対応

	疾患領域	評価方法	推奨対応
腎前性	機能低下 早期腎灌流低下(脱水・低血圧) 肝腎症候群，心腎症候群 ネフローゼ症候群 敗血症 シスプラチン腎症，造影剤腎症	体液評価・ナトリウム排泄分画などの尿検査	体液量，循環の適正な是正
腎性	組織障害 血管炎・全身性エリテマトーデス 急性糸球体腎炎 間質性腎炎	尿沈渣, 血清学的検査, 血液学的検査	疾患特異的な治療方法の検討(ステロイド療法，血漿交換など)
腎後性	尿路閉塞	腎画像評価(超音波, CT)	閉塞の解除

血症，低ナトリウム血症などの水・電解質および酸塩基平衡の障害が起こる.

診断 ✚

血清クレアチニン，尿量，BUN のほか，これらが変化する時間などから診断される(**表 16-5** の診断基準参照).

治療 ✚

肺水腫や高カリウム血症などの治療を最優先させる. 腎排泄される薬剤の中止などの他原疾患の治療が優先される(**表 16-6**). 浮腫に対する水分，ナトリウムの制限も状況によって実施される. 症状改善がみられない場合は血液透析も実施される.

❷ 栄養アセスメント

AKI は多様な病態を含む疾患概念であり，栄養アセスメントは基礎疾患ならびに原疾患に対する栄養アセスメントが優先となる. 重症度が高く ICU での管理がされている場合は，循環動態の維持や血糖管理など疾患管理が優先される. また栄養療法開始に関する時期や方法についてはその根拠となる研究が少なく，信頼性の高い評価指標については明らかでない. Alb やトランスサイレチンなどの血清たんぱく質は，急性相反応たんぱく質の合成増加と血管透過性の亢進による血管外漏出があり，栄養アセスメントとしての信頼度は低い. エネルギー不足や異化亢進を反映する窒素平衡測定についても，たんぱく質投与量の指標とはならないとされている.

D. 急性腎障害　235

　病歴，入院前の食事摂取評価を含めて栄養状態，体重変化，既往症，合併症，APACHEⅡスコア*やSOFA*を用いた疾患重症度や消化管機能など包括的な評価が必要であり，適切なエネルギー基質の選択やその量を検討するうえで継続的な評価をすることが重要となる．

❸ 栄養ケア

栄養ケアの意義と原則✚

① 重症疾患における栄養障害の増悪は，感染性合併症や死亡率の増加，在院期間の延長など予後不良となり，栄養状態の維持が疾患管理の一環として求められている．
② AKIに限定した栄養療法の有効性については明示されておらず，栄養ケアも重症患者の栄養療法ガイドラインを参考に実施する．
③ 医師，看護師，薬剤師，管理栄養士などによるチームでの多角的な視点による栄養アセスメントを継続的に行い，栄養ケアの見直しを適時実施する．

栄養ケアの実際✚

1）栄養補給ルートの決定

　経腸栄養補給がその補給ルートとしては強く推奨されているが，否定的な報告もあり，最終的な転帰についてはその有用性が明確になっていない．しかし感染症の抑制や在院期間の短縮，医療費の視点から経腸栄養法は優先される．状況によっては静脈栄養法併用も考慮し，栄養状態維持を目指す．

2）適切なエネルギーの供給

　侵襲時は，一般的にエネルギー消費量は上昇するが，病態や治療介入によってエネルギー代謝は変化し正確な必要量を把握することは難しい．間接熱量計などによるエネルギー消費量の測定が望ましいとされるが，実際には25〜30 kcal/kg/日などの簡易式で投与エネルギーを算出することも多い．

3）適正たんぱく質の投与

　たんぱく質投与量も同様でその至適投与量については明確でない．重症患者においては1.0〜1.2 g/kg/日を目安とし，病態によっては1.2 g/kg/日以上が必要とされているが，AKIにおいては腎代替療法 renal replacement therapy（RRT）を必要とせず異化亢進状態にないAKI患者は0.8〜1.0 g/kg/日が推奨される．

4）包括的な栄養アセスメントによる投与栄養量の決定

　目標投与エネルギー量はいずれも推定量であり，実際には至適投与量については明確な提示がなく，血糖管理上（＜180 mg/dL）また有害事象抑制（胃内容排出遅延，嘔吐，下痢など）のために推定エネルギー消費量よりも少なく投与することが望ましいとされ，10〜20 kcal/kg/日で開始されることが多い．

　高度の電解質異常などがあり急速な腎機能低下がみられる場合は，たんぱく質の制

---

*APACHEⅡスコア：acute physiology and chronic health evaluation（APACHE）Ⅱスコアとは，集中治療室入室患者における病態の重症度を客観的に評価するためにつくられた予後予測法で，生理学的パラメータの評価，年齢の評価，合併する慢性疾患に対する評価に与えられる点数の総和として求める．点数が高いほど重症度は高いと判定され，最高点は71点となる．

*SOFA：sequential organ failure assessment（SOFA）は呼吸・循環系や中枢神経系，肝臓，腎臓および凝固系の臓器障害を点数化してその合計点で重要臓器の障害程度を評価するための指標である．ICU入室時のSOFAスコアが11点以上では死亡率が95％とされている．

16

腎・尿路疾患

限も考慮されることがある反面，持続的な RRT が実施されている場合は，約10～15 g/日のアミノ酸の喪失があり，窒素バランス改善のために 2.5 g/kg/日のたんぱく質が必要となることもある．至適たんぱく質投与には，包括的な栄養アセスメントと尿量や電解質，クレアチン，血中尿素窒素などの継時的な観察によって補給量の適否を暫時評価判断し調整していくことが必要である．

❹ モニタリングと再評価

急性期の管理であり，モニタリングの間隔は毎日，もしくは状況によっては2～3回/日実施し，栄養補給量や内容の調整を実施する．血糖値や電解質，in/out バランス（水分出納），意識レベル，投薬状況，消化器症状などの評価指標を医師，看護師と共有し，早期の評価，計画の見直しが栄養管理として求められており，ICU 専任の管理栄養士の配置が必要となる．

E 慢性腎障害・腎臓病

❶ 疾患の概要

定義✛
2011（平成 23）年現在，わが国では成人人口の約13％に当たる約1330万人が**慢性腎臓病 chronic kidney disease（CKD）**患者であると推定されており，糖尿病有病者・糖尿病予備軍の総患者数の 2000 万人に匹敵する頻度である．とくに CKD 保存期であるステージ G4，5 は糖尿病性腎症，慢性腎炎，高血圧が基礎疾患となっていることが多く，これらの疾患でたんぱく尿併存例では，腎機能低下速度が大きくなり，さらに心血管疾患 cardiovascular disease（CVD）の発症や死亡，全死亡のリスクが大きくなる．また血圧が高いほどたんぱく尿が陽性となることも多く，ESKD への移行が促進される．

CKD の患者は，ESKD のために透析導入となるよりも心筋梗塞や心不全，脳卒中の発症やその死亡率のほうが高い．CKD のステージが進むに従って冠動脈の狭窄病変が高度に出現し，粥状硬化病変の程度も増悪する．また，CVD 患者の約40～70％はステージ3以上の CKD を合併しているという報告もあり，CVD 患者は CKD のステージが進むほどその予後も不良となる．

症状✛
CKD のほとんどは自覚する症状がなく，血液や尿検査によって診断されることが多い．しかし，透析や移植が必要となる ESKD の段階になると，腎機能低下によるホルモンの分泌低下や電解質の排泄機能の低下により，本来体外に排泄されるべき尿毒素の体内蓄積による症状が出現する（**図16-2**）．また，腎機能低下は，ホルモンの分泌に影響を与え，血圧を調節するレニン-アンギオテンシン系の亢進による高血圧，造血ホルモンであるエリスロポエチン erythropoietin（EPO）の分泌低下による腎性貧血を生じる．腎機能の一つであるビタミン D の活性化に障害が起こるとカルシウムの吸収不全などから低カルシウム血症，骨粗鬆症など合併症を生じやすい．

診断✛
①尿異常，画像診断，血液，病理などで腎障害が明らかにある，②GFR＜

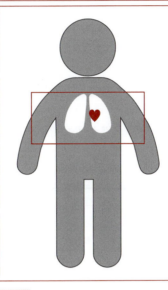

図 16-2 尿毒症産物と尿毒症症状

60 mL/分/1.73m², の2項目のいずれかもしくは両方が3ヵ月以上持続してみられる場合と定義される．CKDの重症度は，原疾患（Cause：C），腎機能（GFR：G），たんぱく尿（Alb尿：A）によるCGA分類（**表 16-7**）で評価分類される．

治療

CKDの治療の目的は，ESKDとCVDの発症・進展抑制にあり，集学的治療（**表 16-8**）が求められている．すなわち，病態の連鎖を断ち切るために，腎機能低下の状況や合併症のリスクなどを念頭に入れた，いくつかの治療法を組み合わせた治療が欠かせない．これらの治療法の中でも，生活習慣の改善，食事指導，高血圧治療はCKDすべての患者にとって重要な治療となる．

❷ 栄養アセスメント

身体計測

一般的には，摂取栄養量などの目標設定には，BMI 22 kg/m² から求められる標準体重を用いることが基本となる．しかし，海外などの診療指針ではBMI 18.5～24.9の間では実体重を用いていることも少なくない．CKD患者は，浮腫がある場合も少なくなく，どの体重を用いるかは身体状況を把握したうえで実施することが必要となる．標準体重と実体重に大きな乖離がある場合は，CKDのステージによるリスクも把握したうえで，栄養量設定のための基準体重（標準体重と実体重の中間値）などを設定し，体重変化を観察することが，疾患管理として必要である．

表 16-7 CGA 分類（CKD 重症度分類）

原疾患(C)	蛋白尿区分(A)		A1	A2	A3
糖尿病関連腎臓病	尿 Alb 定量(mg/日)		正常	微量 Alb 尿	顕性 Alb 尿
	尿 Alb/Cr 比(mg/gCr)		30 未満	30〜299	300 以上
高血圧性腎硬化症，腎炎，多発性囊胞腎，移植腎，不明，その他	尿蛋白定量(g/日)		正常	軽度蛋白尿	高度蛋白尿
	尿蛋白/Cr 比(g/gCr)		0.15 未満	0.15〜0.49	0.50 以上
GFR 区分(mL/分/1.73m²)(G)	G1	正常または高値 ≧90	*		
	G2	正常または軽度低下 60〜89			
	G3a	軽度〜中程度低下 45〜59			
	G3b	中程度〜高度低下 30〜44			
	G4	高度低下 15〜29			
	G5	高度低下〜末期腎不全 <15			

* 矢印に向かって死亡率，末期腎不全，心血管障害の発症リスクが高くなる
（KDIGO CKD guideline 2012 を日本人用に改変）
［日本腎臓学会（編）：CKD 診療ガイド 2024，p.8，東京医学社，2024 より許諾を得て改変し転載］

表 16-8 CKD に対する集学的治療

1. **生活指導**：減量，禁煙，運動，節酒
2. **食事指導**
3. **高血圧治療**：目標血圧 130/80 mmHg，服薬治療（ACE 阻害薬，ARB），生活習慣の改善，減塩
4. **尿たんぱく，尿中 Alb の減少**：降圧
5. **糖尿病の治療**：HbA1c 6.9%（NGSP）目標
6. **脂質異常症の治療**：食事療法，運動療法，服薬治療（スタチン）
7. **貧血に対する治療**：治療目標 Hb10〜12 g/dL（Hb 濃度を 13 g/dL 以上に意図的にしてはいけない），鉄欠乏の評価と適切な鉄補充，赤血球造血刺激因子刺激製剤（ESA）の投与
8. **骨・ミネラル代謝異常(CKD-MBD) に対する治療**：ステージ G3a から血清リン，カルシウム，PTH，ALP の定期検査の実施
9. 高尿酸血症に対する治療：尿酸排泄量の低下により高尿酸血症の頻度は上昇するが，痛風関節炎の発症頻度は低い．生活習慣の改善，服薬指導（尿酸生成抑制薬）
10. 尿毒症毒素に対する治療：ステージ G4〜5 は標準的な治療に加えて，球形吸着炭内服療法　カリウムの排泄能の低下，代謝性アシドーシスによる高カリウム血症
11. CKD の原因に対する治療

ESA：erythropoiesis stimulating agent

　近年の超高齢社会を反映したサルコペニア sarcopenia *は筋肉量と筋力の進行性かつ全身性の減少に特徴づけられる疾患群のことで，筋力の低下あるいは身体能力の低下を伴う場合に診断される．CKD 患者におけるサルコペニアの発症や増悪には，たんぱく質の摂取不足や質の低下のほか，慢性的な炎症状態などに影響を受けたエネルギー不足もその要因となっている．糸球体濾過量の低下やアルブミン尿陽性患者では筋肉量の減少が高頻度にみられるほか，CKD ステージが進行するほど歩行速度や筋力が低下するなどの報告がある．また，Ccr が低い症例ほどたんぱく質摂取量が少なく尿中クレアチニン排泄量も低い．CKD の進行に伴い，食欲の低下も筋肉量の減少の要因の一つとなる．CKD 患者のサルコペニアの合併の頻度は高く，CKD ステージの

---

*サルコペニア：診断基準は国際的には統一されていないが，わが国では Asian Working Group for Sarcopenis（AWGS）の診断基準を用い，通常歩行速度が 0.8 m/秒以下，ASMI が DXA 法で男性 7.0 kg/m²，女性 5.4 kg/m² 未満（BIA 法では 5.7 kg/m²）未満，握力男性 26 kg，女性 18 kg 未満とされている．

E. 慢性腎障害・腎臓病　239

表16-9　腎機能の評価

成　人	2歳以上19歳未満
〈Ccr(mL/分)〉 　＝{Ucr(mg/dL)×V(mL/日)}/{Scr(mg/dL)× 　1440(分/日)} 　Ucr：尿中Cr濃度，V：1日尿量，Scr：血清Cr濃度 〈eGFRcreat(mL/分/1.73m²)〉 　男性＝194×Cr$^{-1.094}$×年齢$^{-0.287}$ 　女性＝194×Cr$^{-1.094}$×年齢$^{-0.287}$×0.739 　※標準的な体型(170cm/63kg)ではない場合の補正 　　GFRcreat(mL/分/1.73m²)×BSA*/1.73 　*BSA(m²)＝体重$^{0.425}$(kg)×身長$^{0.725}$(cm)×0.007184 〈eGFRcys(mL/分/1.73m²)〉 　男性＝(100×Cys-C$^{-1.019}$×0.996$^{年齢(歳)}$)−8 　女性＝(104×Cys-C$^{-1.094}$×0.996$^{年齢(歳)}$×0.929)−8	〈eGFRcreat(mL/分/1.73m²)〉 　5次式 　eGFRcreat(mL/分/1.73m²) 　　＝110.2×{血清Cr基準値(mg/dL)/ 　　　血清Cr実測値(mg/dL)}＋2.93 　簡易式 　eGFRcreat(mL/分/1.73m²) 　　＝0.35×{身長(m)/血清Cr(mg/dL)}×100 〈eGFRcys(mL/分/1.73m²)〉 　＝{104.1/血清Cyc-C(mg/dL)}−7.8

進行とともに増加する．高齢者でG3以上のステージにある場合歩行速度やASMI*，握力の測定などサルコペニアを念頭に置いた身体評価が重要である．

臨床検査✚　　腎機能の評価はeGFRを利用することが多く，年齢・性別によって異なる(**表16-9**)．クレアチニンクリアランス(Ccr)は，24時間内因性クレアチニンを用いた腎機能評価法でeGFRより精度が高いが，24時間の完全な蓄尿が必要となる．クレアチニンは尿細管で分泌されるためCcrは実測したGFRよりも約30%高くなるのでGFR(mL/分)＝0.715×Ccr(mL/分)で換算する．

　小児では腎機能の変化や成長によってeGFRの推算式が成人と異なり(**表16-9**)，また血清クレアチニンを用いたCKDステージ判定表も作成されている．

　このようにeGFRは筋肉量の影響を受け，高齢者や小児，四肢欠損がある場合は高く，肉類の摂取後や尿細管分泌抑制剤(シメチジン)の使用時には低く推算されるので，このような影響を受けにくいシスタチン-C(Cys-C)を用いた推算式GFRcysを使うことが推奨される．しかし，GFRcysもまた妊娠，HIV感染，甲状腺機能障害などでの影響を受けるため，より正確な推算GFRが必要な場合はこれらの算定式を両方用いて算出し，その平均値を用いるとより精度高い推定値が得られる．

　CKDの定義の中でもたんぱく尿は重要なマーカーである．通常は試験紙を用いてスクリーニングすることが多いが，濃縮尿(尿比重＞1.020)や希釈尿(尿比重＜1.010)による尿たんぱく評価は過大もしくは過小評価となる可能性があり，試験紙による評価は定性的なものであることを考えることが重要である．

　ステージG3b以降の患者においては，人工血液透析導入ならびに死亡リスク抑制のために，血清カリウム値は4.0〜5.5mEq/L，血清尿酸値6.0mg/dL以下を維持することが推奨されている．

---

*ASMI：四肢骨格筋量の身長補正値(appendicular skeletal muscle mass index)．DXA法とBIA法などによって測定される四肢骨格筋量の合計量を身長(m)の2乗で除した値で筋肉量の評価値として用いる．

表16-10 CKDステージによる食事療法基準

ステージ	GFR	エネルギー (kcal/kgBW/日)	たんぱく質 (g/kgBW/日)	食塩 (g/日)	カリウム (mg/日)
1	≧90	25〜35	過剰摂取を防止	3≦ <6	制限なし
2	60〜89				
3a	45〜59		0.8〜1.0		
3b	30〜44				≦2000
4	15〜29		0.6〜0.8		≦1500
5*	<15				

＊RRTを導入されていない患者
注1）エネルギー・栄養素は適正な量を設定するために，合併する疾患（糖尿病，肥満など）のガイドラインなどを参照して病態に応じて調整する．性別，年齢，身体活動量などにより異なる．
注2）体重は基本標準体重（BMI＝22）を用いる．
〔日本腎臓学会：慢性腎臓病に対する食事療法基準2014年版，p.2，東京医学社，2014より許諾を得て改変し転載〕

臨床診査✚

　　CKD患者に対し，降圧目標130/80 mmHg未満が推奨されている．CKDステージ1〜3aではほとんど無症状であり，臨床診査として有効性が高い症状，徴候はほとんどない．ステージ4，5になると**図16-2**に示すような尿毒症の症状が出現する．

食生活状況調査✚

　　高カリウム血症がある場合は，食事中のカリウム量の摂取量とエネルギー摂取量の確認を実施する．高カリウム血症が出現する時期はたんぱく質の摂取制限をしていることが多く，たんぱく質の摂取制限が結果としてエネルギー不足を招き，代謝性アシドーシスによる高カリウム血症を起こしやすい．

　　カリウムの摂取量だけでなく，エネルギー摂取量についても把握することが重要である．血圧管理や腎機能温存のために，減塩は非常に有効な食事療法であるが，極端な減塩による食事摂取量の減少を招くこともあるため，食事量やエネルギー摂取量についても常に確認しておく必要がある．

❸ 栄養ケア

栄養ケアの意義と原則✚

① 残腎機能に合わせたたんぱく質や電解質の補給．
② 適正なエネルギー摂取による栄養状態の維持．
③ 栄養状態維持は感染防止とともに生命予後に大きな影響を与える．
④ 残腎機能を適切に把握した栄養処方は，腎機能を温存しかつ低栄養による生命予後を改善することができる．

栄養ケアの実際✚

　　原則として標準体重を用いて摂取量を算出する．しかし，CKDステージによっては，実体重が標準体重に比べて下回る場合は，たんぱく質の摂取過剰となる可能性もあり，実際には標準体重で算出してから実体重で除して体重当たりの摂取量が過剰になっていないかを確認することも多い．目標摂取栄養量（**表16-10**）は，一律に設定するのではなく，症状，体格，栄養状態，食事内容，食事摂取量など包括的な評価によって設定し，定期的な栄養アセスメントに基づいて適時調整変更する．

1）適正エネルギー摂取により栄養状態を維持する

　　CKDのエネルギー量は健常人とほぼ同じであり，年齢，性別，身体活動度により25〜35 kcal/kg/日が推奨されている．十分なエネルギー摂取ができない場合は，

E. 慢性腎障害・腎臓病　241

| 表 16-11 | 1 日の食塩摂取量の客観的評価 |

- **24 時間蓄尿を用いる**
  推定食塩摂取量(g/日)
  ＝尿中ナトリウム排泄量(mEq/日)÷17
- **早朝第一尿から把握する**
  24 時間尿中ナトリウム排泄量(mEq/日)
  ＝21.98×{尿中ナトリウム(mEq/L)÷尿 Cr(mg/dL)}÷10×{−2.04×年齢＋14.89×体重(kg)＋16.14×身長(cm)−2244.45)}$^{0.392}$

MCT(門脈から直接肝臓に入りカルニチンを介さずにエネルギー源となる)を料理や菓子などに混ぜて使用することでエネルギー当量をあげる。粥や米飯に3〜5%混入しても味が大きく変化することなく摂取でき,効率よくエネルギー摂取が可能となる。

2) 残腎機能に合わせたたんぱく質摂取量

ステージ G3a では腎臓負荷を軽減する目的で 0.8〜1.0 g/kg/日,ステージ G3b,G4〜G5 では RRT 導入延長目的で 0.6〜0.8 g/kg/日が推奨されている。しかし,これらの推奨量はエネルギーを充足させることで腎保護効果が期待できる。そのため,0.6 g/kg/日以下のたんぱく質制限は,低たんぱく質高エネルギーの特殊食品を使用することが必須となる。通常の食品のみでたんぱく質制限をすることは,食品の選択の幅を狭くするとともに,たんぱく質の低い食品選択などによる食事バランスを増悪させるリスクとなる。主食もたんぱく質を多く含むため,「低たんぱく質ごはん」など特殊食品を使うことで,その他のたんぱく価の高いたんぱく質性食品の選択が可能となる。たんぱく質の摂取量は,24 時間蓄尿によって,Maroni の式 [1 日尿中尿素窒素排泄量(g)＋0.031×体重(kg)]×6.25 で推算する。

3) 水分と食塩の摂取

尿の排泄障害がない場合は,水分摂取の制限はしない。腎機能低下の場合は 30 mL/kg/日を基準に過不足がないよう摂取量を観察する。GFR の低下した状態では,食塩の過剰摂取は細胞外液量の増加から浮腫,心不全,肺水腫の要因となるため,6 g/日未満とする。女性で体重が 40 kg 程度で摂取エネルギーが少ない場合は,5 g/日未満として設定することもある。しかし,食欲不振などがある場合は,この限りではない。また,ESKD や CVD,肝硬変,ネフローゼ症候群などは体液量に対するナトリウム量が相対的に少ない「水過剰＞ナトリウム過剰」のタイプとなる低ナトリウム血症があるため,食塩摂取量については尿中ナトリウム量から食塩摂取量を推定するなど客観的に評価(**表 16-11**)する。

4) 動脈硬化症発症の抑制

脂質はエネルギー比率 20〜25% が摂取量の基準となる。CVD の発症リスク軽減のため,一価不飽和脂肪酸を多く含むオリーブ油やエゴマ油のなどの摂取が推奨される。

5) ミネラル代謝異常の予防

ミネラル代謝異常 CKD-mineral and bone disorder(CKD-MBD)は,骨や副甲状腺の異常だけでなく,血管の石灰化などを介して生命予後に大きな影響を与える。CKD-MBD のもっとも頻度が高いのは,二次性副甲状腺機能亢進症であり,リン値の負荷によって **FGF23***が分泌,ビタミン D の活性化障害,副甲状腺ホルモン parathormone

---

*FGF23:線維芽細胞成熟因子 23 fibroblast growth factor 23(FGF23)は骨より産生され Klotho-FGF 受容体複合体に作用することにより腎近位尿細管のリン再吸収と血中 1,25(OH)$_2$D 濃度の低下を介して腸からのリン吸収を抑制する。

(PTH)の分泌亢進などを介して骨代謝回転が高まる．リンの管理は血清リンが上昇する前からたんぱく質過剰摂取などを防止することで管理することが重要である．リンは，食品中のたんぱく質1gにつき平均して15mg含まれているので，たんぱく質の制限はリン制限にもつながる．乳製品はたんぱく質含有量に対し，リンの含有量が高いために，その摂取量には注意が必要である．また，リンは食品に含まれる生物利用効率が比較的低い（40～60％）有機リンと，食品添加物に含まれる生物利用効率が高い（100％）無機リンがあり，加工食品の摂取量が多い場合は血清リン値が上昇する一因となる．たんぱく質の摂取量が適正であれば，リン，カリウムは摂取過剰となるリスクは概ね軽減することが多い．

6）カリウムの摂取制限

カリウムは，CKDステージG3までは制限はほとんど必要がない．血清カリウムの上昇は腎機能の低下による排泄低下と代謝性アシドーシスが原因となるため，血清のカリウム値を評価しながら摂取制限を実施する．

❹ モニタリングと再評価

CKDのステージによってモニタリングや再評価の時期は異なる．ステージ1～2であれば1年に1回程度の定期診察時の栄養アセスメント，ステージ4～5であれば，浮腫の評価などが必要となる場合も多いため，少なくとも1ヵ月に一度の定期受診時の栄養アセスメントを行い，腎機能の温存と栄養状態維持を目的とした栄養管理計画書の見直しを逐次実施することが必要である．

F 血液透析，腹膜透析

❶ 概　　要

さまざまな原因による慢性的な腎機能低下は，**図16-2**に示すような尿毒症性産物が体内に貯留し尿毒症症状が出現し，最終的には腎不全 renal failure（RF）となる．腎臓は，①老廃物を尿として排泄する，②血圧の調整，③体液・電解質のバランスの調整，④造血ホルモンの分泌やビタミンDの活性化などの機能があり，腎不全の状態はこれら機能がまったく働かなくなった状態のことをいう．腎臓の機能が15％以下となると透析療法を中心とした**腎代替療法 renal replacement therapy（RRT）**（**表16-12**）の導入の準備が必要となり，10％以下となると生命維持のためにRRTが必須となる．

RRT導入患者の原疾患は，1998（平成10）年以降第1位となっていた糖尿病性腎症はここ数年で横ばいとなり，むしろ導入患者の高齢化を反映して糖尿病や耐糖能異常を合併する腎硬化症の患者の増加傾向がみられ，今後この傾向はますます増長されてくると考えられる．2020（令和2）年末現在，わが国で透析療法を導入した患者の平均年齢は70.9歳（男性70.2歳，女性72.5歳）で年々高齢化している．この透析患者の高齢化は全世界的な傾向でもある．高齢透析患者においては，透析療法を起因とする認知症やフレイル frail などの問題から介護が必要となることも多く，適切な栄養ケアの実施がQOLの維持や生命予後にも大きな影響を与える（**表16-12**）．

F. 血液透析，腹膜透析　243

表16-12　腎代替療法（RRT）の比較

	血液透析（HD）	腹膜透析（PD）	腎移植（RTx）
腎機能	腎機能の完全な代替はできない（貧血，骨代謝異常など）		正常に近い
生命予後	移植に比べると低い		優れている
心血管疾患の合併	多い		透析に比べると少ない
感染防除	必要	必要	重要
社会復帰率	低い		高い
通院回数	週に3回	月に1～2回	移植後1年間は月に1回
生活の質・制約	多い（週に3回，4時間/日通院が必要）	やや多い（透析液の交換・装置のセットアップなど必要）	免疫抑制薬の服用と副作用
食事・飲水の制限	多い（水，Na，K，P）	やや多い（水，Na，P）	ほとんどなし
旅行	制限あり（透析施設の確保）	制限あり（透析液・装置の準備）	自由
スポーツ	自由	腹圧がかからないようにする	おおむね自由
妊娠・出産	困難	困難	可能
その他	RRTとしての実績が高い	HDに比べて自由度が高い	制限が少なくなる
	シャントにかかわる問題が生じやすい　急激な除水による血圧低下	腹部症状，カテーテル感染のリスク，腹膜の寿命	免疫抑制薬の副作用　腎機能低下による透析再導入の可能性

RRTには，血液透析 hemodialysis（HD），腹膜透析 peritoneal dialysis（PD），腎移植 renal transplantation（RTx）があり，わが国での透析療法は2020（令和2）年現在，HD 49.3％，**血液透析濾過 hemodiafiltration（HDF）**＊47.1％，PD 3％，とHDがもっとも多く実施されているが，近年はHDFが急増している．またHDはその実施場所によって施設血液透析と**在宅血液透析 home hemodialysis（HHD）**に分類されるが，わが国では診療報酬や社会的背景，高齢化などの理由からHHDを実施している数は全体の0.2％に過ぎない．RTxは，2020（令和2）年は1,711件（生体腎1,570件，献腎141件）で徐々に増加傾向にある．

ⓐ　血液透析

HDは，血液を体外のダイアライザーという透析膜を通して浄化する治療法である．HDにおける腎代替時間は平均12時間/週程度であり，また間欠的治療法であるために，HD実施日の間では，体内に尿毒性物質やカリウム，リンなどの電解質の蓄積が起こるほか，尿として排泄されるべき水の蓄積も起こる．薬物療法や食事療法はHDで補いきれない部分を補完する目的で重要な役割を担っているが，**長時間透析**＊や**在宅透析療法**や，**HDF**は，これら間欠的治療法の欠点を改善し，生命予後を改善する方法として，またそれぞれの状況に合わせたRRTの一つの選択肢として考えられている．

＊HDF：HD（拡散による老廃物の除去と限外濾過による体内の余分な水分の除去）と血液濾過（限外濾過を大量に行うことで水分と老廃物の除去を行う方法で，濾過で除去した量と同量の補充液を注入しながら行う方法）を併用する方法．online HDFとoffline HDFという2つの方法があり，onlineは除去できる体液量が25～50Lと多く，offlineの除去体液量は10L程度と少ない．補充液を使用することでHDのような急激な血漿浸透圧の変化による血圧の低下を起こしにくく，血液濾過だけでは除去しきれない小分子の老廃物の除去もHDによって可能となる．

＊長時間透析：長時間透析とは，「透析時間を週3回，1回6時間以上もしくは隔日透析で1回5時間以上」と定義される透析療法．長時間透析によって，1時間当たりの除水量の低下による良好な血圧コントロールの達成，食事制限の軽減化による栄養状態の維持や生命予後の改善などの効果があるといわれている．一方，拘束時間の延長や対応可能な施設が限られているなどの課題もある．

b 腹膜透析

　PDは患者本人の腹膜を透析膜として用いる治療法で，腹腔内に透析液を注入し，電解質や代謝産物が含まれる体液が腹膜の細い血管壁を通して透析液へ移動することで体液を浄化する方法である．腹膜透析は，通常 1.36 g/dL，2.27 g/dL，3.86 g/dL の高濃度のブドウ糖液を含有する透析液を使用し，1日4～12時間ごとに行う持続的携帯式腹膜透析 continuous ambulatory peritoneal dialysis（CAPD）と寝ている間に自動腹膜灌流装置（サイクラー）を用いて行う自動腹膜透析 automated peritoneal dialysis（APD）がある．『2009年版日本透析医学会「腹膜透析ガイドライン」』では，PDを末期腎不全の初期治療として位置付け，経過によって血液透析の併用や移行が必要となってくるRRTとしている．PDが残腎機能維持へ与える臨床的役割は大きく，腎機能が完全に廃絶する前の計画的な治療開始が必要とされている．しかし，PD導入後約7年経過すると腹膜の劣化や，この劣化が素地となる被嚢性腹膜硬化症 encapsulating peritoneal sclerosis（EPS）が起こり，生体膜の臨床的な使用限界となりHDへの移行が推奨される．

❷ 栄養アセスメント

　維持透析患者の栄養状態は，身体計測，生化学検査，臨床診査，摂取栄養量，環境，心理状態と多角的に評価することはほかの疾患と同様である．しかし，維持透析を受けている患者は透析効率など透析療法そのものの影響を考慮に入れた栄養アセスメントが必要であり，①体重（体重変化の概念），②徴候・症候，③生化学検査，④食事摂取量，⑤透析効率については，その特徴を適正にとらえて実施しなければならない．

身体計測✚

　体重は，①透析前後の体重変化，②ドライウェイト dry weight（DW）の変化という二つの視点からの評価が必要である．

① 透析前後の体重増加は主に血漿の増加であり，5%の体重増加は血漿量が2倍になることを意味する．しかし無尿であれば，透析開始時は前回の終了時より3～5%の体重増加は標準的であり，むしろ食事摂取量の維持を意味することも多い．一方で5%以上の体重増加は透析中の急激な血圧の低下などを生じやすく，効率的な透析を困難にする．透析間の体重増加の要因は，①習慣的な飲水や飲酒，②食塩の過剰摂取による口渇，③食事摂取量の過剰，などが考えられる．①，②の場合はエネルギーのほか必要な栄養素の摂取不足による低栄養のリスクとなる．心胸郭比 cardio thoracic ratio（CTR）*や透析中の血圧変動などとともに，食事の内容や摂取量などの総合的な評価によって透析間体重増加の原因はどこにあるのかを判別する．

② DWの減少は，摂取エネルギーの継続的な不足を意味する．一見DWが維持できていてもCTRの増加や透析中の血圧変動が大きい場合は，筋肉量や皮下脂肪減少により実体重は減少していることが多い．一度低下した筋肉量を増加に転じさせるのは，維持透析患者にとっては，さまざまな理由から困難なことが多い．

---

*CTR：CTRは胸部正面X線画像での心臓の幅と胸郭の幅の比率を表す．男性では50%以下，女性では55%以下が適正とされ，細胞外液量が多くなると血管内の水分量が多くなり心臓が大きくなりCTRが増大する．

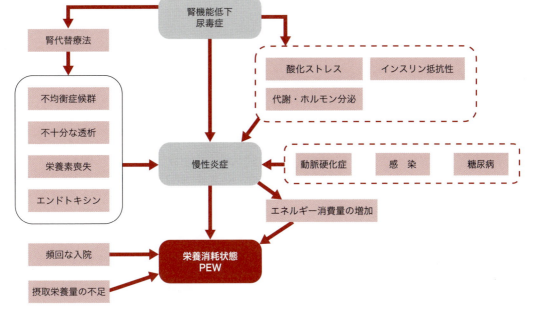

図 16-3 ESKD が栄養状態に与える因子

ESKD は直接的，間接的に慢性炎症を引き起こし栄養消耗状態となる．
代替療法としての透析療法そのものも慢性炎症を引き起こす．

臨床検査✚　　　臨床検査結果は，栄養状態や透析の過不足などを客観的に評価するツールとして有用である．しかし，CKD では栄養素の消化，吸収，代謝に影響を与える因子は多く（**図16-3**），食事内容そのものを生化学検査の数値が反映している訳ではないので，いくつかの検査結果や症状・徴候，食事摂取量などと合わせて評価する．

食生活状況調査✚　　　食事摂取量の評価もまた，身体計測や生化学検査の数値などから，食事摂取量を客観的に評価する必要がある（**表16-13**）．これは，①制限のある食品の摂取量については過小評価するという患者心理，②季節や産地，調理や加工などの影響による食品それぞれの栄養素含有量の変化，③個々人の身体状況に影響を受ける消化，吸収や代謝，などの理由から，摂取栄養量の評価には，食事摂取量のみではその評価が適切に行えないためである．

透析効率✚　　　透析効率は，適正な透析の評価として生化学検査値から求められた指標のことで，主として尿素動態モデル urea kinetic modeling である標準化透析量 **spKt/V***や時間平均尿素変化 **TACurea***（time averaged concentration），体液の増加量の影響を受

---

*spKt/V：spKt/V（single-pool Kt/V）は，ダイアライザーの尿素クリアランス（K），透析時間（t），体内水分量（V）を用いた尿素除去から見た透析量を示す．日本透析医学統計調査では Shinzato 式が用いられている．日本透析医学会では Kt/V が 1.4〜1.6 の時に死亡率リスクが低いことから望ましいとされ，少なくとも 1.1 を目標するとしている．米国の K/DOQI では 1.2 以上の Kt/V が推奨されている．

*TACurea：TACurea とは正確に透析量を測定して，透析液排液中の溶質量を測定し除去量を求める方法のこと．しかし実際には透析液は 4 時間で 100〜120 L となり現実的ではないため部分採取法で除去量を求める方法が考案され，平均排液濃度（mg/L）×排液量（L）＝除去量（mg）で表される．

表 16-13 食事摂取量の客観的評価

エネルギーの過不足	体重変化率(DWの変化率)＞5％/M：重度体重減少：エネルギー不足 BMI[*1]＜18 kg/m²：長期的なエネルギーたんぱく質の不足 上腕三頭筋皮下脂肪厚の減少：エネルギー不足
たんぱく質の不足	nPCR[*2](たんぱく異化率)＜0.7 g/kg/日：たんぱく質摂取量不足，nPCR＞0.9が望ましい BUN/Cr＞10：たんぱく質摂取過剰，BUN/Cr＝6が透析患者の平均値 TUC_BUN[*3](時間平均尿素窒素濃度)＜50
摂取塩分量の推定	透析前血清ナトリウム値×(透析前体重−透析後体重)×23×2.54÷1,000＝透析から透析までの塩分摂取量
栄養量の不足	%CGR[*4](Cr産生速度)＜90％：低栄養，%CGR＞100が生命予後が高い

[*1] BMI(body mass index)：Wt(kg)÷Ht²(m)にて求められる．病的なやせ(るい痩)＜18，肥満＞25
[*2] nPCR(normalized protein catabolic rate)標準たんぱく質異化率：体たんぱく質の異化速度は体たんぱく質の同化速度に等しいことから，たんぱく質の摂取量の指標となる．
PCR＝(G＋1.2)×9.35
G＝(BUNnext-pre−BUNpost)V/Δt
[*3] TUC_BUN 維持透析患者には重要な指標となるがこの値を正確に求めることは難しく，通常はBUNpostとBUNnext-preの平均値から計算される．
[*4] %CGR(creatinine generation rate)は尿素の体内動態を数学的に定量化したurea kinetic modelより得られる．

けない**クリアスペース率**＊などが用いられる．

❸ 栄養ケア

栄養ケアの意義と原則✚

　透析患者を対象とした大規模なコホート研究であるDialysis Outcome and Practice Patterns Study(DOPPS)では，「維持透析患者の血清Alb値やBMIの低下，食事摂取量の減少などは死亡率を増加させる」と報告されている．また，わが国における透析患者の死亡原因は心不全がもっとも多いが，低栄養状態が大きくかかわる感染症も1993(平成5)年以降増加傾向にある．体液管理とともに維持透析の生命予後に及ぼす栄養・食事療法の意義は大きい．また，透析療法は腎機能を完全に補完できるRRTではなく，患者の自己管理能力が求められており，適切な栄養・食事療法に対する自己管理能力は，透析療法の効率性や安全性に影響を与えるとともに栄養状態を維持することで生命予後に大きな影響を与える．

1) たんぱく質・エネルギー栄養失調症 protein energy malnutrition(PEM)の予防

　栄養消耗状態 protein energy wasting(PEW)＊はESKDの低栄養に大きく関与している．ESKDでは，慢性的な炎症状態がたんぱく質の分解を促進し，筋肉量の低下や脆弱化を起こす．一方，食事摂取量の不足はたんぱく質の合成低下から血清Albの低下を招く．このようにESKDでは病態そのものがエネルギーたんぱく質の代謝バランスを負に傾けてしまう．さらには，炎症性サイトカインによる食欲低下や透析療法による栄養素の喪失などが加わり，PEWを増長していく(☞**図16-3**参照)．ESKDの栄養ケアのシステム化によって低栄養を防止し，効率のよい透析療法を続けること

＊クリアスペース率：クリアスペースとは透析によって尿毒素が除去された体液量のことを示し，クリアスペース率はクリアスペースを体液量で割ったもので，体液の何％が浄化されているかを表している．
クリアスペース(L)＝除去量(mg)÷透析前値(mg/L)
クリアスペース率(%)＝クリアスペース(L)÷体重(kg)×0.6(体重の60％が体液)
＊栄養消耗状態：PEWは血清Albやコレステロールの低値，意図しない体重減少，筋肉量の減少，食事摂取量の減少などから判断される．

F. 血液透析, 腹膜透析　247

表 16-14 CKD ステージ 5D（RRT 患者）の食事摂取基準

	エネルギー[注1), 注2)] kcal/kg/日	たんぱく質[注1)] g/kg/日	付加食塩[注3)] g/日	食事外水分 mL/日	カリウム mg/日	リン mg/日
血液透析（週3回）	30〜35	0.9〜1.2	6 未満	できるだけ少なく	2,000 以下	たんぱく質 (g)×15(mg) 以下
腹膜透析	30〜35[注4)]	0.9〜1.2	尿量(L)×5+ PD除水(L)×7.5	尿量＋除水量	制限なし[注5)]	

注1）基本的に標準体重（BMI 22 となる体重）を用いる．現体重と標準体重の間に乖離がある場合は，目標体重を設定して栄養量を設定する．

注2）健常人で示されている値に基づいて，性別，年齢，合併症，身体活動レベルを勘案して処方する．患者の体重変化などを観察しながらエネルギー適正量について経時的に評価して調整する．

注3）尿量，身体活動レベル，体格，栄養状態，透析間体重変化を考慮して調整する．体重増加が多い患者はまず食塩制限を行う．血清ナトリウム 135 mEq/L 以下の場合は粥食や内服時の飲水が多くないか確認する．

注4）腹膜吸収ブドウ糖からのエネルギー分を差し引く．

注5）高カリウム血症では血液透析と同様に制限する．

＜腹膜透析での透析液からの吸収エネルギー量＞
1）CAPD

ブドウ糖濃度 %	透析液使用量 L	貯留時間 時間	吸収エネルギー kcal
1.5	2	4	70
2.5	2	4	120
4.25	2	4	220

2）APD（自動腹膜透析）
吸収エネルギー（kcal）＝1.2 G＋19.2，G：透析液ブドウ糖注入量

［日本透析医学会・腹膜透析療法ガイドライン作成ワーキンググループ：2009 年版，日本透析医学会「腹膜透析ガイドライン」．透析会誌 42(4)：285-315, 2009, 日本腎臓病学会（編）：慢性腎臓病に対する食事療法基準, 2014 年版，東京医学社, 2014 より作成］

が，患者個々人の生命予後や QOL 維持においても重要である．

2）体液の調整（水と電解質の調整）

維持透析患者の約 25％は心不全が原因で死亡しており，水・電解質の調整は現在の透析療法にとって必要不可欠な管理となる。透析導入前には 1,000〜2,000 mL 程度あった尿も，透析導入後 6 ヵ月〜1 年経過すると「無尿」となり，その体液量は食事や飲水量に大きく影響されることとなる．体液は食事の影響のほかに，年齢，身体状況，季節，生活活動などの影響を受けて変化するために，包括的な栄養アセスメントによって個々人の状況に合わせた栄養管理が必要である．

栄養ケアの実際✚

食事摂取基準（**表 16-14**）を基本に，透析患者の代謝特性を考慮し，個々人の栄養アセスメントによって調整を行いながら栄養補給量を決定していく．

1）十分なエネルギー摂取の維持

体重増加が水分によるものか，エネルギー過剰によるものかを評価することが重要である．DW の低下が持続する場合は，十分な透析による尿毒素の除去や効率のよい確実なエネルギー摂取方法など，医療従事者と患者双方で十分な相談を行い実施可能な方法を提示することが重要である．単純に高エネルギー食品の付加を実施しても，継続的な摂取は困難なことが多い．

2) アミノ酸のインバランスの是正

HDやPDによるたんぱく質の喪失は必須アミノ酸の減少を，またESKDによるたんぱく質異化亢進はBCAAの減少を招く．ESKDにおいては，透析・非透析にかかわらずアミノ酸インバランスがあり，非必須アミノ酸の増加がみられる．また，HDによるたんぱく質の喪失量は，透析中の喪失10〜13 g(アミノ酸5〜8 gを含む)，透析膜による異化亢進15〜20 g，透析回路への血液喪失4 g(血液20 mL)と計30〜40 gにも及ぶ．PDでも同様にその排液で5〜15 g/日が失われている．たんぱく質摂取には「量」ばかりでなく「質」の調整も必要であり，必要なたんぱく質の約50％は動物性たんぱく質の摂取が推奨される．

3) CKD-MBDの予防(E項「慢性腎障害・腎臓病」の項参照)

糸球体濾過量の低下に伴って血清リン濃度が上昇する．同時に血清カルシウム濃度が低下し，PTHが上昇する．このような状態では，線維性骨炎を主体とする骨病変があることから，腎性骨異栄養症 renal osteodystrophy(ROD)*と称されている．しかし，血清リン濃度の上昇は骨ばかりでなく全身的にも影響を及ぼすため，生命予後の規定因子の一つとしても適正な維持が重要となる．

リンの厳しい摂取制限は結果としてたんぱく質の摂取不足をきたすこともあり，食事療法に加えて適切な服薬が重要である．リン吸着薬の服用によって，食事由来の陰イオンのリン酸が結合され，腸管からのリン酸の吸収を阻害し，血清リン濃度の上昇を抑制している．便秘がなければ1日当たり約800 mgのリンは透析による除去が可能といわれる．

4) 高カリウム血症の予防

カリウムは約90％が細胞内に含まれる陽イオンである．通常は細胞内から細胞外へ受動的に，Na/K-ATPaseによって細胞外から細胞内へ能動的に移動している．このほかインスリン，カテコールアミンも細胞膜を介して細胞外から細胞内へカリウムを移行させ，逆にpHの低下(アシドーシス)は細胞内から細胞外へカリウムの移行を促進する．このように血清カリウムの調整はホルモンや酵素などの身体状況の影響を大きく受ける．また，残腎機能があり，排尿がある場合には，血清カリウム濃度に対する食事の影響は少ない．

しかし，「無尿」の状態では食事の影響を強く受け，緑黄色野菜やイモ類，果物や動物性食品の摂取が血清カリウム濃度に影響を与える．細胞内に存在するカリウムは水に溶けやすく，「切る」「茹でる」などの過程で細胞膜を壊し，「水にさらす」「たっぷりの湯で茹でる」ことで20〜50％除去ができる．血清カリウム濃度の適正化には，食品の種類ばかりでなく，その調理方法，摂取量などとともに，身体状況も考慮に入れた評価を行うことが重要である．

5) 水溶性ビタミンの不足

ビタミンB₁，ビタミンC，葉酸，ビタミンB₆といった水溶性ビタミンは，摂取量の不足や透析灌流液への流失のために欠乏しやすい．水溶性ビタミンのサプリメントが推奨される．一方，脂溶性ビタミンの欠乏はビタミンDを除きほとんどみられず(**表**

---

*腎性骨異栄養症：慢性腎不全に合併するすべての代謝性の骨変化の総称である．骨軟化症，骨粗鬆症，骨硬化症，線維性骨炎が混在する．カルシウムの吸収の低下に反応して副甲状腺から分泌されたPTHが破骨細胞に作用して骨の再吸収を促進する．吸収された骨梁が線維性結合組織で置換され線維性骨炎となる．

表 16-15 CKD におけるミネラルとビタミン異常

		血 清	その他
微量ミネラル	亜 鉛	低下〜基準	赤血球：上昇, 白血球：低下/HD, 基準/PD
	セレン	低 下	
	鉄	低下〜基準	
	アルミニウム	基準〜上昇	
	銅	基準〜上昇	PD では基準値, 赤血球：低下〜基準
ビタミン	ビタミン B₁	低下〜基準	
	ビタミン B₂	低下〜基準	
	ビタミン B₆	低下〜基準	赤血球：低下
	ビタミン B₁₂	基 準	非透析腎不全：低下〜基準
	葉 酸	低下〜基準	赤血球：上昇〜基準
	ビタミン C	低下基準	
	ビタミン A	上 昇	
	ビタミン E	低下〜上昇	赤血球：低下

16-14), むしろビタミン A は過剰症に対して考慮をすべきである. ビタミン D は腎機能低下に伴って欠乏するため, 必要に応じて活性型ビタミン D を薬として追加する.

6) その他の微量栄養素の不足

アルミニウム過剰と脳症や骨症, セレン欠乏と心疾患発症, 亜鉛欠乏と勃起不全 erectile disfunction(ED), 味覚異常について報告されている(**表 16-15**). 実際の透析食ではセレン, 亜鉛は不足しやすく, 消化管での吸収能の低下や透析液への喪失もある. 食事での充足が推奨されているが, サプリメントの効果は明らかでなく推奨されていない.

7) 高齢の透析患者に対する栄養ケア

平均寿命の延長に伴って, 高齢の維持透析患者も増加している. 高齢者はその身体的特徴として, 体内水分量の減少があり水・電解質のバランスが崩れやすい. また, 動脈硬化による心機能予備能力の低下から心不全を起こしやすい状況にある. 厳しい食事制限は, 栄養状態の低下や認知症の増長などのリスクとなる. また独居といった社会的な問題など, 栄養アセスメントにおいて考慮しなければならない因子も多い. 海外では, 高齢者に対する透析非導入に対する基準も策定されている.

❹ モニタリングと再評価

主観的包括的評価 subjective global assessment(SGA)や低栄養感染スコア malnutrition-inflammation score(MIS)(**表 16-16**)などを活用して, 定期的に包括的な栄養アセスメントを継続する. モニタリングと評価は栄養介入を実施しているときは少なくとも 1 回/月, 介入をしていないときは 1 回/3 ヵ月の割合で実施し, 低栄養を予防する.

表 16-16 MIS（低栄養感染スコア）

		0	1	2	3	点数
診療歴	1 DW の減少（3〜6ヵ月）	<0.5 kg	0.5〜1.0 kg	1.0 kg 以上 5%未満	5%以上	
	2 食事摂取量	食欲があり，栄養量を充足できている．	時々濃厚流動食などの栄養強化食品の使用あり．	脂質を含む濃厚流動食の摂取割合が増加傾向にある．	濃厚流動食などを経口的に摂取しないと栄養量が維持できない．	
	3 消化器症状	症状なし．	時々食欲低下や嘔気がみられる．	時々嘔気などの症状がみられる．	頻回の下痢や嘔吐がある．もしくはほとんど食欲がない．	
	4 身体機能	身体活動に問題なく元気である．	活動に何らの支障がある．もしくは疲労感を感じることが多い．	トイレ移動などの自立した活動が困難．	座位が取れる程度でその他の行動は介助が必要．	
	5 透析歴と合併症	透析歴<1年でCKD以外は元気である．	透析歴1〜4年でMCC*はないが軽い合併症がある．	透析歴4年以上でMCCを含む合併症がある．	MCCが二つ以上の複数の合併症がある．	
身体評価	6 脂肪**の減少	脂肪は標準的であり減少していない．	軽度の減少がある．	中程度の減少がある．	重度の減少がある．	
	7 筋肉量***の減少	筋肉は標準的であり減少していない．	軽度の減少がある．	中程度の減少がある．	重度の減少がある．	
	8 BMI(kg/m²)	≧20	18〜19.9	16〜17.9	<16	
生化学検査	9 血清 Alb(g/dL)	≧4.0	3.5〜3.9	3.0〜3.4	<3.0	
	10 TIBC(mg/dL)	≧250	200〜249	150〜199	<150	
合計点（3点未満：良好，3〜5点：軽度，6〜8点：中程度，8点以上：重度）						

* MCC(major comorbid conditions)：主たる合併症（肝硬変，AIDS，心臓病，COPD，脳血管疾患後遺症，転移があるがん，化学療法中のがん）
** 脂肪：眼の下や三頭筋，二頭筋，胸筋の周りの脂肪量
*** 筋肉：こめかみ，鎖骨，肩甲骨，肋骨，膝などの骨間や大腿四頭筋の筋肉量
〔Kamyar Kalantarp-Zadeh. Joel D Kopple. et al.：A Malnutrition-Inflammation Score is correlated with morbidity and mortality in maintenance hemodialysis patients. Am J Kidney Dis **38**(6)：1251-1263, 2001 より作成〕

G 尿路結石症

❶ 疾患の概要

　尿中にはカルシウム，シュウ酸，尿酸などが含まれており，これらが主たる結石成分である．また，結石ができるのを抑制する物質であるクエン酸，マグネシウムなども含まれており，これら抑制物質が減少した場合や尿の流れが停滞した場合に結石ができるといわれている．

　尿路結石症 urolithiasis は，結石が存在する組織によって上部尿路結石（腎結石，尿管結石）と下部尿路結石（膀胱結石，尿路結石）に分類される．尿路結石症の98%は上部尿路結石症で，発生頻度に対する男女比は24：1で男性優位の疾患である．上部尿管結石の発生数は増加しており，その原因として①食生活の欧米化，②診断技術の向上，③高齢化，などが考えられている．上部結石の成分は男女ともに約90%がカルシウム結石であり，食生活の欧米化が原因とされている尿酸結石は男性6%，女性2%と，頻度としては高くない．下部結石は，男性はその約70%がカルシウム結石であるのに対し，女性は尿路感染が原因となるリン酸マグネシウムアンモニウム結石が約半数を占め，カルシウム結石が続く．

G. 尿路結石症　　251

　　結石症の患者の男性 40.3％，女性 24.8％は肥満であり肥満が結石症のリスクとなっている．治療法は，体外衝撃波結石破砕術＊extracorporeal shock wave lithotripsy（ESWL）が標準的であるが，結石が 1 cm 以上もしくは硬い場合には経尿道的尿管結石破砕術 transurethral ureterolithotripsy（TUL）などの治療法の選択がある．

🍎 2 栄養ケア

栄養ケアの意義と原則✚

　　肥満の改善や生活習慣の改善によって発症リスクを軽減する可能性は高い．また尿路結石症の再発率は 10 年で 50％以上と高く，尿路結石症の既往がある場合は肥満の改善が重要である．

栄養ケアの実際✚

① 肥満改善の栄養ケアに準じる．
② 水分摂取量が少ないと尿量の減少から結石を生じやすいため，腎機能の低下や浮腫がない場合は，1 日 2 L 以上の水分摂取も推奨されている．
③ カルシウム結石の既往があり，シュウ酸を多く含む食品＊を多食する習慣がある場合は，食事内容についての聞き取りが必要である．しかし，肥満度が増すにつれて，高カルシウム尿症，高シュウ酸尿症の頻度も上昇するという報告があり，再発防止にはまずは肥満の改善が必要である．

＊体外衝撃波結石破砕術：尿路結石を外科手術をせずに体の外より衝撃波をあて，体に傷をつけることなく結石を粉々に砕き，体の外に流し出す治療法．多少身体に負担はあるが，良好な治療効果が期待できる．また，衝撃波の照準を結石に合わせるために，放射線もしくは超音波を用いている．1 回の治療で結石がなくなる場合もあれば，数回必要となる場合もある．
＊シュウ酸を多く含む食品：葉菜類，タケノコ，紅茶，コーヒー，日本茶（とくに玉露，抹茶），バナナ，チョコレート，ココア，ピーナッツ，アーモンド

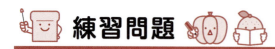

練習問題

❶ 糸球体腎炎に関する食事療法に関する記述である．正しいものはどれか．
(1) 確定診断された場合は，厳しいたんぱく質制限が必要である．
(2) 腎機能の低下がある場合は，水分・食塩制限を行う．
(3) 尿量の低下や浮腫がある場合は，たんぱく質の制限が必要である．
(4) 尿量の低下や浮腫がある場合は，食塩・水分の制限を行う．

❷ ネフローゼ症候群に対する食事療法の中でもっとも優先される原則は何か．
(1) 十分なエネルギー摂取
(2) たんぱく質の軽度制限もしくは適正化
(3) 食塩の制限
(4) 水分の制限

❸ 糖尿病性腎症の食事療法に関する記述である．正しい組み合わせはどれか．
(1) 腎症 1 期 2 期 ― 食塩・水分の制限
(2) 腎症 3 期 ― たんぱく質・食塩の軽度制限（過剰に摂取しない）
(3) 腎症 4 期 ― 厳しいエネルギー・たんぱく質制限
(4) 腎症 1～4 期 ― 糖質制限食を中心としたエネルギー制限食

❹ 慢性腎臓病（CKD）に関する記述である．間違っているものはどれか．
(1) CKD の患者は心筋梗塞や脳血管障害による死亡率が透析導入となるよりも多い．
(2) CKD のほとんどは自覚症状がなく血液や尿検査によって診断されることが多い．
(3) CKD の治療目標は，腎機能改善にある．
(4) CKD 特有の症状，徴候はステージ 4，5 にみられる．

❺ 腎代替療法（RRT）に関する記述である．正しいものはどれか．
(1) 尿毒症症状が出現すると RRT 導入の準備が必要となるが，年齢や原因疾患によってその導入基準は異なる．
(2) 通常実施される血液透析によってすべての腎機能は代替できる．
(3) 腹膜透析がわが国ではもっとも多く実施されている RRT である．
(4) RRT 患者の臨床検査結果は食事内容を客観的に評価するツールとして重要である．

❻ CKD の食事療法に関する記述である．間違っている組み合わせはどれか．
(1) CKD-G1・2 ― エネルギーの適正化，たんぱく質・食塩の過剰摂取防止
(2) CKD-G3 ― エネルギーの適正化，たんぱく質の軽度制限，食塩の過剰摂取防止
(3) CKD-G4 ― エネルギーの必要量の充足，たんぱく質の制限，食塩の過剰摂取防止
(4) CKD-G5 ― エネルギー必要量の充足，たんぱく質の制限，ナトリウム，カリウム，リン，水分の制限

❼ 血液透析療法を受けている患者の栄養アセスメントとして間違っているものはどれか.
(1) エネルギー消費量の亢進がある.
(2) PEW の原因は，栄養・食事摂取量の不足だけとは限らない.
(3) 水溶性ビタミンの不足のリスクは低い.
(4) アミノ酸インバランスの可能性が高い.

❽ 62歳, 女性. 36歳妊娠時に妊娠糖尿病を指摘された既往があり. 15年前に糖尿病, 3年前より糖尿病性腎症が指摘されていた. 呼吸苦を主訴に緊急搬送され入院となった. 入院時体重 42.3 kg（BMI 18.8 kg/m²）であったが，入院5日目には体重 38.9 kg（BMI 17.3 kg/m²）となった. 入院時生化学検査結果は，Alb 2.3 g/dL, BUN 38 mg/dL, Cre 1.9 mg/dL, Bs 98 mg/dL, HbA1c 6.2%, Na 123mEq/dL, CTR 58%, SPO₂ 91%であった. この患者に対する栄養アセスメント・栄養管理計画として正しい組み合わせはどれか.
イ）入院後の体重減少は入院中の食事摂取量の不足である.
ロ）入院時生化学検査結果からは栄養状態の評価は困難である.
ハ）エネルギー必要量は 1,500 kcal を目標とし，充足することが重要である.
ニ）カリウム，リンの摂取量制限を食事開始とともに実施することが重要である.
ホ）食塩 3 g/日，たんぱく質 0.5 g/kg 標準体重/日と厳しい制限がもっとも重要である.
(1) イ，ロ
(2) ロ，ハ
(3) ハ，ニ
(4) ニ，ホ
(5) ホ，イ

17 内分泌疾患

　我々の体内では，種々の作用をもつ物質がうまく調和して全身の臓器に作用し，人間の生命を維持し，生体の恒常性や正常な代謝機能を保っている．これらの，正常な機能を保つのに必要な体の機構が内分泌である．内分泌作用を示す生理活性物質をホルモンと呼び，細胞間の情報交換や連携が行われている．ホルモンの生成と分泌に関与する臓器を内分泌臓器と呼び，脳視床下部，脳下垂体，甲状腺，副甲状腺，膵臓，肝臓，腎臓，副腎，卵巣，精巣などがある．

　内分泌疾患とは，ホルモンを生成する内分泌臓器の障害により，ホルモン分泌の異常が生じた状態，またはそのホルモンが作用する対象の臓器異常（ホルモン受容体やホルモン情報伝達の障害）により，ホルモン作用異常が生じた状態である．

A 甲状腺機能亢進症・低下症 ————————————

❶ 疾患の概要

定義 ✚
1) 甲状腺機能亢進症 hyperthyroidism

　遺伝やストレス，免疫機能の異常などにより内分泌腺の一つである甲状腺から放出される甲状腺ホルモンの合成や分泌が増加することで，全身の代謝や各臓器の機能が亢進して，さまざまな症状が現れる疾患である．甲状腺ホルモンの過剰による病態を甲状腺中毒症といい，①甲状腺ホルモンの合成や分泌が増加した甲状腺機能亢進症と，②甲状腺の破壊によるホルモンの漏出の，主な二つの原因によって発症する．①には，甲状腺機能亢進症の代表として**バセドウ病**がある．バセドウ病は自己免疫疾患の一つであり，甲状腺機能亢進症の 90％ ほどを占め，20〜30 歳代の女性に好発する．また，甲状腺ホルモン産生腫瘍であるプランマー病がある．②には，無痛症・急性・亜急性甲状腺炎などがある．

2) 甲状腺機能低下症 hypothyroidism

　甲状腺ホルモンの産生・分泌低下により，甲状腺ホルモンの作用が不十分なために生じる病態である．甲状腺自体に障害がある原発性（甲状腺性），**甲状腺刺激ホルモン** thyroid stimulating hormone（TSH）分泌が減少する二次性（下垂体性），**甲状腺刺激ホルモン放出ホルモン** thyrotropin releasing hormone（TRH）の減少により下垂体から TSH が減少して生じる三次性，ホルモン分泌量は正常にもかかわらず，受容体の異常により作用の低下が生じるホルモン不応性に分類される．もっとも頻度の高い甲状腺機能低下症の病因は慢性甲状腺炎（橋本病）であり，自己免疫疾患であり原発性である．甲状腺機能低下症の 90〜95％ ほどは原発性が占め，女性に多い．二次性の場合は，腫瘍などにより TSH，TRH の産生・分泌が低下している．先天性甲状腺機能低下症は**クレチン症**と呼ばれ，成長・発育不良，精神遅滞などが認められるので，早

A. 甲状腺機能亢進症・低下症　255

めの治療が望ましい.

症状✚

1）　甲状腺機能亢進症

　甲状腺ホルモンは，基本的に代謝を亢進するホルモンであり，物質の合成だけではなく分解も促進するホルモンであるため，全身の新陳代謝の過程を刺激し促進する作用がある．そのため，体温の上昇や発汗過多，また食欲亢進にもかかわらずエネルギー基礎代謝亢進による体重減少などが生じる．心機能の亢進作用により頻脈や動悸，心房細動（高齢者に多い），低カリウム血症を伴う周期性四肢麻痺などを認める．さらに甲状腺ホルモンは消化管や精神の活動の作用もあり，腹痛や下痢，不眠などの症状が現れる．その他，過少月経・無月経，手指振戦，温かく湿った皮膚，高拍出性心不全などがみられる．

　バセドウ病ではびまん性甲状腺腫，眼球突出，眼球開大が特徴である．バセドウ病では糖の腸管吸収が促進されるため，食後血糖値の急激な上昇を認めることが多い．脂質は合成と分解が亢進するが，相対的に分解が亢進するため血清総コレステロールの低下，たんぱく質は分解作用が亢進するためクレアチニンの低下，骨の代謝亢進によりアルカリホスファターゼの上昇などが高頻度に認められる．

2）　甲状腺機能低下症

　ホルモンの低下によりエネルギー代謝が低下し，体温や耐寒性の低下，浮腫，肥満などを認める．また，徐脈，便秘，疲労感，無気力，記憶力・精神活動の低下などの症状が現れる．脱毛や嗄声などを認めることも多い．橋本病ではびまん性甲状腺腫がみられる．

　バセドウ病，甲状腺機能低下症，慢性甲状腺炎（橋本病）の診療ガイドラインを**表17-1〜17-3**に示す．

治療✚

1）　甲状腺機能亢進症

　根治療法としては，甲状腺ホルモンの合成を阻害させる抗甲状腺薬が主体であり，チアマゾールやプロピルチオウラシルを投与する．ヨウ化カリウムを短期間併用することもある．また放射線療法（アイソトープ治療）や手術による甲状腺摘除などが用いられることがある．アイソトープ治療の前に，甲状腺での放射性ヨウ素の摂取を高めるため2週間ほどのヨウ素の制限が必要である．

　対処療法としては，代謝亢進に対するβ遮断薬の投与があるが，喘息などで投与不可能な場合はカルシウム拮抗薬を投与する．ステロイド投与により甲状腺ホルモンを低下させることもある．喫煙はバセドウ病と甲状腺眼症の進展に悪影響を及ぼすことから，禁煙が必要となる．周期性四肢麻痺の場合は，炭水化物の多量摂取やアルコール多飲を控える必要がある．

2）　甲状腺機能低下症

　根治療法としては，とくにない．

　対処療法としては，甲状腺ホルモンの補充療法を行う．ヨウ素過剰摂取により甲状腺ホルモンの産生量が低下するため，ヨウ素過剰摂取やポビドンヨードうがい薬の使用を避ける必要がある．

表 17-1 バセドウ病の診断ガイドライン

> a) 臨床所見
> 1. 頻脈，体重減少，手指振戦，発汗増加等の甲状腺中毒症所見
> 2. びまん性甲状腺腫大
> 3. 眼球突出または特有の眼症状
>
> b) 検査所見
> 1. 遊離 T_4，遊離 T_3 のいずれか一方または両方高値
> 2. TSH 低値(0.1 μU/mL 以下)
> 3. 抗 TSH 受容体抗体(TRAb)陽性，または甲状腺刺激抗体(TSAb)陽性
> 4. 典型例では放射性ヨウ素(またはテクネシウム)甲状腺摂取率高値，シンチグラフィでびまん性
>
> 　1) バセドウ病
> 　　a)の 1 つ以上に加えて，b)の 4 つを有するもの
> 　2) 確からしいバセドウ病
> 　　a)の 1 つ以上に加えて，b)の 1，2，3 を有するもの
> 　3) バセドウ病の疑い
> 　　a)の 1 つ以上に加えて，b)の 1 と 2 を有し，遊離 T_4，遊離 T_3 高値が 3 ヵ月以上続くもの
>
> 【付記】
> 1　コレステロール低値，アルカリホスファターゼ高値を示すことが多い.
> 2　遊離 T_4 正常で遊離 T_3 のみが高値の場合が稀にある.
> 3　眼症状があり TRAb または TSAb 陽性であるが，遊離 T_4 および TSH が基準範囲内の例は euthyroid Graves' disease または euthyroid ophthalmopathy といわれる.
> 4　高齢者の場合，臨床症状が乏しく，甲状腺腫が明らかでないことが多いので注意をする.
> 5　小児では学力低下，身長促進，落ち着きの無さ等を認める.
> 6　遊離 T_3(pg/mL)/遊離 T_4(ng/dL)比の高値は無痛性甲状腺炎の除外に参考となる.
> 7　甲状腺血流増加・尿中ヨウ素の低下が無痛性甲状腺炎との鑑別に有用である.

［日本甲状腺学会：甲状腺疾患診断ガイドライン 2021〈https://www.japanthyroid.jp/doctor/guideline/japanese.html#basedou〉(最終アクセス：2025 年 1 月)より許諾を得て転載］

❷ 栄養アセスメント

1) 甲状腺機能亢進症

身体計測➕
　　エネルギー代謝の変化を生じるため体重，BMI，体重変化，上腕筋囲長，上腕三頭筋皮下脂肪厚，肩甲骨筋下部皮下脂肪厚など身体状況を観察する．間接熱量計による安静時エネルギー消費量を測定する．

臨床検査➕
　　甲状腺ホルモン FT(free thyroxine)$_4$，FT_3 高値，TSH 低値，抗 TSH 受容体抗体(TRAb)陽性，または甲状腺刺激抗体(TSAb)陽性，放射性ヨウ素(またはテクネシウム)甲状腺摂取率高値，シンチグラフィでのびまん性の評価．

臨床診査➕
　　体重減少，頻脈，手指振戦，発汗増加などの甲状腺中毒症所見，眼球突出または特有の眼症状．

食生活状況調査➕
　　エネルギー，たんぱく質，炭水化物エネルギー比率，エネルギー代謝に関与するビタミン(B_1，B_2，ナイアシン)，ヨウ素，カルシウム，ヨード，アルコール，水分などの摂取量を把握する．

A. 甲状腺機能亢進症・低下症　257

表 17-2　甲状腺機能低下症の診断ガイドライン

【原発性甲状腺機能低下症】
a）臨床所見
　　無気力，易疲労感，眼瞼浮腫，寒がり，体重増加，動作緩慢，嗜眠，記憶力低下，便秘，嗄声等いずれかの症状
b）検査所見
　　遊離 T_4 低値（参考として遊離 T_3 低値）および TSH 高値
原発性甲状腺機能低下症
a）および b）を有するもの

【付記】
1　慢性甲状腺炎（橋本病）が原因の場合，抗 TPO 抗体または抗サイログロブリン抗体陽性となる．
2　阻害型抗 TSH-R 抗体により本症が発生することがある．
3　コレステロール高値，クレアチンキナーゼ高値を示すことが多い．
4　出産後やヨウ素摂取過多などの場合は一過性甲状腺機能低下症の可能性が高い．
5　小児では成長障害や甲状腺腫を認める．

【中枢性甲状腺機能低下症】
a）臨床所見
　　無気力，易疲労感，眼瞼浮腫，寒がり，体重増加，動作緩慢，嗜眠，記憶力低下，便秘，嗄声等いずれかの症状
b）検査所見
　　遊離 T_4 低値で TSH が低値〜基準範囲内

中枢性甲状腺機能低下症
a）および b）を有するもの

除外規定
甲状腺中毒症の回復期，重症疾患合併例，TSH を低下させる薬剤の服用例を除く．

【付記】
1　特に中枢性甲状腺機能低下症の診断では下垂体ホルモン分泌刺激試験や画像検査が必要なので，専門医への紹介が望ましい．
2　視床下部性甲状腺機能低下症の一部では TSH 値が 10 μU/mL 位まで逆に高値を示すことがある．
3　重症消耗性疾患にともなう Nonthyroidal illness（低 T_3 症候群）で，遊離 T_3，さらに遊離 T_4，さらに重症では TSH も低値となり鑑別を要する．

［日本甲状腺学会：甲状腺疾患診断ガイドライン 2021〈https://www.japanthyroid.jp/doctor/guideline/japanese.html#teika〉（最終アクセス：2025 年 1 月）より許諾を得て転載］

2）甲状腺機能低下症

身体計測✚
　　エネルギー消費量が低下するため体重，BMI，体重変化，上腕筋囲長，上腕三頭筋皮下脂肪厚，肩甲骨筋下部皮下脂肪厚など身体状況を観察する．間接熱量計による安静時エネルギー消費量を測定する．

臨床検査✚
　　原発生甲状腺機能低下症の場合，FT_4 低値，TSF 高値，コレステロール高値，クレアチニンキナーゼ高値の確認．

臨床診査✚
　　体重増加，徐脈，無気力，易疲労感，動作緩慢，眼瞼浮腫，寒がり，記憶力低下，便秘，皮膚乾燥，嗄声．

食生活状況調査✚
　　エネルギー，たんぱく質，飽和脂肪酸，コレステロール，エネルギー代謝に関与するビタミン（B_1・B_2，ナイアシン），カルシウム，ヨード，水分，食物繊維などの摂取量を把握する．

表 17-3 慢性甲状腺炎（橋本病）の診断ガイドライン

a）臨床所見
1．びまん性甲状腺腫大（萎縮の場合もある）
　　但しバセドウ病など他の原因が認められないもの

b）検査所見
1．抗甲状腺ペルオキシダーゼ抗体（抗 TPO 抗体）陽性
2．抗サイログロブリン抗体陽性
3．細胞診でリンパ球浸潤を認める

1）慢性甲状腺炎（橋本病）
　　a）および b）の 1 つ以上を有するもの

【付記】
1　阻害型抗 TSH-R 抗体などにより萎縮性になることがある．
2　他の原因が認められない原発性甲状腺機能低下症は慢性甲状腺炎（橋本病）の疑いとする．
3　甲状腺機能異常も甲状腺腫大も認めないが抗 TPO 抗体または抗リイログロブリン抗体陽性の場合は慢性甲状腺炎（橋本病）の疑いとする．
4　自己抗体陽性の甲状腺腫瘍は慢性甲状腺炎（橋本病）の疑いと腫瘍の合併と考える．
5　甲状腺超音波検査で内部エコー低下や不均質を認めるものは慢性甲状腺炎（橋本病）の可能性が強い．

［日本甲状腺学会：甲状腺疾患診断ガイドライン 2021〈https://www.japanthyroid.jp/doctor/guideline/japanese.html#mansei〉（最終アクセス：2025 年 1 月）より許諾を得て転載］

③ 栄養ケア

栄養ケアの意義と原則✚

1）甲状腺機能亢進症

　生体内で異化が亢進していることから，失われるエネルギーを補充し，体重減少，体たんぱく質破壊，低栄養状態を予防することが重要である．通常よりも多くのエネルギーやたんぱく質を必要とする．

2）甲状腺機能低下症

　治療はホルモン補充療法が主体であるが，エネルギー代謝が低下するため，肥満の予防を目的としたエネルギー摂取量の制限が必要となる．1 日の摂取量の把握に加え，食事回数や内容，1 食の摂取量，摂取時間などを確認し，適切な栄養補給を実施することが重要である．

栄養ケアの実際✚

1）甲状腺機能亢進症

① 代謝亢進期では，エネルギー代謝が亢進している状態のため，エネルギーは 35～40 kcal/kg/日とし，体重の変化により調整する．たんぱく質は 1.2～1.5 g/kg/日とする．

② エネルギー代謝補酵素のビタミン B_1，B_2，ナイアシンについては，『日本人の食事摂取基準（2025 年版）』の 1,000 kcal あたりの推奨量以上を確保するようにする．ヨウ素は甲状腺ホルモンが生成される際に必要なミネラルであり，ヨウ素を多く含む海藻類の摂取を控える．カルシウムの尿中排出が増加するため 600～1,000 mg/日を確保する．発汗多量のため水分を十分に補給する．蠕動運動が亢進し軟便や下痢を発症しやすいため，消化のよい食事とし，水分や電解質の不足に注意する．交感神経を刺激するアルコールやカフェイン，香辛料は控える．

③ 体重回復期では，ヨード制限以外の栄養素の補強や制限は緩和していく．

A. 甲状腺機能亢進症・低下症　259

表 17-4　甲状腺機能亢進症と甲状腺機能低下症の比較

	甲状腺機能亢進症	甲状腺機能低下症
原因 (主な疾患)	甲状腺ホルモンの上昇 (バセドウ病)	甲状腺ホルモンの欠乏，または無反応 (橋本病，クレチン症)
症状	心房細動，動悸，頻脈，発汗過多， 体重減少，下痢	易疲労感，精神活動の低下，心不全， 食欲低下，便秘，寒がり
基礎代謝	増加	低下
体重	低下	増加
血清 T₃，T₄	高値	低値
血清 TSH	低値	高値
血中コレステロール値	低下	増加
食事療法	エネルギー　35～40 kcal/kg 標準体重/日 たんぱく質　1.2～1.5 g/kg 標準体重/日 脂質エネルギー比率　20～25% 炭水化物エネルギー比率　50～60% ビタミン(目安量レベルを確保) ミネラル(カルシウムは 600～1,000 mg/日) ヨウ素制限(0.3 mg/日以下) 水分補給	エネルギー　25～30 kcal/kg 標準体重/日 たんぱく質　1.0～1.2 g/kg 標準体重/日 脂質エネルギー比率　20～25% 炭水化物エネルギー比率　50～60% ビタミン(目安量レベルを確保) ミネラル(目安量レベルを確保) ヨウ素欠乏(日本人には少ない)のためヨウ素含有量 の多い食品摂取 食物繊維　20～25 g/日

2)　甲状腺機能低下症

① 一般的な目安としては，エネルギーは 25～30 kcal/kg 標準体重/日とし，体重の変化により調整する．たんぱく質は 1.0～1.2 g/kg 標準体重/日とする．

② 便秘や高コレステロール血症を予防するため，食物繊維を十分に摂取する．浮腫がある場合は，食塩や水分制限を行う．高コレステロール血症の場合は，脂質異常症の栄養食事療法に準じる．食欲が低下するため，嗜好に合わせた食事内容とする．ヨウ素の多い食品を摂取するが，過剰摂取により甲状腺機能が低下することがあるので，『日本人の食事摂取基準(2025 年版)』に準じて，上限量は 3,000 μg/日以下とする．

表 17-4 に甲状腺機能亢進症と甲状腺機能低下症の概要を示した．

❹ モニタリングと再評価

1)　甲状腺機能亢進症

体重増減の有無(期間や増減率)，上腕筋囲長，上腕三頭筋皮下脂肪厚，肩甲骨筋下部皮下脂肪厚，体組成，臨床検査(TC，TG，遊離脂肪酸，Alb，血糖，ALP)，心電図，甲状腺ホルモン検査，食生活状況調査による摂取エネルギーと栄養バランス，ヨウ素を多く含む食品の摂取状況，間接熱量計による安静時エネルギー消費量，下痢の有無や排泄回数，脈拍など．

2)　甲状腺機能低下症

甲状腺機能亢進症に準ずる．

B クッシング病・症候群

❶ 疾患の概要

定義➕

クッシング症候群 Cushing's syndrome は，内分泌腺のひとつである副腎から，副腎皮質ステロイドホルモンであるコルチゾールが慢性的に過剰に分泌されることにより起こる病態である．病因としては副腎や下垂体，肺の腫瘍が主体であり，40〜50歳代の女性に多い．

クッシング病 Cushing's disease は，下垂体から**副腎皮質刺激ホルモン** adrenocorticotropic hormone（**ACTH**）が過剰に分泌されてコルチゾールが過剰産生される病態である．

症状➕

特異的症状としては，満月様顔貌（ムーンフェイス），中心性肥満または水牛様脂肪沈着，たんぱく質異化亢進による筋萎縮と筋力低下，皮膚の菲薄化および皮下溢血，小児における肥満を伴った成長遅延など．

非特異的症状としては，高血圧，月経異常，痤瘡（にきび），多毛，浮腫，耐糖能異常，骨粗鬆症，色素沈着，精神異常など．

治療➕

腫瘍によるものであれば外科的治療にて腫瘍を摘出することが第一選択となるが，摘出できないときは薬物療法を行う．術後に不足したホルモンの補充療法が必要になることもある．下垂体腺腫の摘出が困難な場合は，放射線療法を行う．

❷ 栄養アセスメント

身体計測➕

BMI，体重変化，上腕筋囲長，上腕三頭筋皮下脂肪厚，上腕筋面積などによる体組成を評価する．

臨床検査➕

糖代謝関連指標，脂質代謝関連指標，血中ナトリウム高値，カリウム低値，Tリンパ球低値の確認をする．

臨床診査➕

満月様顔貌，中心性肥満，筋力低下，浮腫，高血圧，耐糖能異常，骨粗鬆症などの有無を評価する．薬剤の服用についても調査する．

食生活状況 調査➕

エネルギー，たんぱく質，カルシウム，ナトリウム，カリウム，リン，エネルギー代謝に関与するビタミン（B₁，B₂，ナイアシン），ビタミンD，ビタミンK，水分，食物繊維などの摂取量を把握する．また各合併症に特化した項目について評価する．

❸ 栄養ケア

栄養ケアの 意義と原則➕

外科的治療が主体であるが，病態生理では肥満，耐糖能異常，高血圧，脂質異常症，たんぱく質異化亢進，低たんぱく質血症，骨粗鬆症など栄養代謝に関連する．合併する疾患の発症および重症化を予防する栄養管理が重要である．

栄養ケアの実際　合併症の疾患に対して，それぞれの栄養食事療法を行う．耐糖能異常に対しては糖尿病の栄養食事療法を基本とし，高血圧を合併している場合には食塩6g/日未満とし，高コレステロール血症の場合には脂質摂取を総エネルギーの25%以下，コレステロール300 mg/日以下とする．骨格筋量の低下や骨粗鬆症の場合は良質なたんぱく質，カルシウム，ビタミンD，ビタミンK，ビタミンCなどを十分に摂取する．

④ モニタリングと再評価

体重増減の有無（期間や増減率），臨床検査，合併する疾患の臨床指標の変化を評価する．

練習問題

 内分泌疾患の栄養管理に関する記述である．最も適切なのはどれか，1つ選べ．
(1) 甲状腺機能亢進症では，エネルギーの摂取量を制限する．
(2) 甲状腺機能亢進症では，水分を前日の尿量と同量とする．
(3) 甲状腺機能低下症では，ヨウ素を制限する．
(4) バセドウ病では，コレステロールの摂取量を制限する．
(5) クッシング症候群では，食塩を制限する．

 25歳，女性，甲状腺機能亢進症である．身長158 cm，体重50 kg．この患者の栄養管理に関する記述である．最も適当なのはどれか，1つ選べ．
(1) エネルギーは，1,500 kcal/日とする．
(2) たんぱく質は，50 g/日とする．
(3) 水分の補給は，1,000 mL/日以下とする．
(4) カルシウムは，650〜1,000 mg/日とする．
(5) ヨウ素は，3,500 μg/日以上とする．

18 神経疾患

神経疾患のうち頻度の高い認知症とパーキンソン病を取り上げる．いずれも，摂食・嚥下障害と栄養障害のリスクが高く，栄養ケアに共通点が多い．摂食・嚥下障害に対して，食形態の調整にとどまらず，食環境の整備や食生活歴の考慮など幅広い栄養ケアが求められる．

A 認知症

❶ 疾患の概要

定義＋
　　認知症 dementia とは，通常，慢性あるいは進行性の脳疾患によって生じ，記憶，思考，見当識，理解，学習，言語，判断など多数の高次機能の障害からなる症候群であり，アルツハイマー型認知症，血管性認知症，レビー小体型認知症，前頭側頭型認知症などがある．

症状＋
　　認知機能の障害である「**中核症状**」と，中核症状に付随して起こる「**行動・心理症状** behavioral and psychological symptoms of dementia（**BPSD**）」がある．中核症状には，記憶障害，見当識障害，遂行機能障害，失行，失認，失語があり，BPSD には，焦燥性興奮，攻撃性，脱抑制などの行動面の症状と，不安，うつ，幻覚・妄想をはじめとする心理症状がある．

治療＋
　　認知機能の改善と QOL 向上を目的として，薬物療法と非薬物療法を組み合わせて行う．BPSD には非薬物療法を薬物療法より優先的に行う．

❷ 栄養アセスメント

　　低栄養と過栄養の両面の可能性を考慮して，栄養アセスメントを実施する．高血圧，糖尿病，脂質異常症，肥満などの生活習慣病は認知機能障害の進行を修飾する可能性が指摘されているため，それらに関する指標も評価する．摂食・嚥下機能や食生活の状況調査（食形態，食事量，食に関する問題）はとくに重要である．

❸ 栄養ケア

栄養ケアの意義と原則＋
① 認知症症状に伴う摂食・嚥下障害に対して，**食環境と食形態の調整が必要である**．
② 食事量減少により栄養障害やサルコペニアが生じる**➡定期的な栄養アセスメント（栄養評価）と適切な食事量摂取支援，栄養補助食品の補給や経管栄養法の実施を検討する**．
③ 薬剤の副作用や活動量低下により便秘を生じやすく，食欲低下や認知症症状の増

B. パーキンソン病・症候群　263

表 18-1 食に関する問題の原因と対応

食に関する問題	考えられる原因	対応方法の例
食事の開始まで		
・食べ始めない ・開口しない ・食物をもてあそぶ ・食器を並べ替える ・吐き出す	・食物を認識できない(失認) ・食具の使い方がわからない(失行) ・開口できない(失行) ・食卓の多数の食品や食器(混乱) ・食欲の低下(抑うつ,アパシー) ・食物の好みを伝えられない(失語) ・食物に異物や虫が混入しているようにみえる(妄想・幻覚) ・食器やテーブルクロスの柄が気になる(錯視) ・口腔内の汚れや義歯の不具合	・五感の活用 ・好物の活用 ・なじみの食具の活用 ・食卓環境の整備,配膳方法 ・食欲低下の原因への対応 ・食習慣,嗜好の再調査 ・盛り付け直し ・無地の食器やテーブルクロス ・口腔ケア
食事中		
・むせる ・食べこぼす ・手づかみ食べ ・口に食物をため込む ・誤嚥がある	・適切な一口量がわからない(失行) ・口と食具の位置関係が把握できない(視空間認知障害) ・食具の使い方がわからない(失行) ・摂食・嚥下障害	・小さいスプーンの利用 ・摂食介助 ・姿勢と食形態の調整
・食事に集中できない ・食事以外のことに興味を示す ・目を閉じる	・物音や人の動きが気になる(注意障害) ・何をしているのかわからなくなる(エピソード記憶障害) ・覚醒不良,開眼維持困難	・過剰な刺激の調整 ・覚醒状態に合わせた摂食
その他		
・早食べ,過食 ・目についた食物を食べてしまう(盗食) ・食物以外のものを食べる(異食) ・同じ食物を同じ時間に食べる ・食べたことを忘れる ・甘いものや濃い味付けを好む	・脱抑制 ・常同行動 ・記憶障害 ・味覚や嗅覚の低下	・小皿に分けて提供 ・食物や口に入れそうなものを,手の届く場所に置かない

悪につながる➡**規則正しい食生活,水溶性食物繊維の摂取に注意する.**

栄養ケアの実際✚　　食に関する問題に対しては,狭義の摂食・嚥下障害への対応だけでなく,摂食開始困難や食べ方の困難という先行期の障害に対するケアが重要となる(**表 18-1**).

❹ モニタリングと再評価

認知症の進行に伴って症状や食に関する問題が変化するため,定期的なモニタリングが重要である.臥床生活となった患者では,胃瘻造設により経口摂取機能が改善する見込みがあるかどうかの判断が必要である.

B パーキンソン病・症候群

❶ 疾患の概要

定義✚　　**パーキンソン病** Parkinson's disease は,中脳黒質のドーパミン神経細胞の変性を認め,線条体ドーパミンが低下するために起こる進行性疾患である.**パーキンソン症候群** Parkinson's syndrome とは,パーキンソン病類似の症状を呈する症候群をいい,大脳皮質基底核変性症や薬剤性パーキンソニズムなどがある.

症状 ✚

　4大症状として，①**安静時振戦**，②**筋強剛（固縮）**，③**無動・寡動**，④**姿勢反射障害**が特徴であるが，近年は運動症状だけではなく，自律神経症状（便秘，排尿障害，起立性低血圧，発汗）や精神症状（抑うつ，認知症）などの非運動症状も注目されている．重症度の判定には，ホーン・ヤール Hoehn & Yahr の重症度分類や生活機能障害度が用いられる．

治療 ✚

　対症療法として，薬物療法と手術療法がある．薬物療法における基本薬として，ドーパミンの前駆物質である L-ドパと，ドーパミン受容体に結合してドーパミン様作用を示すドーパミンアゴニストが用いられる．

　栄養食事療法は，他の治療法と同様に病期の進行を止めることはできないが，症状を緩和したり機能低下を補ったりすることで，QOL や予後向上に貢献する．

❷ 栄養アセスメント

　症状の悪化に伴う急激な体重減少や，治療の長期化による低栄養の進行がみられることがある．身体計測および，血液生化学検査（たんぱく質，脂質），摂食・嚥下機能や食事摂取量，食形態などの食事に関する項目，さらに排便や悪心，嘔吐などの消化器症状をアセスメントする．

❸ 栄養ケア

栄養ケアの意義と原則 ✚

① 摂食・嚥下障害が現れ，パーキンソン病の死因でもっとも多い肺炎のうちの誤嚥性肺炎の原因となる ➡ **摂食・嚥下機能の評価と食形態の調整を行う**．
② 摂食・嚥下障害や精神症状から栄養障害をきたす ➡ **定期的な栄養アセスメントと適切なエネルギー，たんぱく質の摂取を行う**．
③ 自律神経症状として便秘が起こる ➡ **規則正しい食生活，水分，水溶性食物繊維，乳酸菌の摂取を行う**．

栄養ケアの実際 ✚

1）摂食・嚥下障害への対応

　嚥下障害は，嚥下相全体で起こりうる．先行期では，上肢の運動障害により食具や食器をうまく扱えないだけでなく，うつ病や認知症による摂食障害もある．準備期や口腔期では，咀嚼や舌の運動障害があるため，食形態の調整が重要となる．咽頭期では嚥下反射が低下し，咽頭運動減弱による咽頭貯留が起きるため，頭位，姿勢の矯正が重要である．食道期では上部食道括約筋の機能不全が起きる．また，嚥下障害は，L-ドパの効果発現時間に改善し，効果消失時間に悪化するため，服薬時間を調整するなどして，効果発現時に食事を摂れるようにする．

2）たんぱく質再配分療法

　パーキンソン病でみられる運動症状の日内変動に，L-ドパの吸収障害が関与するとされる．吸収を妨げる要因として，胃酸濃度の低下や胃排出時間の延長などとともに，高たんぱく質食があげられる．日中の摂取たんぱく質を制限することで，活動時における L-ドパの効果発現を期待するのが，たんぱく質再配分療法である．ただし，夕食以後にたんぱく質を十分に摂取して 1 日の総たんぱく質摂取量は確保することで，低栄養を予防する．

④ モニタリングと再評価

栄養状態と摂食・嚥下機能を経時的に評価する．病期の進行やL-ドパ長期服用の副作用であるウエアリング・オフ現象により，患者の症状が変化することに留意する．嚥下障害が悪化し，服薬困難や食事摂取量減少による低栄養がみられるときには，経管栄養や胃瘻造設を考慮する．

練習問題

 1 認知症の栄養管理に関する記述である．正しいのはどれか．
(1) たんぱく質を制限する．
(2) 食物繊維を制限する．
(3) 水分を制限する．
(4) 嚥下能力を確認する．
(5) スタチン使用時は，ビタミンKを制限する．

2 パーキンソン病に関する記述である．誤っているのはどれか．
(1) ADL（日常生活動作）は低下する．
(2) 重症度の判定に，Hoehn & Yahr の重症度分類が用いられる．
(3) 摂食・嚥下障害により誤嚥性肺炎のリスクが高まる．
(4) 経腸栄養法は適用されない．
(5) L-ドパの作用の現れかたと摂取たんぱく質量に関連がある．

19 摂食障害

　摂食障害とは，食行動異常を呈する疾患の総称で「神経性やせ症」や「神経性過食症」，「むちゃ食い障害」に代表される．1980（昭和55）年に初めて米国精神医学会の疾患と分類の手引き（DSM-3）に摂食障害の概念が示され，2014（平成26）年DSM-5の分類に合わせて日本語病名が統一された．摂食障害は，多要因が関係していると考えられているが，成因は明らかではない．ときに命を脅かすほどの内科的および心理的な問題を伴うため注意が必要である．摂食障害の精神病理には病型にかかわらず，共通する特徴があり，疾患の本態は食欲の多寡ではなく，体型・体重に対する認知の偏りであると考えられている．

　摂食障害の診断基準の要約を**表19-1**に示す．完全に診断基準を満たさない場合も多く，その場合でも本人や家族が生活に支障を感じるのであれば治療が必要となる．摂食障害の身体症状・合併症を**図19-1**に示す．

A 神経性やせ症 anorexia nervosa（AN）

❶ 疾患の概要

定義✚

　明らかな低体重に肥満恐怖などがあればANと診断され，さらに①**摂食制限型 restricting type**（食事制限が中心），②**むちゃ食い・排出型 binge eating/purging type**［むちゃ食いや嘔吐，下剤（緩下薬）・利尿薬・やせ薬の乱用などの代償行動を伴う］の二つのタイプに分類される．ANの約95％は女性である．2013（平成25）年厚生労働省「摂食障害の疫学調査」によると中学2〜3年生から患者数が急増し，女

表 19-1 摂食障害の診断基準の要約

神経性やせ症	
神経性やせ症　摂食制限型 （むちゃ食い，排出行動がない）	神経性やせ症　むちゃ食い・排出型 （むちゃ食い，排出行動がある）
・低体重がある ・体重増加に強い恐怖がある，体重増加を妨げる行動が持続している ・体重や体型の感じ方の障害がある，自己評価に体重や体型が過剰に影響する， 　低体重の重篤さの認識が欠如している	
神経性過食症	
・むちゃ食いの繰り返し ・体重増加を防ぐための不適切な代償行動の繰り返し ・むちゃ食い，排出行動が平均週1回以上ある ・自己評価に対する体重や体型の過剰な影響	
むちゃ食い症	
・苦痛と感じるむちゃ食いの繰り返し ・むちゃ食いが平均して週1回以上ある ・不適切な代償行動がない	

［東京大学医学部附属病院心療内科　摂食障害ハンドブック作成ワーキンググループ：摂食障害ハンドブック，第1版，p.6，東京大学医学部附属病院心療内科，2016より作成］

A. 神経性やせ症　267

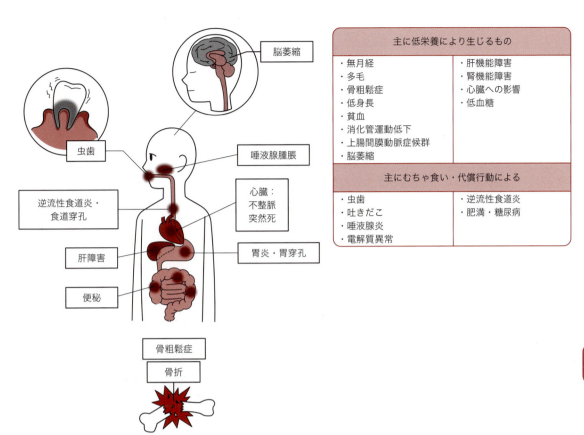

図 19-1　身体的合併症

［東京大学医学部附属病院心療内科　摂食障害ハンドブック作成ワーキンググループ：摂食障害ハンドブック, 第1版, p.10-12, 東京大学医学部附属病院心療内科, 2016 より作成］

子高校生では, 有病率は 0.17～0.56％で米国と同等であった. 男子高校生の有病率は 0.08％である. 患者の受診率は低く, 入院治療経験者の死亡率は 6.0％と報告されており精神疾患のなかで最も高い.

症状　中心的な症状として, **食事摂取の問題**(拒食やむちゃ食い), **代償行動**(過活動, 下剤や利尿薬の不適切な使用), **ボディイメージの障害**(自分が異常にやせていることを認識できない, 自分の特定部位をみて太っていると思い込んでしまう), **肥満恐怖**(体重が増えると怖い, 体重を増やすことを嫌がる)といったものがある. 拒食からむちゃ食いになるものや, 拒食とむちゃ食いを繰り返す場合もある. むちゃ食いや嘔吐がある場合には, 唾液腺が腫脹し, 手に吐きだこがみられ, 歯の表面が胃酸で溶けたりすることもある.

治療　むちゃ食いや嘔吐では, はじめから完全にゼロを目指すのは非常に難しく, 少しずつ頻度を減らし, 少しずつ目標を伸ばしていくのが成功の鍵となる.
　AN 患者の治療目標は, ①栄養状態の回復と栄養リハビリテーションに対する患者の理解と協力を促すこと, ②患者に摂食障害に関連する行動を理解させること, ③人間関係や社会的機能を改善すること, ④摂食障害行為を継続させている精神病理学的

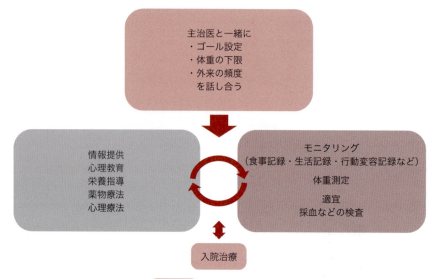

図 19-2 外来治療の概要

[東京大学医学部附属病院心療内科 摂食障害ハンドブック作成ワーキンググループ：摂食障害ハンドブック，第 1 版，p.15，東京大学医学部附属病院心療内科，2016 より許諾を得て転載]

コラム 摂食障害に対する認知行動療法「CBT-E」

　1970 年代後半にイギリスの Fairburn CG 博士らのチームが開発した摂食障害の新しい治療法．欧米ではすでに BN や BED に対して，治療効果が確認され，有効な治療として用いられており，英国の NICE ガイドライン 2004 をはじめ，主要な治療法の一つとして推奨されてきた．わが国では，2018 年 4 月から BN に対する認知行動療法が保険収載された．CBT-E の基本形は成人を対象とした個人の外来治療である．マニュアル化された明確な構造をもち，期間限定の治療となる．算定に必要となる「CBT-E 簡易マニュアル」は，CBT-E の中でも精神病理にのみ焦点をあてて対処する「焦点版」と 20 セッション版が該当する．

および心理学的葛藤に対処することである．
　家族やケア提供者の摂食障害に対する理解と協力があると治療を進めやすくなるため，家族への説明や支援も行われる．治療は通常は外来で行うが，外来治療では体重の回復が難しい場合，著しい低体重や身体合併症がある場合，食事を全くとれない場合，精神的に不安定な場合などは入院で治療することがある．
　治療は基本的な栄養療法のほか，心理療法と薬物療法がある（**図 19-2**）．栄養療法は，必要に応じて栄養指導を行う．心理療法は，治療中に起こるさまざまな苦痛や困難に対して，心のケアを行いつつ，それらにどのように対処していけばよいか患者とともに考えサポートする．また，家族療法などの専門的な治療が行われることもある．
　近年，摂食障害患者に向けて開発された認知行動療法 enhanced cognitive behavior therapy（CBT-E）が注目されている．摂食障害に対して長期的な効果が証明されている薬はないが，心身の症状を和らげるため，薬物療法を行うこともある．そのほか，

A. 神経性やせ症　269

表19-2　摂食障害の疑いがある患者に実施されるべき診断検査項目

基本検査項目	摂食障害患者に認められる可能性のある異常所見とその原因
全血算	白血球減少，貧血，もしくは血小板減少
電解質，腎機能，および肝酵素を含む包括的検査	グルコース：↓栄養不良 ナトリウム：↓多飲もしくは下剤使用 カリウム：↓嘔吐，下剤・利尿剤使用，リフィーディングシンドローム 塩素：↓嘔吐，下剤使用 血中重炭酸塩：↑嘔吐　↓下剤使用 血中尿素窒素：↑脱水 クレアチニン：↑脱水，腎機能障害，筋萎縮 カルシウム：やや↓ 　摂取不良のため低下するが骨への蓄積は犠牲にするため軽度の低下 リン酸：↓栄養不良，リフィーディングシンドローム マグネシウム：↓栄養不良，下剤使用，リフィーディングシンドローム 総タンパク／アルブミン：↑低栄養の初期には，筋肉を犠牲にして増加　↓低栄養の持続の場合は低下 プレアルブミン：↓タンパク質・カロリー欠乏 アスパラギン酸アミノ基転移酵素(AST)，アラニンアミノ基転移酵素(ALT)：↑飢餓，リフィーディングシンドローム
心電図(ECG)	徐脈(低心拍数)，QTc 延長(> 0.45 秒)，その他の不整脈

［Academy for Eating Disorders（編），日本摂食障害学会（訳）：AED レポート 2016 第 3 版＜日本語版＞　摂食障害 医学的ケアのためのガイド，p.8，日本摂食障害学会，2016 より許諾を得て改変し転載］

表19-3　検討すべき追加検査項目

追加検査項目	摂食障害患者に認められる可能性のある異常所見
甲状腺刺激ホルモン(TSH)，遊離チロキシン(Free T4)，遊離トリヨードサイロニン(Free T3)	TSH：↓もしくは正常 Free T4：↓もしくは正常 Free T3：↓もしくは正常
膵酵素(アミラーゼおよびリパーゼ)	アミラーゼ：↑嘔吐，膵炎 リパーゼ：↓膵炎
性腺刺激ホルモン(LH および FSH)，性ステロイド(エストラジオールおよびテストステロン)	LH，FSH，エストラジオール(女性)，テストステロン(男性)の値：↓もしくは正常
赤血球沈降速度(ESR)	ESR：↓飢餓　もしくは↑炎症
二重エネルギー X 線吸収法(DEXA)	摂食障害者は低骨密度のリスクがある．ホルモン補充療法(女性の場合はエストロゲン／プロゲステロン：男性の場合はテストステロン)が低骨密度を改善するというエビデンスはない．栄養回復，体重回復，そして内因性ステロイドの生成を正常化することが，最適な治療である．

［Academy for Eating Disorders（編），日本摂食障害学会（訳）：AED レポート 2016 第 3 版＜日本語版＞　摂食障害 医学的ケアのためのガイド，p.8，日本摂食障害学会，2016 より許諾を得て改変し転載］

社会的資源を利用するなど，環境調整も治療経過に有効な場合がある．

❷ 栄養アセスメント

　摂食障害患者の評価のために推奨される臨床検査および他の診断検査項目，さらに各項目で摂食障害患者にしばしば認められる異常所見について**表 19-2**，**表 19-3** に示す．栄養療法開始時にはリフィーディングシンドロームの発症予防に十分に注意する．（☞第 12 章参照）

　患者の摂取エネルギーは，概して 1,000 kcal/ 日未満である．患者の申告だけで摂取エネルギーを正確に算定することは極めて困難である．食事調査によって得られた摂取エネルギーは総じて過大申告の場合が多く，体重を含む複数の栄養関連指標を用いて幅広く評価すべきである．エネルギー産生栄養素のうち患者は炭水化物を制限し

> 処方エネルギー(kcal/日)＝
>   推定必要エネルギー＋1週間で増加させたい体重(g)と同じエネルギー数
> ＜例＞必要エネルギーが1,600 kcalで，1週間で500 gの体重増加を計画する場合は，1,600＋500＝2,100 kcal/日

> 推定必要エネルギー(kcal/日)＝
>   基礎代謝量(kcal/日)×ストレス係数×活動係数

※ストレス係数　急性期のみ使用
※活動係数　　　ベッド上安静1.3 棟内フリー1.4, 院内フリー(外来時)1.5

図19-3 処方エネルギー

ている場合が多い．主食となる米飯やパン，麺類などを全く食べない患者はめずらしくなく，摂取エネルギー低下の要因となっている．このような患者へ炭水化物の摂取を促すとたんぱく質の割合を増加させる食事を提案してくる．炭水化物割合はエネルギーの40〜60％を目安に調整すべきである．

患者は，摂取エネルギーが低下しているだけでなく限られた食品を好み，偏食の長期化によりビタミン，ミネラルのバランスが崩れがちである．Hadiganらは1ヵ月間の食事調査により患者の50％がビタミンD，カルシウム，葉酸，ビタミンB_{12}，マグネシウム，銅，亜鉛の摂取量が必要量の基準を満たさなかったと報告している．患者の栄養管理では，限定された栄養素を充足させることよりも野菜料理でかさ増しするような食事から主食，主菜を毎食そろえ，エネルギー摂取につながる食品(主に穀類)を優先的に摂取することが重要である．

摂食障害患者治療プログラムのエネルギー処方は医師が決定する．必要エネルギーは，基礎代謝量にストレス係数と活動係数を乗じて決定する(**図19-3**)．患者は，慢性的なエネルギー不足による甲状腺ホルモンの減少により体格以上に基礎代謝率basal metabolic rate(BMR)が低いのが特徴である．栄養治療により患者のBMRは増加し正常となる．BMRは，実測がもっとも正確であるが，臨床の場では推定式を

 コラム 摂食障害患者の必要エネルギー

　2001年Scaifiらは，13〜30歳女性のAN患者のBMRを実測し，予測式を開発した．Scaifiの公式は，年齢ごとに二つの推定式(18〜30歳と13〜18歳未満)がある．東京大学医学部附属病院では，入院患者のBMRを実測し，Scaifiの公式の値と比較しながら決定している．ストレス係数は，急性期以外は1.0を乗じ，活動係数は，ベッド上安静1.3，棟内フリー1.4，院内フリー(外来時)1.5を乗じて算出している(**図19-4**)．必要エネルギーが決定したら体重増加の目標値を定め，エネルギー処方を検討する．1 kgの体重増加に必要なエネルギーは約7,000 kcalとし，治療期間に合わせて1日あたりの追加エネルギー(体重増加分)を加え決定する．体重増加によりBMRが増加するためエネルギー処方は随時見直しを行う必要があることに注意しなければならない．

1. 正常体重の場合

国立健康・栄養研究所の式

基礎代謝量(kcal/ 日)＝
((0.1238＋(0.0481×体重 kg)＋(0.0234×身長 cm)－(0.0138×年齢)- 性別*¹))×1000/4.186

注)＊1；男性＝0.5473×1，女性＝0.5473×2

[Ganpule AA, et al.：Interindividual variability in sleeping metabolic rate in Japanese subjects. Eur J Clin Nutr **61**(11)：1256-1261, 2007]
[田中茂穂：総論 エネルギー消費量とその測定法. 特集：必要エネルギー量の算出法と投与の実際. 静脈経腸栄養 **24**(5)：1013-1019, 2009]

2. 低体重の場合

Scalfi の式
for the ADOL group(13-17 歳)
BMR(kJ/day)＝92.8×weight
for the Y-AD group(18-30 歳)
BMR(kJ/day)＝96.3×weight

※ kcal に変換するには 4.2 で除す

[Scalfi L, et al.：The prediction of basal metabolic rate in female patients with anorexia nervosa. Int J Obes Relat Metab **25**(3)：359-364, 2001]

図 19-4 基礎代謝量

利用するのが一般的である．BMR の推定は，必要エネルギーをより正確に決定するために重要であり，リフィーディングシンドローム refeeding syndrome(RFS)を回避し，栄養治療を最適化するためにも重要である．Harris Benedict 式は BMR の推定式としてよく知られているが，患者にとって実際の値より高い値を示すため必ずしも適切とはいえない.

❸ 栄養ケア

a 入院による治療

摂取エネルギーの継続的な増加による体重回復は，入院治療の初期段階における優先事項の一つである．患者は，体重回復により治療前と比較してボディイメージの歪みが大幅に改善されるため，心理的または精神医学的治療が容易になる．現在，患者の最適な再栄養療法は存在しない．一般的に急性期の栄養療法では，治療開始時の RFS を回避するため，控えめなエネルギー投与(800 ～ 1,000 kcal/ 日)となり，体重回復を一層遅らせてしまうことが課題となっている．山崎らは，入院摂食障害患者を対象に入院時体重と再摂食性低リン血症 refeeding hypophosphatemia(RH)との関連を検討したところ，カットオフポイントは BMI 12.6 kg/m² であった．さらに，年齢や BMI などの危険因子を調整した後でも炭水化物含有量の多い食事(58.4%)が RH と関連していたことを報告している．今後は，日本人にとっての最適な RFS の再栄養療法の検討が必要である.

入院治療での栄養投与は経口摂取を優先する．東京大学医学部附属病院では，安定したエネルギー摂取を継続するため，病院食を全量摂取できなかった場合には残量に合わせて濃厚流動食(経管栄養食)を食後に補給しエネルギーの不足を補っている．管理栄養士は，患者との面談を重ね，患者が許容できる食品を把握し全量摂取できるよ

うメニュー提案を行いながら支援している．入院中の栄養リハビリテーションで適切な食習慣を習得し外来につなげることが重要である．

b 栄養指導

　2016(平成28)年度診療報酬改定より「低栄養状態にある患者」として摂食障害患者の入院・外来栄養食事指導料の算定が可能となった．栄養指導の頻度は，外来では通常月1回とするが，著しく食事量が少ない場合や食行動が悪化している場合，患者が希望した場合などは頻度を増やすこともある．初回の栄養指導ではエネルギー処方に合わせた食事プランを立案し，患者・家族と共有する．患者の抵抗が大きい場合は体重増加につながらなくても達成可能なエネルギーから開始すると患者のつまずきが少ない．外来では，患者の治療環境を整備することが難しく，定められた食事プランの実践には時間を要する．

　摂食障害患者の多くは，中・長期間の飢餓状態により心理・行動異常が認められる．初回栄養指導では，患者は病識に乏しく，こだわりの食品，異常な食習慣，体重を変えることに対して態度を決めかねていることが多い．同席した家族は，患者の減り続ける体重に戸惑い，患者の食へのこだわりや頑なに食べようとしないことをすぐにでも解決してほしいと思っている．管理栄養士は，患者だけでなく家族へも摂食障害の病態をよく説明し，異常な食行動や独特な思考は低栄養によるものであることを説明していくことが大切である．栄養指導の限られた時間の中で患者との信頼関係を構築するには根気が必要である．栄養指導開始後の早い段階から患者にとって納得できる治療動機をしっかりと植え付けることが栄養指導継続のためには重要である．

❹ モニタリングと再評価

　食べることや体重の変化に困難や不安を抱えている疾患であることを認識する．投与エネルギーと体重の変化について丁寧に説明し，患者の食事態度を否定せずによい点を支持しながら，倦怠感，歩行速度の改善など自他覚症状や検査値の変化をフィードバックしてよい食行動を強化する．

　栄養治療導入時の急激な体重増加は脱水の改善や水分の一時的な貯留によること，栄養状態の改善に伴う症状(体温の上昇，発汗の増加，食後の動悸，皮膚の落屑，急激な脱毛)，自己嘔吐の停止に伴う変化(唾液腺炎，浮腫，便秘の悪化)についてもあらかじめ情報提供しておくことを忘れてはならない．

　栄養治療開始後の体重は，水分の貯留(浮腫)により，摂取エネルギーよりも大きく上回っている．その後は，数週にわたり，きちんと食事を摂取していても体重が停滞する．このとき，患者は体重増加に対する恐怖が強くなる．摂取量に対する予測体重と実測体重をグラフで提示することで，浮腫による体重増加であることを視覚的に伝えることができ，恐怖を軽減することができる．やがて栄養状態の回復とともに，浮腫は消失し，積算のエネルギー量と体重の推移が一致し，治療効果を理解することができる．

B 神経性過食症 bulimia nervosa（BN）

❶ 疾患の概要

定義＋

低体重はないものの**むちゃ食いエピソード**（比較的短時間のあいだに大量の食物を食べ，その間は食べることを制御できないという感覚が伴う）と，**代償行動**（たとえば，自己誘発性嘔吐，下剤や利尿薬の乱用，インスリンの不適切な使用，過剰な運動，ダイエット薬の使用など）がともに平均して3ヵ月間にわたって，少なくとも週1回は起こっている．心理面ではANと同じく，体重や体型が自己評価を左右する．1998（平成10）年厚生労働省の病院調査によると，BNの年間有病率は，人口10万人に対し5.1人で，6,500人と報告されている．

症状＋

正常体重のこともあるため，周囲には気付かれにくく，患者も症状を隠し，治療を受けないまま何年も経過することもある．むちゃ食い後は体重増加や疲労感から学校や職場に行けなくなったり，むちゃ食いに費用がかさむなど，生活面にも影響が出ることが少なくない．

治療＋

治療は，むちゃ食い・嘔吐の軽減，心理面の改善，学校や職場での適応の援助などを目標とする．症状軽減と心理的援助の両方が必要だが，症状が重症で生活が破綻しているような場合は，症状コントロールを行ってから心理面の援助を行う．2018（平成30）年から神経性過食症に対する認知行動療法が保険収載された．「摂食障害に対する認知行動療法CBT-E簡易マニュアル」に従って実施した場合に限り算定できる．

❷ 栄養アセスメント

無秩序な食べ方がむちゃ食いの特徴であり，むちゃ食い行動がみられる患者の摂取エネルギーは予測が困難である．患者は食事内容や量を把握していないことが多く，むちゃ食い行動を申告しない場合もある．排出行動のある患者は，自己誘発性嘔吐によりむちゃ食いした食事を食べなかったことにできると考えている．患者は，一度に大量に食べてしまうこと，排出行動や体重が増えないよう下剤・利尿薬を過剰に使用するなどの「代償行動」を改善したいと考えている．患者によっては，むちゃ食いの引き金になる食品を把握しており（固形食，白米，パン，菓子など），このような食品を制限した食事をしている．摂取量を抑制することはかえってむちゃ食い・排出行動を悪化させる可能性があり，規則的で適正な食事量を促すのがよい．しかしながら，患者の中には，適切な食事を摂取できた場合でも排出行動により栄養素の喪失が認められることがあり栄養状態の改善には栄養指導だけではなく心理カウンセリングを併用し多角的にアプローチしていくことが重要である．

❸ 栄養ケア

A項に準ずる．

C むちゃ食い障害 binge eating disorder(BED)

❶ 疾患の概要

定義✚
　低体重はないものの食事による生活への支障がある場合で，むちゃ食いがみられ代償行動を伴えば BN，むちゃ食いはあるものの**代償行動がみられなければ BED** が疑われる．むちゃ食いが，平均して 3 ヵ月間にわたって，少なくとも週 1 回は生じている．むちゃ食い障害の生涯有病率は，2012 年米国の調査では，成人女性で 3.5％，成人男性で 2.0％であった．

症状✚
　むちゃ食い障害は代償行動を伴わないため，肥満が多い．むちゃ食い後は，自分が嫌になったり，落ち込んだり，罪悪感を抱いたりする．

治療✚
　B 項「神経性過食症」に準ずる．

❷ 栄養アセスメント

B 項に準ずる．

❸ 栄養ケア

B 項に準ずる．

❹ モニタリングと再評価

B 項に準ずる．

神経性やせ症に関する記述である．正しいものの組み合わせはどれか．
a) 自分が異常にやせていることを認識できない．
b) 菓子パンや麺類を好み，肉，揚げ物を避ける場合が多い．
c) 食事アセスメントによって得られた摂取エネルギーは総じて過小申告の場合が多い．
d) 栄養状態の改善に伴う症状として毛髪が抜けやすくなり，皮膚の落屑がみられる．
e) 慢性的なエネルギー不足により体格以上に基礎代謝率が高い．

(1) aとb (2) aとc (3) aとd (4) aとe (5) bとc

 神経性過食症に関する記述である．正しいものの組み合わせはどれか．
a) 短時間のあいだに大量の食物を食べ，その間は食べることを制御できない．
b) 排出行動のある患者は，ふだんから食事を控えるようにするとよい．
c) むちゃ食い行動は社会生活が送れなくなる場合はあるが，生活面に影響はない．
d) 体重の上下で自己評価が左右されることは少ない．
e) むちゃ食い行動の後は，体重が増えないように自己誘発性嘔吐や過剰な運動を行う．

(1) aとb (2) aとc (3) aとd (4) aとe (5) bとc

20 呼吸器疾患

　栄養療法を必要とする呼吸器疾患には，COPD，気管支喘息，肺炎などがあり，中でもCOPDは高頻度に体重減少がみられ，体重減少は気流閉塞とは独立した予後因子であることから，栄養療法は非常に重要である．気管支喘息では，発作の増悪因子の特定と除去，肺炎では消耗性疾患に対する低栄養，脱水予防・治療のための栄養療法が重要である．
　いずれの疾患も併存疾患を考慮し，個々に応じた適正な栄養療法を行うことが重要である．

A COPD（慢性閉塞性肺疾患）

① 疾患の概要

定義

　2022（令和4）年に改訂された『COPD（慢性閉塞性肺疾患）診断と治療のためのガイドライン2022〔第6版〕』によると，COPD（chronic obstructive pulmonary disease）は次のように定義される．「タバコ煙を主とする有害物質を長期に吸入曝露することなどにより生ずる肺疾患であり，呼吸機能検査で気流閉塞を示す．気流閉塞は末梢気道病変と気腫性病変がさまざまな割合で複合的に関与し起こる．臨床的には徐々に進行する労作時の呼吸困難や慢性の咳・痰を示すが，これらの症状に乏しいこともある．」
　COPDは画像所見により，気腫型COPD（気腫性病変優位型）と非気腫型COPD（末梢気道病変優位型）に分類される．
　わが国のCOPD有病率は8.6％で，40歳以上の約530万人，70歳以上の210万人がCOPDに罹患していると考えられており，男性死因の第8位であり，高齢者の割合が高い．
　COPDの危険因子には，喫煙，大気汚染物質の吸入，職業性の粉塵や化学物質への曝露などの外因性因子と遺伝素因などの内因性因子とがあるが，タバコ煙は最大の危険因子である．ガイドラインの中でも「ほとんどのCOPDは禁煙によって予防が可能であり，COPD重症例でも，禁煙による予後改善が期待できる．すべての病期で禁煙を奨めるべきである．」と明記されている．

病態生理

　COPDの労作時呼吸困難の原因となる基本的病態は，気流閉塞と動的肺過膨張である．気流閉塞の主な原因は，末梢気道における炎症細胞浸潤，壁の線維化などの炎症性狭窄と気腫性病変であると考えられている．また，呼気時の気道抵抗の増加と肺の弾性収縮力の減少により肺の動的過膨張が引き起こされ，労作時の呼吸困難や運動耐容能低下の原因になる．重症例では肺高血圧症がみられ，進行すると肺性心*が引き起こされ，最終的には右心不全を引き起こす．
　COPDは肺以外にも，全身性炎症，栄養障害，骨格筋機能障害，心・血管障害，

骨粗鬆症，抑うつ，糖尿病，睡眠障害，緑内障，貧血など，全身性の影響をもたらして併存症を誘発することから，近年では全身性疾患としてとらえられている．

症状✚

COPD によくみられる症状は，労作時の呼吸困難(息切れ)，慢性の咳と痰であるが，病初期では自覚症状や身体所見は出現しないことが多い．病態が進行すると，労作時の呼吸困難が明瞭となり，日常生活に支障をきたしはじめる．さらに進行すると，呼吸困難の悪化とともに呼吸不全，右心不全，体重減少などがみられることも多い．「激しい運動をしたときだけ息切れがある」「衣服の着替えをするときにも息切れがある」などのチェック項目がある質問票も，症状や日常生活について客観的に評価するためのツールとしてよく用いられる．

COPD に特徴的な身体所見としては，肺の過膨張による **樽状胸郭**＊barrel chest や **口すぼめ呼吸**＊があげられる．

治療✚

COPD に対する管理目標は，症状および QOL の改善，運動耐容能と身体活動性の向上および維持といった現状の改善に加え，増悪の予防，全身併存症と肺合併症の予防・診断・治療といった将来リスクの低減である．これらの管理目標を達成するためには，**禁煙治療**＊，薬物療法，非薬物療法(呼吸リハビリテーション，身体活動性の向上と維持，セルフマネジメント教育，栄養管理，酸素療法，換気補助療法，外科・内視鏡療法)に，全身併存症や肺合併症に対する管理を加え包括的に実施する．

COPD 患者では栄養障害が高頻度に認められ，とくにⅢ期(重症)以上では約 40%，Ⅳ期(最重症)では，約 60% に体重減少が認められる．安定期の COPD では軽度の体重減少は体脂肪の減少が主体であり，中等度以上の体重減少は除脂肪体重の減少を伴うものの，血清アルブミンは保たれるというマラスムス型の **たんぱく質・エネルギー栄養失調症** protein energy malnutrition**(PEM)**を呈する．

栄養障害のある COPD 患者では，QOL が低下しており，増悪や入院のリスク，呼吸不全への進行や死亡のリスクも高い．体重減少は気流閉塞とは独立した予後因子となっているため，積極的な栄養補給療法を考慮する必要がある．また，高齢期の骨格筋量の減少と筋力，もしくは身体機能の低下により定義されるサルコペニアの合併が重視されており，栄養管理においてはサルコペニア対策が重要である．

❷ 栄養アセスメント

日本呼吸器学会『COPD(慢性閉塞性肺疾患)診断と治療のためのガイドライン 2022〔第 6 版〕』では，必須の評価項目として，体重(% IBW，BMI)，食習慣，食事摂取時の臨床症状の有無が示されている．体重は最も簡便な指標であり，定期的に体重を

＊肺性心：重症の COPD 患者で肺高血圧症が進行して引き起こされる，心臓の右室の壁肥厚をいう．より重症化すると右室の拡張も併せて最終的には右心不全になる．

＊樽状胸郭：COPD による肺の過膨張のために，肋骨が水平となる「樽型」の胸郭となり，腹部が突出する．

＊口すぼめ呼吸：COPD では浅く速い呼吸となり，安静時の呼吸数も増加するが，気道内圧を上昇させて呼気時の気道閉塞を防ぎ，肺内の空気を効率よく出すために行う口をすぼめた呼吸のことをいう．

＊禁煙治療：禁煙治療のための標準手順書に準じて，主に離脱症状緩和のための薬物療法(ニコチンパッチやニコチンガムなどや内服薬)，精神的依存への介入のための患者指導などを合わせて行う．医師が 3 分間の短い禁煙アドバイスを繰り返すだけでも禁煙成功率が上昇するとされている．

コラム　COPDの認知度

　21世紀の国民健康づくり運動として当時の厚生省から2000（平成12）年に発表された「健康日本21」には，基本方針の一つとして「生活習慣病の発症予防と重症化予防徹底」が取り上げられており，その生活習慣病のなかにCOPDが加えられている．そして，「COPDの認知度向上」を課題として取り組むことになり，2023（令和5）年までの10年間でCOPDの認知度を80％まで引き上げることが目標として掲げられた．しかしGOLD日本委員会により毎年行われている調査では2020（令和2）年度に28.0％であり，目標には程遠いのが現状である．海外においても認知度40％を超える国は先進国の31％，発展途上国では0％であり，COPD認知度の低い国は多い．

コラム　喫煙の害

　健康日本21（第2次）では「成人の喫煙率の減少」や「未成年者の喫煙をなくすこと」などが数値で目標設定され，喫煙できる場所の制限，たばこの広告規制などの環境整備も推進されている．たばこのパッケージの警告文は，従来の「あなたの健康を損なうおそれがありますので，たばこの吸いすぎに注意しましょう」から，「喫煙はあなたが肺気腫など慢性閉塞性肺疾患（COPD）になり，呼吸困難となる危険性を高めます」などというように，より具体的な文言に変わり，パッケージの主要面の50％の面積を占めるよう省令が改訂されている．しかしより直接的な表現や画像を使用しているたばこ規制先進国の警告表示と比べると，まだメッセージ性は弱い．

測定して，経時的な体重変化を把握することも重要である．問診や質問票を用いて，食習慣や食事を妨げる要因である摂食時の息切れや腹部膨満の有無，咀嚼や嚥下の状態に関して評価する必要がある．

　行うことが望ましい評価項目として，食事調査（栄養摂取量の解析），簡易栄養状態評価表（MNA®-SF），身体計測（％上腕囲，％上腕三頭筋部皮下脂肪厚など），体成分分析，握力などが示されている．特に除脂肪体重は体重よりも鋭敏にCOPDの栄養障害を検出できる指標であり，体成分の評価が重要である．

　また，可能であれば行う評価項目としては，安静時エネルギー消費量，rapid turnover protein（RTP：トランスサイレチンやレチノール結合たんぱくなど）などが示されている．

❸ 栄養ケア

栄養ケアの意義と原則

　COPD患者では気流閉塞，炎症性サイトカイン，喫煙や薬剤の影響，摂食障害や

消化管機能の低下，呼吸困難感，社会的・精神的要因などが複合的に関与し，エネルギー消費量の増加とエネルギー摂取量の低下が引き起こされる．

%IBW＜90％の場合には栄養障害の存在が示唆されるため，食事指導を行う．%IBW＜80％の中等度以上の体重減少患者の場合，食事摂取量を増やすことが困難な場合や体重減少が進行する場合には，経腸栄養剤による経口栄養補給など積極的な栄養補給が必要である．脂質と比較し，炭水化物の投与は二酸化炭素の産生を増加させて換気の負担になる可能性が指摘されているが，安定期COPD患者において著しい換気不全がなければ，組成にかかわらず十分なエネルギー投与を優先する．実測安静エネルギー消費量 resting energy expenditure（REE）の1.5～1.7倍のエネルギー摂取を目標とするが，強制栄養による過剰投与は，溢水，耐糖能異常，肝への脂肪の沈着などをもたらすため，必要栄養量は各個人において適切に見積もる必要がある．また，呼吸不全の増悪期に合併しやすい肺性心では，ナトリウムと水分の制限が必要である．

栄養ケアの実際✚

たんぱく源としては，筋たんぱく合成促進作用を有する分枝アミノ酸を多く含む食品の摂取が推奨される．疫学的検討では，果物，野菜，魚類，全粒穀物が豊富な食事や抗炎症スコアの高い食事は，COPDの発症，進展リスクを軽減する．また，食物繊維の摂取が症状の軽減や進行抑制に有効であることも示唆されている．リン，カリウム，カルシウム，マグネシウムは呼吸筋の機能維持に必要であり，とくにリンやカルシウムの摂取が重視されている．また，COPDでは血清ビタミンD値の低下を高率に認め，呼吸機能や身体能力の低下と関連することが報告されており，ビタミンDの摂取も重要である．

患者の訴えの中で多く聞かれる腹部膨満に対しては，消化管でガスを発生させる食品を避けて頻回食を勧め，ゆっくりと食べて空気の飲み込みを少なくするような工夫を指導する．

たんぱく同化作用と抗炎症作用の面から，栄養療法は低強度運動療法との併用が推奨されるが，最適な栄養補給療法については，十分なコンセンサスは得られておらず，今後さらなる検討が必要である．

❹ モニタリングと再評価

体重の推移や身体組成の評価，食事調査による食習慣，食事摂取時の息切れや腹部膨満の有無，咀嚼や嚥下の状態について定期的にチェックし，評価する．

B 気管支喘息 bronchial asthma（BA）

❶ 疾患の概要

定義✚

気管支喘息は，「気道の慢性炎症を本体とし，変動性を持った気道狭窄による喘鳴，呼吸困難，胸苦しさや咳などの臨床症状で特徴づけられる疾患」である．

症状✚

喘鳴，息切れ，咳，胸苦しさの複数の組み合わせがみられるが，さまざまな要因によって症状の出現頻度が異なってくる．咳が唯一の症状である場合もある．夜間や早

朝に増悪する傾向がある．症状は感冒，運動，アレルゲン曝露，天候の変化，笑い，大気汚染，冷気，線香の臭い（強い臭気）などで誘発される．とくに「繰り返す喘鳴」が喘息診断において特異性が高いと考えられている．

治療➕

副腎ステロイドや気管支拡張薬など薬剤治療が治療の中心であり，長期管理のために継続的に使用しコントロール良好を目指す薬剤と，喘息増悪治療のために短期的に使用する薬剤とを適切に組み合わせて治療を行う．また，原因となっている感作アレルゲン（家塵ダニ，真菌類，昆虫類，動物，花粉など）の回避指導は重要であり，アトピー型喘息症例では十分に行う必要がある．

❷ 栄養アセスメント

喘息増悪の危険因子の中に，食物アレルギーや肥満，アレルゲン曝露などがあげられている．食物アレルギーに対するアレルゲン回避，肥満に対する体重コントロールなどのための栄養アセスメントを行う．

❸ 栄養ケア

栄養ケアの意義と原則➕

喘息治療は適切な処方や指示を患者が実行しなければ期待する効果は得られない．患者教育の一環として，喘息増悪の危険因子に対する対策としての栄養ケアは重要である．

栄養ケアの実際➕

アスピリン喘息は，アスピリン様の薬効をもつ非ステロイド性抗炎症薬（NSAIDs）の内服や注射，座薬の使用により喘息発作が誘発されるものであるが，食用黄色4号（タートラジン），安息香酸ナトリウム，パラベン，サルファイト（亜硫酸塩）などの食品・医薬品添加物に対する過敏性をもつことがある．長期管理には，発作を誘発する可能性があるといわれるこれらの物質を摂取しないように除外することが重要である．

また，肥満は喘息新規発症の危険因子であり，喘息コントロールの悪化因子でもあるため，体重コントロールのための栄養ケアを行う．

❹ モニタリングと再評価

発作を繰り返す場合には，患者への病歴調査により，増悪因子の特定と除去について再評価を行う．

C 肺　　炎

❶ 疾患の概要

定義➕

肺炎 pneumonia とは，肺気道系の最終部分である肺胞管あるいは肺胞に起こる炎症を指し，原因微生物別では，細菌性肺炎と非細菌性肺炎（ウイルス性肺炎，マイコプラズマ性肺炎，クラミジア性肺炎など）に大別される．高齢者は，肺機能の低下とともに全身の免疫能の低下，呼吸器系の感染防御能低下などのために，肺炎にかかる

と重症化しやすい．また，誤嚥性肺炎*を発症することも多い．肺炎は原発性に起こるだけでなく，合併症として，あるいは日和見感染症*として起こることも多い．

症状＋　　肺炎の主症状は咳，痰，息切れ，発熱などであり，疲れやすさ，発汗，頭痛，吐き気などを伴うこともあるが，高齢者でははっきりとした症状を示さない場合もある．

治療＋　　肺炎は病原体に対する抗菌薬で治療する．

❷ 栄養アセスメント

肺炎は消耗性疾患であるため，低栄養や脱水，免疫力低下を防ぐための栄養・食事療法に必要となる栄養アセスメントを行う．

❸ 栄養ケア

栄養ケアの意義と原則＋　　肺炎は消耗性疾患であるため，低栄養や免疫力低下を防ぐための栄養・食事療法は大きな意義をもつ．

栄養ケアの実際＋　　発熱や経口摂取不良に伴う水分やエネルギー補給を十分に行う．症状の重症度に応じて，輸液による水分補給や食べやすい形態での食事提供を考慮する．高齢者の誤嚥性肺炎は一度かかると繰り返し罹患することが多いため，早期発見と予防に心がけ，食事前後の口腔・咽頭の清潔保持，食後2時間程度は上体を起こしておくことなどを指導する．

❹ モニタリングと再評価

低栄養や免疫力低下を防ぐための栄養・食事療法に必要となるアセスメント項目について，モニタリングと再評価を行う．

---

*誤嚥性肺炎：食物や細菌を含んだ唾液などの誤嚥（食べものなどの異物が誤って気道に入ること）によって引き起こされる肺炎で，高齢者や嚥下障害のある患者に多く発生する．異物が気道に入ろうとしたときには，通常は咳により喀出されるが，嚥下機能の低下や咳嗽反射の低下などにより，気がつかないうちに食物や唾液を誤嚥している場合がみられる．
*日和見感染症：糖尿病，悪性腫瘍，エイズ（AIDS）などの基礎疾患により免疫力が低下している重症患者などが，通常の健康な状態では感染しない病原性の弱い微生物でも感染症を引き起こすことをいう．

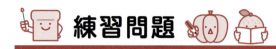

 呼吸器疾患について,正しいものに○,誤っているものに×をつけよ.
(1) COPD 患者の栄養障害は,エネルギー消費量の増大と摂取エネルギー不足によるエネルギーインバランスに起因し,高頻度にマラスムス型の栄養障害を認める.
(2) COPD では,たんぱく質や糖質(炭水化物)に比べてより多くの二酸化炭素の産生がみられる脂質の摂取を制限する.
(3) 日本人において,BMI ≧ 25 kg/m^2 の肥満患者では,それ以下の患者と比べて,重症喘息増悪回数が高いことが報告されている.
(4) マイコプラズマ肺炎の病原体は,24 時間風呂,循環式の温泉,水冷式空調器,ホテルなどの噴水などの場所に常在し,近年死者の出る事故も相次いだ.

21 血液系の疾患・病態

　血液系の疾患として，貧血，出血性疾患（紫斑病や血友病など）などがあげられる．
　貧血は末梢血の Hb 濃度が基準値以下に減少した状態である．成人男性では 13 g/dL 未満，成人女性では 12 g/dL 未満，高齢者では男女とも 11 g/dL 未満，妊婦では 11 g/dL 未満を貧血とする．貧血がみられる疾患としては，Hb 合成障害による鉄欠乏性貧血，赤芽球の成熟障害による巨赤芽球性貧血，赤血球の破壊亢進による溶血性貧血，血液幹細胞の異常による再生不良性貧血，エリスロポエチン（EPO）産生の低下による腎性貧血などがある．

A 貧　　血

A-1 鉄欠乏性貧血

🍎 疾患の概要

定義✚
　鉄欠乏性貧血 iron deficiency anemia は，ヘモグロビン（Hb）の材料となる鉄の不足によって血液中 Hb 濃度が低下した状態を指す．貧血の中でももっとも多い疾患である．鉄欠乏性貧血の原因には，①鉄摂取の不足（食事からの鉄摂取不足や消化管機能の低下，消化管手術後の鉄吸収能の低下など），②鉄需要の増大（発育，成長，妊娠，授乳など），③鉄排泄の増加（月経過多，消化管潰瘍や痔からの出血や血尿，毎日大量の発汗を繰り返す運動選手など），などがある．

症状✚
　赤血球の機能が不十分であるため，体の各組織へ十分な酸素が運べず酸素欠乏の状態となり，さまざまな症状が発現する．一般に緩徐に進行するため体が順応し，Hb 値が相当に低値を示していても，自覚症状がない場合があるが，主な症状は顔面蒼白，虚脱感，倦怠感，易疲労感（疲れやすい），動悸，軽い頭痛などである．
　重篤および長期の欠乏の場合には，舌炎（舌の前 2/3 が萎縮），口角炎，食道粘膜痛による嚥下障害（プランマー・ビンソン Plummer-Vinson 症候群），爪の変形としてさじ状爪 spoon nail，頻脈，心肥大などが出現する．
　とくに高齢者については，次のような自覚症状の有無に注意する．①休まないと 5 分以上歩けない，②運動するのがつらい，③顔色が悪いと人にいわれる，④唇の隅が切れる，⑤何となくだるい，⑥朝起きにくい．

診断✚
　平均赤血球容積 mean corpuscular volume（MCV）が非常に小さく，血清鉄の低下や総鉄結合能 total iron binding capacity（TIBC）の上昇，不飽和鉄結合能（UIBC）の上昇，血清フェリチン ferritin*の低値などにより診断する．最終的な診断には鉄剤

---
*血清フェリチン：体内貯蔵鉄をよく反映するため，潜在性の鉄欠乏貧血の指標としても有効である．

に反応してHb濃度が上がることが重要である．日本鉄バイオサイエンス学会治療指針作成委員会による『鉄剤の適正使用による貧血治療指針（改訂3版）』では，鉄欠乏性貧血の診断基準として，Hb 12 g/dL 未満，TIBC 360 μg/dL 以上，血清フェリチン値 12 ng/mL 未満をあげている．

治療＋　治療は基本的には鉄剤の経口的または経静脈的な投与である．経口鉄剤には，クエン酸第一鉄ナトリウム（フェロミア®），硫酸鉄（フェロ・グラデュメット®），ピロリン酸第二鉄（インクレミン®），フマル酸第一鉄（フェルム®），静脈鉄剤には含糖酸化鉄（フェジン®）などがある．

食事療法のみでは体内貯蔵鉄を完全に回復させることは困難である．そのため栄養・食事療法は，軽度の鉄欠乏性貧血の改善や再発防止に意義があるといえる．ただし，貯蔵鉄の存在や腸管からの吸収能の変化など，生体内には鉄の過不足に対する調節機構がいくつもあるにもかかわらず，鉄欠乏性貧血が多くみられるということから，日常の栄養・食事療法の重要性が示唆される．

コラム　貧血とピロリ菌

若年者の鉄剤治療抵抗性の小球性低色素性貧血（鉄欠乏性貧血で鉄剤をのんでもなかなかよくならない場合）では，ピロリ菌 *Helicobactor pylori* の関与が指摘されており，除菌が有効であるという報告も出ている．

コラム　鉄欠乏性貧血と"氷かじり"

鉄欠乏性貧血に異嗜症（氷，生米，土などを食べるようになる）が現れるという報告があるが，貧血の罹病期間が長く，血清鉄も有意に低い，とくに女性の鉄欠乏性貧血の患者に"氷かじり"が比較的多くみられるという．鉄剤を使うと数日でその症状は消えてしまい，半年後に氷が食べたくなったというので測ったらまた貧血だったという事例もある．

❷ 栄養アセスメント

身体計測＋　身長，体重，TSF，体脂肪率，AC の測定により，エネルギーや体たんぱく質の貯蔵状態のアセスメントを行う．

臨床検査＋　Hb の低下，平均赤血球容積が非常に小さいこと，血清鉄の低下，不飽和鉄結合能の上昇，血清フェリチンの低値などの項目が必要である．赤血球数の減少に比べ，

表 21-1 鉄の食事摂取基準（mg/日）

性別	男性				女性					
					月経なし		月経あり			
年齢等	推定平均必要量	推奨量	目安量	耐容上限量	推定平均必要量	推奨量	推定平均必要量	推奨量	目安量	耐容上限量
0〜5(月)	—	—	0.5	—	—	—	—	—	0.5	—
6〜11(月)	3.5	4.5	—	—	3.0	4.5	—	—	—	—
1〜2(歳)	3.0	4.0	—	—	3.0	4.0	—	—	—	—
3〜5(歳)	3.5	5.0	—	—	3.5	5.0	—	—	—	—
6〜7(歳)	4.5	6.0	—	—	4.5	6.0	—	—	—	—
8〜9(歳)	5.5	7.5	—	—	6.0	8.0	—	—	—	—
10〜11(歳)	6.5	9.5	—	—	6.5	9.0	8.5	12.5	—	—
12〜14(歳)	7.5	9.0	—	—	6.5	8.0	9.0	12.5	—	—
15〜17(歳)	7.5	9.0	—	—	5.5	6.5	7.5	11.0	—	—
18〜29(歳)	5.5	7.0	—	—	5.0	6.0	7.0	10.0	—	—
30〜49(歳)	6.0	7.5	—	—	5.0	6.0	7.5	10.5	—	—
50〜64(歳)	6.0	7.0	—	—	5.0	6.0	7.5	10.5	—	—
65〜74(歳)	5.5	7.0	—	—	5.0	6.0	—	—	—	—
75 以上(歳)	5.5	6.5	—	—	4.5	5.5	—	—	—	—
妊婦(付加量) 初期					+2.0	+2.5	—	—	—	—
中期・後期					+7.0	+8.5	—	—	—	—
授乳婦(付加量)					+1.5	+2.0	—	—	—	—

［厚生労働省「日本人の食事摂取基準(2025 年版)」策定検討会報告書 p.345〈https://www.mhlw.go.jp/content/10904750/001316585.pdf〉(最終アクセス：2025 年 1 月)より］

Hb，Ht の低下が顕著である．

　感染症，内分泌疾患，関節リウマチ，膠原病，腎疾患などのいわゆる二次性貧血と鉄欠乏性貧血との鑑別は，**総鉄結合能**が鉄欠乏性貧血で上がり，二次性貧血では下がることに着目する．

食生活状況調査✚

　表 21-1 に示した鉄の摂取基準をもとに，問診や食事記録により次のようなことに着目しながら，食事からの摂取栄養量を推定する．

a 若い女性
極端な偏食，無理なダイエットの有無．

b 高齢者
　一人暮らしや骨折，認知症，麻痺，歯科的な問題(歯の欠損や合わない義歯など)により十分な食事がとれていないことはないか．葉酸欠乏の場合アルコールの多飲がないか．

c 成長期の生徒

クラブ活動などの過激なスポーツによる栄養必要量の増大を満たしているか.

❸ 栄養ケア

栄養ケアの意義と原則✚

体内で鉄が欠乏すると,まず貯蔵鉄(体内にある鉄の約30%)が使われて減少するが,この時点では血清フェリチンのわずかな減少として現れる(潜在性の鉄欠乏状態*)だけである.貯蔵鉄が枯渇すると次の段階として血清鉄の低下,Hbの低下がみられる.そのため,治療経過中にHbとMCVが正常化してからすぐに治療を終了してしまうと再発の頻度が高いため,血清フェリチン値が正常化するまで3〜6ヵ月ぐらいは治療を継続する必要がある.

栄養ケアの実際✚

鉄の摂取だけでなく,エネルギー必要量,たんぱく質,ビタミンB群,ビタミンCなどの栄養素の必要量をきちんと確保する(後述の栄養必要量の算定に基づく).

食品中に含まれる鉄には吸収のよい**ヘム鉄**と二価の鉄イオン(**二価鉄***)に変わる過程を経ないと吸収されない**非ヘム鉄**とがある.従来,鉄を多く含む食品の中でもヘム鉄を多く含む**動物性食品**を多く選択するとよいとされてきたが,非ヘム鉄の吸収率は鉄の栄養状態に伴って大きく変動し,特に鉄栄養状態が低い場合などは,その吸収率はヘム鉄を上回るとされ,食事からの鉄の摂取において,非ヘム鉄である**植物性食品**も積極的に利用すべきであるとされている.

胃酸の分泌を高めて鉄の吸収を促進させるため,よく咀嚼すること,柑橘類や酢を使用した料理などを勧める.また,吸収を阻害するフィチン酸,食物繊維の過剰摂取を避ける.

日本食品標準成表には100g中の鉄含有量が示されているが,日常の常用量で換算し直すと**表21-2**のようになり,1回の摂取で鉄を3mg以上摂ることができる食品は限られている.

また,鉄の吸収率は,食事中のヘム鉄と非ヘム鉄の構成比,鉄の吸収促進,阻害要因となる栄養素や食品の摂取量および鉄の必要状態によって異なる.そのため吸収率の代表値を設定することは困難であるが,日本人の食事摂取基準(2025年版)では,必要量の算定に用いる鉄吸収率は,月経のある女性の場合を18%,月経のない場合は6〜11ヵ月児以上のすべての年齢区分について男女共通で一律に16%としている.1日10.0〜10.5mgの鉄の食事摂取基準量(18〜64歳女性・月経ありの推奨量)を毎日満たし続けるためには,夕食だけでなく朝・昼食あるいは間食を含め,意識的に摂取を心がける必要がある.

❹ モニタリングと再評価

臨床症状や栄養状態のモニタリングと評価により,栄養必要量の再評価(アセスメント)を行い,必要に応じて栄養ケアの修正を行う.

---

*潜在性の鉄欠乏状態:臨床的な症状は現れていないが,体内貯蔵鉄などの減少状態をいう.女子中・高校生の約30%がこの状態にあるといわれている.
*二価鉄:三価鉄は胃酸やビタミンCの働きにより還元されて二価鉄となり,小腸上部より吸収される.経口鉄剤は吸収率を高めるため,はじめから二価鉄となっている.

表 21-2 鉄を多く含む食品

食品名	100 g 中の含有量(mg)	1 回常用量(g)	目安量	1 回常用量中の含有量(mg)
豚レバー	13.0	50		6.5
鶏レバー	9.0	50		4.5
和牛ヒレ肉	2.5	80		2.0
キハダマグロ	2.0	80		1.6
サンマ	1.4	80	小1尾	1.1
なまり節	5.0	50		2.5
牡蠣	2.1	100	むき身5個	2.1
糸引納豆	3.3	50	1パック	1.7
凍り豆腐	7.5	20	1個	1.5
生揚げ	2.6	75	1/2丁	2.0
コマツナ	2.8	70	小鉢1杯分	2.0
ホウレンソウ	2.0	70	小鉢1杯分	1.4
ヒジキ(乾)	6.2	8	煮物1人分	0.5

［文部科学省：日本食品標準成分表 2020 年版（八訂）より作成］

コラム　貧血とお茶

　鉄の吸収阻害を防ぐため，以前はタンニンを多く含む緑茶，紅茶などの嗜好飲料の飲用を制限するように指導していたが，現在は通常の飲み方であれば臨床上ほとんど問題にならない，という考えが大勢を占める．

コラム　貧血とプルーン

　鉄欠乏性貧血の栄養食事指導で乾燥フルーツのプルーンを話題にする患者が多く，長年根強い人気である．しかし実際は 100 g で鉄 1 mg の含有量であり，常用量である 3〜4 個の摂取では 0.3 mg 程度とそれほど多くの鉄分を期待できない．

　若い女性の無理な減量による鉄欠乏性貧血は，食事からの適正な補給が途絶えると再発しやすく，また，無月経を合併することも多いため，栄養・食事療法の意義をよく理解するよう促す．また，自覚症状に乏しい場合は動機付けが難しいが，十分な補給がされないまま治療を途中で止めて放置した場合の臨床的な弊害をよく説明する．
　なお，鉄剤の過剰投与は体内への鉄沈着のおそれがあるため，漫然と続けてはならない．

A-2 巨赤芽球性貧血

❶ 疾患の概要

定義➕
　巨赤芽球性貧血 megaloblastic anemia とは，赤芽球の成熟が障害され，正常な赤血球が生成できないために起こる貧血の総称であり，ビタミン B_{12} 欠乏性貧血，葉酸欠乏性貧血などがある．頻度としてはビタミン B_{12} 欠乏によるものが多い．

　胃粘膜の萎縮や内因子の分泌不全によるビタミン B_{12} の吸収障害による巨赤芽球性貧血を悪性貧血といい，自己免疫疾患と考えられている．ほかにビタミン B_{12} 吸収不足の原因として，胃全摘後，小腸病変などがあげられる．また，完全菜食主義者に欠乏症が生じることがある．ビタミン B_{12} は体内に十分貯蔵されているため，胃全摘後，2〜10年，多くは約5年後にビタミン B_{12} 欠乏を起こす．また，クローン病などの小腸疾患や回腸切除などはビタミン B_{12} の吸収障害の原因となる．

　葉酸欠乏は，偏食，アルコール依存症，中心静脈栄養法などによる摂取不足や，吸収不良症候群，抗痙れん薬や経口避妊薬の長期服用による吸収不全，妊婦による需要増大，肝障害による利用障害などにより引き起こされる．

症状➕
　一般的な貧血の症状のほか，ビタミン B_{12} 欠乏または葉酸欠乏の症状がみられる．

治療➕
　治療の基本はビタミン B_{12} または葉酸の補充（内因子欠乏による場合はビタミン B_{12} の筋肉内または静脈内注射）である*．胃全摘後などの内因子欠落の原因がない場合，菜食主義，極端な偏食，慢性アルコール中毒などにより，ビタミン B_{12} や葉酸の欠乏だけでなく，他の栄養素の摂取不足も併発している場合が多い．日常の栄養・食事療法の重要性が高い．

❷ 栄養アセスメント

臨床検査➕
　鉄欠乏性貧血で行うべき臨床検査項目に加え，ビタミン B_{12} および葉酸の値を確認する．

食生活状況調査➕
　極端な偏食，菜食主義，慢性アルコール中毒などがある場合，ビタミン B_{12} や葉酸の欠乏だけでなく，他の栄養素の摂取不足も併発している場合が多いため，日常の食生活状況の調査は重要である．

❸ 栄養ケア

栄養ケアの意義と原則➕
　ビタミン B_{12} は経口的な補給では吸収率が低いため，筋肉内注射による投与が必要である．葉酸は経口摂取による吸収率がよいにもかかわらず体内貯蔵量がないため，食事による摂取量が低下すると容易に欠乏状態となる．しかし，アルコール多飲者や偏食の傾向がみられる場合でも，食習慣を変えることで改善が期待される．

---

*ビタミン B_{12} 欠乏と葉酸欠乏が合併している場合，先に葉酸補充を行うと神経障害が増悪することが知られる．この現象を「葉酸トラップ」という．

コラム　胃全摘後の貧血

以前はビタミン B_{12} 吸収の内因子（**キャッスル Castle 内因子***）がなくなるため，経口摂取では吸収されないといわれていたが，内因子がなくても濃度勾配的に吸収されるため，注射での補給に加え経口摂取も有効ではないか，という考え方も出てきている．

栄養ケアの実際　核酸合成に必須であるビタミン B_{12} や葉酸の補給が必要だが，貧血の改善がなされる場合の造血に必要な鉄の摂取も同時に行う．

4 モニタリングと再評価

胃全摘後のビタミン B_{12} 欠乏に関しては，臨床検査を含む栄養アセスメントを定期的に行い，臨床症状や栄養状態のモニタリング，評価を行う必要がある．また，極端な偏食，菜食主義，慢性アルコール中毒などがある場合の食習慣の是正は困難な場合が多いため，繰り返し臨床症状や栄養状態のモニタリング，再評価を行う必要がある．

A-3 溶血性貧血

1 疾患の概要

定義　溶血性貧血 hemolytic anemia とは，赤血球の寿命が著しく短縮された状態である溶血を起こすことによって引き起こされる貧血であり，赤血球自体の異常による先天性のものと，感染症や薬物によるもの，自己免疫性が関与するものなどの後天的なものがある．

先天性のものの中では遺伝性球状赤血球症がもっとも頻度が高く，サラセミア，鎌状赤血球貧血などの異常 Hb 症などがある．後天性のものでは自己免疫性溶血性貧血の頻度が高く，発作性夜間 Hb 尿症や，外部からの物理的な刺激による溶血（赤血球破砕症候群）などもある．

症状　代償性に骨髄造血能が亢進して網赤血球が増加するため，通常の貧血症状に加え，壊れた赤血球内の Hb が体内で大量に処理され，間接ビリルビンが増加することによる黄疸や脾腫がみられる．

治療　副腎皮質ステロイド薬や免疫抑制薬の使用，脾臓摘出などが行われ，一般的には栄養・食事療法の対象とならない．

---

*キャッスル内因子：胃の壁細胞から分泌されている糖たんぱく質である．食事中のビタミン B_{12} はこの内因子と結合し複合体となってはじめて回腸より吸収される．

❷ 栄養アセスメント

身体計測➕　身長，体重，TSF，体脂肪率，AC の測定により，エネルギーや体たんぱく質の貯蔵状態のアセスメントを行う.

臨床検査➕　赤血球，Hb，血清鉄，不飽和鉄結合能，血清ビリルビン値などについてアセスメントを行う.

❸ 栄養ケア

栄養ケアの
意義と原則➕　網赤血球増加による貧血症状のほか，黄疸が出現するため，これらの症状に対し，栄養ケアを行う.

栄養ケアの
実際➕　鉄の摂取だけではなく，エネルギー必要量，たんぱく質，ビタミン B 群，ビタミン C などの栄養素の必要量をきちんと確保する.

❹ モニタリングと再評価

　臨床症状や栄養状態のモニタリング，評価により，栄養必要量の再評価（アセスメント）を行い，必要に応じて栄養ケアの修正を行う.

A-4 再生不良性貧血

❶ 疾患の概要

定義➕　再生不良性貧血 aplastic anemia は，骨髄における造血不全に伴う汎血球減少症である. 造血幹細胞自体の異常や免疫学的機序による造血幹細胞の枯渇などによる，多能性造血幹細胞の減少を特徴とする.
　先天性のものには，常染色体潜性遺伝（劣性遺伝）で染色体異常と小頭症などの奇形を伴うファンコニー Fanconi 貧血があり，後天性のものはほとんどが原因不明の突発性のものである.

症状➕　汎血球減少症による貧血症状（顔色不良，動悸，息切れ，めまい，易疲労感，頭痛など）や出血傾向（皮膚や粘膜の点状出血，歯肉出血，鼻出血，紫斑など），易感染性（好中球減少による感染を合併しやすく，重症例では敗血症，肺炎などの細菌感染症を起こしやすい）がみられる.

治療➕　軽症から中等症の場合はたんぱく質同化ホルモンや抗胸腺細胞グロブリンの投与が行われ，やや重症から重症，最重症の治療には免疫抑制療法と造血幹細胞移植が治療の柱となる. 一般的には栄養・食事療法の対象とならない.

❷ 栄養アセスメント

身体計測➕　身長，体重，TSF，体脂肪率，AC の測定により，エネルギーや体たんぱく質の貯

蔵状態のアセスメントを行う.

臨床検査➕　　赤血球,白血球(リンパ球や好酸球),血小板などの血球,血清鉄,不飽和鉄結合能などについてアセスメントを行う.

❸ 栄養ケア

栄養ケアの意義と原則➕　　汎血球減少症による貧血症状,出血傾向,易感染性が出現するため,これらの症状に対し,栄養ケアを行う.

栄養ケアの実際➕　　鉄の摂取だけではなく,エネルギー必要量,たんぱく質,ビタミンB群,ビタミンCなどの栄養素の必要量をきちんと確保する.

❹ モニタリングと再評価

臨床症状や栄養状態のモニタリング,評価により,栄養必要量の再評価(アセスメント)を行い,必要に応じて栄養ケアの修正を行う.

A-5 腎性貧血

❶ 疾患の概要

定義➕　　血液疾患以外の基礎疾患が原因で起こる貧血を二次性貧血といい,慢性感染症,慢性炎症,悪性腫瘍に伴う貧血があり,肝疾患,腎疾患,内分泌疾患に伴う貧血も含まれる.腎性貧血 renal anemia は腎不全に起因する貧血であり,主な原因は,腎臓におけるエリスロポエチン erythropoietin(EPO)の産生低下による赤血球産生障害である.近年注目されている CKD では,腎機能の低下に伴い EPO 産生も低下するが,そのほかにも栄養状態の悪化,鉄欠乏,出血傾向,赤血球寿命の短縮なども貧血の原因として存在する.

症状➕　　腎性貧血は CKD に起因する貧血であり,主な原因は,腎臓における EPO の産生低下による赤血球産生障害である.体の各組織へ十分な酸素が運べず酸素欠乏の状態となり,一般的な貧血の症状である倦怠感,易疲労感(疲れやすい),息切れ,動悸,などの症状がみられるが,腎機能の低下とともに慢性的に症状が進行するため体が順応し,自覚症状が現れにくいのが特徴である.

治療➕　　ヒト遺伝子組換え EPO の半減期を延長して投与間隔を長くした製剤も開発され,ヒト遺伝子組換え EPO とこれらを総称した赤血球造血刺激因子製剤 erythropoiesis stimulating agent(ESA)の投与が行われる.

❷ 栄養アセスメント

A-1項「鉄欠乏性貧血」に準ずる.

❸ 栄養ケア

A-1 項「鉄欠乏性貧血」に準ずる.

❹ モニタリングと再評価

腎不全の進行の評価, 一般的な貧血の評価, EPO 産生低下の評価をモニタリングしていく. また, 全身の酸素不足を補うための心臓の負担を考え, 心機能も評価していく必要がある.

B 出血性疾患

❶ 疾患の概要

定義➕

出血性疾患とは, 血小板数の減少, 血小板機能異常, 血管結合組織の異常, 凝固・線溶因子の異常により引き起こされる出血傾向を特徴とする疾患である.

症状➕

疾患により, 出血症状がさまざまな形で発現する.

治療➕

副腎皮質ステロイド薬や免疫抑制薬の使用, 脾臓摘出などが行われ, 一般的には栄養・食事療法の対象とならない. 血小板減少時には歯肉出血などをきたさないよう, 硬いものは避けておく必要があり, また, ステロイド使用時は食欲亢進による体重増加や血糖値の上昇に注意が必要である. ネフローゼ症候群に移行したときにはそれに準じた栄養・食事療法を行う.

a 特発性血小板減少性紫斑病 idiopathic thrombocytopenic purpura (ITP)

基礎疾患や薬物療法など血小板減少をきたす明らかな原因の認められない後天性の血小板減少症であり, 出血症状は紫斑(点状出血および斑状出血)が主で, 歯肉出血, 鼻出血, 下血, 血尿, 月経過多などもみられる. 関節出血は通常認めない. 慢性の出血によりしばしば鉄欠乏性貧血を認める. 抗血小板抗体(自己抗体)が認められる. ピロリ菌除菌により, 改善する場合もある.

b IgA 血管炎

アレルギー性血管炎により皮下出血, 関節症状, 腹部症状, 腎症状をきたす疾患で, アレルギー性紫斑病とも呼ばれる. 主として小児に発症し, 急性上気道炎(溶連菌感染)が先行することが多く, 腎症状としては血尿, たんぱく尿がみられ, 年長児では重症化しネフローゼ症候群に移行することもある.

c 血友病

血友病 hemophilia とは, 血液凝固第Ⅷ因子および第Ⅸ因子の量的減少ないし質的異常により, 凝固機序に障害を生じ, トロンビン生成・止血栓形成が遅延し出血傾向

をきたす遺伝性疾患である．出血症状は重症度により，関節・筋肉内出血が高頻度にみられるものから，自然出血はまれで外傷後や手術後，抜歯後に出血しやすい程度のものまである．

2 栄養アセスメント

身体計測＋　身長，体重，TSF，体脂肪率，ACの測定により，エネルギーや体たんぱく質の貯蔵状態のアセスメントを行う．

臨床検査＋　血小板，Hb，治療により高血糖がみられる場合は血糖値について，腎症状がみられる場合は腎機能や尿所見などについてアセスメントを行う．

3 栄養ケア

栄養ケアの意義と原則＋　出血による貧血症状のほか，治療による高血糖や体重増加，腎障害などが出現するため，これらの症状に対し栄養ケアを行う．

栄養ケアの実際＋　鉄の摂取だけではなく，エネルギー必要量，たんぱく質，ビタミンB群，ビタミンCなどの栄養素の必要量をきちんと確保する．

4 モニタリングと再評価

臨床症状や栄養状態のモニタリング，評価により，栄養必要量の再評価（アセスメント）を行い，必要に応じて栄養ケアの修正を行う．

 練習問題

　血液系の疾患・病態について，正しいものに○，誤っているものに×をつけよ．
(1) 鉄欠乏性貧血は小球性低色素性貧血の代表的なものであり，血清鉄，総鉄結合能，フェリチンのいずれも低下する．
(2) 鉄欠乏性貧血では潜在的な鉄欠乏状態の段階より，易疲労感，息切れ，さじ状爪などの症状が必ず出現する．
(3) 生体内で鉄の欠乏が生じたときは，同時に腸管からの鉄吸収能も低下する．
(4) 鉄欠乏性貧血の治療では，鉄剤の過剰投与による鉄の体内沈着が問題となるため，Hb値が正常になったらすぐに鉄剤の投与を止める必要がある．
(5) 胃全摘後のビタミンB_{12}欠乏症は，手術後約5年で起こり，ビタミンB_{12}の筋肉注射により改善されるが，補給のための注射は生涯続ける必要がある．
(6) ビタミンB_{12}は胃の壁細胞より分泌される内因子と結合し，主に胃体部より吸収される．

22 筋・骨格疾患

　急速に高齢化が進むわが国において，平均寿命と健康寿命（健康で過ごすことのできる期間）の差を縮め，健康寿命を延伸し，介護が必要となる状態の期間を短縮することは，重要な課題であり，急務である．

　高齢者や傷病者において，骨粗鬆症，変形性膝関節症，サルコペニアなどの骨格系疾患がみられた場合，適切なタイミングで対策をとらなければ要介護状態へと陥る可能性が高い．

　いずれの疾患も栄養と密接な関連があり，これらを理解したうえでの早期の栄養介入が果たす役割は大きい．

A 骨粗鬆症

❶ 疾患の概要

定義+
　骨折は**骨粗鬆症** osteoporosis の合併症であり，骨粗鬆症により全身の骨折リスクが増す．骨粗鬆症は，1994 年に WHO により，「低骨量で，かつ骨組織の微細構造が変化し，そのために骨がもろく，骨折しやすくなった病態」と定義された．また，骨強度に影響する因子として**骨密度**以外にも多様な因子が明らかになったことを踏まえ，2000 年，米国国立衛生研究所 National Institutes of Health（NIH）により，「骨粗鬆症は骨密度と骨質からなる骨強度が低下して，骨折リスクが増加した骨格疾患」と定義されている．

症状+
　肉眼的に組織を観察すると骨に孔が多数みられ，わずかな外力で骨折しやすい状態である．以下，骨粗鬆症の診断基準，骨強度の低下，骨折リスク評価についてそれぞれ図表に示した（**図 22-1，表 22-1，表 22-2**）．

　骨粗鬆症は，閉経後の女性，高齢者に多く発症し，生活機能や生活の質（QOL）を低下させるだけでなく，長期的に骨折の有無にかかわらず，死亡リスクを増加させることが知られている．

治療+
　骨粗鬆症の治療の目的は骨折のリスクを減らし，QOL の向上，活動性の維持，改善を図ることにある．骨折を予防，治療するためには食事療法，運動療法が基本であり，そのうえで薬物療法，生活習慣の改善がある．

❷ 栄養アセスメント

身体計測+
　身長（椎体骨折による身長低下を反映），体重（体重歴），BMI の算出．

臨床検査+
　糖尿病，CKD などの基礎疾患がある場合は，関連する検査をチェックする．

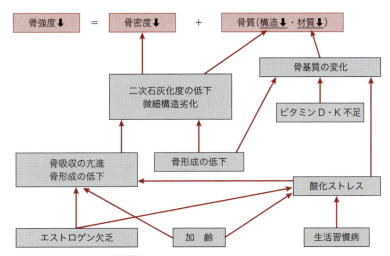

図 22-1 骨強度の低下要因の多様性

骨質は，骨の素材としての質である材質特性と，その素材を元に作り上げられた構造特性（微細構造）により規定される．エストロゲン欠乏や加齢に伴い骨吸収が亢進し骨密度が低下し，骨の微細構造が破綻する．また，エストロゲン欠乏や加齢，さらには生活習慣病の罹患により酸化ストレスが増大し，骨吸収の亢進を助長する．酸化ストレスは，骨密度のみならず骨質に対しても悪影響をもたらす．骨質の良し悪しは，骨の新陳代謝機構である骨リモデリングや，細胞機能の良し悪し，基質周囲の環境（酸化や糖化のレベル），ビタミンDやビタミンKの充足状態によって制御されている．
［骨粗鬆症の予防と治療ガイドライン作成委員会（編）：骨粗鬆症の予防と治療ガイドライン2015年版，p.9，ライフサイエンス出版，2015より許諾を得て転載］

臨床診査　現病歴，既往歴，家族歴より栄養や食事に関する情報を収集する．
　　　　　　臨床症状の観察：肥満，るい痩などを観察，評価する．

食生活状況調査　食事摂取量，栄養素のバランス，とくにカルシウムやたんぱく質，ビタミンD，ビタミンKなどを中心に摂取量の低下がないか調査する．

❸ 栄養ケア

ⓐ カルシウムの摂取

栄養ケアの意義と原則

① 骨粗鬆症の予防は若年期に**最大骨量** peak bone mass をできるだけ高めることと，その維持が重要である．

② 骨密度を高めるための栄養素としてカルシウムが広く知られている．カルシウムは体重の約1〜2％を占め，その99％は骨および歯に存在し，残り1％のみ血液，組織液，細胞に含まれ身体のさまざまな機能を調整している．

③ 骨は吸収（骨からのカルシウムなどの溶出）と形成（骨へのカルシウムなどの沈着）を常に繰り返しており，成長期には骨形成が骨吸収を上回り骨量は増加する．最大骨量は20〜30歳ごろに獲得される．骨密度は1〜4歳と12〜17歳の二つの時期に増加し，思春期にスパートがみられることが報告されている．思春期はカルシウム蓄積量がもっとも多く，カルシウムの摂取量を増やすことでの蓄積量の増加が確認されている．

④ 最大骨量を獲得した後は比較的安定した維持期が続くが，女性において閉経に伴う女性ホルモン（**エストロゲン**）の枯渇に伴い，閉経後10年は骨量が著しく減少し，骨粗鬆症へと進行する．

表 22-1　原発性骨粗鬆症の診断基準（2012 年度改訂版）

低骨量をきたす骨粗鬆症以外の疾患または続発性骨粗鬆症を認めず，骨評価の結果が下記の条件を満たす場合，原発性骨粗鬆症と診断する．

Ⅰ．脆弱性骨折[注1)]あり 　1．椎体骨折[注2)]または大腿骨近位部骨折あり 　2．その他の脆弱性骨折[注3)]があり，骨密度[注4)]が YAM の 80％未満
Ⅱ．脆弱性骨折なし 　骨密度[注4)]が YAM の 70％以下または−2.5 SD 以下

YAM：若年成人平均値（腰椎では 20〜44 歳，大腿骨近位部では 20〜29 歳）
注 1）軽微な外力によって発生した非外傷性骨折．軽微な外力とは，立った姿勢からの転倒か，それ以下の外力を指す．
注 2）形態椎体骨折のうち，3 分の 2 は無症候性であることに留意するとともに，鑑別診断の観点からも脊椎 X 線像を確認することが望ましい．
注 3）その他の脆弱性骨折：軽微な外力によって発生した非外傷性骨折で，骨折部位は肋骨，骨盤（恥骨，坐骨，仙骨を含む），上腕骨近位部，橈骨遠位端，下腿骨．
注 4）骨密度は原則として腰椎または大腿骨近位部骨密度とする．また，複数部位で測定した場合にはより低い％値または SD 値を採用することとする．腰椎においては L1〜L4 または L2〜L4 を基準値とする．ただし，高齢者において，脊椎変形などのために腰椎骨密度の測定が困難な場合には大腿骨近位部骨密度とする．大腿骨近位部骨密度には頸部または total hip（total proximal femur）を用いる．これらの測定が困難な場合は橈骨，第二中手骨の骨密度とするが，この場合は％のみ使用する．
付記：骨量減少（骨減少）[low bone mass（osteopenia）]：骨密度が−2.5 SD より大きく−1.0 SD 未満の場合を骨量減少とする．
[日本骨代謝学会・日本骨粗鬆症学会合同原発性骨粗鬆症診断基準改訂検討委員会（編）：原発性骨粗鬆症の診断基準（2012 年度改訂版）．J Bone Miner Metab（2013）31：247-57, Osteoporosis Jpn 2013：21；9-21 より許諾を得て改変し転載]

表 22-2　骨折リスク評価ツール

危険因子	
年　齢	現在の喫煙状況
性　別	糖質コルチコイドの投与状況
体　重	関節リウマチ
身　長	続発性骨粗鬆症
骨折歴	アルコール（1 日 3 単位*以上）
両親の大腿骨近位部骨折歴	骨密度（BMD）

*アルコール 1 単位は 8〜10 g
[WHO 骨折リスク評価ツール FRAX®より引用]

表 22-3　骨粗鬆症予防のためのポイント

小児から思春期	成　人
・適切なカルシウム摂取とともに栄養のある食事を確実に摂る． ・たんぱく質摂取不足と栄養失調を避ける． ・ビタミン D の適正摂取を維持する． ・定期的な身体活動を行う． ・受動喫煙を避ける．	・適切なカルシウム摂取とともに栄養のある食事を確実に摂る． ・低栄養，とくに大幅な体重減少を目的とした食事制限を避ける． ・ビタミン D の適正摂取を維持する． ・定期的な荷重のかかる運動を行う． ・喫煙や受動喫煙を避ける，大量の飲酒を避ける．

⑤ ライフステージを通じた生涯の栄養，運動を含む生活習慣への配慮が必要とされる（**表 22-3**）．

⑥ カルシウムはほかの栄養素や代謝状況による吸収率の変化が知られている（**表 22-4**）．たんぱく質は，骨密度とたんぱく質摂取量に正の相関があることや高たんぱく質食はカルシウム吸収を亢進することが最近報告されている．

b　骨の健康にかかわるその他の栄養素

たんぱく質，ビタミン D，ビタミン K のほか，ビタミン B6・B12，葉酸などが代表的．

① **ビタミン D**：欠乏すると，小腸や腎臓でのカルシウム吸収量が減少し，体内での

A. 骨粗鬆症　297

表 22-4　カルシウムの吸収に影響を及ぼす因子

吸収を増加させる因子	吸収を減少させる因子
・成長期，妊娠・授乳期 ・ビタミン D，ビタミン K ・胃酸 ・乳糖（乳糖分解酵素が正常な場合） ・バランスのよい食事 ・適度な運動	・加齢 ・ビタミン類の欠乏 ・シュウ酸（多く含む食品：ほうれん草，ピーナッツ） ・リンの過剰摂取（食事中の Ca：PO_4 ＝ 1：1〜1：2 が好ましい） ・多量の食物繊維 ・多量の飲酒 ・薬剤（副腎皮質ステロイド，抗痙れん薬，制酸薬など） ・精神的・肉体的ストレス

カルシウム利用能が低下する．とくに高齢者において，ビタミン D 欠乏とはいえないもののビタミン D 不足の状態が長期にわたって続くと，副甲状腺ホルモン濃度が上昇し，骨密度が低下する．

② ビタミン K：適切に摂取することにより大腿骨近位部骨折発生率の低下が報告されている．また，骨におけるビタミン K 作用不足の指標である血液中低カルボキシル化オステオカルシン（ucOC）高値は，骨密度とは独立した骨折の危険因子である．

③ ビタミン B_6・B_{12}，葉酸：ホモシステイン代謝にかかわる．高ホモシステイン血症は骨密度と独立した骨折危険因子であることが示されている．このほかにも多くの栄養因子が骨代謝にかかわっている．

栄養ケアの実際✚

① 骨粗鬆症の予防，治療はエネルギーおよび栄養素をバランスよく摂取することが基本である．栄養素としてのカルシウムは重要であるが，カルシウム単独での治療効果の推奨度は低い．治療の基礎的な栄養素としてとらえ，むしろ栄養素全体を考えることが重要である．

② 低 BMI 者は骨折リスクが高く，適正体重の維持や，やせの防止が推奨されることから，個人に見合ったエネルギー摂取が必要と考えられる．

③ 食事からのたんぱく質不足は，高齢者や骨粗鬆症者に多くみられる．骨質を構成するコラーゲンはたんぱく質の一種であり，インスリン様成長因子-1 insulin-like growth factor-1（IGF-1）の上昇による骨形成の促進，骨量や筋力の維持，転倒予防のために十分なたんぱく質摂取が必要である．

④ 骨粗鬆症においてとくに避けるべき食品はないが，リン，食塩，カフェイン，アルコールの過剰摂取は控えるべきである．また，食事摂取基準の必要量を摂取したうえで，カルシウム，ビタミン D，ビタミン K の摂取が勧められる（**表 22-5**）．

＜栄養基準＞

① カルシウム：食品から 700〜800 mg/日（サプリメントや薬の使用に注意）
　　骨の成分でカルシウムの 99％が骨と歯に存在する．骨粗鬆症治療のためのカルシウム摂取については，吸収を促進または阻害する栄養素や食品（**表 22-4**）を考慮しながら 1 日 800 mg の摂取を目標とする（**表 22-6**）．

② たんぱく質：1.0 g/kg 標準体重/日
　　骨格の構成成分であり，筋骨格の機能を維持するためには十分量のたんぱく質摂取が必要とされる．摂取たんぱく質不足は，組織へたんぱく質を供給する血清

表 22-5 骨粗鬆症の治療時に推奨される食品，過剰摂取を避けたほうがよい食品

推奨される食品	過剰摂取を避けたほうがよい食品
カルシウムを多く含む食品 　（牛乳・乳製品，小魚，緑黄色野菜，大豆・大豆製品） ビタミン D を多く含む食品 　（魚類，きのこ類） ビタミン K を多く含む食品 　（納豆，緑色野菜） 果物と野菜 たんぱく質 　（肉，魚，卵，豆，牛乳・乳製品など）	リンを多く含む食品 　（加工食品，一部の清涼飲料水） 食塩 カフェインを多く含む食品 　（コーヒー，紅茶） アルコール

［骨粗鬆症の予防と治療ガイドライン作成委員会（編）：骨粗鬆症の予防と治療ガイドライン 2015 年版，p.79，ライフサイエンス出版，2015 より許諾を得て転載］

表 22-6 カルシウムの豊富な食品

食品群	食品	目安量	重量 (g)	カルシウム (mg)
乳　類	普通牛乳	コップ 1 杯	180	198
	低脂肪牛乳	コップ 1 杯	180	234
	スキムミルク	大さじ 2 杯	16	176
	プロセスチーズ	6 mm 厚 2 切れ	30	189
	ヨーグルト	カップ½杯	100	120
豆腐・油揚類	木綿豆腐	½丁	100～130	120～156
	がんもどき	1 個	80	216
	凍り豆腐	1 枚	20	132
魚介類・藻類	マイワシ（丸干し）	1 尾	15	66
	煮干し	5 尾	10	220
	桜エビ	大さじ 1 杯	5	100
	シラス干し	大さじ 1 杯	5	26
	ヒジキ（乾燥）	1 鉢	6	84
野菜類	コマツナ（茹）	1 鉢	60	90
	チンゲンサイ（茹）	1 鉢	60	72
	ほうれん草（茹）	1 鉢	60	41

アルブミンの減少を引き起こす．

③ ビタミン D：10～20 μg/日

　食事以外には，紫外線により皮膚でエルゴステロールまたは 7-デヒドロコレステロールから合成される．ビタミン D はカルシウムの恒常性を調整しており，不足の場合は腸管のカルシウム吸収や腎臓でのカルシウム再吸収が抑制される．

④ ビタミン K：250～300 μg/日

　骨のたんぱく質であるオステオカルシンの活性化やカルシウムの尿中排泄や骨吸収を抑える働きなどが知られている．

⑤ その他の栄養素：厚生労働省策定の最新の『日本人の食事摂取基準』を参考に性別・年齢に見合った栄養摂取を目標とする．

　ビタミン B_6・B_{12}，葉酸：ホモシステイン代謝にかかわる補酵素である．ビタミン B_6・B_{12}，葉酸不足によるホモシステイン濃度の上昇は骨折のリスクとなることが報告されている．さらに「骨質」を低下させ骨折リスクを高めている可能性がある．

⑥ アルコール：多量に摂取すると腸管でのカルシウム吸収を抑制し，尿中へのカルシウム排泄促進作用により骨粗鬆症リスクを増加させる．1日3単位（アルコール1単位は8〜10g）以上のアルコール摂取は骨折リスクを高める．

❹ モニタリングと再評価

定期的に食事摂取量の確認を行う．『骨粗鬆症の予防と治療ガイドライン2015年版』において骨粗鬆症予防における栄養指導の役割については，「指導で知識は増加し，行動は予防指向となるので栄養指導は推奨されるが，骨密度を上昇させるには濃厚で継続的な介入が必要である」とされている．閉経後の女性に対して食材紹介，メニュー，調理実習，食事記録を含む18ヵ月間継続した介入研究ではカルシウムの摂取量が増加し，副甲状腺ホルモン値の低下が認められた．

B 骨軟化症，くる病 ━━━━━━━━━━━━━━

❶ 疾患の概要

定義✚
骨基質への**石灰化障害**（カルシウム沈着不良化）により非石灰化の骨基質が過剰になった状態である．成長期（骨端線閉鎖前）に発症したものを**くる病** rickets，成長後（骨端線閉鎖後）に起こるものを**骨軟化症** osteomalasia という．骨軟化症，くる病は，ビタミンD作用の低下（欠乏あるいは代謝・活性化障害など）によるもの，血中カルシウム・リンイオン積の低下によるもの，アシドーシスに伴うものに分類される（**表22-7**）．

症状✚
くる病においては下肢の変形（O脚，X脚など），脊柱の彎曲，頭蓋癆，大泉門の開離，肋骨念珠，関節腫脹，長管骨の長軸成長障害（低身長）などがみられ，骨軟化症では筋力低下，骨痛などがみられる．

治療✚
ビタミンD欠乏症の場合は，食事から積極的にビタミンDを摂取するとともに，ビタミンDおよび活性型ビタミンD_3製剤を投与する．またリン欠乏の場合は，経口リン製剤と活性型ビタミンD_3製剤を投与する．アシドーシスの場合はその補正をする．

❷ 栄養アセスメント

身体計測✚
身長，体重の測定，および年齢に応じた体格指数を算出する．

食生活状況調査✚
ビタミンD，カルシウムの摂取量の評価．また，偏食やアレルギーによる極端な食事制限を行っている場合もあるため，食事摂取量や栄養素のバランスも確認する．

❸ 栄養ケア

栄養ケアの意義と原則✚
① ビタミンD作用の低下によるもののうち，ビタミンD欠乏症が原因である骨軟化

表 22-7 くる病・骨軟化症の病因

○低リン血症
　ビタミン D 代謝物作用障害
　　　ビタミン D 欠乏
　　　薬剤(ジフェニルヒダントイン，リファンピシン　など)
　　　ビタミン D 依存症 1 型 [1]
　　　ビタミン D 依存症 2 型 [2]　など
　腎尿細管異常
　　　高 Ca 尿症を伴う遺伝性低リン血症性くる病・骨軟化症 [3] (hereditary hypophosphatemic rickets with hypercalciuria：HHRH)
　　　ファンコニ症候群
　　　デント病 [4]
　　　腎尿細管性アシドーシス
　　　薬剤(イホスファミド，アデホビルピボキシル，バルプロ酸など)　など
　FGF23 関連低リン血症性くる病・骨軟化症
　　　腫瘍性くる病・骨軟化症
　　　X 染色体優性低リン血症性くる病・骨軟化症　など
　リン欠乏
　　　リン摂取不足，腸管吸収障害　など
○低カルシウム血症
　　ビタミン D 欠乏の一部
　　ビタミン D 依存症 1 型 [1]
　　ビタミン D 依存症 2 型 [2]
○その他の原因による石灰化障害
　　薬剤(アルミニウム，エチドロネート　など)

1) *CYP27B1* 遺伝子変異，常染色体潜性遺伝
2) *VDR* 遺伝子変異，常染色体潜性遺伝
3) *SLC34A3* 遺伝子変異，常染色体潜性遺伝
4) *CLCN5* 遺伝子変異，X 染色体潜性遺伝
[日本内分泌学会：くる病・骨軟化症の診断マニュアル．日本内分泌学会学会雑誌 91 (Suppl.Nov)：1-11，2015 より許諾を得て転載]

症，くる病に対しては，食事からの積極的なビタミン D 摂取が有効である．
② また，カルシウムの十分な摂取も必要である．

栄養ケアの実際✚

① ビタミン D やカルシウムを多く含む食品を積極的に摂取する．
② 日照を受ける機会が少なく母乳栄養の乳児ではくる病のリスクが高いとの報告がある．したがって，くる病を未然に防ぐために，乳児においてはビタミン D の適切な摂取に加えて「適度な日照を受ける*」ことが推奨される．

❹ モニタリングと再評価

定期的に食事摂取状況の確認を行う．

C 変形性関節症

❶ 疾患の概要

定義✚

変形性関節症 osteoarthritis とは，軟骨(関節を構成している硬骨の端を保護しクッ

---

*「適度な日照を受ける」とは，顔の表面だけなら 2 時間/週，顔と手足の表面なら 30 分/週の日照と定義されている．

ションの役割をもつ)が変性して関節の形が変化する疾患である.

　代表的な疾患として,変形性脊椎症,変形性膝関節症,変形性股関節症がある.高齢者の関節痛の原因としてもっとも頻度が高い.この疾患は関節軟骨の加齢に伴う変化を基盤として生じ,関節に加わる荷重が増加すると発症頻度は高まる.**肥満**はこの疾患の危険因子である.

症状✚

　関節の痛み,腫脹,運動の制限を主な症状とする.

治療✚

　変形性関節症の予防と治療のためには,関節軟骨に過度の負担をかけないようにすることが重要である.適度な運動と適正体重の維持が大切である.肥満がある場合は減量のための食事療法を行う.

❷ 栄養アセスメント

身体計測✚

　身長,体重(体重歴),体格指数(BMI)を算出する.

**食生活状況
調査✚**

　職業,家族構成,食事時間,嗜好,間食・外食の有無,食事摂取量,栄養素のバランスなどを確認する.

❸ 栄養ケア

**栄養ケアの
意義と原則✚**

① 適正体重を維持するため個人に見合ったエネルギー摂取をするとともに,必要な栄養素をバランスよく摂取することが基本である.
② 肥満がある場合は減量目標の達成のための適正なエネルギー量を示し,食品の種類や量についてできるだけ具体的に説明する.

**栄養ケアの
実際✚**

　減量が必要な場合は食事指導を行うが,肥満者の場合,食事内容だけではなく食習慣に問題がある場合が多いので,食べ方や時間帯など食生活状況を十分考慮したうえで,個々にあった減量目標を立てる.

❹ モニタリングと再評価

　体重の変化,食事摂取量・内容の定期的な確認が重要である.

D サルコペニア

❶ 疾患の概要

　加齢に伴う骨格筋量の減少は,自立性を失い,転倒,骨折,寝たきりの原因となるなど,高齢者の健康寿命を縮め,さまざまな疾患に関連し,その予後に影響を与えることが明らかになっている.

　サルコペニア sarcopenia は,1989(平成元)年に Rosenberg により提唱された概念で,加齢に伴う骨格筋量の減少を示す.2010(平成22)年に European Working Group on Sarcopenia in Older People(EWGSOP)においてサルコペニア診断基準が発表され

表 22-8 SARC-F

内　容	質　問	スコア
握力 (**S**trength)	4〜5 kg のものを 持ち上げて運ぶのが どのくらいたいへんですか	全くたいへんではない＝0 少したいへん＝1 とてもたいへん，または全くできない＝2
歩行 (**A**ssistance in walking)	部屋の中を歩くのが どのくらいたいへんですか	全くたいへんではない＝0 少したいへん＝1 とてもたいへん，補助具を使えば歩ける，または全く歩けない＝2
椅子から立ち上がる (**R**ise from a chair)	椅子やベッドから移動するのが どのくらいたいへんですか	全くたいへんではない＝0 少したいへん＝1 とてもたいへん，または助けてもらわないと移動できない＝2
階段を昇る (**C**limb stairs)	階段を 10 段昇るのが どのくらいたいへんですか	全くたいへんではない＝0 少したいへん＝1 とてもたいへん，または昇れない＝2
転倒 (**F**alls)	この 1 年で 何回転倒しましたか	なし＝0　　　1〜3 回＝1　　　4 回以上＝2

[Malmstrom TK, Morley JE. J Am Med Dir Assoc 2013；14：531-2]
[©2013 American Medical Directors Association, Inc. Published by Elsevier Inc. Reproduced with permission from Elsevier.]
[サルコペニア診療ガイドライン作成委員会（編）：サルコペニア診療ガイドライン 2017 年度版一部改訂，Ⅵ頁，ライフサイエンス出版，2020 より許諾を得て転載]

た．その後 2014（平成 26）年にアジア人のための診断基準が Asian Working Group for Sarcopenia（AWGS）によって提唱されわが国においても，臨床現場や介護施設において診断が行われるようになってきたことから，2017（平成 29）年に『サルコペニア診療ガイドライン 2017 年版』が発表された．2018（平成 30）年には EWGSOP が診断基準を改訂，AWGS においても 2019（令和元）年に改訂（AWGS2019）が発表されたことを受けて，2019 年にサルコペニア診療ガイドライン 2017 年版の一部改訂が行われた．

　大きな改定内容に，体組成計測機器などの設備の整った施設と，そうではない施設に分けた診断方法が提案され，さらにサルコペニアのリスクの高い症例を抽出する項目（症例の抽出）の設定がされたことがあげられる．

定義✚　　高齢期にみられる骨格筋量の減少と筋力もしくは身体機能（歩行速度など）の低下により定義される．また，サルコペニア肥満は，サルコペニアと肥満もしくは体脂肪の増加を併せもつ状態であり，それぞれ四肢骨格筋量の減少（身長の二乗または体重で補正）と BMI または体脂肪率またはウエスト周囲長の増加で操作的に定義される．しかしながら，評価方法やカットオフ値は定まっていない．

診断✚　　サルコペニア診療ガイドライン 2017 年版一部改訂において，AWGS2019 による診断基準が推奨される．65 歳以上を対象とするが，症例によってはそれ以外も対象とする．

　施設の機器の有無に応じて評価項目が異なるが，はじめにサルコペニアのリスクの高い対象者を特定するため，下腿周囲長 calf circumference（CC）と，握力・歩行・椅子から立ち上がる・階段を昇る・転倒についてを点数化したものなどから症例の抽出を行う（SARC-F，これらを組み合わせた SARC-CalF）（**表 22-8，図 22-2**），握力，歩行速度，または DXA（dual energy X-ray absorptiometry）や BIA（bioelectrical

D. サルコペニア

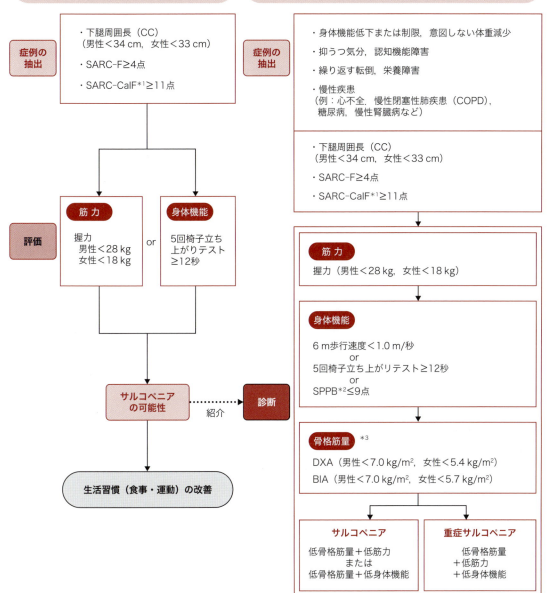

図 22-2 AWGS2019 によるサルコペニアの診断アルゴリズム

* 1 SARC-CalF：CC と SARC-F を組み合わせた指標で，CC がカットオフ値（男性：34 cm 未満，女性：33 cm 未満）の場合に，SARC-F のスコアに 10 点を追加して評価する．
* 2 SPPB（Short Physical Performance Battery）：簡易身体機能バッテリーで，測定項目はバランステスト，歩行速度，椅子立ち上がりテストの3つからなる．各テストの点数を合計し，0～12 点で評価する．0～6 点：低パフォーマンス，7～9 点：標準パフォーマンス，10～12 点：高パフォーマンス
* 3 骨格筋量については，BMI で補正する FNIH（Foundation for the National Institutes of Health）基準も使用可能とする（ただし DXA のみ）．カットオフ値：男性 0.789 kg/BMI 未満，女性 0.512 kg/BMI 未満．
DXA（Dual-energy X-ray Absorptiometry），BIA（Bioelectrical Impedance Analysis）

［Chen LK, et al. J Am Med Dir Assoc 2020；21：300-7. e2.］
［©2019 AMDA-The Society for Post-Acute and Long-Term Care Medicine. Reproduced with permission from Elsevier.］
［サルコペニア診療ガイドライン作成委員会（編）：サルコペニア診療ガイドライン 2017 年版一部改訂，V 頁，ライフサイエンス出版，2020 より許諾を得て転載］

impedance analysis, 生体電気インピーダンス法)で測定した四肢除脂肪量または四肢骨格筋量を測定し, 診断を行う(**図 22-2**).

握力は左右それぞれ2回ずつ測定して最大値を採用する. 歩行速度は, 6 m 以上のスペースを確保し, 0〜6 m まで歩行し, 1〜5 m までの4 m 歩行に要する時間を2回測定し平均を採用する.

四肢骨格筋量の評価には DXA または BIA で測定した四肢筋肉量の合計を身長の二乗で除した値である骨格筋指数 skeletal muscle index(SMI)から判定する.

また, サルコペニアを原因別に二つに分類し, 加齢による場合を原発性サルコペニア(65歳以上), 加齢以外の要因(活動に関連するもの, 疾患に関連するもの, 栄養に関連するもの)がある場合を二次性サルコペニアとする(**表 22-9**).

治療✚

予防, 改善には, 適切な栄養摂取, とくに, 1日にたんぱく質を最低でも休重1 kg あたり1.0 g を摂ることが有効であり, 強く推奨される. 必須アミノ酸を中心とする栄養介入は, 膝伸展筋力(歩行能力と関連)の改善効果があるとされ, また, レジスタンストレーニングを含む運動習慣と栄養療法による複合介入は, 運動, 栄養の単独介入に比べサルコペニアの改善に有効であり, 推奨されている.

❷ 栄養アセスメント

身体計測✚

身長, 体重, 下腿周囲長(CC), 皮下脂肪厚(体脂肪率算出), 上腕周囲長(上腕筋囲や上腕筋面積の算出), 可能であれば BIA による四肢骨格筋量の測定を行い, 四肢骨格筋量を評価する. 計測可能な項目は定期的に測定し, 経過観察を行うことが望ましい.

臨床検査✚

血清 Alb, 可能であれば RTP[rapid turnover protein(トランスフェリン, トランスサイレチン, レチノール結合たんぱく質)], Hb など栄養状態や各種疾患の状態を反映する検査項目や栄養代謝動態に関する検査を実施する.

臨床診査✚

既往歴, 現病歴, 体重変化, 肥満, るい痩(やせ), 咀嚼・嚥下状況, 食欲不振, 消化器症状, 浮腫などを把握し, 低栄養などの有無を確認する.

❸ 栄養ケア

栄養ケアの意義と原則✚

① サルコペニアを予防するための栄養療法に関するエビデンスは少なく, 最新の『日本人の食事摂取基準』に準じた摂取量の確保, とくにたんぱく質摂取量の不足に留意する.

② 適正体重を維持するため個人に見合ったエネルギー摂取をするとともに, 個々の状況にあった具体的な計画を立てる. 高齢者では機能低下(咀嚼・嚥下機能, 唾液量の減少, 消化管機能低下など)にも配慮し, 栄養投与ルート(経口・経管栄養など)や食形態の選択にも留意が必要である.

栄養ケアの実際✚

① サルコペニアの原因はさまざまであるが, 栄養不良と密接なかかわりをもつため, 適切な栄養管理により栄養状態を改善することは原疾患の改善とリハビリテー

E. ロコモティブシンドローム（運動器症候群）　305

表 22-9　サルコペニアの段階

分　類	原　因
原発性サルコペニア 　加齢に関連するサルコペニア	加齢（加齢以外の原因がない）
二次性サルコペニア 　身体活動に関連するサルコペニア 　疾患に関連するサルコペニア 　栄養に関連するサルコペニア	ベッド上安静，運動しない生活スタイル，廃用症候群など． 高度な臓器障害（心臓，肺，肝臓，腎臓，脳），炎症性疾患，悪性腫瘍，内分泌疾患など． 吸収不良，胃腸疾患，食欲不振を引き起こす薬物の使用に伴うエネルギー・たんぱく質摂取不足など．

［Cruz-Jentoft AJ, et al.: Sarcopenia: European consensus on definition and diagnosis. Age Ageing **39**（4）: 412-423, 2010 より引用］

ションの継続につながり，ADL や QOL の向上が期待できる．
② 必要栄養量の確保とともに身体活動量を保ち，筋肉量の減少を防ぐことが重要である．

❹ モニタリングと再評価

食事摂取量を把握し，必要栄養量が確保できているかを確認する．また定期的な身体計測と生化学検査を行い，必要に応じ個々にあった栄養教育を行う．

E　ロコモティブシンドローム（運動器症候群）

❶ 疾患の概要

定義✚
　ロコモティブシンドローム locomotive syndrome とは，運動器*の障害により移動機能（立つ，歩く，走る，座るなど，日常生活に必要な身体の移動にかかわる機能）が低下し，要介護の状態や要介護リスクの高い状態を指す．
　要支援，要介護リスクを低減し，平均寿命と健康寿命（健康で過ごすことのできる期間）の差を縮め，健康寿命を延ばすことを目的とした概念で，2007（平成 19）年に日本整形外科学会より提唱された．最近では「運動器の障害のために移動機能の低下をきたした状態」と定義され，広範囲な症候群の概念へと変化している．

症状✚
　骨粗鬆症，骨折，変形性膝関節症，神経障害，サルコペニアなどの疾患が原因となって，疼痛，関節可動域制限，柔軟性低下，姿勢変化，筋力低下，バランス能力低下などの症状がみられ，移動機能が低下する（歩行障害）．日本整形外科学会では，移動機能を把握するため，立ち上がりテスト，2 ステップテスト，体の痛みや，日常生活で困難なことをチェックするリストをもとに，ロコモティブシンドロームの程度を調べる方法が提案されている．

治療✚
　適度な運動と適正体重の維持が大切である．肥満がある場合は減量のための食事療法を行う．個人に見合ったエネルギーおよび栄養素をバランスよく摂ることが重要で

---

*運動器：骨，関節，椎間板，筋肉や神経（脳，脊髄，末梢神経）を指す．

あり，とくに高齢者に多くみられる．食事からのたんぱく質摂取不足とならないよう留意する．また骨の代謝にかかわる栄養素を毎日の食生活で無理なく組み合わせて摂ることが大切である．

❷ 栄養アセスメント

身体計測✚
　身長，体重，BMI，可能であれば BIA による四肢骨格筋量の測定を行い，四肢骨格筋量を評価する．

臨床検査✚
　血清 Alb，栄養代謝動態に関する検査を実施することが望ましい．

臨床診査✚
　現病歴，既往歴，体重歴などを調査する．
　臨床症状の観察：肥満，るい痩（やせ）などを評価，観察する．

食生活状況調査✚
　食事時間，嗜好，間食・外食の有無，食事摂取量，栄養素のバランスなどを確認する．

❸ 栄養ケア

栄養ケアの意義と原則✚
① ロコモティブシンドロームの予防の柱は，日常の生活習慣の見直しとなる（運動習慣のない生活，やせすぎや肥満，活動量の低下，スポーツのやりすぎや事故によるケガなど）．
② 適正体重を維持し，腰や膝の関節に大きな負担となる肥満や，骨や筋肉が減弱するやせすぎを防ぐことを目標とする．

栄養ケアの実際✚
① 身長，体重，活動量などにより必要栄養量を算定し，個々の状況にあった具体的な計画を立てる．
② 適正なエネルギーを摂取するとともに，たんぱく質，カルシウム，ビタミン D，ビタミン K，マグネシウム，ビタミン B_6・B_{12}，葉酸などを治療の基礎的な栄養素としてとらえ，むしろ栄養素全体を考えることが重要である．

❹ モニタリングと再評価

　食事摂取量を把握し，必要栄養量が確保できているかを確認する．また定期的な身体計測と生化学検査を行い，必要に応じ個々にあった栄養教育を行う．

骨粗鬆症について，正しいものに○，誤っているものに×をつけよ．
(1) 骨粗鬆症は骨量が減少して骨の脆弱性が増す状態であり，大腿骨近位部は骨粗鬆症により骨折しやすい部位である．
(2) 骨の形成を促進する主な栄養因子には，カルシウムやマグネシウムのほかにビタミンA，ビタミン B_1 が重要な働きをする．
(3) 男性は女性より骨粗鬆症の有病率が高い．
(4) 骨粗鬆症の予防には適度の運動と日光浴に努めるなどの生活の改善も必要である．
(5) ナトリウム摂取を抑制すると尿中カルシウムの排泄が増大するので，ナトリウム摂取は厳しい制限はしない．
(6) たんぱく質の過剰摂取によってリン摂取が過剰になり，尿中カルシウムの排泄が増大する．
(7) カルシウムとマグネシウムはカルシウムバランスに影響を及ぼし，骨密度低下を抑制し，骨質の改善効果がある．
(8) たんぱく質は骨格の構成成分であり，筋骨格の機能を維持するためには十分量のたんぱく質摂取が必要である．
(9) 摂取たんぱく質不足は，組織へたんぱく質を供給する血清 Alb の減少を引き起こす．
(10) 高たんぱく質食は，カルシウム吸収を亢進する．

23 免疫・アレルギー疾患

免疫とは，ヒトの体内に備わっている生体防御機構であり，体内に細菌やウイルスなど非自己の物質（異物）が侵入することを防ぎ，侵入した場合には排除する．つまり，免疫とは「自己」と「非自己」を識別する機構である．しかし，この機構が破綻すると，「自己」に対して過剰な免疫応答を示す自己免疫疾患や，無害である食物に対して過敏な免疫応答を引き起こす食物アレルギーなど，さまざまな疾患が発症する．また，免疫機能そのものが働かない場合は免疫不全となり，感染に対する抵抗性が減弱する．

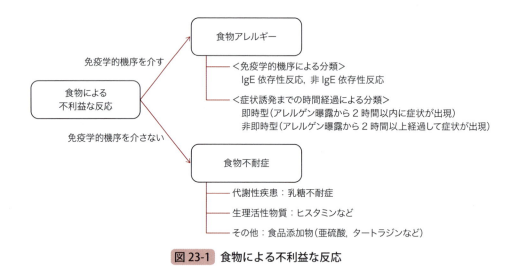

図 23-1 食物による不利益な反応

A 食物アレルギー

1 疾患の概要

定義➕　**食物アレルギー**とは，「食物によって引き起こされる抗原特異的な免疫学的機序を介して生体にとって不利益な症状が惹起される現象」と定義される（図 23-1）．免疫学的機序には，特異的 IgE 抗体が関与する **IgE 依存性**反応がもっとも多く，その多くが**即時型反応**である．食物アレルギーの有症率は，乳幼児がもっとも高く加齢とともに漸減する．

食物アレルギーは，臨床的に即時型症状，特殊型，新生児・乳児消化管アレルギー，食物アレルギーの関与する乳児アトピー性皮膚炎に分類される（表 23-1）．また，花粉–食物アレルギー症候群のように，感作される物質と症状を誘発する食物に交差抗原性があり，交差反応により発症する場合もある（図 23-2）．

A. 食物アレルギー

表 23-1 食物アレルギーの臨床型分類

臨床型	特徴
即時型症状	食物アレルギーのもっとも典型的なもの．IgE 依存性．
特殊型	食物依存性運動誘発アナフィラキシー（FDEIA） 　原因食物を摂取した後の運動負荷によりアナフィラキシーが誘発される． 　原因食物の摂取単独や運動負荷単独では症状が出現しない． 　大部分が，食後 2 時間以内の運動負荷により発症する． 　IgE 依存性であり，原因食品は小麦と甲殻類が多い． 　初回発症のピークは 10〜20 歳代． 口腔アレルギー症候群（OAS） 　口腔粘膜に症状が限局する即時型アレルギー反応．口腔，咽頭，喉頭の搔痒，チクチク，イガイガ，血管性浮腫などがみられる． 　主に花粉の感作を受けた後，花粉抗原と交差反応する果物や野菜を摂取し症状が誘発されるため，花粉-食物アレルギー症候群（PFAS）とも呼ばれる． 　IgE 依存性であり，原因食物には，果物，生野菜，豆類がある．
新生児・乳児消化管アレルギー	新生児から乳児期にかけて，嘔吐，血便，下痢などの消化器症状が発症する． 主に非 IgE 依存性であり，原因食品には，牛乳がある．
食物アレルギーの関与する乳児アトピー性皮膚炎	乳児アトピー性皮膚炎に合併して認められる食物アレルギー． 主に IgE 依存性．

FDEIA：food dependent exercise induced anaphylaxis
OAS：oral allergy syndrome
PFAS：pollen food allergy syndrome

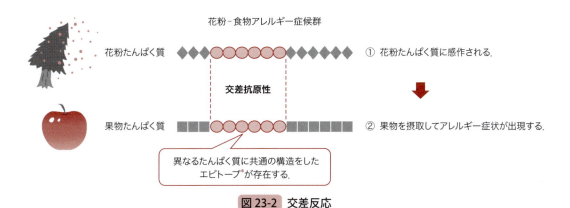

図 23-2 交差反応

*エピトープ：特異的 IgE 抗体が結合する結合部位（抗原決定基）

病態生理

アレルギーを誘発する**抗原（アレルゲン）**は，大部分が食物中に含まれるたんぱく質である．食物アレルゲンは，経口，経皮，経気道，経粘膜，経胎盤，注射などにより体内に侵入し，特異的 IgE 抗体が産生され感作が成立する．再びアレルゲンが体内に侵入すると，**マスト細胞（肥満細胞）**上の特異的 IgE 抗体と結合し架橋反応を起こし，マスト細胞内に蓄積されていたヒスタミン，セロトニン，ロイコトリエンなどのケミカルメディエーターが放出され，アレルギー症状を引き起こす．

症状

皮膚症状がもっとも多く，粘膜，呼吸器，消化器など症状の発現は多岐にわたる（図 23-3）．とくに，アレルゲンなどの侵入により，複数臓器に全身性にアレルギー症状が惹起され，生命に危機を与え得る過敏反応を**アナフィラキシー**といい，アナフィラキシーに血圧低下や意識障害を伴う場合を，アナフィラキシーショックという．

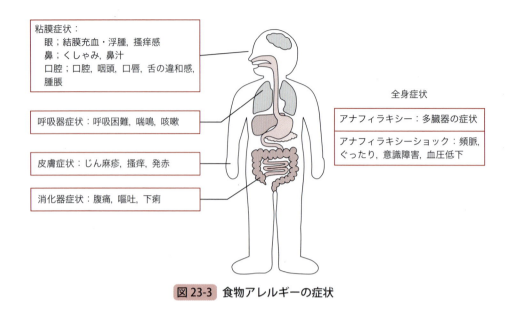

図 23-3 食物アレルギーの症状

診断 ①特定の食物により症状が誘発されること，②その食物に感作されていること（特異的 IgE 抗体・皮膚試験が陽性であること），により診断される．**食物経口負荷試験**は，食物アレルギーのもっとも確実な診断法であり，確定診断だけでなく**耐性獲得**の確認も主な目的として行われる．
① 病歴の把握：食物アレルゲンと誘発症状の関連を問診によって把握する．
② 免疫学的検査：特異的 IgE 抗体検査，皮膚プリックテスト，好塩基球ヒスタミン遊離試験
③ 食物経口負荷試験：アレルギーが確定しているか，もしくは疑われる食品を摂取させ，症状の有無を確認する．

治療 正しい診断に基づき，必要最小限に原因食品を除去することを原則とする．症状が誘発された場合は，対症療法として薬物療法を行う．皮膚や粘膜症状にはヒスタミン H_1 受容体拮抗薬の内服，皮膚症状には $β_2$ 刺激薬の吸入などがある．また，アナフィラキシーに対しては，**アドレナリン筋肉注射**が第一選択薬である（図 23-4）．
　臨床研究として，原因食物を経口摂取させ，閾値上昇または脱感作状態（原因食物を摂取し続けていれば症状が現れない状態）としたうえで耐性獲得を目指す経口免疫療法も行われているが，食物アレルギーの一般診療としては推奨されていない．

❷ 栄養アセスメント

身体計測 特定の食物を除去することで，不足しやすい栄養素が生じる場合がある．患者は小児が多いため，成長不良に陥っていないか確認する．身体計測では，身長，体重，頭囲などを計測し，成長曲線を用いて評価する．

臨床検査 血清 Alb などから栄養状態を評価する．

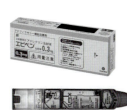
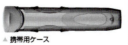
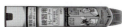

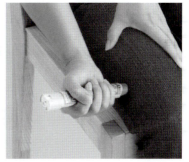

図 23-4 アナフィラキシー補助治療剤「エピペン®」
・アナフィラキシーの徴候や症状を感じたときに，太ももの前外側に速やかに注射する．
・緊急の場合には，衣類の上からでも注射できる．
・本人が打てない場合は，保護者や学校関係者など本人以外の適切な使用が認められている．
[ヴィアトリス（VIATRIS）HP〈https://www.epipen.jp/teacher/index.html〉（最終アクセス：2025 年 1 月）より許諾を得て転載]

食生活状況調査➕

　食生活状況調査では，乳児の場合は，ミルクの種類や離乳食の内容について保護者から聞き取りをする．幼児や学童の場合は，食事や間食，飲料の内容，給食の摂取状況や健康食品，サプリメントの利用状況も確認する．また，小児は保護者の食生活に依存しやすので，家族の嗜好，食習慣，食事内容も調査する．家庭内にアレルギー児が複数いる場合，各々のアレルゲンに対応せず，すべてのアレルゲンを除去していることも考えられるため，家族間のアレルギーについても確認をしておくと栄養ケアにつなげやすい．

🍎 3 栄養ケア

栄養ケアの意義と原則➕

① 不要な食物除去は，栄養の摂取不足や食生活の広がりの低下を招く➡**必要最小限の原因食物の除去**．
② 原因食物によっては，加工や調理により抗原性が変化しやすいものもある➡**食べられる食品を具体的に知る（食べられる範囲は医師が判断する）**．
③ 除去する食物により不足しやすい栄養素がある➡**不足する栄養を補う食品を摂取する**．
④ 誤食によりアレルギー症状が誘発する➡**加工食品のアレルギー表示の確認やコンタミネーションを防止する**．
⑤ 食物除去により，食生活の幅が狭まる➡**調理方法の工夫や加工食品の活用により，食生活を豊かにする**．
⑥ 保育所，幼稚園，学校での給食対応では，安全性を最優先する➡**給食対応では，完全除去を基本とする**．

栄養ケアの実際➕

　食物アレルギーにおける栄養ケアの目的は，原因となる食物を除去し（除去食），アレルギー症状の誘発を防止すること，栄養，調理，食品選択において，除去した食物の代わりになるものを利用し（代替食），患者や患者家族の QOL を維持することである．アレルギーの原因食物は，全年齢では，**鶏卵**，**牛乳**，**木の実**，**小麦**，落花生の順となっているが（図 23-5），近年，アレルギー新規発症例では，年齢ごとにその頻度は異なり，幼児期は木の実類，魚卵類，学童期になると，甲殻類，果物類などが新た

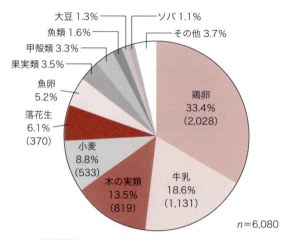

図 23-5 即時型食物アレルギーの原因食物

[消費者庁：令和3年度 食物アレルギーに関連する食品表示に関する調査研究事業報告書〈https://www.caa.go.jp/policies/policy/food_labeling/food_sanitation/allergy/assets/food_labeling_cms204_220601_01.pdf〉（最終アクセス：2025年1月）より]

表 23-2 年齢群別原因食物（初発例）

	0歳(1,736)	1, 2歳(848)	3〜6歳(782)	7〜17歳(356)	≧18歳(183)
1	鶏卵 61.1%	鶏卵 31.7%	木の実類 41.7%	甲殻類 20.2%	小麦 19.7%
2	牛乳 24.0%	木の実類 24.3%	魚卵 19.1%	木の実類 19.7%	甲殻類 15.8%
3	小麦 11.1%	魚卵 13.0%	落花生 12.5%	果実類 16.0%	果実類 12.6%
4		落花生 9.3%		魚卵 7.3%	魚類 9.8%
5		牛乳 5.9%		小麦 5.3%	大豆 6.6%
6					木の実類 5.5%
小計	96.1%	84.2%	73.3%	68.5%	69.9%

注釈：各年齢群で5％以上の頻度の原因食物を示した．また，小計は各年齢群で表記されている原因食物の頻度の集計である．
原因食物 の頻度（%）は小数第2位を四捨五入したものであるため，その和は小計と差異を生じる．

[消費者庁：令和3年度 食物アレルギーに関連する食品表示に関する調査研究事業報告書〈https://www.caa.go.jp/policies/policy/food_labeling/food_sanitation/allergy/assets/food_labeling_cms204_220601_01.pdf〉（最終アクセス：2025年1月）より]

なアレルゲンとなっており，近年，木の実類の増加が著しく，とくに**くるみ**による食物アレルギーの増加が報告されている（**表23-2**）．このように，食物アレルギーの原因食物は多岐にわたるため，除去食物の栄養価や調理特性を把握し，栄養ケアにつなげる．

1）必要最小限の原因食物の除去

アレルギー症状が誘発される食品や量は，患者により異なる．過剰な除去は避け，医師が指示する「食べられる範囲」に合わせて必要最小限の原因食物の除去を行う．なお，原因食物に対して耐性の獲得が確認されれば，除去解除を進める．

2）食べられる食品を具体的に知る

食物アレルギーの原因は食物中のたんぱく質であるため，「食べられる範囲」は原因食品に含まれるたんぱく質の量に基づいて考えられる．たとえば，牛乳50 mL（牛乳たんぱく質量1.6 g）が摂取できた場合，同量の牛乳たんぱく質量を含む乳製品は，バターであれば266 g，ヨーグルトであれば44 gに相当するため，この量を超えないように日常生活で選択するよう具体的に例示する（**図23-6**）．ただし，「食べられる範

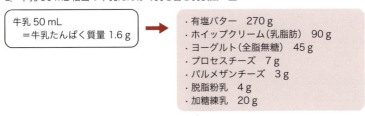
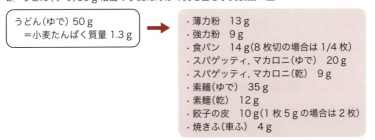

図 23-6 同じ量のたんぱく質を含む食品例

[「食物アレルギーの栄養食事指導の手引き 2022」検討委員会：厚生労働科学研究班による食物アレルギーの栄養食事指導の手引き 2022 〈https://www.foodallergy.jp/wp-content/themes/foodallergy/pdf/nutritionalmanual2022.pdf〉(最終アクセス：2025 年 1 月)より作成]

囲」は食物経口負荷試験の結果から医師の指示に基づき考えることが必須であるため，自身で推測して判断することは危険である．

また，原因食物に含まれるたんぱく質には，加熱や発酵により抗原性が変化するものもある．たとえば，鶏卵の主要アレルゲンである卵白 Alb は加熱により抗原性が低下するが，オボムコイドは加熱や化学処理に対して安定である．原因食物のたんぱく質の特徴を理解し，具体的な食品や調理方法を患者に示し，選択できる食品の幅を広げる．主なアレルゲンたんぱく質とその特徴を表 23-3 に示す．

3) 不足する栄養を補う食品を摂取する

特定の食物除去は，栄養バランスを崩す危険性もある．除去により不足する可能性のある栄養素を確認し，ほかの食物で補う．また，栄養が偏らないよう，主食，主菜，副菜を組み合わせたバランスのよい食事をする．主要な原因食物別の栄養管理のポイントを表 23-4 に示す．

とくに牛乳アレルギー児は，カルシウムの摂取不足が生じやすい．調製粉乳が必要な乳児には，牛乳アレルゲン除去調製粉乳や調整粉末大豆乳を使用する(表 23-5)．**加水分解乳**は牛乳たんぱく質を加水分解して作られたもので，**アミノ酸乳**は精製アミノ酸で作られたものである．したがって，重症牛乳アレルギー患者では一部の加水分解乳に対して症状をきたすこともあるため，対象者に合わせて選択をする．牛乳たんぱく質の分子量が小さいほど症状をきたしにくいが，風味は分子量が大きいほど良好で飲みやすい．

4) 加工食品のアレルギー表示の確認やコンタミネーションを防止する

誤食による症状誘発を防ぐためには，①アレルゲン混入食品を摂取しないようにする，②摂取食品にアレルゲンが混入しないようにする必要がある．そのため，市販されている加工食品を使用する場合は，必ずアレルギー表示を確認する(図 23-7)．食

表 23-3 主なアレルゲンたんぱく質

食　物	アレルゲンたんぱく質	特　徴
鶏卵 （卵白）	オボムコイド，オボアルブミン，オボトランスフェリン，リゾチーム	アレルゲン性： オボムコイド＞オボアルブミン＞オボトランスフェリン，リゾチーム
牛　乳	カゼイン，β-ラクトグロブリン	アレルゲン性： カゼイン＞β-ラクトグロブリン
小　麦	ω-5 グリアジン，グルテニン，αアミラーゼ/トリプシンインヒビター	成人の小麦依存性運動誘発アナフィラキシーでは，ω-5 グリアジンや高分子グルテニンが主要抗原である．
大　豆	7S グロブリン，11S グロブリン，2S アルブミン	即時型アレルギーと関連する．

表 23-4 原因食物別　栄養管理のポイント

原因食物	原因食物および原因食物を含む加工食品など*	栄養管理上の留意点	調理上の工夫	基本的に除去をする必要のないもの
鶏　卵	鶏卵，うずら卵，マヨネーズ，練り製品，ハムなどの加工品，洋菓子（ケーキ，アイスクリーム，カスタードクリームなど）など．	たんぱく質の摂取を心がける． ＜代替食品＞肉，魚，大豆，大豆製品など．	・つなぎには，片栗粉やじゃがいも，れんこんのすりおろしなどを使う． ・プリンなど固めるものには，ゼラチンや寒天を利用する．	鶏肉，魚卵，卵殻カルシウム
乳	牛乳，乳製品（ヨーグルト，チーズ，バター，生クリーム，乳酸菌飲料，粉ミルクなど），パン，パン粉，洋菓子など．	カルシウムの摂取を心がける． ＜代替食品＞アレルギー用粉ミルク，豆乳，豆腐，小魚，青菜など．	・ホワイトソースは，じゃがいものペーストや乳成分不使用のマーガリンなどでつくる． ・洋菓子のクリームは，豆乳のホイップクリームやココナッツミルクで代用する．	牛肉
小　麦	小麦（薄力粉，中力粉，強力粉，デュラムセモリナ粉など），パン，うどん，麺，スパゲッティ，洋菓子，ルーなど．	炭水化物（主食）の摂取を心がける． ＜代替食品＞米，米粉，上新粉，雑穀粉，フォー，ビーフンなど．	・パンやケーキの粉は，米粉や上新粉，雑穀粉などで代用する． ・市販の米粉パンには小麦グルテン（小麦たんぱく質）が入っているものもあるため，原材料を確認すること．	醤油，穀物酢 ・大麦の摂取可否は，主治医の指示にしたがう．
大　豆	大豆（黄大豆，黒豆，枝豆），きなこ，おから，豆乳，湯葉，厚揚げ，油揚げ，豆腐，納豆，醤油，味噌大豆由来の乳化剤など．	たんぱく質やカルシウムの摂取を心がける． ＜代替食品＞肉，魚，卵，牛乳，青菜など．	・醤油や味噌が使えないときは，米や雑穀などからできた醤油や味噌を利用する． ・大豆も乳も使えないときは，ココナッツミルクやライスミルクなどを活用する．	小豆，えんどう豆，いんげん豆など大豆以外の豆類，醤油，味噌，大豆油，緑豆もやし

*摂取が可能かは個人により異なる

品表示法（平成 27 年 4 月施行）により，特定原材料 8 品目は表示が義務づけられており，特定原材料に準ずるもの 20 品目は表示が推奨されている（**表 23-6**）．ただし，アレルギー表示は，容器包装された加工食品および添加物が表示対象であり，対面販売や外食業界には表示義務はないため注意する．

　また，**コンタミネーション**（混入）を防止するため，調理器具や食器は十分に洗浄するか，重症患者の場合は専用のものを用意し，調理後はすぐにふたをするなど工夫する．

表 23-5 牛乳アレルゲン除去調整粉乳

分類		加水分解乳		アミノ酸乳	調整粉末大豆乳
商品名		ミルフィー®HP	ニューMA-1®	エレメンタルフォーミュラ®	和光堂ボンラクト®i
メーカー		明治	森永乳業	明治	アサヒグループ食品
標準調乳濃度		14.5%	15%	17%	14%
最大分子量(Da)		3,500	1,000	アミノ酸	—
原材料		乳清分解物	カゼイン分解物	精製結晶L-アミノ酸	分離大豆タンパク
栄養素(標準調乳100 mLの含有量)	エネルギー(kcal)	67.0	69.9	66.5	67.2
	タンパク質(g)	1.7	2.0	2.0	1.8
	脂質(g)	2.5	2.7	0.4	2.9
	ビオチン(μg)	1.6	2.3	1.6	1.4
	カルシウム(mg)	53.7	60.0	64.6	53.2
	セレン(μg)	0.0	0.9	0.0	1.0 *
	カルニチン(mg)	1.3	1.8	1.3	0.84

*：社内分析値
[海老澤元宏ほか(監)・日本小児アレルギー学会食物アレルギー委員会(作)：食物アレルギー診療ガイドライン2021, p.156, 協和企画, 2021より許諾を得て改変し転載]

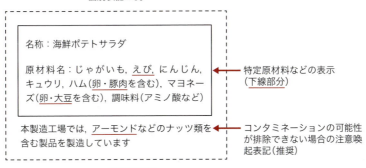

図 23-7 アレルギー表示例

表 23-6 アレルギー表示

特定原材料(表示義務)	えび, かに, くるみ, 小麦, そば, 卵, 乳, 落花生(ピーナッツ)
特定原材料に準ずるもの(表示を推奨：任意表示)	アーモンド, あわび, いか, いくら, オレンジ, カシューナッツ, キウイフルーツ, 牛肉, ごま, さけ, さば, 大豆, 鶏肉, バナナ, 豚肉, マカダミアナッツ, もも, やまいも, りんご, ゼラチン

5) 調理方法の工夫や代替食材の活用により，食生活を豊かにする

除去食物を使用しない調理方法や代替食材を活用し，食生活の幅を広げることでQOLを維持する．近年，卵不使用のマヨネーズタイプ調味料，つなぎで卵を使用していないハムやベーコン，小麦粉や乳製品不使用のルー，用途に合わせた米粉なども市販されるようになった．このような，アレルギーに対応した食品を取り入れることも食の幅を広げるが，高価なものもあるため上手に利用する．

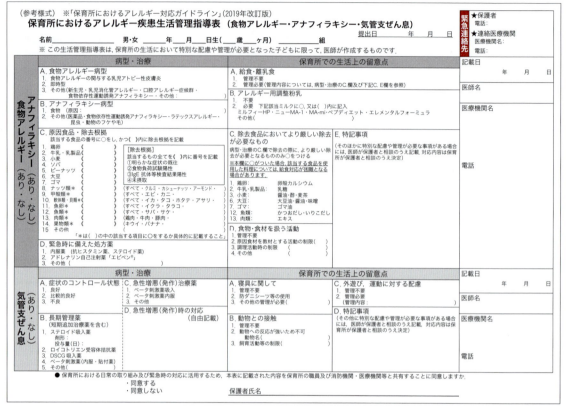

図 23-8 保育所におけるアレルギー疾患生活管理指導表（食物アレルギー・アナフィラキシー・気管支ぜん息）
［厚生労働省：保育所におけるアレルギー対応ガイドライン（2019年改訂版）〈https://www.mhlw.go.jp/content/000511242.pdf〉（最終アクセス：2025年1月）より］

6）給食対応では，完全除去を基本とする

　保育所や学校では，保護者から提出される医師の診断に基づいた**生活管理指導表**を用いて，食物アレルギー対応を行う（図23-8）．給食対応では，完全除去か解除かの二者択一による給食提供が推奨されており，安全面を重視して作業を単純化する．ただし，体制が十分に整っていて個別対応が可能であればきめ細かい対応を妨げるものではない．完全除去対応とは，原因食物を一切含まない献立を提供することである．除去をした食物に対して代替品を提供することが望ましいが，学校により対応能力が異なる．

　現在，厚生労働省から『保育所におけるアレルギー対応ガイドライン』が，文部科学省から『学校給食における食物アレルギー対応指針』が出されているため，これらを参考に対応を検討する．

4 モニタリングと再評価

　小児の場合，身体計測や血液検査値を用いて，適切な成長が維持されているか継続して評価する．また，食べられる範囲が変わった場合や耐性の獲得がされた場合には，食事内容の変更を検討する．

B. 膠原病, 自己免疫疾患　　317

病　因	症　状	病変が起こる場所
自己免疫疾患	リウマチ性疾患	結合組織疾患
・自己免疫反応により，自身の体が障害される． 例）バセドウ病，橋本病	・関節，骨格，筋肉などに疼痛を示す． 例）変形性関節症	・細胞と細胞の間にある結合組織や結節に炎症が起こる．

膠原病
関節リウマチ，全身性エリテマトーデス，全身性強皮症， シェーグレン症候群など

図 23-9　膠原病の位置付け

膠原病は，上記三つの特徴を併せもつ疾患の総称．

B 膠原病, 自己免疫疾患

❶ 疾患の概要

定義➕

　膠原病とは，結合組織に炎症を起こし多臓器に障害をきたす全身性の自己免疫疾患であり，**関節リウマチ**，**全身性エリテマトーデス**，**全身性強皮症**，**シェーグレン症候群**などがある（図 23-9）．自己免疫疾患とは，自己の細胞やたんぱく質を異物（抗原）とみなし，自己抗原に対して抗体（自己抗体）を産生し，自身の体を攻撃や排除することで起こる疾患を指す．膠原病と関連のある自己抗体には，**リウマトイド因子**や**抗核抗体**などがある．

**病態生理，
症状，診断，
治療➕**

1）関節リウマチ　rheumatoid arthritis（RA）

　滑膜の炎症が進行し，肉芽組織（**パンヌス**）の形成，骨破壊が起こる．関節症状には，手の小関節の変形によるボタンホール変形やスワンネック変形，足の小関節の亜脱臼による外反母趾などがある．進行すると全身の大関節に症状がみられる．診断では，リウマトイド因子の検出も用いられる．治療では抗リウマチ薬や NSAIDs，ステロイド薬が用いられる．

2）全身性エリテマトーデス　systemic lupus erythematosus（SLE）

　慢性の炎症性疾患で，全身に臓器病変がみられる．とくに皮膚症状と関節症状が多く，皮膚症状には，頬部の**蝶形紅斑**，円盤状紅斑（ディスコイド疹），光線過敏症，口腔内潰瘍，**レイノー現象**（寒冷刺激などにより手足の指の血流が途絶えて白くなる状態）があり，関節症状には関節炎がある．また免疫複合体が腎糸球体へ沈着し炎症が惹起される**ループス腎炎**は SLE の経過中の約半数にみられ，生命予後にも影響する．診断では，抗核抗体（抗 dsDNA 抗体など）の検出も用いられる．治療の中心はステロイド薬となるが，免疫抑制薬や NSAIDs も使われる．

3）全身性強皮症

　結合組織の変性により，全身の臓器に硬化性病変をきたす．レイノー現象と手指の腫脹（ソーセージ様手指），**仮面様顔貌**のような皮膚症状を示す．また，肺や消化器の硬化により，間質性肺線維症や嚥下困難がみられる．診断では，抗核抗体（抗 Scl-70

抗体)の検出も用いられる．治療には，日常生活指導として皮膚の保護や保温があり，対症療法として薬剤投与が行われる．消化器や腎臓の硬化性病変は，嚥下困難や高血圧，腎臓病をきたすため食事療法が重要となる．

4) シェーグレン症候群

唾液腺や涙腺に慢性炎症が起こり，唾液，涙の分泌量が減少することで口腔内や眼が乾燥する．口腔の乾燥による**嚥下困難感**やう歯の増加もみられる．RA や SLE が合併することも多い．診断では，抗核抗体(抗 SS-A 抗体)検出も用いられる．対症療法が基本となり，乾燥症状には人工涙液の点眼や水分の摂取がある．

❷ 栄養アセスメント

慢性炎症によるエネルギー，たんぱく質の消耗が考えられる．また，薬剤による栄養状態への影響に留意する．ステロイド薬や NSAIDs は消化管障害による食欲低下を招くことや，降圧薬や抗リウマチ薬，免疫抑制薬には味覚障害を起こす可能性もある．一方，ステロイド薬は，糖，脂質，電解質，骨代謝に影響を与えるため，糖尿病，高血圧，脂質異常症，骨粗鬆症の発症リスクを上げるほか，食欲増進により肥満となることもある．膠原病の中には，腎疾患や嚥下困難を生じるものもある．したがって，摂食量や摂食機能の確認，身体計測値や体重の増減，血液検査では Alb，HbA1c，TG，TC，BUN，Cr，尿検査では尿たんぱく質，血圧，骨密度の測定などにより栄養状態を評価する．

❸ 栄養ケア

栄養ケアの意義と原則✚

① 炎症性疾患のため，エネルギーやたんぱく質の消耗がある➡**エネルギーやたんぱく質を摂取する．**

② 膠原病の治療では，薬物療法が中心となる➡**使用する薬剤による栄養状態への影響を把握する．**

③ 膠原病の症状には，レイノー現象や嚥下困難，口腔内乾燥，腎疾患の併発などがある➡**発症した症状に合わせた栄養管理を行う．**

栄養ケアの実際✚

1) エネルギーやたんぱく質を摂取する

食事摂取量や体重変化量から，摂取エネルギー量とたんぱく質量を検討し，バランスのよい食事を心がける．

2) 使用する薬剤による栄養状態への影響を把握する

消化管障害がある場合は，消化によいものとする．糖尿病，高血圧，脂質異常症，骨粗鬆症，肥満の発症予防の観点からも，食べ過ぎを防ぎ，適切なエネルギー量を摂取する．体重の増加は骨や関節の障害にもつながる．脂質や甘いもの，食塩の過剰摂取，夜食を控え，適度な運動を取り入れる．骨粗鬆症予防のためには，カルシウムやビタミン D を摂取する．

3) 発症した症状に合わせた栄養管理を行う

腎障害が生じた場合は，たんぱく質量の調整や減塩食などを行う．嚥下障害に対しては，軟らかく調理し，ゼリーや汁物をつける．口腔内の乾燥がある場合は，水分摂取を行う．レイノー症状がみられる場合は，体を冷やさないように冷たい飲み物は避

C. 免疫不全　　319

け，直接冷たいものに触れないよう工夫する．

④ モニタリングと再評価

　膠原病は療養期間が長くなる場合が多く，増悪と寛解を繰り返す．薬物療法の実施内容を確認し，病状を悪化させないよう評価する．

C 免疫不全

① 疾患の概要

定義➕

　免疫不全とは，生体内の免疫系のいずれかが障害され生体防御不全が生じた状態をいう．感染に対する抵抗力が低下することで易感染性をきたし，感染の反復，難治化，遅延化，重症化，日和見感染がみられる．免疫不全症には，先天的な遺伝子異常により起こる先天性免疫不全症と，ウイルス感染，薬剤，栄養不良など後天的な要因により起こる後天性免疫不全症がある．とくに，**ヒト免疫不全ウイルス** human immunodeficiency virus（**HIV**）の感染により起こる**後天性免疫不全症候群** acquired immuno deficient syndrome（**AIDS，エイズ**）はよく知られている．

病態生理，
症状，診断，
治療➕

　HIV が CD4 陽性 T 細胞（CD4 というたんぱく質を細胞表面にもっている T 細胞のこと）に感染すると，CD4 陽性 T 細胞数が減少し，次第に免疫不全状態が誘導される．数年〜十数年はほとんど臨床症状が出現しない無症候キャリア期であるが，進行すると AIDS 期となり，免疫不全による**日和見感染**や悪性腫瘍，HIV 脳症などが出現する（図 23-10）．日和見感染とは感染力が弱い病原体に感染することで，ニューモシスチス肺炎，カンジダ症，トキソプラズマ脳症などを起こす．悪性腫瘍には，皮膚や内臓に生じる内皮細胞由来の腫瘍である**カポジ肉腫**がある．HIV 感染症の経過や進行は，CD4 陽性 T 細胞数と血中ウイルス量（HIV-RNA 量）が指標となる．治療には，抗 HIV 療法である**抗レトロウイルス療法** anti retroviral therapy（**ART**）が用いられる．

② 栄養アセスメント

　HIV 感染者は，やせ，筋肉および体内のたんぱく質の消耗をきたし，抗 HIV 療法施行中は，副作用による嘔気や食欲不振，脂質代謝異常，耐糖能異常，腎機能障害が生じる可能性がある．そのため，摂食量や摂食機能の確認，身体計測値や体重の増減，血液検査ではカリウム，Alb，RBP，トランスサイレチン，トランスフェリン，血糖値，HbA1c，TG，TC，BUN，Cr などから栄養状態を評価する．

③ 栄養ケア（図 23-10）

栄養ケアの
意義と原則➕

① HIV 感染，その他の感染症や悪性腫瘍などにより体たんぱく質の異化が亢進し，除脂肪体重が減少する**➡適切なエネルギーとたんぱく質の確保**．

② 精神的苦痛に伴う食欲不振，口腔内や消化管の炎症などで摂食障害をきたす**➡食**

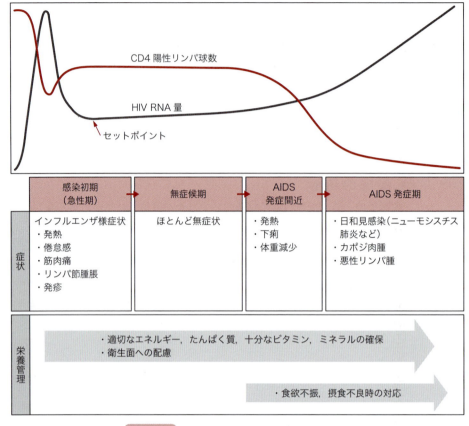

図 23-10 HIV 感染の症状および栄養管理

欲不振，摂食不良時の対応．
③ 日和見感染の併発を予防 ➡ **衛生面に配慮した食事**．

栄養ケアの実際➕

1）適切なエネルギーとたんぱく質の確保

HIV 感染によりエネルギー必要量が増加していることが多い．感染症や悪性腫瘍を合併している場合は更に需要が増すため，ストレス状態の程度を加味してエネルギー量とたんぱく質量を決定する．ビタミン，ミネラルも十分に確保する．下痢が起きている場合は脂質の量を調整する．

2）食欲不振，摂食不良時の対応

食欲不振時でも食べられるよう，プリンやゼリーなど口当たりのよいものやジュースを用意する．カンジダなどの口腔粘膜障害，上部消化管障害，消化吸収障害などが起こっている場合は，食べやすいように軟菜食や流動食を用いて食形態を工夫する．

3）衛生面に配慮した食事

感染症を防ぐため，衛生面に配慮する．調理器具の洗浄，消毒を行い，無症候キャリア期から生水や生ものは控える．

❹ モニタリングと再評価

病状が進行するにつれ摂食困難状態となり，栄養不良状態に陥ることも少なくない．そのため，継続的に栄養状態を確認し，日和見感染症の併発の有無など把握する．

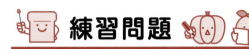

 食物アレルギーに関する記述である．正しいのはどれか．
(1) 主に IgE 非依存性の反応である．
(2) 牛乳のβ-ラクトグロブリンは，アレルゲンとなる．
(3) 卵のアレルゲン活性は，加熱処理により変化しない．
(4) 牛乳アレルギーの代替食には，チーズを利用する．
(5) アナフィラキシーショック時に，アドレナリンの投与は禁忌である．

自己免疫疾患に関する記述である．正しいのはどれか．
(1) 関節リウマチでは，急性糸球体腎炎がみられる．
(2) 関節リウマチの診断には，抗核抗体が用いられる．
(3) シェーグレン症候群では，口腔内の浸潤がみられる．
(4) 全身性エリテマトーデスでは，頬部の蝶形紅斑がみられる．
(5) 全身性強皮症では，食道蠕動が亢進する．

24 感染症

　生体内に病原体(病原微生物)が侵入・増殖することによって引き起こされた病態を**感染症** communicable-disease/infection という．宿主の生体防御機能(免疫機能)の破綻によって起こり，下痢などの消化器症状，咳や発熱などの症状が出現する．一般に小児や高齢者，傷病者など免疫機能が低下している状況下では重症化しやすい．病原微生物には，ウイルス，細菌，真菌(カビなど)があり，細菌感染症はもっとも頻度が高い(**表24-1**)．微生物ではないが回虫などの寄生虫によって引き起こされる症状も感染症の一つである．感染しても症状が現れる場合(顕性感染)と，はっきりとした症状が現れない場合(不顕性感染)がある．主な感染経路は，空気感染，飛沫感染，接触感染，経口感染があり，その他には，血液を介した血液感染，母体から胎児への垂直感染(母子感染)がある．

表 24-1 病原体の特徴と種類

病原体	特　徴	種　類
ウイルス	核酸とそれを保護するたんぱく質からなるもっとも構造が単純な微生物の一種で，自己増殖できないため宿主の細胞に寄生し，宿主の複製機能を利用して増殖する．	ノロウイルス，ロタウイルス，インフルエンザウイルス，アデノウイルス，コロナウイルス，麻疹ウイルス，風疹ウイルス，肝炎ウイルス，ヘルペスウイルス，HIV など．
細　菌	もっとも頻度が高い感染症で，多くは抗菌薬で治療可能であるが，薬剤に耐性を示す菌も少なくない．	ブドウ球菌，大腸菌，サルモネラ菌，緑膿菌，コレラ菌，赤痢菌，炭疽菌，結核菌，ボツリヌス菌，破傷風菌，連鎖球菌など．
真　菌	カンジダ，アスペルギルスなどカビの総称．免疫能が低下している場合，感染症を起こしやすい．	白癬菌，カンジダ，アスペルギルスなど．
寄生虫	人や動物の表面や体内に寄生して必要な栄養素を取り込む生物で，宿主なしでは生きて行けない．	回虫，吸虫，ノミ，シラミ(外部寄生虫)など．

A 食 中 毒

① 疾患の概要

定義➕　飲食物の中で，ある一定以上に増殖した細菌あるいはその産生毒素およびウイルスによって起こる急性の感染症を食中毒という．細菌性食中毒は，摂取してしまった細菌が腸管粘膜組織に感染し，増殖して発症する感染型(腸炎ビブリオ，サルモネラ，病原性大腸菌など)と，食物中で増殖し，毒素を産生し発症する食物内毒素型(黄色ブドウ球菌，ボツリヌス菌など)，感染した生体内で毒素を産生し発症する生体内毒素型[ウェルシュ菌，腸管出血性大腸菌(O-157)など]がある．日本国内で発生する大半の食中毒は細菌性食中毒である．ウイルス性食中毒ではノロウイルスが有名であり，ウイルスに感染した貝類の摂取や感染者の糞便や吐瀉物，あるいはそれらが乾燥したものから出る塵埃を介して感染する．

症状➕　感染源により異なるが，主な症状には，発熱，頭痛，悪心・嘔吐，腹痛，下痢，脱

水などがある．感染型細菌性食中毒は，摂取してから発症するまでの期間（潜伏期間）が毒素型に比べ，比較的長い傾向にある．慢性的な疾患をもつ患者や高齢者など免疫機能が低下している者が病原性微生物に感染し，生命を脅かす生体反応が生じ，臓器障害が起きることを**敗血症** sepsis と呼ぶ（B 敗血症参照）．

治療✚

原因菌に対しては，抗菌薬投与（原因療法）が行われる．また，発熱，悪心・嘔吐，腹痛，下痢などの症状に対応した薬剤の投与（対症療法）が行われる．下痢では，1日6回以上は重症と考える．水分と電解質の喪失が生じ，これに伴い脱水症状がみられ，5%以上の体重減少がみられた場合では，水や電解質の補充が必要となる．

❷ 栄養アセスメント

発熱や嘔吐，下痢の期間を確認して，脱水の有無を評価する．1〜2日程度の短期間であればとくに問題はないが，長期にわたる場合は，摂取栄養素等量や体重減少などで栄養状態の低下の有無を確認する．栄養状態の指標である血清 Alb 値は，炎症反応が高い場合は低下し，また，脱水状態では血液が濃縮し高めに現れるため，注意する．炎症状態は C 反応性蛋白 C-reactive protein（CRP）値を確認する．また，脱水では，電解質異常（ナトリウム，カリウム），BUN/クレアチニン比が上昇する．

❸ 栄養ケア

栄養ケアの意義と原則✚

急性期にみられる発熱や下痢などの症状への対応を行い，輸液により脱水や電解質異常を是正する．また，できるだけ速やかに経腸栄養法へ移行して疾病の回復力を高める．

栄養ケアの実際✚

① 悪心・嘔吐のあるときは，絶飲食とする．嘔吐が治まったら少量の水分摂取を勧め，嘔吐しないようであれば，ジュースや野菜スープへと進める．下痢が激しいときは，絶食にして腸管の安静を図る．

② 嘔吐や下痢が長引く場合で，脱水状態がみられる場合は，静脈栄養法にて水や電解質の補充を行う．とくに，脱水を生じやすい小児や高齢者では注意が必要である．

③ 症状の改善に合わせて，流動食，刺激性の少ない易消化の分粥食へと進める．軽症時や回復期では，分粥食から軟菜食，常食へと速やかに進める．

④ 発熱時はエネルギー代謝が亢進し，体温が1℃上昇するとエネルギー消費量が約13%増加するといわれており，長期化する場合は，エネルギー不足にならないよう適正量の補充に配慮する．

❹ モニタリングと再評価

水分出納，栄養素摂取量，体重，血液検査データ（CRP，Alb，ナトリウム，カリウムなど）をモニタリングする．

B 敗血症

❶ 疾患の概要

敗血症は病原体を起因とし，発熱，頻脈，頻呼吸，白血球増減などを呈する**全身性炎症反応症候群** systemic inflammatory response syndrome（SIRS）と定義されていた．しかし，炎症過剰だけでなく，その後，免疫抑制も生じることが理解され，2016（平成28）年の米国集中治療医学会・欧州集中治療医学会の合同セッションで，新しい定義「感染症に対する制御不能な宿主反応に起因した生命を脅かす臓器障害（呼吸・循環系，中枢神経系，肝・腎，凝固系）」が発表された．

❷ 栄養アセスメント

敗血症患者の管理では，バイタルサイン（脈拍数，血圧，体温，呼吸数）や酸素飽和度（SpO_2），意識レベルなどをモニタリングし，起因となる病原体に対する抗菌薬を投与する．

❸ 栄養ケア

敗血症患者の多くが静脈栄養法となるが，この場合，腸管粘膜免疫系が減弱しやすく，病原細菌が腸内から生体内へ移行（**バクテリアルトランスロケーション**）しやすくなる．そのため，早期に経腸栄養法に切り替えることが望ましい．また，**免疫調整経腸栄養剤**などの導入も検討する．

❹ モニタリングと再評価

経腸栄養剤投与開始後の下痢や腹部膨満感などの消化器症状の出現の有無やその原因を特定し，経腸栄養剤投与量の減少，投与速度の調整，中止などを判断する．

C 院内感染症

❶ 疾患の概要

定義✚

医療従事者が感染者へ適正な対応を行わなかった場合，患者から患者，または患者から医療従事者などへ感染する場合がある．病院などの医療機関内で細菌やウイルスなどの病原体に感染した状態を**院内感染症**という．メチシリン耐性ブドウ球菌 methicillin-resistant *Staphylococcus aureus*（MRSA），バンコマイシン耐性腸球菌 vancomycin resistant *Enterococci*（VRE），多剤耐性緑膿菌 multi-drug resistant *Pseudomonas aeruginosa*（MDRP）などがあり，免疫力の低下している高齢者などでの発生が報告されている．

症状✚

発熱，嘔吐，下痢などの症状がある．

❷ 栄養アセスメント
A項「食中毒」に準ずる．

❸ 栄養ケア
A項「食中毒」に準ずる．

❹ モニタリングと再評価
A項「食中毒」に準ずる．

 練習問題

嘔吐・下痢，発熱を訴え，食中毒と診断されて治療を受けている．栄養管理に関する記述である．正しいのはどれか．
(1) サルモネラによる食中毒では，魚介類によるものが大半を占める．
(2) ノロウイルスによる食中毒では，抗菌薬が投与される．
(3) 水溶性下痢が持続する場合は，経腸栄養製品による栄養管理を優先する．
(4) 脱水症状がみられた場合は，輸液が行われる．
(5) 高熱が持続している場合の投与エネルギー量は，目標量の半分にする．

25　がん

　正常細胞が環境因子などにより遺伝子変異を生じ，がん細胞ができる．がん細胞は，やがて悪性腫瘍として増殖し，がんの進展により QOL の低下や死亡の原因となる．2020(令和 2)年においてもわが国の病態による死亡原因では悪性腫瘍(がん)が第 1 位となり，死亡者の約 3 分の 1 を占めている．

A　消化管のがん

　消化管がんは，男性では大腸がんが 2 位，胃がんが 3 位，女性では大腸がんが 2 位，胃がんが 4 位と死亡者が後を絶たない．しかしながら消化管がんは，適切な診断，治療により治癒できることも知られており，早期の消化管がんは，無症状であるが，積極的な定期検診で早期発見ができ，治療後は徹底した重症化予防により死亡率を低下させることができる．

A-1　食道がん esophageal cancer

❶ 疾患の概要

定義✚
　食道の内側の粘液を分泌する粘膜部分にできる悪性腫瘍で，わが国における食道がんの人口動態は，性別では男性に多く，60〜80 歳代に多い．罹患率は男性，女性ともに増加傾向で，死亡率は男女ともに減少している．食道がんの占居部位は胸部中部食道にもっとも多い．組織型は扁平上皮がんが圧倒的に多く(90%)，さらに多臓器での同時，異時の重複がんが多い．食道噴門部には，円柱上皮化生(胃上皮化生，バレット食道)から腺がんが発生する．

病態生理✚
　危険因子として扁平上皮がんでは喫煙・飲酒があげられ，その他，逆流性食道炎，アカラシア，熱い飲食物などが考えられる．食生活では，低栄養状態や，果物や野菜を摂取しないことによるビタミン，ミネラルなどの欠乏が危険因子である．

症状✚
　早期は無症状であるが，嚥下痛，嚥下困難，声がれ，前胸部灼熱感などを訴える．

診断✚
　食道がんを疑う場合は X 線画像による食道造影検査，内視鏡検査，CT，MRI，PET(positron emission tomography)，超音波内視鏡検査，腫瘍マーカー(扁平上皮がんでは SCC と CEA で，腺がんでは CEA)を施行する．

治療✚
　治療の概要を図 25-1 に示す．

A. 消化管のがん　327

a. 0期の治療

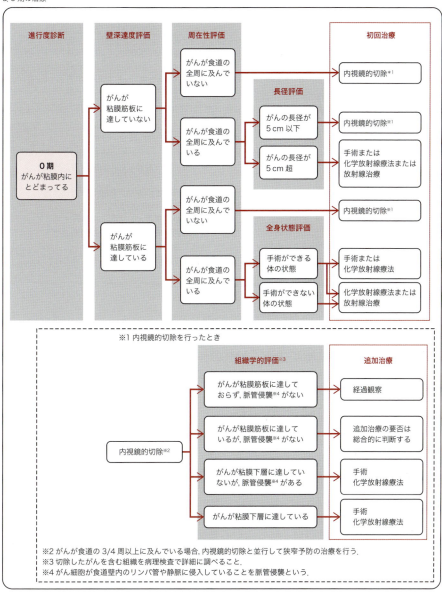

b. I期の治療

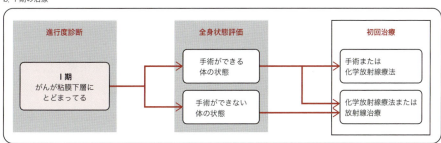

図 25-1　食道がんの臨床病期と治療

[日本食道学会（編）：食道癌診療ガイドライン2022年版，p.16，金原出版，2022 より許諾を得て改変し転載]
[国立がん研究センターがん情報サービス：食道がん　治療〈https://ganjoho.jp/public/cancer/esophagus/treatment.html〉（最終アクセス2025年1月）より引用]

表 25-1 身体計測による栄養アセスメント

	軽度不良	中等度不良	高度不良
%IBW（標準体重比）	80〜90%	70〜80%	70%未満
%UBW（平常時体重比）	85〜95%	75〜85%	75%未満
%TSF（上腕三頭筋部皮下脂肪厚比）	80〜90%	60〜80%	60%未満
%AMC（上腕筋囲比）	80〜90%	60〜80%	60%未満

表 25-2 がんにおける食欲不振の原因

1. がんによる症状	疼痛，便秘，口内炎，味覚障害，嚥下困難などの機能障害，感染症による発熱．
2. 消化器系の病変	消化器がんの進行や再発に伴う消化管の狭窄や閉塞，胃内容停滞（消化不良による胃部不快感），腹水，腹部膨満感．
3. 治療によるもの	モルヒネ，抗がん薬などの薬物の副作用として悪心，嘔吐を招くことがある．高カロリー輸液施行中の患者では，代謝機能の低下により血糖が上昇して，食欲不振になることがある．
4. 心因性	不眠，不安，うつ状態の問題などが原因で食欲が低下することがある．

❷ 栄養アセスメント

身体計測✚　身長，体重，AC，TSF，AMC，% IBW，% UBW，% TSF，% AMC（**表 25-1**）．

臨床検査✚　Alb，トランスサイレチン，レチノール結合たんぱく質 retinol binding protein（RBP），トランスフェリン，フェリチン，免疫能（TLC，PPD）など，がん患者の予後を判定する栄養指標（PNI）（消化器手術の予後予測・小野寺ら）．

臨床診査✚　悪心，嘔吐，食欲不振，口内炎，食道の閉塞性などの違和感．

食生活状況調査✚　高齢者に用いられる食欲調査 council on nutrition appetite questionnaire（**CNAQ**），食事摂取量，食習慣・嗜好などの食歴，食環境．

❸ 栄養ケア（術前管理）

栄養ケアの意義と原則✚
① がんにおける食欲不振の原因を**表 25-2**に示す．食道内腔の腫瘍増大による狭窄や痛みを伴い，ときには水分や飲み込みも困難となる嚥下困難感が現れる．生体の消耗をきたす疾患であり，治療による生体の抵抗力の低下も加味され積極的な栄養補給が必要になる（**表 25-3**）．
② 経口摂取量が低下している場合には経管栄養法や静脈栄養法による栄養状態の改善が必要である（低栄養改善）．
③ 栄養療法の適応基準を**表 25-4**に示す．

栄養ケアの実際✚
① 手術に対応できるか，栄養管理実施計画に基づき栄養状態の判定をする．食欲不振，通過障害，代謝障害などがあると低栄養状態に陥っていることが考えられ，術後に耐えうる安定した栄養状態にすることが重要である．そのためには，平常時体

表 25-3　主な経腸栄養剤（医薬品）

1. 成分栄養剤*	エレンタール®
2. 消化態栄養剤	ツインライン NF®
3. 半消化態栄養剤	エンシュア®・H, エンシュア・リキッド®, ラコール NF®, イノラス®

*成分栄養剤：窒素源として結晶アミノ酸を含有しており，消化を必要とせず吸収される．高エネルギーが投与でき，必須栄養素をバランスよく供給し食物残渣はほとんどない．また，脂質をほとんど含まないことから，脂肪吸収障害時やクローン病などの栄養補給として用いられている．浸透圧が 760 mOsmL と高いため，下痢，腹痛，腹部膨満感を起こすことがある．また，必須脂肪酸欠乏や微量元素欠乏をきたすので，注意が必要である．

表 25-4　栄養療法の適応基準

窒素平衡	負
％標準体重	80％以下
クレアチニン身長比	80％以下
血清アルブミン	3.0 g/dL 以下
血清トランスフェリン	200 mg/dL 以下
総リンパ球数	1,000/mm³ 以下

重（UBW）と現体重などの比較，内臓たんぱく質，筋たんぱく質の状態を確認するための身体計測，生化学検査，さらには，免疫検査により免疫低下が起こっていないか栄養アセスメントを実施し栄養状態の確認をする．

② 長期にわたった栄養状態の低下がみられた場合には，術前早期に目標量を決定した必要栄養量を投与（摂取）する．通過障害などにより経口での十分な栄養補給が難しい場合も多いため，通過障害がある場合は一時的な管の留置を利用した栄養補給を進める．

③ 通過狭窄やどうしても不快感が強い場合などは，中心静脈栄養法（TPN）を用いてもよいが，術後の消化器温存のためにもできる限り消化管を利用する方法を選択する．

④ 通過障害に対する食事の工夫としては，食の嗜好，偏食の有無，食事摂取量の確認後，嚥下障害（☞第 28 章参照）を参照し軟らかい料理，形態の工夫（日本摂食嚥下リハビリテーション学会嚥下調整食分類 2021）に合わせた提案を行う．また，総合栄養食品の利用では，低栄養状態やその予防には，エビデンスレベルは低いが，術前から免疫賦活経腸栄養剤を投与することが推奨されている．

❹ モニタリングと再評価

栄養状態（表 25-1）を確認し，モニタリングの内容が栄養介入時と異なる場合は再評価のうえ介入内容を変更する．

A-2 胃がん stomach cancer

1 疾患の概要

定義

　胃がんの死者数は近年減少傾向にあり，わが国における部位別の死亡率は，男性では肺がん，大腸がんに次いで第3位，女性では乳がん，大腸がん，肺がんに次いで第4位である．胃がんは男性に多い疾患であり，また東アジア（中国，日本，韓国など）に多く欧米では少ない傾向がある．国内の分布では東北地方の日本海側に多く，南九州，沖縄で少ない．

病態生理

　遺伝的要因や環境的な要因としては食塩過剰摂取（くん製や干物），米飯多食，熱い食べ物・飲み物，不規則な食事，過度の飲酒，喫煙，肉や魚などの動物性たんぱく質のこげ，カビなどの食物の環境因子が関係しているといわれている．またピロリ菌に感染していると胃がんになる確率が高くなることが報告されている．

 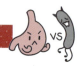

コラム　なぜピロリ菌に感染すると胃がんになりやすいのか？

　1983年にピロリ菌の存在が証明されこの菌が胃に継続的に感染することにより慢性萎縮性胃炎および腸上皮化生が起こり，その一部に胃がんが生じることがわかった．ピロリ菌は胃がんのほかに胃潰瘍，十二指腸潰瘍，悪性リンパ腫（MALT）などのリスクを上げることも報告されており，これらの疾患においては除菌治療を行う．

症状

　胃痛，悪心，嘔吐などが起こるが早期は自覚症状がない場合が多い．胃がんからの出血は吐血，タール便として認められる．

診断

　胃がんの疑いがある場合，上部内視鏡検査あるいは上部消化管造影検査により診断する（図25-2）．確定診断は内視鏡検査時の生検組織検査によりがん細胞を確認する．腫瘍マーカーとしてはCEA，CA19-9，CA125などが高値となることが多い．

治療

　治療の概要を図25-3に示す．リンパ節転移のない早期胃がんに対しては内視鏡的切除が適応となる．内視鏡的粘膜切除術 endoscopic mucosal resection（EMR），内視鏡的粘膜下層剥離術 endoscopic submucosal dissection（ESD）などの方法がある．外科的切除は，定型手術，腹腔鏡下手術，機能温存手術，拡大手術，バイパス手術がある．術前化学療法実施時や，進行がんや再発がんで外科治療が適応でない場合は，5-フルオロウラシル（5-FU）製剤，プラチナ製剤が使用される．胃がんが非常に進行した症例で腹膜播種を起こすと，小腸の複数箇所でやがて通過障害が起こる．化学療法の効果がない場合，消化管を使うことができず基本的に中心静脈栄養法での管理になる．最近ではサンドスタチン®を使って消化液の分泌を減らし，なるべく最期まで食

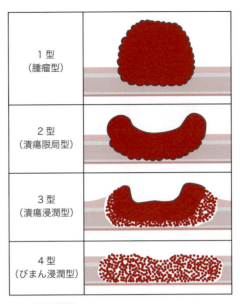

図 25-2 進行胃がんの肉眼的分類
[日本胃癌学会（編）：胃癌取扱い規約，第 15 版，金原出版，2017 を参考に作成]

事を摂取できるようにすることが多い．

❷ 栄養アセスメント

身体計測　身長，体重，AC，TSF，AMC など．

臨床検査　Alb，トランスサイレチン，RBP，トランスフェリン，フェリチン，鉄，免疫能（TLC，PPD）便潜血，必要であれば窒素出納値（N バランス）など，がん患者の予後を判定する栄養指標（PNI）

臨床診査　胃部不快感，悪心，嘔吐，食欲不振，食後の胃部圧迫感，呑気（げっぷ），心窩部痛．

食生活状況調査　食欲の有無，食事摂取量，食習慣・嗜好などの食歴，環境．

❸ 栄養ケア（術前管理）

栄養ケアの意義と原則
① 消化器がん（食道がん）と同様．手術に対応できるか，栄養管理実施計画に基づき栄養状態の判定をする．食欲不振，通過障害，代謝障害などがあると低栄養状態に陥っていることが考えられ，術後に耐えうる安定した栄養状態にすることが重要である．
② UBW と現体重などの比較，内臓たんぱく質，筋たんぱく質の状態を確認するための身体計測，生化学検査，さらには，免疫検査により免疫低下が起こっていないか栄養アセスメントを実施し栄養状態を確認する．

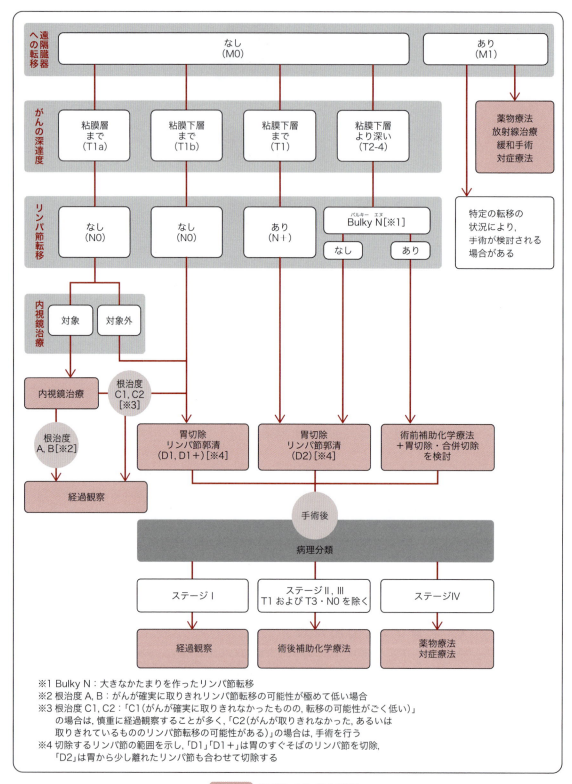

図 25-3 胃がんの治療の選択

[日本胃癌学会(編):胃癌治療ガイドライン医師用 2021年7月改訂,第6版,p.2,金原出版,2021より許諾を得て改変し転載]
[国立がん研究センターがん情報サービス:胃がん 治療〈https://ganjoho.jp/public/cancer/stomach/treatment.html〉(最終アクセス:2025年1月)より引用]

❹ モニタリングと再評価

A-1 項「食道がん」に準ずる.

A-3 大腸がん colorectal cancer（結腸がん・直腸がん）

❶ 疾患の概要

定義✚
　大腸は盲腸，上行結腸，横行結腸，下行結腸，S状結腸，直腸からなり，大腸がんができやすい部位は直腸とS状結腸で，全体の約70%を占め，そのうち直腸が約50%，S状結腸が20%である．50歳以上に多く，罹患数は死亡数の約2倍である．がんが大腸の壁を貫いているような進行がんであっても，リンパ節転移がなければ5年生存率約80%，リンパ節転移があっても5年生存率約70%と，比較的"治りやすいがん"であるといえる.

病態生理✚
　食生活の欧米化が原因と考えられ，食事では，動物性の高脂質・高たんぱく質な食事，加工肉（ベーコン，ハム，ソーセージなど），飲酒，また肥満，便秘などがあげられる．遺伝的にも大腸がんが発生しやすく，家族性大腸腺腫症 familial adenomatous polyposis（FAP）*，遺伝性非ポリポーシス性大腸がん hereditary non-polyposis colorectal cancer（HNPCC）*のように遺伝性が明らかになっている疾患もある．潰瘍性大腸炎*は高率に大腸がんを発生する疾患ともいわれている.

症状✚
　早期は自覚症状がない場合が多いが，進行すると便秘や狭窄により便が細くなる，残便感などが出現する．また，健康診断時の潜血便陽性とその後の内視鏡検査で発見されることが多い.

診断✚
　下部内視鏡検査あるいは下部消化管造影検査により診断される．確定診断は内視鏡検査時の生検組織検査によりがん細胞を確認する．腫瘍マーカーとしてはCEA，CA19-9などが高値となることがある.

治療✚
　治療の概要を**図25-4**に示す．大腸がんの治療法は手術による切除，内視鏡的な切除，化学療法，放射線療法などがある.

---

*家族性大腸腺腫症（FAP）：大腸に数百〜数万のポリープが発生する．60歳ごろまでにはほぼ100%大腸がんを発生する常染色体顕性遺伝（優性遺伝）の遺伝疾患である.
*遺伝性非ポリポーシス性大腸がん（HNPCC）：常染色体顕性遺伝疾患で，生涯に約80%が大腸がんを発症すると報告されており，胃がん，卵巣がん，子宮内膜がん，腎盂・尿管がんなどの発症リスクも高まる.
＊潰瘍性大腸炎：大腸粘膜が炎症を起こして，びらんや潰瘍を形成する．症状は粘血便，下痢，腹痛などである（☞第14章，E-2「潰瘍性大腸炎」参照）．20〜30歳代の若年成人に多く発生し，10年以上経つと，大腸がんの発生する危険性が高くなる．リスクを下げる要因としては運動，食物繊維（穀物，果物，野菜，豆類，海藻），チーズ，牛乳，魚類の良質のたんぱく質，ビタミンC，ビタミンD，ビタミンE，葉酸，カルシウムなどの摂取があげられる．非ステロイド消炎鎮痛薬の長期服用や女性ホルモン補充療法が大腸がんのリスクを下げるともいわれている.

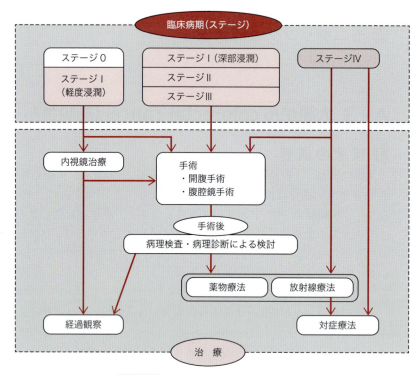

図 25-4 大腸がんの臨床病期と治療
[大腸癌研究会(編):大腸癌治療ガイドライン 医師用 2024 年版, 金原出版, 2024 より作成]

❷ 栄養アセスメント

身体計測　身長, 体重, AC, TSF, AMC など.

臨床検査　Alb, トランスサイレチン, RBP, トランスフェリン, フェリチン, 鉄, 免疫能(TLC, PPD)便潜血, がん患者の予後を判定する栄養指標(PNI), 必要であれば N バランスなど.

臨床診査　下血, 便秘の有無.

食生活状況調査　食事摂取量, 食習慣・嗜好などの食歴, 環境.

❸ 栄養ケア

栄養ケアの意義と原則
① A-1 項「食道がん」に準ずる.
② 便の状態や X 線画像, 内視鏡検査にして腸管粘膜の萎縮, 腸管運動の低下があれば, 消化吸収のよい食品を選ぶ, 高たんぱく質, 低脂質食, 発酵食品の制限を考慮する.
③ 腸閉塞の有無により経口栄養法, 経腸栄養法, 静脈栄養法の選択を行う.

❹ モニタリングと再評価

A-1 項「食道がん」に準ずる.

B. 消化管以外のがん　335

B 消化管以外のがん

B-1 肺がん lung cancer

❶ 疾患の概要

定義✚
　肺胞，細気管支，および気管支から発生する上皮性悪性腫瘍で，がん死の疾患別死亡率は男性1位，女性2位である．肺がんの組織型は，大きく「小細胞肺がん」と「非小細胞肺がん」に分けることができ，非小細胞肺がんはさらに「腺がん」「扁平上皮がん」「大細胞がん」などに分けることができる．肺がんの50〜60％を腺がんが占め，次に扁平上皮がんが多くみられる．また，小細胞肺がんは細胞増殖が速く，血行性転移を起こしやすいため，発見時には遠隔転移を起こした進行がんの場合が多い．

病態生理✚
　肺がんの原因の70％は喫煙である．その他の原因として，受動喫煙や食生活，環境，放射線，薬品があげられる．肺や気管支が繰り返し発がん物質に曝されることにより細胞に遺伝子変異が起こり，この遺伝子変異が積み重なるとがんになる．

症状✚
　早期は自覚症状がない場合が多く，進行して初めて症状が出ることもある．主な症状としては，咳や痰，血痰，胸の痛み，動作時の息切れや動悸，発熱などがあげられる．

診断✚
　検診などのスクリーニング検査や臨床症状によって撮影された胸部X線で肺がんを疑う所見を得た場合に，胸部CT，造影CT，MRI，PET/CTなどの画像診断を行う．確定診断としては気管支鏡検査・生検，経皮針生検，胸腔鏡検査・胸膜生検，外科的肺生検などがある．

治療✚
　肺がんの治療法は組織型によって大きく異なる．非小細胞肺がんの治療法は主に手術，薬物治療，放射線治療に大別され，病期によってはこれらを組み合わせて行う．主に手術の対象となるのはⅠ期（Stage 1）とⅡ期（Stage 2）およびⅢ期（Stage 3）の一部である．Ⅳ期（Stage 4）は他の臓器に転移している状態のため，主に薬物療法を行う．小細胞肺がんの治療の中心は薬物治療であるが，早期の場合は手術を行うこともある．

❷ 栄養アセスメント

身体計測✚
　身長，体重，AC，TSF，AMCなど．

臨床検査✚
　Alb，トランスサイレチン，RBP，トランスフェリン，免疫能（TLC，PPD）．

臨床診査✚
　咳嗽，喀痰，呼吸困難，胸痛．

**食生活状況
調査✚**
　食欲の有無，食事摂取量，食習慣・嗜好などの食歴，環境．

❸ 栄養ケア

栄養ケアの意義と原則✚

① 呼吸困難，発熱などがある場合は，とくにエネルギー消費量が高いため，必要栄養量に対し十分量の栄養が摂取されているかの評価を行う．労作時呼吸困難が顕著な例で，食事摂取に易疲労感がみられる際は，少量頻回食を導入する．

② 呼吸不全症状がある場合は，呼吸商を下げ，二酸化炭素の排泄を少なくするため，高脂質・低糖質にすることが有効である．

❹ モニタリングと再評価

A-1項「食道がん」に準ずる．

B-2 肝がん liver cancer

❶ 疾患の概要

定義✚

肝がんは，原発性と転移性の2つに分けられ，転移性の頻度が原発性よりも多い．原発性肝がんには肝細胞がんや肝内胆管がんなどがあるが，大部分は肝細胞がんである．肝臓には肝動脈以外にも門脈が流入しており，血流が豊富であるため，肝臓は他臓器のがん（とくに大腸がんなど）が最も転移しやすい臓器の一つである．

病態生理✚

原発性肝がんの大部分を占める肝細胞がんは，ほとんどが肝硬変から移行したものであり，C型肝炎ウイルス（HCV）およびB型肝炎ウイルス（HBV）の感染が主な原因である．その他，慢性の肝障害（アルコール性，非アルコール性，その他）の原因もあり，近年増加傾向にある．

症状✚

肝細胞がんは自覚症状がない場合が多く，病状が進んでから発見されることが多い．主な症状としては，倦怠感，浮腫，腹水，黄疸，腹部圧迫感，疼痛，出血傾向などがあるが，肝臓外に転移している場合，転移部位により症状の出方が異なる．

診断✚

肝がんの診断は大きく分けて血液検査と画像診断により行われる．血液検査ではAFP，PIVKA-Ⅱ，AFP-L3の腫瘍マーカーが用いられ，いずれも高値を認める．また，画像診断では腹部超音波検査，CT，MRI，血管造影検査などを行う．

治療✚

肝がんの治療は，手術，局所療法，肝動脈塞栓術の三つが中心となる．肝細胞がんの治療方針は，Child-Pugh（チャイルド-ピュー）分類（**表25-5**），腫瘍数，腫瘍径などを考慮したうえで選択され，『肝癌診療ガイドライン』（一般社団法人　日本肝臓学会）に沿って行われる（**図25-5**）．

❷ 栄養アセスメント

身体計測✚

身長，体重，AC，TSF，AMCなど．

表 25-5 Child-Pugh 分類

項目　　　　　　スコア	1 点	2 点	3 点
脳症	ない	軽度（Ⅰ，Ⅱ度）	ときどき昏睡（Ⅲ，Ⅳ度）
腹水	ない	少量（コントロール容易）	中等量（コントロール困難）
血清総ビリルビン値（mg/dL）	2.0 未満	2.0〜3.0	3.0 超
血清アルブミン値（g/dL）	3.5 超	2.8〜3.5	2.8 未満
プロトロンビン活性値（%）*	70 超	40〜70	40 未満

Child A：合計スコア　5〜6 点
Child B：合計スコア　7〜9 点
Child C：合計スコア　10〜15 点

*基準値：70〜130%

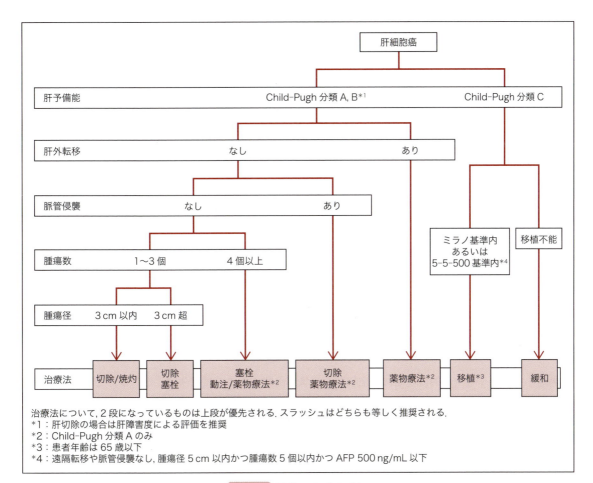

図 25-5　治療アルゴリズム

［日本肝臓学会編「肝癌診療ガイドライン 2021 年版」2021 年，P76，金原出版より許諾を得て転載］

臨床検査✚ Alb, トランスサイレチン, RBP, トランスフェリン, 免疫能(TLC, PPD), NH_3.

臨床診査✚ 腹水, 浮腫, 便秘, 腹部膨満, 肝性脳症の状態.

食生活状況
調査✚ 食欲の有無, 食事摂取量, 食習慣・嗜好などの食歴, 環境.

❸ 栄養ケア

栄養ケアの
意義と原則✚ 肝硬変を合併している症例が多いため, 肝硬変に準じた栄養ケアを行う. 肝硬変症患者ではたんぱく質・エネルギー栄養障害が高率に合併し, 安静時エネルギー消費量は増大する. したがって十分な栄養量摂取が望まれるが, 消化吸収能の低下や化学療法, 薬物療法の影響から食欲不振を訴えることが多い. 経口摂取量が不足している場合には食べられるものや量に合わせ, 分割食や就寝前補食 late evening snack(LES)を取り入れる.

❹ モニタリングと再評価

A-1 項「食道がん」に準ずる.

B-3 膵がん pancreatic cancer

❶ 疾患の概要

定義✚ 膵原発の悪性腫瘍で, 主に膵管上皮から発生する. 病理組織学的に管状腺がんが最も多く, 部位としては膵頭部がんが最も多い. 浸潤傾向が強く, 血行性, リンパ行性に転移するため, 現在において最も難治の消化器がんである. 予後は極めて不良である.

病態生理✚ 膵がんは初期症状に乏しく, 早期診断が難しい. そのため, 慢性膵炎や糖尿病, 喫煙などの発症危険因子を複数もつ患者に対しては, 血液検査や腹部超音波検査などを定期的に行うことが望ましい. とくに糖尿病は膵がん患者の半数以上に認められるため, 糖尿病の治療開始前には, まず膵がんの除外を行うことが重要となる.

症状✚ 一般的に初期は無症状で, 症状が出始めるころにはすでに進行がんであることが多い. 初発症状としては, 腹痛, 黄疸, 腰背部痛が, 次いで体重減少や消化不良症状などがある. その他, 食欲不振, 皮膚掻痒感(閉塞性黄疸に伴う), 悪心, 嘔吐などがみられる.

診断✚ 腫瘍マーカー(CA19-9, Span-1, DUPAN-2, CEA, CA50)や膵酵素, 腹部超音波検査にてスクリーニングを行い, 造影 CT, 造影 MRI 検査などで確定診断となる.

治療✚ 治療方針は進行度分類に基づいて選択される(**表 25-6**). 根治治療は外科的切除であるが, 早期発見が難しいため, 診断時にはすでに切除不能の症例が多いのが特徴で

表 25-6 膵臓がんの病期（日本膵臓学会）

がんの大きさや範囲への広がりの程度（T）		リンパ節への転移(N)		他臓器などへの転移がある(N)
		なし	あり	
	大きさが 2 cm 以下で膵臓内に限局している	ⅠA	ⅡB	Ⅳ
	大きさが 2 cm を超えているが膵臓内に限局している	ⅠB	ⅡB	Ⅳ
	がんは膵臓外に進展しているが，腹腔(ふくくう)動脈や上腸間膜動脈に及ばない	ⅡA		Ⅳ
	がんが腹腔動脈もしくは上腸間膜動脈へ及ぶ	Ⅲ		Ⅳ
0 期：がんが膵管の上皮内にとどまっている（非浸潤がん）				

［日本膵臓学会（編）：膵癌取扱い規約第 7 版増補版，金原出版，2020 より作成］
［国立がん研究センターがん情報サービス：膵臓がん 治療〈https://ganjoho.jp/public/cancer/pancreas/treatment.html〉
（最終アクセス：2025 年 1 月）より引用］

ある．切除可能例では手術が第一選択となり，切除不能例では化学療法や科学放射線療法を行う．膵がん治療法決定のためのアルゴリズムを**図 25-6** に示す．手術術式には大きく分けて膵頭十二指腸切除 pancreaticoduodenectomy（PD）と膵体尾部切除 distal pancreatectomy（DP）があるが，膵頭部がんで行われる PD は消化器外科のなかで最も侵襲度の高い手術である．また，膵がんは再発リスクも高く，術前術後に化学療法，放射線療法などの集学的治療が必要である．

❷ 栄養アセスメント

身体計測➕
身長，体重，AC，TSF，AMC など．

臨床検査➕
Alb，トランスサイレチン，RBP，トランスフェリン，免疫能（TLC，PPD），血糖値，HbA1c．

臨床診査➕
倦怠感，下痢，腹痛，口内炎．

食生活状況調査➕
食欲の有無，味覚異常の有無，食事摂取量，食習慣・嗜好などの食歴，環境．

❸ 栄養ケア

栄養ケアの意義と原則➕
① 切除不能膵がんに対して化学療法が行われるが，切除可能・切除可能境界膵がんに対しても補助療法として術前術後化学療法を行う．
② 悪心・嘔吐，味覚異常や下痢・便秘，口内炎の発生といった化学療法の副作用により食事摂取量は容易に減少する．さらに，がんによる安静時エネルギー消費量（REE）の亢進が認められるため栄養障害が起こりやすい．
③ エネルギー密度が高くたんぱく含有量の多い経口栄養剤の使用が勧められる．

❹ モニタリングと再評価

A-1 項「食道がん」に準ずる．

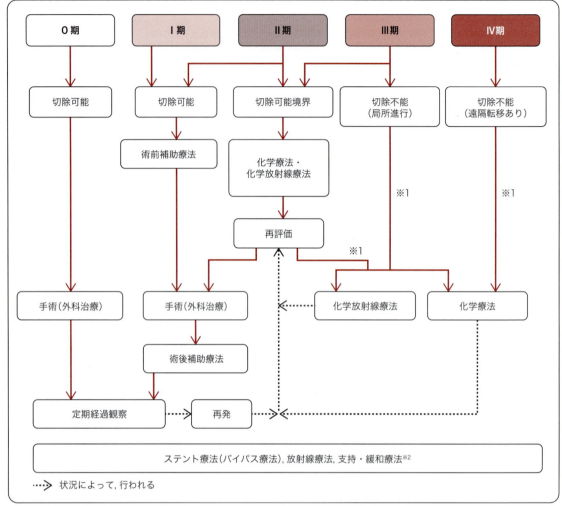

※1 病状や治療の状況によって，遺伝子検査やがん遺伝子パネル検査が行われる場合がある．
※2 病状によって，治療の適応を判断する．

図 25-6 膵臓がんの治療の選択

［日本膵臓学会 膵癌診療ガイドライン改訂委員会（編）：膵癌診療ガイドライン 2022 年版，p.74，金原出版，2022 より許諾を得て改変し転載］
［国立がん研究センターがん情報サービス：膵臓がん 治療〈https://ganjoho.jp/public/cancer/pancreas/treatment.html〉（最終アクセス：2025 年 1 月）
より引用］

B-4 白血病 leukemia

❶ 疾患の概要

定義

　白血病とは，白血球が腫瘍化したもので，いわゆる血液がんと呼ばれる．急性骨髄性白血病 acute myeloid leukemia（AML），急性リンパ性白血病 acute lymphoblastic leukemia（ALL），慢性骨髄性白血病 chronic myelogenous leukemia（CML），慢性リンパ性白血病 chronic lymphocytic leukemia（CLL）に分類される．どの疾患も増血細胞が腫瘍化した病態であるが，急性白血病は，血球分化の特定ステージの細胞が腫瘍化したものであり，末梢血中に腫瘍化した細胞と少量の正常細胞が存在する．これに

B. 消化管以外のがん　341

対して，慢性白血病はすべての分化ステージの細胞が腫瘍化したもので，末梢血中には全ステージの腫瘍細胞が存在する.

症状✚　　　主に二つの原因により症状が発現する. 一つ目は，骨髄中の白血病細胞が増えたために，正常な血液細胞が作られなくなることによるもの，二つ目は白血病細胞が臓器に入り込むことによる臓器の腫れや，働きの低下によるものである. 前者では，倦怠感，息切れ，動悸，めまいなどの貧血症状，鼻や歯茎からの出血，発熱，咽頭痛などの感染症状が，後者では腹部の腫脹，関節痛，頭痛や嘔気といった症状がみられる.

治療✚　　　治療は化学療法で導入し，必要に応じて放射線療法，さらに適応がある場合には造血幹細胞移植が選択される. 白血病は疾患のベースに免疫不全が少なからず存在することに加え，嘔気，嘔吐をはじめとする消化器症状を高率に起こす薬剤を含むレジメンが多く，治療中にも栄養面への配慮が必要である.

❷ 栄養アセスメント

身体計測✚　身長，体重，AC，TSF，AMC など.

臨床検査✚　Alb，トランスサイレチン，RBP，トランスフェリン，免疫能(TLC，PPD).

臨床診査✚　嘔気，嘔吐，倦怠感，下痢，腹痛，口内炎.

食生活状況調査✚　食欲の有無，味覚異常の有無，食事摂取量，食習慣・嗜好などの食歴，環境.

❸ 栄養ケア

栄養ケアの意義と原則✚
① 白血病に対する治療は，強力な化学療法が主体となるため，嘔気や食欲不振を高頻度に引き起こしうる.
② 原病により発症時に口内炎や胃腸障害をきたしている場合もあり，いずれの場合に対してもきめ細やかな栄養管理が求められる.

栄養ケアの実際✚
① 栄養管理実施計画に基づき栄養状態の判定をする. 化学療法の副作用による嘔気，食欲不振などがあると低栄養状態に陥っていることが考えられ，治療に耐えうる体力の保持のため安定した栄養状態にすることが重要である.
② 化学療法に伴う嘔気では制吐薬などによる対処を十分に施した後でも食欲不振となることが多いため，食事内容の工夫が必要である.
③ 治療に使用する副腎皮質ステロイドによる免疫低下など，易感染性の状態にある. 病原性微生物の侵入路になる消化管，気道，皮膚などに対する感染予防対策のため，飲食物は生ものを避けることが望ましい.

❹ モニタリングと再評価
A-1 項「食道がん」に準ずる.

342 25. が　　ん

C 化学療法，放射線療法，緩和ケア

C-1 化学療法

❶ 概　　要

　化学療法の副作用は食欲不振や悪心，嘔吐などの消化器症状の頻度が高く，その副作用による体重減少と栄養障害が引き起こされる．とくに消化管がん患者は，存在する腫瘍自体や腹膜播種，腹腔内リンパ節転移などによる消化管の通過障害によって，容易に食事摂取量の減少がみられる．必要栄養量不足によりいったん低栄養に陥ると，化学療法の効果は低下し，有害事象 adverse event（AE）が生じやすい．化学療法の中止を余儀なくされれば，がんの増殖を招くという悪性スパイラルに陥る．この悪性スパイラルを食い止め，治療を続行させるためには，栄養状態の維持が欠かせない．

❷ がん悪液質の代謝と栄養

　化学療法を行うにあたり，がん患者の代謝・栄養状態を的確に判断することは重要である．判断材料の一つとしてがん患者が悪液質へと進行しているかを確認することがある．

　がん悪液質の定義は，「がん悪液質は，栄養療法で改善することが困難な著しい筋肉量の減少がみられ，進行性に機能障害をもたらす（脂肪組織の減少の有無にかかわらず）複合的な栄養不良の症候群で，病態生理的には，栄養摂取量の減少と代謝異常によってもたらされるたんぱく質およびエネルギーの喪失状態である」とされている．とくに消耗性疾患患者にみられる栄養不良症候群で，がん患者は 28 〜 57% が悪液質となる．悪液質がもたらす栄養不良の特徴は，炎症性サイトカイン活性の増強による種々の代謝異常や食欲不振を背景として，進行性の骨格筋分解や脂肪組織分解が亢進し，身体機能低下（サルコペニア），治療毒性の増強，QOL の低下を招き，予後が悪化することである．

　悪液質は，代謝異常が軽度な「前悪液質」と，抗がん治療に対する高度な抵抗性を示しているか急速に進行するがんのための不可逆的な栄養障害を生じている状態の「不可逆的悪液質」とに分類されている（図 25-7）．がん悪液質の分類を適正に把握し，栄養療法を行うことが重要である．積極的な栄養療法を行うのは主に「前悪液質」と「悪液質」の段階であり，「不可逆的悪液質」の状態ではすでに栄養投与に反応しない段階といわれているため，栄養投与量は徐々に減らしていく．

❸ 化学療法の副作用と栄養管理

　がん化学療法には，①術前にがんを縮小させる目的で行う術前化学療法，②術後に残存している可能性のあるがん細胞の死滅を目指して行う術後補助化学療法，③明らかに残存するがんや再発したがんに対して行う化学療法がある．栄養管理を行う場合にその患者がどの目的で化学療法を行っているのかを理解し本人の要望に応えた栄養管理を行う．しかし，がんの化学療法では栄養不良となるさまざまな有害事象が発症する．AE とは臨床試験に登録された患者に生じた好ましくない医療上のあらゆる出

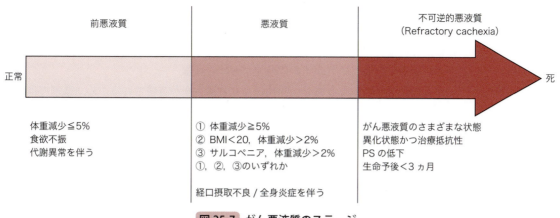

図 25-7　がん悪液質のステージ

[Fearon K et al: Definition and classification of cancer cachexia: an international consensus. Lancet Oncol 12(5):489-495, 2011 より引用]

来事で，医薬品の使用，放射線治療，または手術などと時間的に関連のある，好ましくない，意図しないあらゆる徴候（たとえば臨床検査値の異常），症状，または疾病のことであり，治療との因果関係の有無は問わない．

がん薬物療法による悪心，嘔吐の出現頻度は，使用する抗がん薬の催吐性によって異なり，高度催吐性リスク（90％以上），中等度催吐性リスク（30～90％），軽度催吐性リスク（10～30％），最小度催吐性リスク（10％未満）の四つに分類されている．

a 悪心，嘔吐

化学療法による悪心，嘔吐は発現時期や状態によって急性期，遅発期，突出性，予期性に分類される．急性期は抗がん薬投与後24時間以内，遅発期は24時間以降に発現するもの，突出性は制吐薬の予防的投与にもかかわらず発現するもの，予期性は抗がん薬治療前に抗がん薬のことを考えただけで誘発されるものと定義されている[*]．一部の催吐薬を除き，遅発期の悪心・嘔吐が多く，その経験により心理的に不安定となることで起こる．その対応策として制吐療法が進歩し悪心，嘔吐は減少している．

抗がん薬以外の悪心，嘔吐は，高カルシウム血症，低ナトリウム血症，オピオイド（強度鎮痛薬）などによる．悪心，嘔吐の原因を評価しその病態に合った適切な対応が必要である．これらにより食事摂取困難や体内水分量の低下がみられ，栄養状態の低下，体力，免疫力の低下が起こる．

栄養ケア➕

経口摂取は個々の体調の度合いにより食事内容，食べられる量などについて合わせる．

湯気により，においの強い料理や食品は控える．

① のど越しのよいさっぱりとした食品，料理を選択する．
② 刺激物は避け消化がよい食品，料理を選択する．
③ 何度かに分けて食べ，間食も加える．
④ 体調を確認しながら食べる．

---

[*]引用文献：日本癌治療学会（編）：制吐薬適正使用ガイドライン 2023 年 10 月（第 3 版），金原出版，2023

b 食欲不振

　食欲不振はがん発症とともに早期から発現し，QOL が低下する人が多い．食欲不振はがんの進行に伴い増悪し，悪液質の原因となる．食欲不振の要因の一つとして，がんによる全身性サイトカインの増加があげられる．

　がんの化学療法による悪心，嘔吐により食欲不振が誘発されるため，薬剤では食欲刺激薬を投与し QOL を高める．

栄養ケア✚

a 項「悪心，嘔吐」に準ずる．
① 軽食を増やす．
② 小さな器を使い，少量で高エネルギー食品を選択する．
③ 就寝前に軽食を摂る．
④ 好みのものを食べる．

c 下　痢

　抗がん薬，制吐薬，腹部放射線照射，抗菌薬・抗生物質投与，絶食が続くなどの影響により腸粘膜が弱まり，消化吸収力が低下し発症しやすい．下痢が続くと，脱水，電解質異常，QOL の低下が起こる．

栄養ケア✚

① 腸への刺激が強い食品は避ける．
② 刺激物は避け消化がよい食品，料理を選択する．
③ 水分や電解質の補給を強化．
④ 水溶性食物繊維，乳酸菌を摂取し良質な腸内細菌叢を増やす．

d 口腔粘膜炎

　がん細胞を消滅させるための抗がん薬や放射線治療は，がん細胞を破壊するだけではなく，正常な消化器細胞，血液細胞，毛根細胞，爪母細胞などの細胞も破壊し，それにより白血球減少による細菌感染にも関与する．とくに口腔粘膜細胞は細胞が新生しやすいこともあり，衝撃を受けやすく再生能力も低下しやすい．そのため口腔内に潰瘍ができやすい状況となり粘膜に炎症をきたす．口腔内は唾液腺があり，この唾液腺が傷害を受けると，唾液の分泌低下となり口腔内乾燥を起こす．食事などにより刺激され，さらに粘膜炎症が広がる．口腔粘膜炎は食欲低下，食事摂取不良，栄養状態の悪化を起こす．免疫力が低下している場合には重篤な感染症を引き起こしやすい．そのためには化学療法前から歯科との連携により口腔ケアを行い，症状の悪化を防ぐことが重要である．

栄養ケア✚

① 刺激物は避け口当たりのよい食品，料理を選択する．
② 塩分を控える．
③ 水分を多く含んだ食事にする．
④ 刺激にならない程度の温度調整をする．

C. 化学療法，放射線療法，緩和ケア　345

e 味覚障害

　抗がん薬などの薬剤は，味覚伝導障害，味蕾の機能低下などによる味覚鈍化，味覚過敏，異味症などの味覚障害を起こす．また，口腔粘膜炎，唾液分泌低下なども加わり，食物摂取量の低下，栄養不良をもたらす．また，亜鉛摂取不足も味覚の低下の主な要因となる．

　食事前の口腔ケア，唾液腺マッサージなどを促す．

栄養ケア✚

① 亜鉛の吸収を阻害するフィチン酸，シュウ酸は控えめにする．
② 食品添加物やインスタント食品などに使われるリン酸塩などを控える．
③ 亜鉛の多い食品を増やす（☞**表12-8**参照）．
④ 味のはっきりした香辛料を使用する．

f 便　秘

　抗がん薬による腸の活動低下，制吐薬，医療用麻薬などの腸管への影響や，腸の狭窄や閉塞による通過障害によりQOLが低下する．便秘により食事摂取量が低下しやすくなる．便秘を改善するためには，食事療法はもちろん，便緩下薬，排便機能促進薬を利用し，食事摂取量が低下しないように促す．

栄養ケア✚

① 水溶性，不溶性食物繊維の豊富な食事を選択する．
② 十分な水分，ミネラル摂取を心がける．
③ 乳酸菌食品を摂る．
④ 脂質を増やす．

C-2 放射線療法

❶ 概　　要

　放射線治療は，手術，化学療法と並ぶがんの3大治療法の一つであり，手術と同じ局所療法であるが，病巣を切り取らない治療法であるため，形態と機能を温存できること，手術侵襲を伴わないため，高齢者や内科的な合併症をもつ患者にも治療を行うことができるなどの特徴がある．

❷ 放射線療法における栄養療法の意義

　がん治療においては，優れた永久治癒率を得ることができるとともに，治療に伴う有害事象を最小限に抑えることが重要である．放射線療法の対象となる疾患のうち，頭頸部や消化管の腫瘍などは，疾患そのものが嚥下，消化，吸収に直接かかわる臓器にあり，放射線療法の開始とともに急性反応としての有害事象の発生を伴いやすい．また，消化管以外の腫瘍でも胸部，腹部，骨盤部などの照射の際には栄養摂取にかかわる有害事象を伴う．

　放射線療法に際して十分な効果を得るには，不要な中断なく治療を完遂することが必要であり，この観点から栄養療法は重要である．

表 25-7 栄養障害をもたらす放射線治療の有害事象

照射部位		早期有害事象	晩期有害事象
脳		● 悪心・嘔吐，脳浮腫，脳圧亢進 ● 嗅覚低下（嗅神経部の照射）	● 白質脳症，脳壊死 ● 嗅覚障害
頭頸部	口腔粘膜	● 充血，浮腫，びらん，白苔，潰瘍 ● 味覚障害	● 線維化，瘢痕，潰瘍 ● 味覚異常
	唾液腺	● アミラーゼ上昇，粘調唾液，口腔乾燥	● 口腔乾燥症，齲歯
	咽頭	● 嚥下障害，咽頭炎	● 咽頭狭窄，咽頭潰瘍
胸部	食道	● 嚥下障害，食道炎	● 食道狭窄，食道潰瘍，穿孔
腹部・骨盤部	胃，小腸	● 食欲不振，悪心・嘔吐，腹痛	● 下痢，消化吸収不良
	大腸，直腸	● 下痢	● 胃潰瘍，穿孔 ● 腸管狭窄，潰瘍，穿孔，瘻孔形成
肝臓		● 肝酵素上昇，腹水	● うっ血，線維化，萎縮

[日本病態栄養学会（編）：がん病態栄養専門管理栄養士のためのがん栄養療法ガイドブック 2024，第 3 版，p.50，南江堂，2024 より許諾を得て転載]

❸ 栄養障害をもたらす放射線療法の有害事象

　放射線療法の急性反応の多くは，照射単独の場合は治療開始後 2～3 週間後に発生する．栄養摂取に関連する正常組織の反応の特徴を示す（**表 25-7**）．

C-3 緩和ケア

❶ 概　要

　緩和ケアとは，患者の苦痛を和らげることにより，QOL の改善を目的とした治療のことである．患者の人間性を最大限に尊重しながら，身体的・精神的苦痛などに包括的なケアが提供される（**図 25-8**）．WHO（世界保健機関）では「緩和ケアとは，生命を脅かす疾患による問題に直面している患者とその家族に対して，痛みそのほかの身体的問題，心理的社会問題，スピリチュアルな問題を早期に発見し，的確なアセスメントと対処（治療・処置）を行うことによって，苦しみを予防し，和らげることで，生活の質（QOL）を改善するアプローチである」（2002）と定義している．緩和ケアの大きな目的は「自分らしく過ごせるようにすること」である．あらゆる側面からのつらさを取り除いていくことが基本であり，それはがんが進行してからではなく，がんと診断されたときから必要に応じて行われるものである（**図 25-9**）．

❷ 緩和ケアにおける栄養ケア

　がん患者に対しての緩和ケアは，がんと診断を受けたときから身体的，精神的な苦痛を和らげるためのケアであり，終末期に限定されるものではない．したがって栄養ケアは，患者やその家族の QOL を考慮し，病態に応じた栄養管理を実施することである．つまり，外科治療における周術期栄養管理も，化学療法施行中の食事指導も，患者の QOL の維持・向上を目指す医療やケアそのものである．

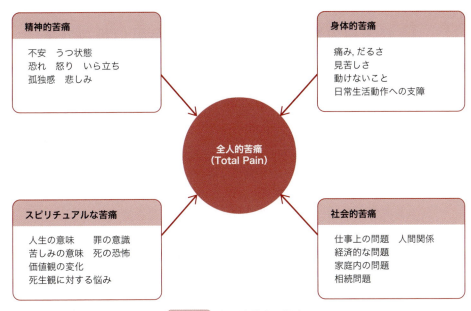

図 25-8 全人的苦痛の概念
Dame Cicely Saunders(1919-2005)により提唱された概念.

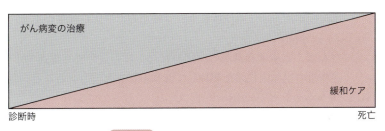

図 25-9 包括的がん診療モデル
[Cancer pain relief and palliative care: report of a WHO expert committee. p.16, World Health Organization, 1990 より引用]

D 終末期医療（ターミナルケア）

1 概　要

　終末期（ターミナル期）という言葉は臨床現場でよく用いられるが，現在までに確たる定義はなされていない．「終末期」を期間で決めることは必ずしも容易ではないが，一般的に以下三つの条件を満たす場合をいう．①医師が客観的な情報を基に，治療により病気の回復が期待できないと判断すること，②患者が意識や判断力を失った場合を除き，患者・家族・医師・看護師などの関係者が納得すること，③患者・家族・医師・看護師などの関係者が死を予測し対応を考えること（社団法人全日本病院協会　終末期医療に関するガイドライン策定検討会　平成 21 年 5 月より一部抜粋）．

　終末期における病態や症状は多彩であり，画一的な治療やケアだけでは患者や家族を十分に支えることは難しい．終末期の栄養障害を理解し，それぞれの患者や家族の想いを受け止め，意向を尊重しながら個別性に沿ったサービスを届ける必要性がある．

❷ 終末期の患者に適切な栄養投与量の投与方法*

　エネルギー量は代謝異常が軽度では通常の栄養量を設定し，代謝異常が高度になる段階で投与量を減少する．欧州臨床栄養代謝学会（ESPEN）ガイドラインでは，炎症反応が高値な症例でがん患者の安静時エネルギー消費量 resting energy expenditure（REE）の亢進がみられるが，一般に活動性低下によりがん患者の総エネルギー消費量 total energy expenditure（TEE）は低下しているとし，TEE を実体重換算で，通院の場合は 30〜35 kcal/kg/日，寝たきり患者では 20〜25 kcal/kg/日と設定することを推奨している．また，がん終末期では積極的な栄養投与を控えることを推奨している．

　悪液質が進展した不可逆的悪液質は，栄養投与に反応しない段階と定義されており，代謝異常が高度になる終末期に向け，栄養投与量を減量することが妥当と考えられる．静脈栄養法は経口摂取低下の場合に行うが，終末期には種々の代謝異常を生じており，浮腫，胸水，腹水，気道分泌の増加を招くことが少なくない．終末期に静脈栄養法を行う際に適応を可能な限り遵守し，患者や家族の意向を踏まえたうえでの慎重な対応が大切である．

a その他の有用なもの

① EPA（エイコサペンタエン酸）
　　抗炎症作用．PIF の酸性低下，骨格筋の分解防止効果がある．
② BCAA（分枝アミノ酸）
　　たんぱく質崩壊を抑制し，同時にたんぱく質合成を促進する作用，偽性神経伝達物質の生体内代謝を制御して食欲不振を改善させるなどの効果がある．
③ L-カルニチンと CoQ10
　　細胞レベルでの脂肪酸の代謝を促進，食欲不振改善効果．
④ 運動療法
　　身体活動量を向上させるために，全身状態に応じたウォーキングなどの軽度な運動などを行い筋肉量の低下を防ぐ．

---

*引用文献：日本緩和医療学会緩和医療ガイドライン委員会（編）：終末期がん患者の輸液療法に関するガイドライン，2013 年版，金原出版，2013

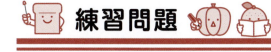 練習問題

 がんに関する記述である．正しいのはどれか．1つ選べ．
(1) 胃がんからの出血では，潜血便が認められる．
(2) がん悪液質のステージで積極的な栄養療法を行うのは主に「前悪液質」のみである．
(3) 大腸がんができやすい部位は横行結腸と下行結腸であり，全体の70%を占める．
(4) 肝がんは原発性と転移性の二つに分けられ，転移性の頻度が原発性よりも多い．
(5) がん患者に対しての緩和ケアは，がん終末期に限定されるものである．

26 手術・周術期

　手術は，生体内の病巣を切除することや，傷害を受けた組織や器官の機能を改善するための器官形成，機能不全に陥った臓器を移植するなどを目的として実施される．近年，手術技術とともに，栄養管理，麻酔管理，薬剤管理，術後管理などの分野も進歩し，手術適応が大きく広がっている．とくに腹腔鏡下手術は，低侵襲手術として胃がん，大腸がん，胆嚢摘出や呼吸器，婦人科領域，泌尿器などにも用いられるようになり，術後の患者の QOL 向上に貢献している．このような状況下でも，さまざまな栄養障害，代謝障害などを有する患者おいては周術期全般で適切な栄養管理を実施することが必要となる．また，消化器摘出後の術後遠隔期では，さまざまな合併症が起こりやすくなるため，その対応が重要となる．2022（令和 4）年 4 月から，診療報酬において全身麻酔下で実施する手術を要する患者に対して，医師および管理栄養士が連携し，当該患者の日々変化する栄養状態を把握し，術前・術後における適切な栄養管理を実施した場合の評価として周術期栄養管理実施加算が新設されたことから，管理栄養士の周術期における役割が増している．

表 26-1 外科患者における低栄養状態を起こす病態例

1. がん，感染症などの消耗性疾患による食欲低下，異化亢進
2. 口腔疾患，顔面疾患，意識障害などによる摂取不能
3. 幽門狭窄，進行性食道がん，頭頸部がん，腸閉塞などによる食物通過障害
4. 下痢，吸収不良症候群，慢性膵炎などによる消化吸収障害や消化液喪失
5. 術前放射線療法，化学療法の施行による食欲低下，嘔気，嘔吐

A 手術・周術期の栄養ケア・マネジメント ━━ ・ ━

❶ 術前の栄養障害の栄養スクリーニングと栄養アセスメント

a 術前の栄養状態

- 外科入院患者の中にはエネルギー，たんぱく質，ビタミンの不足状態などとともに，電解質の喪失，酸塩基平衡のアンバランスを伴った脱水を呈するなど低栄養状態に陥っている場合がある．
- 原因に経口摂取不能，食欲低下，消化管の通過障害，消化吸収障害などがあげられる（表 26-1）．
- 低栄養状態のまま手術を行うと，手術成績の低下や術後の創傷治癒の遅延による縫合不全，免疫力低下による術後感染症などが起こりやすくなる．
- 術前には低栄養と認められる患者，消耗性疾患やその他の理由により異化亢進がみられる患者，脱水がみられる患者を対象として，脱水，電解質異常や栄養状態の改善を主な目的とし，適切な術前の栄養療法を実施する必要がある．
- 肥満者では，術後の呼吸状態や内臓脂肪が腹部手術に影響を与えることなどから，適切な減量が必要となることがある．

表 26-2 NRS 2002 (nutrional risk screening 2002, ESPEN) の概要

初期スクリーニング (initial screening)
1. BMI＜20.5 kg/m²
2. 最近 3 ヵ月以内の体重減少あり
3. 最近 1 週間以内の食事摂取量の減少あり
4. 重篤な疾患を有する
5. 70 歳以上

 一つでも該当項目がある場合

最終スクリーニング (final screening)

1. 栄養障害スコア

な し	score 0	栄養状態正常
軽 度	score 1	体重減少＞5%/3 ヵ月　1 週間の食事摂取量が必要量の 50〜75%以下
中等度	score 2	体重減少＞5%/2 ヵ月　BMI 18.5〜20.5 kg/m² および一般状態の障害および 1 週間の食事摂取量が必要量の 25〜60%以下
高 度	score 3	体重減少＞5%/1 ヵ月(15%/3 ヵ月)、または BMI 18.5 kg/m² および一般状態の障害および 1 週間の食事摂取量が必要量の 0〜25%

2. 疾患の重篤度

な し	score 0	一般的な栄養必要量充足
軽 度	score 1	骨盤骨折、慢性疾患患者(肝硬変、COPD、慢性透析、糖尿病、悪性腫瘍)、とくに疾患による急性合併症がある
中等度	score 2	腹部手術(大)、脳卒中、重症肺炎、血液悪性腫瘍
高 度	score 3	頭部外傷、骨髄移植患者、ICU 患者(APACHE＊＞10)

[Kondrup J et al.：ESPEN Guidelines for Nutrition Screening 2002, Clin Nutr 22(4)：415-421, 2003 より作成]
＊APACHE：acute physiology and chronic health evaluation の略で、ICU 入院患者の重症度を表す．

b 栄養スクリーニングと栄養アセスメント項目

- 栄養療法の対象となる患者の抽出は、第一段階として主観的包括的評価 subjective global assessment (SGA)、malnutrition universal screening tool (MUST)、簡易栄養状態評価表 mini nutritional assessment (MNA®)、nutritional risk screening 2002 (NRS 2022, ESPEN) などの、さまざまなスクリーニングツールを用い、主観的な栄養状態を判定する．これらは、患者に対して非侵襲的で、簡便に実施できる点が特徴である (☞第 4 章 B 参照)．NRS 2002 は、体重減少、BMI、食事摂取量、病気の重症度、そして 70 歳以上かどうかの 5 項目で判定されるもので、周術期における栄養療法適応を判断するための指標として用いられている (表 26-2)．
- 一般的には、スクリーニングで中等度以上の低栄養のリスクがある場合には、栄養療法の適応となる．管理栄養士は、栄養スクリーニングを実施し、対象者の低栄養リスクを判定することや、入院前の既往疾患による食事療法実施の有無、食物アレルギー、栄養サプリメントの使用の有無なども把握していくことが大切な役割となる．
- 栄養療法の実施計画立案にあたっては、血清総たんぱく質(TP)値、血清 Alb 値、血清トランスサイレン値などの客観的な評価データによる栄養状態を判定することも重要となる．

❷ 術前の栄養管理

a 術前栄養療法の適応
・静脈経腸栄養ガイドラインによれば，術前栄養療法の適応として術前に中等度，高度の栄養障害に陥っている患者としている．

b 術前の経口栄養
・対象者の食欲，経口摂取の可否，消化・吸収能の状態，栄養状態などを考慮して，適切な栄養法が選択される．嘔吐，腸閉塞がなく，経口摂取可能であれば，とくに絶食する必要はないが，必要量を充足していない場合は，経腸栄養法や静脈栄養法による投与を検討する．
・最近では，手術待機期間を自宅などで過ごす場合が多い．管理栄養士は，患者の食欲や摂食機能状況などを十分に把握したうえで，食事の形態や経口栄養補助食品の選択方法や摂取方法について指導することが重要となる．

c 経腸栄養法と静脈栄養法
・低栄養リスクが高い場合は，経腸栄養法を原則とするが，不可能または，十分な栄養補給ができない場合は，静脈栄養法による栄養療法を実施することが合併症発症率の低下のためにも重要となる．
・一般的に，進行がん患者の低栄養状態がみられる場合には2週程度の実施を目標とし，良性疾患で低栄養状態がみられる場合には，栄養状態が改善するまで栄養療法を実施する．
・食道がんや頭頸部がんなどで術前に化学療法や放射線療法が実施される場合には，経口摂取が不十分となりやすく，術前経鼻経腸栄養，胃瘻，空腸瘻の造設が推奨されている．

d 術直前の栄養管理
・麻酔導入6時間前までの固形物摂取や2時間前の飲水は，誤嚥のリスクが少ないことが示されている［日本静脈経腸栄養学会（編）：静脈経腸栄養ガイドライン，第3版，照林社，2013］．
・術前2時間前までの飲水は，輸液を必要としないで術前の水・電解質の補給や口渇感，空腹感の軽減が可能となる．
・消化器手術の場合の術直前の栄養管理は手術部位によって絶食時間が異なることがある．

❸ 術後侵襲と術後栄養管理の重要性

a 術後侵襲
1) エネルギー代謝
・手術後から1～2日間はエネルギー消費量の低下がみられる（干潮相）が，その後，

A. 手術・周術期の栄養ケア・マネジメント　353

表26-3　消化器手術時のストレス係数

術式(ストレス要因)	ストレス係数
胆嚢摘出時(参考：乳房切除術)	1.1〜1.2
幽門測胃切除，結腸切除	1.2〜1.4
胃全摘術，直腸切断術	1.4〜1.6
食道手術，膵頭十二指腸切除術，肝切除術	1.5〜1.8

[久保淑幸ほか：消化器外科における輸液・栄養管理の実際．消化管手術．消化器外科 30：1172，2010 より引用]

カテコールアミン，グルカゴン，グルココルチコイドなどのストレスホルモンの分泌促進やサイトカイン産生亢進によりエネルギー代謝が亢進し(**満潮相**)，その程度は，手術の種類によって異なる．
- エネルギー源の基質となるのは，肝臓および筋肉中のグリコーゲンが分解されることによって生じるブドウ糖であるが，その蓄積量は少ない．そのため，グリコーゲン枯渇後には，骨格筋で分解されたアミノ酸からの糖新生，脂肪組織から分解された脂肪酸やグリセロールからの糖新生にエネルギー源を依存することになる．
- インスリン抵抗性が亢進し，血糖値が上昇する**外科的糖尿** surgical diabetes を生じる．

2) たんぱく質代謝
- 筋肉分解によって放出されたアミノ酸は，同化作用として肝臓におけるたんぱく質合成や創傷治癒に使用されるが，相対的に異化が同化よりも大きいため，窒素代謝産物の尿中排泄量は増大し，窒素平衡は負となる．

b 術後栄養管理
- 術後における栄養・食事療法の意義の一つには，手術による侵襲や術後早期の合併症などによる体内の異化状態を是正し，腸管機能，代謝状態，摂食機能(咀嚼，嚥下)などに合わせた栄養管理を行うことで，栄養状態を改善し，術後の回復を促進することがあげられる．
- エネルギー必要量の算定にあたっては，各消化器手術時のストレス係数を用いるが(**表26-3**)，術直後から高エネルギー補給とすると，overfeeding となり，生体に悪影響を及ぼすため注意が必要である．
- 術後遠隔期では，消化器疾患の場合，喪失または減少した消化・吸収能に応じた栄養・食事療法を行うことで，合併症の治療や予防へとつながり，全身栄養状態の維持，改善や患者の QOL の向上にも大きな意義を果たす．たとえば，短腸症候群で経口摂取が可能となった時期における栄養補給，経口摂取が不可能な場合における**在宅経腸栄養** home enteral nutrition(HEN)，**在宅静脈栄養** home parenteral nutrition(HPN)の実施により栄養状態の改善を図ることで，患者の社会活動の拡大を可能とし，QOL 向上につながっていることがあげられる．

表 26-4 食道がん外科療法の主な特徴

頸部食道がん	頸部の食道を切除．がん浸潤度の違いにより，喉頭温存術か咽喉頭切除の二つから選択される．遊離腸管移植による再建方法が一般的である．
胸部食道がん	一般的にリンパ節郭清とともに胸腹部食道は全摘し，頸部，胸部，腹部の3領域のリンパ節を含め切除される．胃が再建臓器として用いられることが多い．
腹部食道がん （食道胃接合部がん）	下部食道噴門側胃切除，下部食道胃全摘などが行われる．胃管を用いての胸腔内吻合，空腸を挙上しての空腸間置法などの再建方法が用いられる．

［日本食道学会（編）：食道癌診療ガイドライン 2022 年版，第 5 版，金原出版，2022 より作成］

B 消化管の術前・術後

B-1 食道切除

❶ 手術の概要，合併症

　術前の栄養状態は，食道狭窄などにより経口摂取不能状態が長期にわたり継続していることが多く，マラスムス型のたんぱく質エネルギー栄養障害に陥っている可能性が高いことから，中心静脈栄養法などによる十分な栄養補給を行い，栄養状態の改善を図ることが重要となる．

　食道切除は，主に食道がんが対象となる．手術方法は，発生部位（頸部，胸部，腹部），進行度，患者の状況などによって異なり，開腹，右開胸切開，頸部切開や腹腔鏡，胸腔鏡などの方法により実施される（表 26-4）．術中には，術後の積極的な早期経腸栄養法の実施のために空腸瘻を造設することがある．

　食道切除後には，さまざまな臨床栄養学的問題をきたすことが多い．これは，食道切除時に胃の一部が切除されて，食道の代替管として用いられるためで，胃貯留能，胃酸分泌，胃酸濃度などの低下を招き，1 回に摂取できる食事量や消化吸収能が減少する．また，喉頭の挙上障害，頸部食道の屈曲と吻合部の狭窄による誤嚥の発生の危険性が高まる．切除部位によっても異なるが，反回神経切除など，嚥下に障害を及ぼす場合もある．

❷ 栄養アセスメント

・身体計測では，体重がもっとも一般的な指標となる．必要に応じて，AMC，AMA などが用いられる．
・たんぱく質栄養状態については，血清 Alb，トランスサイレチン，レチノール結合たんぱく質（RBP）などの値を用いる．また，経口摂取にあたっては，嚥下機能，誤嚥の危険性の有無などについて評価することが重要である．
・栄養補給については，術後早期では静脈栄養，経腸栄養の投与量，経口摂取量を総合的評価する．術後遠隔期では，食道切除による個々の合併症に応じた栄養指導をしていくことが重要となる．

❸ 栄養ケア

栄養ケアの意義と原則✚

　術後早期では，栄養状態の改善を目的として高エネルギー，高たんぱく質とする．

また，経口摂取時には，食道切除後に起こしやすい合併症に対する食事の注意点を患者に指導していくことが重要となる．

栄養ケアの実際✚

1）術後早期
・術後の早期経腸栄養が実施されることが多く，空腸瘻から半消化態栄養剤の投与を開始する．
・経口摂取の開始時期は，一般的に術後5〜7日であり，流動食から段階的に分粥食，全粥食，普通食へ移行していくが，開始時には，食事時の姿勢を頸部前屈位に保持することや，ゆっくりよく噛んで食べる，1回の食事摂取量を少なくするなど誤嚥を予防する食べ方について指導する．

2）術後遠隔期
・退院に向けて，1回の食事の負担を軽くするために栄養バランスのよい食事を1日4〜5回に分け，規則正しい食生活を形成するように指導する．

❹ モニタリングと再評価
術後早期では，体重や臨床検査値により栄養状態の評価を実施し，栄養ケア計画を修正する．経口摂取開始後は，食べ方の工夫の実施状況を確認し，問題点を再指導する．

B-2 胃切除

❶ 手術の概要，合併症
胃切除の主な対象は胃がんである．早期胃がんでリンパ節転移の可能性が極めて低い場合などには低侵襲である内視鏡的治療による腫瘍切除が行われる．開腹術としては，胃全摘，幽門側胃切除，噴門側胃切除，幽門保存胃切除術などがあり，それぞれの状況に応じた選択が行われる．最近では，手術侵襲軽減を目的として，腹腔鏡下手術が実施される場合もある．**表26-5**には主な胃切除術式を示した．
胃切除後には手術そのものによる合併症と，胃を切除することによって発生する生理・生化学的な影響による合併症がある．

ⓐ 手術による早期の合併症
1）無気肺，急性肺炎
術直後1〜3日目に発生するもので，喀痰を出せないことが原因となることが多い．

2）縫合不全
術後3〜10日目に発生し，局所の発赤，腫脹，発熱，疼痛，圧痛などの症状を呈する．縫合不全は腸内容物の漏出から腹膜炎へと進展し，重篤な状態となるため，術後早期の合併症管理として重要となる．

3）吻合部通過障害
術後1〜2週間で経口摂取を開始したあと，嘔気，嘔吐，胸焼けなどの症状を呈する．吻合部の浮腫による通過障害を起因とするものである．

表26-5 胃切除と胃切除後の再建法

胃切除		胃切除後		
方　法	適　応	再建法	選択の根拠	
幽門側胃切除	がんの部位が噴門と離れている場合. 通常胃遠位側 2/3 を切除する. ＊4/5 以上は亜全摘である	ビルロート I 法 (残胃と十二指腸を吻合)	単純さと流れが生理的で合併症が少ない(通常, ビルロート I 法が好まれる).	端々吻合 ビルロート I 法
		ビルロート II 法 (残胃と空腸を吻合)	残胃が極めて小さい場合,十二指腸断端付近にがんが残った可能性がある場合.	端側吻合 ビルロート II 法
噴門側胃切除	がんの部位が噴門に近いが,比較的小さな早期胃がんの場合.	空腸間置法 [食道と十二指腸の間に空腸(代用胃)を入れる. 幽門形成が必要]	食物が十二指腸を通り, また,食道と十二指腸の間に距離ができ, 逆流性食道炎が起こりにくい.	空腸 残胃 端々吻合 幽門形成術 空腸間置法
胃全摘	がんの部位が噴門に近い場合, またはがんが噴門近くまで浸潤している場合.	十二指腸断端を閉鎖してしまう方法(ルーワイ法＊). 食道空腸吻合術を行うことが多い.	十分な距離をとれば, 逆流性食道炎は起こりにくく, 吻合は 2 ヵ所で済む.	A 40 cm 以上離す B ルーワイ法

＊ルーワイ法では, 逆流性食道炎防止のため, 食道空腸吻合(A)と, 空腸空腸吻合(B)の間を約 40 cm 以上離す.
[岡庭　豊(編):イヤーノート 2003 内科・外科等編, 第 12 版, p.101, メディックメディア, 2003 より許諾を得て改変し転載]

4) その他

術後肝炎, 術後膵炎, イレウスなども生じる.

b 術後遠隔期の合併症

　胃は口腔内で唾液と混じりあった食物を撹拌して, 粥状にした食塊を徐々に十二指腸へと移動させる役割を担っており, 胃腺の壁細胞から分泌される胃酸は, 食物とともに消化管に入ってくる病原体の殺菌を行っている. また, 胃酸やペプシンは鉄吸収,胃の壁細胞で生成される**キャッスル内因子** Castle's factor は回腸部におけるビタミンB_{12} の吸収にもかかわっている. したがって, 胃を切除することで食物貯留能の低下,胃酸分泌能の低下, 消化液分泌, 内因子の低下や喪失が起こり, さらに手術時に行わ

れる人為的な食物通過通路の確保のための十二指腸，小腸上部のバイパス造設などが複雑に関連しあってさまざまな障害を起こす．これらは**胃切除後症候群**と呼ばれている．

1）小胃症状

・胃切除による残胃の容積量の低下，小腸の代替胃の容積量の限界などにより，十分な摂取量を達成しないまま，満腹感を生じるものである．

2）ダンピング症候群

・食後20〜30分で生じる**早期ダンピング症候群**と食後2〜3時間で生じる**後期ダンピング症候群**に分けられる．術後の経口摂取がある程度十分になった時点で発症することが多いが，術後，数年を経て発生する場合もある．

・早期ダンピング症候群の原因としては，胃の貯留能の喪失，低下などにより，高張な食物が急激に空腸内に入ることで，小腸内腔への水分移動による循環血液量の低下や腸管壁の急速な伸展によるセロトニン，ヒスタミンなどの血管作動性アミン分泌上昇などがある．腹痛，嘔吐，頻脈，発汗，めまい，顔面紅潮，下痢などの症状を呈し，1〜2時間，症状が持続する．

・後期ダンピング症候群は，食後に一過性の高血糖からインスリンの過剰分泌を起こし，低血糖にいたるものであり，症状は冷汗，めまい，全身倦怠感，脱力感，無力感などであり，30〜40分持続する．

3）貧血

・胃酸，ペプシンの喪失や減少により鉄吸収障害が起こり，術後数ヵ月で鉄欠乏性貧血が起こりやすくなる．

・壁細胞から分泌されるキャッスル内因子の欠落によって回腸終末部でのビタミンB_{12}の吸収障害が起こる．広範囲胃切除では正常時の15〜16％，胃全摘後ではほとんど吸収されなくなる．通常，体内には4〜5年分のビタミンB_{12}は蓄積されているため，個人差もあるが，術後数年までに巨赤芽球性貧血を生じる．

4）胃切除後骨病変

・ビルロート Billroth Ⅱ法，ルーワイ Roux en Y 法で発生頻度が高く，骨代謝障害（骨軟化症，骨粗鬆症など）を生じるものである．原因として，手術の際，カルシウムの主な吸収部位である十二指腸，空腸上部をバイパスすることによって，カルシウム，ビタミンD，マグネシウムの吸収障害が起こることがあげられる．

5）逆流性食道炎

・胃切除後に噴門や幽門の機能が喪失することで，十二指腸や空腸の内容物の逆流が起こり，胸焼け，胸骨後部の灼熱感，疼痛などの症状を呈する．最近では，胃全摘後の逆流性食道炎は術式の改良によって減少している．

6）過度の体重減少（るい痩）

・胃切除後には10〜15％程度の体重減少がみられ，骨格筋減少によるサルコペニアに陥ることがある．

❷ 栄養アセスメント

・胃切除後患者の90％に10〜15％の体重減少が認められるため，体重とともに，除脂肪体重，体脂肪率などの体組成を評価する．AC，TSF を用いることも考慮する．

表 26-6　胃切除症候群の栄養療法

小胃症状	少量頻回食とし，ゆっくり咀嚼して食べる．食事と一緒に適量の水分を摂る．軟らかい食材を選択する．
ダンピング症候群	少量頻回食とし，ゆっくり咀嚼して食べる．二糖類や単糖類は急速な高血糖に続く反応性低血糖をきたしやすいので控える．食後 30～60 分，左側臥位で休息する．
鉄欠乏性貧血	鉄欠乏性貧血の食事に準じる．
骨代謝障害	カルシウム，ビタミン D を十分に摂取する．
術後逆流性食道炎	過食，高脂質食，チョコレート，アルコールを控える．
るい痩	嗜好を考慮した食事の工夫，栄養補助食品の利用．

・たんぱく質栄養状態では術後早期にはトランスサイレチン，RBP，回復期では血清 Alb を用いる．Hb，血清鉄，血清ビタミン B_{12} の定期的な評価により貧血状態を確認することも重要である．
・小胃症候群，ダンピング症候群などの合併症の発症状況を評価することも重要となる．

❸ 栄養ケア

栄養ケアの意義と原則　胃切除後早期では，術後の回復を目的として必要十分なエネルギーや栄養素量の補給，遠隔期においては胃切除症候群発症の予防や対策のための食事療法や食生活の注意点を実践させるための栄養指導が重要となる．

栄養ケアの実際

1）術後早期

・近年，enhanced recovery after surgery（ERAS®）プロトコール（コラム参照）の普及から早期に経口摂取が行われるようになっている．胃癌治療ガイドライン第 6 版（日本胃癌学会，2021 年 7 月）では，ERAS®の運用により第 1 病日からの飲水，第 2 病日からの soft diet の開始が可能としているが，合併症が増加することに注意が必要としている．
・経口摂取は，主に流動食から開始し，全粥食まで段階的に移行することが原則であるが，必ずしも流動食から開始する必要はなく，主に腹腔鏡下手術実施後では患者の状態に合わせ，分粥食や全粥食などの食事の提供から開始されることもある．
・1 回の摂取量が限られるため，1 日 5～6 回の頻回食とする．

2）術後遠隔期

・術後 1 ヵ月ほどは 1 日 5～6 回の頻回食とし，1 回量を少なくし，消化がよく，残渣の少ないものとする．また，ダンピング症候群，鉄欠乏性貧血，骨軟化症，骨粗鬆症などの合併症に対する栄養・食事療法上の配慮も大切である（**表 26-6**）．
・巨赤芽球性貧血では定期的なビタミン B_{12} の筋注が必要となる．

❹ モニタリングと再評価

　遠隔期では，体重の変動，食事調査，合併症の発症状況を把握し，適切な食事療法が実施されるように栄養指導を実施していくことが重要となる．

表 26-7 小腸広範囲切除後の臨床経過分類

病期	臨床経過分類		術後期間	病態
Ⅰ期	術直後期	腸管麻痺期	2〜7日	腸管麻痺
		腸管蠕動亢進期	3〜4週間	水溶性下痢，電解質・水分喪失
Ⅱ期	回復適応期		2〜12ヵ月	水溶性下痢の減少，蛋白・脂質の吸収障害
Ⅲ期	安定期		Ⅱ期以降	残存小腸の腸管順応が完了

［日本病態栄養学会（編）：病態栄養専門医テキスト，第3版，p.152，南江堂，2021より許諾を得て転載］

B-3 小腸切除

❶ 手術の概要，合併症

a 小腸切除の適応と短腸症候群

・良性腫瘍では小腸切除，悪性腫瘍ではリンパ節郭清も実施される．また，成人ではクローン Crohn 病，腸間膜動静脈血栓（塞栓）症，イレウスなど，小児では先天性多発性小腸閉鎖症，腸軸捻転などの疾患が対象となる．これらの切除が，広範囲に及び，残存小腸が成人で 150 cm 以下，小児では全小腸の三分の一以下となる場合が**短腸症候群**であり，栄養素の消化吸収に必要な小腸長が不足し，さまざまな栄養障害が引き起こされる．

b 小腸広範囲切除後の臨床経過

・小腸広範囲切除後の臨床経過としては，わが国では成人，小児，および両者を組み合わせたものが提唱されており（**表 26-7**），それぞれの病期に応じた栄養管理が必要となる．

c 小腸広範囲切除によって起こる病態

・小腸広範囲切除後にはさまざまな解剖生理学的問題や代謝障害を呈するが，切除部位，残存小腸の長さ，回盲弁の残存の有無，結腸切除の有無，術式の違い（腸瘻造設か腸管吻合か），術後経過年数によって異なる．

・腸粘膜の吸収面積の減少および消化管ホルモン分泌の喪失による消化・吸収障害，回盲弁の切除による細菌の異常繁殖 bacterial overgrowth などによって，さまざまな栄養素の消化・吸収障害を起こし，栄養管理上の問題なども加わり，貧血，骨障害，胆石，腎シュウ酸結石，低たんぱく質血症などの慢性合併症を生じる（**図 26-1**）．

❷ 栄養アセスメント

・たんぱく質の栄養状態として半減期の短いトランスフェリン（8〜10日），トランスサイレチン（3〜4日），RBP（12〜16時間）などの rapid turnover protein（RTP）が用いられる．たんぱく質栄養状態の判定には窒素出納値の変化も有用となる．

・消化液喪失に伴う，血清ナトリウム，血清カリウム値や吸収率の低下する血清マグネシウム，カルシウム，亜鉛値などを確認することが重要となる．

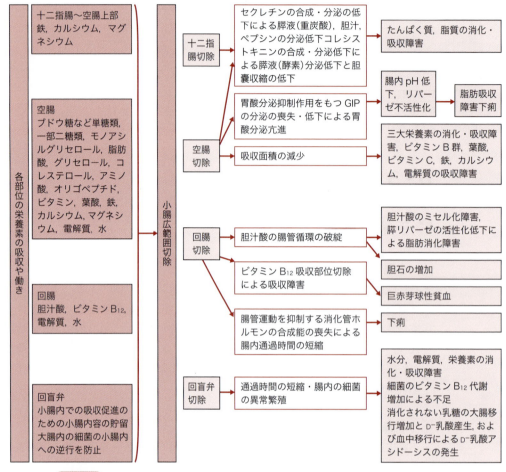

図 26-1 小腸各部位の栄養素吸収と広範囲切除時の消化・吸収障害発生の概略

[外山健二:三訂臨床栄養学Ⅱ(鈴木 博,中村丁次編),p.271,建帛社,2015 より許諾を得て改変し転載]

❸ 栄養ケア

栄養ケアの意義と原則➕

　短腸症候群の栄養ケアは,表 26-7 に示した臨床経過,残存小腸の長さおよびそれぞれの術後合併症に応じた栄養法の選択や必要十分な栄養補給を行うことが重要となる.

栄養ケアの実際➕

1) Ⅰ 期

- 術後 3～4 週間目までの時期で,1 日 10～20 回に及ぶ頻回の水様下痢がみられることから,脱水や電解質バランスに注意し,中心静脈栄養法による適切な栄養補給を行うことが重要となる.投与エネルギー量は 25～30 kcal/kg 標準体重/日から開始し,40～50 kcal/kg 標準体重/日を目標とする.
- アミノ酸は 1.0～1.5 g/kg 標準体重/日,脂質エネルギー比率 20～30％程度し,総合ビタミン剤,微量元素の投与を十分に実施する.
- 水溶性下痢に対しては,止痢剤(止瀉薬),胃酸分泌抑制薬が用いられる.

2) Ⅱ 期

- 術後数ヵ月から 1 年の期間であり,下痢の頻度は減少するが,脂質,カルシウム,

マグネシウム，ビタミンの吸収障害は残っている．
- 栄養管理は成分栄養剤を用いた経腸栄養法へと転換する．経腸栄養法は栄養素の腸管上皮細胞への直接作用，粘膜再生促進作用のあるホルモン分泌の促進，膵液や胆汁などの消化液の分泌促進などにより，残存小腸の再生，絨毛高の増大，上皮細胞数の増加に効果がある．

3）Ⅲ 期

- Ⅱ期以後，残存小腸の吸収能に応じた代謝能が確立され，経口摂取を増加させても十分に適応できる時期でもある．経口摂取は，複合炭水化物が多く，脂質の少ない食事とする．脂質源としては，**中鎖脂肪酸トリグリセリド**(MCT)を用いる．
- 必須脂肪酸やビタミン，ミネラルの不足状態を十分観察し，必要に応じて経静脈的に補給しなければならない．回腸切除によるビタミン B_{12} 吸収障害が起きている場合は，定期的な筋注または静注による補給が必要となる．また，脂溶性ビタミン吸収低下時も必要に応じて補給する必要がある．
- 中心静脈栄養法からの離脱については，残存小腸の長さ，回盲弁の有無，大腸の残存の有無などにより影響を受ける．大腸が残存していない場合は小腸長 150 cm 以上，残存している場合は小腸長 70 cm 以上あれば，順応期間後に経口摂取による十分な栄養素量を補給できる場合が多いとされている．離脱不可能となるのは，成人で空腸・回腸吻合で残小腸 30～35 cm 以下，空腸・結腸吻合 60 cm 以下，空腸瘻 150 cm 以下となっている．

❹ モニタリングと再評価

栄養投与量では，設定されている量が術後のエネルギー代謝亢進やたんぱく質代謝変動に応じたものに適合しているかを再度確認することが大切である．静脈栄養法，経腸栄養法，経口摂取別の実投与栄養量(栄養摂取量)の推移も観察していくことや水分バランス，電解質バランスの推移も把握していくことが重要となる．Ⅲ期以降では，経口摂取状況や合併症に合わせた食事療法を実施していく．

B-4 大腸切除

❶ 手術の概要と人工肛門

[a] 手術の適応

直腸，肛門の腫瘍，潰瘍性大腸炎，大腸腺腫症，大腸ポリープなどで，直腸や肛門を切除し，排便機能が失われた場合に，肛門に代わる人工的な排泄経路が必要となる．これを**人工肛門**と呼ぶ．泌尿器系疾患でも人工膀胱を造設する場合があるが，最近では人工肛門，人工膀胱といういい方よりも**ストーマ stoma** との呼び方が一般的である．

[b] 人工肛門の種類

人工肛門造設は治療の目的によって，永久的人工肛門，姑息的人工肛門，一時的人

工肛門の三つに分けられる．人工肛門の設置場所については結腸を腹壁に出す結腸人工肛門（コロストミー）と，大腸を全切除し，回腸末端部を腹壁に出す回腸人工肛門（イレオストミー）があり，造設される型には終末型（ブルック Brooke 法），ループ・終末型，ループ型，排便調節型などがある．

c 人工肛門造設後の管理

人工肛門造設後にはストーマ用具の管理，排便の調整，日常生活の指導，患者への心理的サポートなど，総合的な管理が必要となる．食事の面からは下痢，便秘などをできるだけ予防することや，腸内ガスの発生をできるだけ防ぐ，便臭を減少させることが大切となる．

d 術後の臨床栄養学的問題

水分や電解質（ナトリウムやカリウムなど）の吸収能低下や大腸全摘，回盲部や回腸末端摘出の場合は，胆汁酸，ビタミン B_{12}，脂質などの吸収障害がある．大腸全摘で，回腸に一時的にストーマが造設される場合に水溶性下痢が続く場合がある．

❷ 栄養アセスメント

・術後早期では，血清総たんぱく質（TP），Alb，トランスサイレチン，RBP によるたんぱく質栄養状態について評価する．
・術後遠隔期では，合併症の発生状況や食品摂取状況との関連性を評価していくことが必要となる．

❸ 栄養ケア

栄養ケアの意義と原則✚

① 術後早期には代謝状況の変化や回復過程に合わせて，投与エネルギー量や栄養素量を決定していくことが原則である．
② 術後遠隔期では，大腸切除による合併症対策やストーマ造設後の食事の注意点について患者に栄養指導をしていくことが重要となる．

栄養ケアの実際✚

① 術直後は，末梢静脈栄養法，電解質輸液で対応し，術後 1 日目から水分摂取を開始し，その後，経口栄養剤，分粥食，全粥食へ移行する．ただし，術後状態が不良，腸管の安静保持が必要，腸管の通過障害があるなどの場合は，静脈栄養法による栄養管理を行う．
② 人工肛門を造設した患者にとって第一に注意することは下痢や便秘など便性状が不安定になることであり，そのために規則正しい食生活を送ること，便の性状や胃腸症状に応じた，食品の選択が重要となる（**表 26-8**）．

❹ モニタリングと再評価

体重，血清中の Alb 値，トランスサイレチン値などを用いて，栄養状態の変動に注意する．遠隔期では，下痢の発生状況や食欲状況を把握し，必要な食生活改善の指導を行う．

C. 消化管以外の術前・術後　363

表 26-8 人工肛門造設時の食事対策

下痢の対策	1. 規則正しい食生活 2. 患者個々にとってどんな食品が下痢しやすいか見極める. 3. 下痢しやすい食品：冷たい飲み物, アイスクリーム類, 揚げ物類, ピーナッツ, コンニャク, ゴボウ, タコ, イカ, 刺身類, 牛乳, 生野菜などがあるが個人差もある. 4. 水分を過剰摂取しない.
排ガスの対策	1. しゃべりながら食べたり, すすり込むような食べ方をしない. 2. ゴボウ, イモ類, 貝類, ダイコン, マメ類, 炭酸飲料, 生野菜などガスを発生しやすい食品を避ける.
便臭の対策	1. 便臭を強くする食品を避ける. 　ニラ, ニンニク, タマネギ, ネギ, マメ, 食物繊維の多い野菜, チーズなど. 2. 便臭を少なくする食品の利用 　果物(リンゴ, ミカンなど), オレンジジュースなど.

C 消化管以外の術前・術後

❶ 胆囊摘出術

a 胆囊摘出術の適応

・胆石症(胆石溶解剤, 体外衝撃波胆石破砕療法, 内視鏡的胆石破砕術などの治療法の対象とならない場合), 重症胆囊炎, 胆囊がんなどが胆囊摘出の対象となる. 手術は主に**腹腔鏡下手術**が実施される.

b 術後の合併症と臨床栄養学的問題

・術後早期の合併症には, 胆汁漏出, 腹膜炎, 腹痛, 腸閉塞, 胆管炎症状, 急性膵炎様発作などがある.

・術後後期に問題となるのは, 胆囊を切除することで胆汁の貯留, 濃縮機能, 食事刺激による胆汁の排泄機能などを喪失することである. このため, 高脂肪摂取により脂肪の消化・吸収困難を起こし, 軟便となることがある.

・脂肪を長期に制限しすぎると, 必須脂肪酸や脂溶性ビタミン不足をきたす場合もある.

c 栄養ケア

① 腹腔鏡下手術では, 手術侵襲が小さいことから, 術後翌日から経口摂取が可能である. 原則として流動食から開始し, 1日ごとに食事形態を変えていく.

② 胆道再建を伴う手術では, 術中に空腸瘻を造設し, 経腸栄養管理を行う場合もある.

❷ 肝臓切除術

a 肝臓切除の適応

・肝細胞がん, 胆管細胞がん, 転移性肝がんなどが肝切除の対象となる. 肝切除は, 術式によって, 部分切除, 亜区域切除, 区域切除, 肝葉切除などに分けられる.

・肝細胞がんの多くの患者は肝硬変や慢性肝炎を合併していることが多いため, 肝硬

変例では術前にインドシアニングリーン indocyanine green（ICG）排泄試験，アルブミン，ビリルビン，コリンエステラーゼ（ChE），75gブドウ糖経口負荷試験（OGTT），プロトロンビン時間などの結果から，安全な切除量が決定される．
- 肝硬変合併患者においては術前にたんぱく質エネルギー障害をきたしており，これが術後の免疫異常による術後合併症の原因となる．したがって，術前にはこれらの栄養障害をできるだけ改善しておくことが大切となる．

b 術後の臨床栄養学的問題

- 術後はさまざまな合併症を起こすが，残存する肝機能によって異なる．
- 肝硬変非合併例では術後の回復は比較的速やかであり，術後早期の静脈栄養法から経腸栄養法，経口摂取へと移行しやすい．
- 肝硬変合併例では術後早期にナトリウム貯留傾向による浮腫や耐糖能低下をきたしていることが多く，高カロリー輸液におけるブドウ糖利用の限界や，肝臓切除後のたんぱく質合成能が不十分であるなどの問題を起こしやすい．アミノ酸代謝では分枝アミノ酸（BCAA）の著しい減少，芳香族アミノ酸（AAA），メチオニンの顕著な増加があり，BCAA/AAA のモル比（**フィッシャー Fischer 比**：第14章「消化器疾患」参照）が低下する．
- 腸管運動の回復も高度肝硬変例や広範囲切除後には遅くなる．

c 栄養ケア

① 切除後安定期において，残存肝機能が良好な場合はたんぱく質制限は不要である．一般的な食事で十分であり，必要に応じて補食として BCAA 製剤を用いる．
② 残存肝機能が不安定な場合は，積極的な BCAA 製剤の投与が必要となる．また，経口摂取については，たんぱく質不耐症で高アンモニア血症を有する場合には，たんぱく質 0.5～0.7 g/kg 標準体重/日に制限し，BCAA を 30～40 g 投与する．

 コラム ERAS®プロトコール

　1990年代後半から，欧米では術後の早期回復を目標として，さまざまな術後の回復に有効であると検証されている医学的エビデンスを集学的に構築し，患者の術前・術中・後の管理を実施する enhanced recovery after surgery（ERAS®）プロトコールという取り組みが行われるようになってきた．これは，手術の安全性の向上，侵襲反応の軽減，術後合併症の減少，早期離床の促進，回復力の強化，入院期間の短縮化，医療費削減などを目指したものである．栄養関連の取り組みでは，術前後の飲食禁止期間の短縮と術後の早期経口摂取開始，および術前夜と手術当日の糖液経口摂取を実施することが大きな特徴となっている．わが国でも，ERAS®に類似した取り組みが徐々に行われつつあり，日本外科代謝学会の ESSENSE（ESsential Strategy for Early Normalization after Surgery with patient's Excellent satisfaction）による取り組みがあげられる．

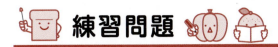# 練習問題

❶ 術後侵襲による生体内代謝変動に関する記述である．正しいものはどれか．
(1) 干潮相ではエネルギー消費量が亢進する．
(2) 尿中窒素排泄量が低下する．
(3) インスリン抵抗性が亢進する．
(4) 満潮相では，ストレスホルモンの分泌が低下する．

❷ 消化器手術後の合併症に関する記述である．正しいものはどれか．
(1) 食道切除後には，胃酸分泌能が亢進する．
(2) 胃切除後では，キャスル内因子の低下により鉄欠乏性貧血となる．
(3) 短腸症候群では，胆汁酸の腸管循環障害が起こる．
(4) 肝臓切除後には，血清芳香族アミノ酸レベルが低下する．

27 クリティカル・ケア

クリティカル・ケアの対象となる患者は，高度な熱傷・外傷などによる高度な生体侵襲やその治療としての外科的処置などによる侵襲も受けており，エネルギー代謝，たんぱく質代謝動態などが大きく変動し，エネルギーや栄養素必要量が増加する．このため，治療開始早期から，循環動態，呼吸動態管理とともに適切な栄養管理を実施することが重要となる．その原則は，異化亢進の抑制，生体防御機構の維持・改善を目指した適切な栄養管理を実施することで早期回復に寄与することにある．

A 集中治療

1 クリティカル・ケア（集中治療）の概要

クリティカル・ケアの意味付けは，「なんらかの手当てを行わなければ死にいたる危機状態にある重症患者に対して，疾患別や診療科別の治療ではなく，あらゆる最先端医療機器を備え，患者の状態把握のためのモニタリングシステムを完備した施設で，一定の教育を受けた医師・看護師の専門集団により行われる救急医療」とされている．

生命の危機状態として出現するものとしては，ショック状態，循環障害，呼吸障害，体温異常，意識障害，水・電解質異常などがあり，外傷患者，熱傷患者などが対象となる．

B 外　　傷

1 疾患の概要

a 外傷の種類

・外傷は頭部，頸部，顔面，胸部，腹部，四肢，外表などさまざまな部位に受け，擦過創，打撲，挫創，裂創，剝脱創，刺創，切創などがあるが，大きく鈍的外傷と鋭的外傷に分けられる．

・重症度は簡易損傷スケール abbreviated injury scale（AIS）の表をもとに外傷重症度スコア injury severity score（ISS）を算出する方法が用いられることが多い（表27-1）．また，AIS が 3 点以上の重症外傷が複数に及んでいる場合を多発外傷と呼んでおり，これらの患者の多くは，年齢が若年者であることや，受傷前の栄養状態や ADL が良好である場合が多いが，損傷部位によってさまざまな栄養障害をもたらすことに注意することが必要となる（図27-1）．

表 27-1 AIS の分類と ISS の計算方法

分類	点数	鈍的外傷例	鋭的外傷例
軽症	1	足首打撲	上腕静脈の表在性裂創
中等症	2	単純骨盤骨折	上腕動脈/大腿静脈の表在性裂創
重症(生命を脅かさない)	3	骨盤複雑骨折	大腿動脈の表在性裂創
重症(生命を脅かす)	4	骨盤粉砕骨折	上腕動脈/大腿動脈の大裂創
致命的	5	開放性骨盤粉砕骨折	大腿動脈の部分欠損
*	6	頭頸部の挫滅骨折，脳幹挫滅，脳幹裂創，胸部大部分挫滅 大動脈完全離断など	

[ISS 計算方法]
　頭部・頸部，顔面，胸部，腹部，四肢，外表における外傷を，AIS の分類に従って，1～5 点まで点数をつける．
　AIS の数値の大きいものから 3 部位までの AIS の点数を二乗して加算する．最高は 75 点まで．
　ただし，表の*に示した場合は AIS＝6 とし，ISS は自動的に 75 となる．
[ISS 計算例](最高は 75 点)
　頭部 3，胸部 4，腹部 3，四肢 2
　ISS＝3×3＋4×4＋3×3＝34

[嶋津岳士：外傷診療の ABC，救急医学 23(3)：1999 より引用]

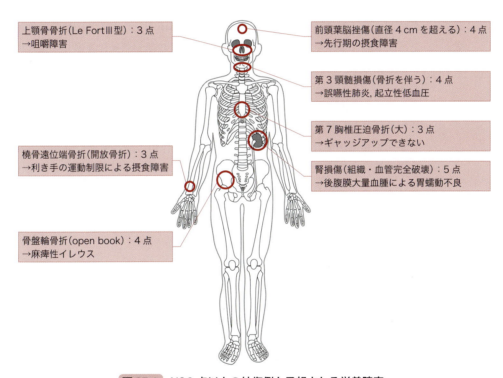

図 27-1 AIS 3 点以上の外傷例と予想される栄養障害
AIS は臓器の解剖学的損傷の程度によって細かく点数化され，その程度や損傷部位によって栄養障害の内容も異なるため，多発外傷では多様な栄養障害が発生しうる．
[泉野浩生：第 10 章 各疾患の栄養管理．3．多発外傷．岡田晋吾(編)．キーワードでわかる臨床栄養 令和版，p.269，羊土社，2020 より許諾を得て転載]

b 受傷後の経過

・外傷は生体に侵襲を与える代表的なものの一つであり，さまざまな生体反応を引き起こす．その経過は，一般に代謝面から**干潮相 ebb phase** と**満潮相 flow phase** に分けられる．たとえば，重度外傷では，受傷後 24～48 時間では，血液量の減少，

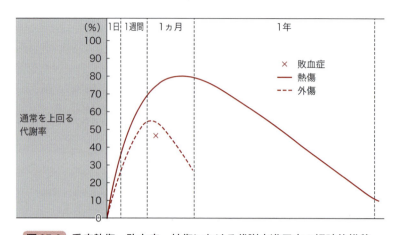

図 27-2 重症熱傷，敗血症，外傷における代謝亢進反応の経時的推移
[Audra C, et al.：Nutrition and metabolism in burn patients. Burns Trauma 5：11, 2017 より引用]

心拍出量，酸素消費量，体温は低下し，エネルギー消費量は一過性に減少する．この時期は主に循環動態の改善など医学的管理が中心となる．その後，満潮相に入ると，安静時エネルギー消費量の増大や異化亢進状態が急速に進展し，重度の栄養障害をもたらす．このため，適切なエネルギー必要量や栄養素を早期に投与する必要がある．

- 受傷後，生体内ではアミノ酸やグリセロール，脂肪酸，グリコーゲンが肝臓での糖新生の材料として当てられ，これらから供給された内因性エネルギーを考慮しないまま，栄養療法を行うと，overfeeding として作用し，高血糖や栄養ストレスによる代謝性有害事象を招く危険性がある．そのため，この時期では，適切な栄養管理を行うことが求められる．**図 27-2** には外傷を含めたさまざまな侵襲後の代謝亢進反応の経時的推移を示した．

c 侵襲後の生体内の変化

- 外傷による侵襲が生体に加えられると，グルココルチコイド，カテコールアミン，グルカゴン，成長ホルモン，インスリンなどのホルモンやサイトカイン，白血球の内因性因子などの作用により，エネルギー消費量の増大，体脂肪の動員，たんぱく質異化の亢進が起こる．たとえば，グルカゴンは糖新生，アミノ酸の取り込み，尿素形成，たんぱく質異化を促進し，グルココルチコイドの一つであるコルチゾールは骨格筋の異化作用を促進し，肝臓での糖新生，グリコーゲン分解を促進するとともに，急性期のたんぱく質合成へのアミノ酸利用効率を高めることがあげられる．侵襲時のエネルギー代謝の概要を**表 27-2** に示した．

d 治 療

- 重症外傷では，過大な侵襲により重度の栄養障害をもたらし，感染症合併や死亡率の増加につながる．そのため，病態に合わせた適切なエネルギーや栄養素の補給が重要となる．

B. 外　傷　369

表 27-2　侵襲時のエネルギー代謝の概要

脂肪組織
1.　アドレナリン，ACTH，グルココルチコイド，グルカゴンなどにより脂肪組織の分解が促進し，グリセロールと遊離脂肪酸を産生． 2.　グリセロールは肝臓で糖新生の材料となる． 3.　脂肪酸は肝臓や骨格筋に取り込まれアセチル CoA を経て TCA 回路で消費される．

骨格筋
1.　アドレナリン，ノルアドレナリン，グルカゴンが骨格筋中のグリコーゲンの分解を促進し，ピルビン酸を産生． 2.　ピルビン酸は肝臓に取り込まれ，糖新生の材料となったり，骨格筋中でアセチル CoA を経て TCA 回路で消費される．また，ピルビン酸の一部は骨格筋中で乳酸に変換され，乳酸は肝臓に取り込まれ，再びピルビン酸となり糖新生の材料となる(Cori 回路)． 3.　グルココルチコイドは骨格筋たんぱく質の異化を促進し，アラニン，グルタミンなどのアミノ酸を動員する． 4.　アラニンは肝臓に取り込まれ，ピルビン酸を経て糖新生の材料となる(グルコース-アラニン回路)．

肝　臓
1.　グリセロール，乳酸，アラニンを材料に糖新生の場となる． 2.　アセチル CoA からケトン体を産生する．ケトン体はエネルギー源として脂肪酸，ブドウ糖よりも骨格筋や脳で優先的に利用される．

腸　管
1.　腸管のグルタミンがアラニンへ変換され，肝臓に取り込まれて糖新生の材料となる．

TCA 回路：tricarboxylic acid cycle

❷ 栄養アセスメント

　重症外傷では，急性相反応性たんぱく質*の合成増加と血管透過性亢進による血管外漏出が亢進するため，身体計測値や血清中の Alb，トランスサイレチン，RBP などの値は有効な評価指標とはならない．『重症患者の栄養療法ガイドライン』(日本集中治療医学会 2016 年)では，栄養アセスメントをして病歴や入院前の食事摂取や栄養状態，体重変化，併存疾患や合併症，理学所見，重症度(APACHE Ⅱ スコア*や SOFA スコア*)，消化管機能などを総合的に評価することが必要であるとしている．

❸ 栄養ケア

栄養ケアの意義と原則✚

① 栄養法には，経口栄養，経腸栄養 enteral nutrition(EN)，静脈栄養 parenteral nutrition(PN)，経腸栄養＋補助的静脈栄養 supplemental parenteral nutrition(SPN)4 通りがあり，その選択の基準は，受傷後 1 週間程度で経口摂取や経腸栄養法を開始できる見通しがあるかどうかであるが，重症患者では，治療開始後，遅くとも 48 時間以内に経腸栄養を開始することが推奨されている(日本集中治療学会：『日本版重症患者の栄養療法ガイドライン 2016』)．

② 循環動態が不安定な患者では，蘇生後，血行動態が安定するまで経腸栄養の開始

---

*急性相反応性たんぱく質：炎症時に増加する血清たんぱく質の総称．もっとも鋭敏なものとして，C-反応性たんぱく質，血清アミロイド A などがある．

*APACHE Ⅱ スコア：ICU 入室患者の重症度分類として用いられる指標．体温，平均血圧，心拍数，呼吸数，動脈血酸素化，動脈血 pH，血清ナトリウム，血清カリウム，血清クレアチニン，ヘマトクリット値，白血球数，意識レベル GCS の 12 項目のパラメータについて，最も異常な値を選択し，生理学的パラメータの合計を算出する．

*SOFA スコア：ICU 入室患者の重症度を表す指標で，多臓器不全の評価法で，呼吸，凝固能，肝臓，循環器，中枢神経，腎の六つの臓器システムから判定される．

を控えることが大切である.

栄養ケアの実際

1) 投与エネルギー量

間接熱量測定で実測して求める安静時エネルギー消費量やハリス・ベネディクト Harris-Benedict の推定式などよりもとめた基礎エネルギー消費量(BEE)を用いて,ストレス係数と活動係数を乗じて算出する.また,25～30 kcal/kg/日の簡易式を用いて設定する方法もある.ただし,急性期の初期1週間では overfeeding による身体への悪影響があることから,算出エネルギー必要量よりも少なくすることが推奨されている(日本集中治療学会:『日本版重症患者の栄養療法ガイドライン2016』).

2) 投与たんぱく質量

たんぱく質量は個々の症例によって異なるが,喪失したたんぱく質量を考慮して,目標量を設定する.一般的に,エネルギー投与量が目標値に達成している場合には,必要たんぱく質量は1～1.2 g/kg/日以上の投与が望ましいとされている.

④ モニタリングと再評価

間接熱量測定の推移を観察し,必要に応じてエネルギー投与量を修正していくことが重要となる.また,投与エネルギーの基質は主に糖質となるが,糖質が過剰に投与されると,呼吸商が大きくなり,呼吸困難を引き起こすことや,高血糖の悪化,浸透圧利尿,脱水を招くなどの問題があるため,適切な血糖管理も必要となる.

C 熱　　傷 —————————————————————

① 疾患の概要

a 熱傷の診断

・熱傷は皮膚や粘膜が温熱刺激,化学物質,紫外線,電気,放射線などの原因によって熱作用が加わり,損傷を受けるものであり,生体への侵襲の一つである.
・熱傷の程度は原因の強さ,作用時間によって決まり,診断は熱傷の深度や面積によって行われるが,予後因子や予後確定には熱傷面積(% total body surface area:% TBSA),気道損傷の有無などが用いられる.熱傷面積の算定方法には手掌面積がその人の体表面積の約1%に相当するものとして熱傷面積を計算する手掌法,体表面積の9%ずつを11等分(陰部1%)とする方法(9の法則),小児では5の法則などがあげられるが,より正確に測定できるものとしてランド・ブロウダー Lund and Browder の法則を用いるものがある(**図27-3**).
・体表面積の約20%を超える場合には広範囲熱傷と呼ばれ,重症管理の適応となる.次にこの熱傷面積と**図27-4**に示した熱傷深度の二つを組み合わせて重症度を示す方法があり,burn index(熱傷指数)と呼ばれ,下式によって求められる.この値が10～15以上が全身管理の必要な重症熱傷とと判定され,これに年齢を加えたものが予後熱傷指数 prognostic burn index(PBI)であり,70以下は生存可能性が高いが,100以上は予後不良の重症と判定される.

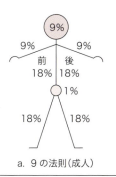
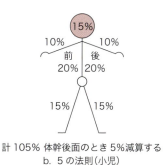

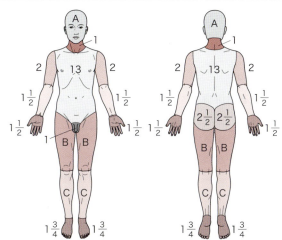

relative percentage of areas affected by growth
（成長により変化する体表面積の比率）

	age in years（年齢）					
	0	1	5	10	15	adult（成人）
A：$\frac{1}{2}$ of head	$9\frac{1}{2}$	$8\frac{1}{2}$	$6\frac{1}{2}$	$5\frac{1}{2}$	$4\frac{1}{2}$	$3\frac{1}{2}$
B：$\frac{1}{2}$ of one thigh	$2\frac{3}{4}$	$3\frac{1}{4}$	4	$4\frac{1}{4}$	$4\frac{1}{2}$	$4\frac{3}{4}$
C：$\frac{1}{2}$ of one leg	$2\frac{1}{2}$	$2\frac{1}{2}$	$2\frac{3}{4}$	3	$3\frac{1}{4}$	$3\frac{1}{2}$

c．Lund and Browder の法則

図 27-3 熱傷面積の算出法

［池松裕子（編）：ポケット版クリティカルケアマニュアル–ICU・CCU での看護のポイント，p.266，照林社，2000 より引用］

burn index ＝ Ⅱ度熱傷面積×1/2 ＋ Ⅲ度熱傷面積
prognostic burn index ＝ burn index ＋ 年齢

・熱傷の病期は大きく①熱傷ショック期：受傷 48 時間以内，②異化亢進期：ショック離脱後から創部閉鎖が完了するまでの期間，③回復期：創部の閉鎖後，機能整容的な治療を経て社会復帰するまでの期間，の三つに分けられる．

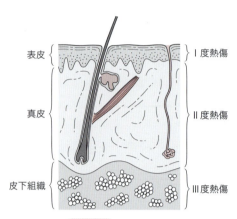

図 27-4 熱傷深度

b 熱傷の病態
1) 熱傷による合併症
- 熱傷は皮膚への物理的な損傷ばかりでなく,広範囲に及ぶ熱傷では全身の各臓器に障害を与え,さまざまな体内環境が変化することが大きな問題となる.
- 熱傷による合併症には熱傷ショック,感染,敗血症,急性腎不全,うっ血性心不全,肺水腫,消化管障害,播種性血管内凝固症候群 disseminated intravascular coagulation(DIC)などがあげられる.

2) 熱傷時の体内変動
- 熱傷時の体内変動の主な原因の一つに,熱の皮膚組織への直接的な侵襲による毛細血管,細静脈の血管透過性亢進があげられている.血管透過性が亢進すると,水分,電解質,中程度のコロイド物質などの血漿成分が血管外へ漏出し,全身性の浮腫を招き,血管内の血液が濃縮し,全身の血管循環血液量の減少から循環障害に陥る.さらに,腎臓をはじめとするさまざまな臓器に障害を生じ,結果的にショック状態を悪化させることになる.

3) 熱傷時の代謝変動
- 代謝上の変化としては,第一にエネルギー代謝が亢進することがあげられ,一般外科や外傷と比べてみても高く,広範囲熱傷では,通常の1.5～2倍となり(図27-2),長期に及ぶことが特徴である.第二に異化が亢進することである.たとえば,たんぱく質代謝は熱傷創の修復,喪失した血清たんぱく質を補給するため亢進するが,筋たんぱく質の崩壊によるたんぱく質異化も同時に進行している.さらに,急性期では血中グルコース,遊離脂肪酸,アミノ酸などの動員が亢進し,急性期を超えた後も尿中窒素排泄量の増加が長期的に継続する.
- その他の病態の特徴として,重症熱傷では腸の蠕動運動の低下や蠕動の効果的な協調が欠如することでイレウスとなりやすいことや,食欲不振に陥りやすいことなどがあげられる.

c 熱傷の治療
1) 初期輸液
- 熱傷患者の治療で最優先されるのは,適切な輸液補充によって循環動態を安定させ

ることである．輸液量は熱傷面積，患者の年齢，体重などによって決定される．日本熱傷学会による『熱傷診療ガイドライン第3版』(2021年)では，成人で15%総体表面積 total body surface area(TBSA)以上，小児で10% TBSA 以上では，初期輸液の実施が推奨され，ほぼ等張の電解質輸液(乳酸リンゲル液など)を使用することが標準的とされている．

2) 創部治療

・創部の管理については，熱傷による壊死組織の除去(デブリドメント debridement)，次いで，植皮術が行われる．これらの手術は通常1週間以内に実施することが望ましく，早期植皮術と呼ばれ，熱傷面積が広い場合には数回に分けて実施される．さらに，最近では壊死組織を受傷後早期(48時間以内)に切除し，創部を閉鎖する超早期手術も行われている．

・熱傷の重症度に応じて，感染予防，壊死組織除去のための外用剤，湿潤環境保持を目的としたワセリン軟膏基剤が用いられる．

3) 環境管理

・熱傷患者ではエネルギー代謝が亢進しており，室温が低下した場合，余分な熱放散を招き，エネルギー消費量が増すので，できるだけ体温が維持されるよう室温を28℃程度に制御することも必要とされている．また，患者が熱傷に対する苦痛を感じたり，不穏状態に陥っている場合が多く，その緩和や精神的ケアを行わなければならない．

・治療期間中患者はベッド上に安静の状態が続き，日常生活活動が制限され，関節の可動域が減少する．このような状況が続くと，関節拘縮や筋力低下などから運動機能障害を招くため，理学療法などにより予防することが重要となっている．

❷ 栄養アセスメント

栄養指標として血清たんぱく質を用いる場合は，血清トランスサイレチン値が推奨されている．また，尿中尿素窒素排泄量を計測し算定した窒素バランスを用いることも必要である．

❸ 栄養ケア

栄養ケアの意義と原則✚

熱傷時の代謝変動や侵襲に伴う異化の亢進を抑制し，生体防御機能の維持・向上を図り，早期の回復のために必要なエネルギー量や栄養素量を確保することが重要である．

栄養ケアの実際✚

1) 栄養法

受傷後24時間以内の早期の経腸栄養法が推奨され，経腸栄養法が十分に行えない場合，糖質を制限した静脈栄養法を用いる．ただし，早期経腸栄養投与によるイレウス発症頻度の増加もあることにも注意が必要である．

2) 投与エネルギー量，栄養素量

熱傷患者の正確なエネルギー必要量の算定は熱傷面積や深度，年齢，合併症の有無などの影響因子があるため，困難であるが，一般には間接熱量測定や**表27-3**の推定式が用いられる．

エネルギー比率は，投与エネルギー量の少なくとも55%を炭水化物，20～25%を

表27-3 熱傷患者のエネルギー必要量算出式

成人
Currei の式 　年齢 16〜59 歳　　　(25 kcal×熱傷前の体重(kg))＋(40 kcal×%TBSA) 　年齢＞60 歳　　　　(20 kcal×熱傷前の体重(kg))＋(65 kcal×%TBSA)
Torono の式 　−4343＋(10.5×%TBSA)×(0.23×CI)＋(0.84×EBEE)＋(114×℃)−(4.5×pbd)
Xie の式 　1,000 kcal×体表面積(m²)＋25 kcal×%TBSA

%TBSA＝% 熱傷面積，CI＝24 時間前のエネルギー摂取量，EBEE＝推定基礎エネルギー代謝量，℃＝24 時間の平均体温，pbd＝熱傷後の日数

たんぱく質，25％以下を脂質とする．また，小児患者では高たんぱく質(カロリー N 比 110：1)が推奨されている．

3) グルタミン投与

重症熱傷患者には，免疫療法としてグルタミン投与が推奨されている．

❹ モニタリングと再評価

体重変動，窒素平衡，血清総たんぱく質(TP)，血清 Alb，トランスサイレチン，トランスフェリン，RBP などを定期的にモニタリングする．

熱傷患者では，受傷前の体重を参考に，体重減少が 10％以内に収まっているかが一つの目安となる．10％を超すと，創傷治癒が遅延するといわれている．また，窒素バランスはたんぱく質栄養状態をみるのに重要な指標となる．血清 Alb は熱傷が治癒するまで低値を示すことが多く，短期間のたんぱく質栄養状態の場合にはトランスサイレチン，トランスフェリンなどが有用となる．

その他，静脈栄養法，経腸栄養法，経口摂取を併せた栄養摂取量を把握し，目標量が充足されているかを把握するとともに，経腸栄養法施行時における合併症の有無，経腸栄養剤への適応状況などについてもモニタリングする必要がある．熱傷患者では創傷治癒の経過，皮膚移植後の付着状態も栄養状態のモニタリングを行うのに有用な指標となる．

練習問題

 クリティカル・ケアに関する記述である．正しいものはどれか．
(1) 重症外傷では，急性相反応たんぱく質の合成が低下する．
(2) 重症外傷では，たんぱく質異化が亢進する．
(3) 熱傷では，血管透過性は低下する．
(4) 熱傷では，炭水化物のエネルギー比率を 70％とする．

 40 歳，男性．右上肢全体に熱傷を受傷した．熱傷面積で適切なものはどれか．9 の法則を用いて算出しなさい．
(1) 9％
(2) 18％
(3) 27％
(4) 36％

28 摂食機能の障害

　摂食（食べること）は，人間らしく生きていくために必要不可欠な行動であり，食物を認識して口腔へ取り込み，食道を経由して胃へ送り込む一連の流れを指す．この流れは，先行期（認知期），準備期（咀嚼期），口腔期，咽頭期，食道期という5段階から成り立ち（図28-1），これらの摂食段階のいずれか，またはいくつかが障害された状態が，**摂食機能障害**である．その原因は器質的，機能的および心理的など多岐にわたり（表28-1），障害される段階によってさまざまな症状を示す（図28-1）．
　必要な水分や栄養素を補給すれば，生命維持は可能ではあるが，食べられること自体が人間としての喜びであり，それらが失われることの影響は計り知れない．したがって，摂食機能障害の適切な管理は，単なる疾患治癒だけでなく，人間としての尊厳を守るうえで重要な役割を果たす．

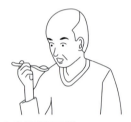

1. 先行期（認知期）
視覚，嗅覚，触覚などにより食物を認知し，口へ運ぶ時期．「これは食べ物だ，硬そうだな．一口はこれくらいかな？」などと，判断する．

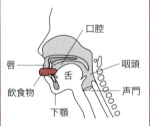

2. 準備期（咀嚼期）
食物を口腔内に取り込み，咀嚼して食塊（まとまりがあってやわらかく咽頭を通過しやすい一塊の食物）を形成する時期．
顎，舌，頬，歯を使って唾液を混ぜ合わせる．

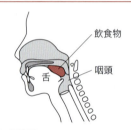

3. 口腔期
舌により食塊を咽頭に送り込む時期．舌はしっかり口蓋と接触し，口腔内の圧を高める．頬，口唇もその役割を果たす．

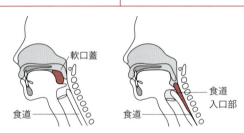

4. 咽頭期
嚥下反射により食塊を咽頭から食道入口部に送る時期．軟口蓋が挙上して鼻腔との交通を遮断，舌骨，喉頭が前上方に挙上し，食道入口部が開大すると同時に，喉頭蓋谷が下降，声門は閉鎖して，気道防御機構が働き，誤嚥を防止する．

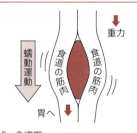

5. 食道期
蠕動運動と重力により食塊を食道から胃へ移送する時期．食道入口部の筋は収縮し，食塊が逆流しないように閉鎖する．

図28-1　摂食・嚥下の5相モデル

［辻　哲也：摂食・嚥下障害のリハビリテーション，放送大学教材，リハビリテーション（里宇明元ほか編），p.205，放送大学教育振興会，2007 より許諾を得て改変し転載］

A. 咀嚼・嚥下障害　377

表 28-1　摂食・嚥下障害の原因

	口腔・咽頭	食道
器質的原因	舌炎，アフタ，歯槽膿漏 扁桃炎，扁桃周囲膿瘍 咽頭炎，喉頭炎，咽後膿瘍 口腔・咽頭腫瘍(良性，悪性) 口腔咽頭部の異物，術後 外からの圧迫(甲状腺腫，腫瘍など) その他	食道炎，潰瘍 ウェッブ(web，膜)，憩室(Zenker) 狭窄，異物 腫瘍(良性，悪性) 食道裂孔ヘルニア 外からの圧迫(頸椎症，腫瘍など) その他
機能的原因	脳血管障害，脳腫瘍，頭部外傷 脳腫瘍，脳炎，多発性硬化症 神経筋疾患 　パーキンソン病，筋萎縮性側索硬化症 　重症筋無力症，筋ジストロフィー 　筋炎(各種)，多型萎縮症 代謝性疾患 末梢神経炎(ギランバレー症候群など) 薬剤の副作用，サルコペニア*，その他	脳幹部病変 アカラシア 神経筋疾患(口腔・咽頭と同様) 強皮症，全身性エリテマトーデス 薬剤の副作用，サルコペニア その他
心理的原因	神経性食欲不振症，認知症，拒食症，心身症，うつ病，うつ状態，その他	
医原性の原因	経鼻チューブ，薬剤，各種医療行為(内科，外科)，不適切な気管切開管理，その他	

*：サルコペニア(筋肉減少症)は機能的原因の項目にあげたが，進行すれば筋肉量が減少して形態が変わってくるため，器質的な要素も加わってくる．
[藤島一郎：摂食嚥下障害の原因と病態，臨床栄養 131(5)：652-656，2017 より引用]

28
摂食機能の障害

A 咀嚼・嚥下障害

❶ 疾患の概要

定義✚

　咀嚼とは，口腔内に食物を取り込み，歯で食物を噛み砕いたりすり潰したりしながら唾液と混ぜ合わせて食塊を作るまでの一連の流れを指し，摂食段階の準備期に相当する．また嚥下とは，咀嚼によって作成した食塊を口腔から咽頭へ取り込み，嚥下反射によって食道へ送り込んで，食道の蠕動運動によって胃まで運び込む一連の流れを指し，摂食段階の口腔期，咽頭期および食道期に相当する．咀嚼は受動的な運動であるが，嚥下は能動的な運動である．これらの摂食段階のいずれか，またはいくつかが障害された状態が，咀嚼・嚥下障害である．

病態生理✚

・咀嚼障害は，加齢や外傷などの影響によって歯牙や顎などの器官を欠損した場合に起こる器質的咀嚼障害と，脳・神経疾患や加齢などの影響によって口唇や舌，顎などの運動が障害されたり制御できなくなったりした場合に起こる，運動障害性咀嚼障害に大別できる．

・嚥下障害は，腫瘍や憩室，外部圧迫などによって食道が狭窄する器質的嚥下障害と，脳・神経疾患や筋疾患などによって嚥下に関係する筋肉が作動しなくなる機能的嚥下障害，さらにはうつ病や認知症などの心因性の疾患によって引き起こされる心理的嚥下障害に大別できる(表 28-1)．機能的嚥下障害は，中枢神経系，末梢神経，末梢効果器のどの部位が損傷されるかによって症状が異なり，中枢神経系障害には偽性球麻痺(仮性球麻痺)と球麻痺がある．偽性球麻痺(仮性球麻痺)による嚥下障害は，嚥下に関係する筋肉運動の協調性や筋力が低下することによって起こる障害で，

嚥下反射はあるがタイミングが微妙にずれることによって誤嚥を引き起こしやすい．一方，球麻痺による嚥下障害は，延髄の嚥下中枢の病変によって起こる障害で，嚥下反射ができないため誤嚥が必発する．またワレンベルク Wallenberg 症候群では嚥下障害に左右差がみられる．

症状✚

咀嚼・嚥下障害は，本人の訴えや自覚症状がない場合も多く，徴候を見逃さないことが重要である．咀嚼・嚥下障害の徴候として，食欲低下，食事時間の延長，食べ残し・食べこぼしの増加，口腔内保持時間の延長，誤嚥によるむせ・咳・痰の増加などがあげられる．誤嚥には，むせや咳などの症状がみられる**顕性誤嚥**と，症状がみられない**不顕性誤嚥**があり，不顕性誤嚥には，就寝中に唾液や胃・食道の逆流物が気道に流入する**無症候性誤嚥**がある．誤嚥は肺炎の原因（**誤嚥性肺炎**）となるため，食事以外での誤嚥にも注意が必要である．片麻痺の場合，麻痺側が上になるようにして嚥下を行う．1回や少量の誤嚥で発熱するケースはまれであるが，食事のたびに誤嚥を繰り返しているケースでは，夕刻に発熱を繰り返すケースがあるため，嚥下訓練後や夕刻の発熱には注意が必要である．

診断✚

咀嚼障害の診断は，病歴や問診，摂食状況の観察などから総合的に判断する．対象者を観察するポイントは，頸部可動域，義歯の有無などの口腔状態，口の開き具合などの口腔機能などがあげられる．一方，嚥下障害は，**嚥下造影検査** video fluoroscopic examination of swallowing(VF)や，**嚥下内視鏡検査** video endoscopic examination of swallowing(VE)を用いて診断することが望ましいが，これらは専門的な機器と技術を要するため，一般的にはベッドサイドなどで簡易に評価できる嚥下機能検査（スクリーニングテスト）が用いられる．嚥下機能検査は，**反復唾液嚥下テスト**，**水飲みテスト**，**改訂水飲みテスト**，**フードテスト**などがあり（**表28-2**），これらを複数組み合わせることによって，嚥下障害の程度を診断することができる（**表28-3**）．

治療✚

咀嚼・嚥下障害の治療には，嚥下訓練（嚥下リハビリテーション），口腔ケア，栄養管理（☞後述）などを中心に，医師，管理栄養士，看護師，歯科医師，歯科衛生士，言語聴覚士，理学療法士など，多職種で連携して行う．

・嚥下訓練は，嚥下機能の回復と嚥下障害の進行阻止を目的に行われる．嚥下訓練法は，食べ物を使わない**間接訓練**と，実際の食品を用いる**直接訓練**がある．障害部位や障害の程度によって，嚥下訓練法が異なるため，専門的な医療スタッフによる評価に合わせて，適切な嚥下訓練法を用いる．

・口腔ケアでは，口腔内を清潔で湿潤な状態に保つことによって，**誤嚥性肺炎**などの感染症が予防でき，また口腔および咽頭を刺激することによって味覚感度が向上し，食欲増進と栄養状態改善が期待できる．

❷ 栄養アセスメント

身体計測✚

咀嚼・嚥下障害では，摂食量不足による低栄養状態が懸念されるため，身長，体重，体重変化率，BMI，%TSF，%AMC，体脂肪率などの測定値および算出値から低栄養の有無を確認する．

A. 咀嚼・嚥下障害　379

表 28-2　嚥下機能検査（スクリーニングテスト）の例

テスト名	目　的	方　法	判　定
反復唾液嚥下テスト（RSST）	空嚥下を反復させ，嚥下反射の随意的な惹起能力を評価する．	空嚥下を30秒間繰り返す．その間，検者は咽頭隆起・舌骨に指腹を当て，咽頭挙上から下降運動を触診する．口腔乾燥がある場合は湿潤させてから行う．	30秒間で2回以下は異常
水飲みテスト（WST）	口への取り込み，送り込み，誤嚥の有無などを評価する．	水30mLを口腔前庭に注ぎいつものペースで嚥下させる．	1. 1回でむせることなく飲めた． 2. 2回以上に分けるが，むせることなく飲めた． 3. 1回で飲めたが，むせることがある． 4. 2回以上に分けているにもかかわらず，むせることがある． 5. むせることがしばしばで，全量飲むことが困難．
改訂水飲みテスト（MWST）	RSSTとWSTを同時に施行することができ，またWSTと比較し安全である．	水3mLを口腔前庭に注ぎ嚥下させる．可能であれば追加嚥下させる．判定基準4点以上なら最大3回施行し，もっとも悪い場合を評価する．	異常：1〜3点 正常：4〜5点 嚥下なし　→1点 嚥下あり，むせないが呼吸変化あり　→2点 嚥下あり，むせるか湿性嗄声あり→3点 嚥下あり，むせない，湿性嗄声もない．RSSTはできない　→4点 嚥下あり，むせない，湿性嗄声もない．RSSTもできる　→5点

表 28-3　摂食嚥下障害患者における摂食状況のレベル（FILS）

何らかの問題あり	経口なし	1	嚥下訓練を行っていない
		2	食物を用いない嚥下訓練を行っている
		3	ごく少量の食物を用いた嚥下訓練を行っている
	経口と補助栄養	4	1食分未満の（楽しみレベルの）嚥下食を経口摂取しているが，代替栄養が主体
		5	1〜2食の嚥下食を経口摂取しているが，代替栄養も行っている
		6	3食の嚥下食経口摂取が主体で，不足分の代替栄養を行っている
	経口のみ	7	3食の嚥下食を経口摂取している　代替栄養は行っていない
		8	特別食べにくいものを除いて，3食を経口摂取している
		9	食物の制限はなく，3食を経口摂取している
正　常		10	摂食・嚥下障害に関する問題なし

［藤島一郎：嚥下障害リハビリテーション入門Ⅰ　嚥下障害入門―原因，症状，評価（スクリーニング，臨床評価）とリハビリテーションの考え方―，The Japanese Journal of Rehabilitation Medicine, 50：202-211, 2013 およびKunieda, K. et al.：Reliability and Validity of a Tool to Measure the Severity of Dysphagia：The Food Intake LEVEL Scale. Journal of Pain and Symptom Management, 46：201-206, 2013 より引用］

臨床検査✚　　血液検査では血清Alb，トランスサイレチン（TTR），トランスフェリン（Tf），RBP，総リンパ球数（TLC）で低栄養，BUN，Crで脱水，Hb，Htで貧血，WBC，CRPで炎症や免疫状態を確認する．また，栄養療法開始時のリフィーディングシンドロームを予防するため，血清リン，マグネシウム，カリウムなども確認する．

臨床診査✚　　既往歴，現病歴，体重減少，食欲不振，消化器症状，浮腫などを把握し，低栄養や

表 28-4 Japan Coma Scale（JCS）

Ⅲ. 刺激をしても覚醒しない状態（3桁の点数で表現） （deep coma, coma, semicoma）
300. 痛み刺激にまったく反応しない. 200. 痛み刺激で少し手足を動かしたり顔をしかめたりする. 100. 痛み刺激に対し, 払いのけるような動作をする.
Ⅱ. 刺激すると覚醒する状態（2桁の点数で表現） （stupor, lethargy, hypersomnia, somnolence, drowsiness）
30. 痛み刺激を加えつつ呼びかけを繰り返すと辛うじて開眼する. 20. 大きな声または体を揺さぶることにより開眼する. 10. 普通の呼びかけで容易に開眼する.
Ⅰ. 刺激しないでも覚醒している状態（1桁の点数で表現） （delirium, confusion, senselessness）
3. 自分の名前, 生年月日が言えない. 2. 見当識障害がある. 1. 意識清明とは言えない.

注　R：Restlessness（不穏）, I：Incontinence（失禁）, A：Apallic state または Akinetic mutism（自発性喪失）
たとえば　30R または 30 不穏とか, 20I または 20 失禁として表す.
［太田富雄ほか：急性期意識障害の新しい grading とその表現法（いわゆる 3-3-9 度方式）, 第 3 回脳卒中の外科研究会講演集,
p.61-69, 1975 より］

炎症などの有無を確認する. また, 意識レベルは咀嚼・嚥下機能に大きな影響を与えるため, Japan Coma Scale（JCS, ジャパンコーマスケール）（**表 28-4**）などを用い, 意識が清明および覚醒していることを確認する.

食生活状況調査＋　　食習慣や嗜好, 食事量, 食事回数, 間食の有無, 食事時間などから食生活に影響する問題点を洗い出し, 総合的に評価・判定する.

❸ 栄養ケア

栄養ケアの意義と原則＋
① 食欲低下や摂食量の減少による低栄養を予防, 改善するためには, 症状に合った食事形態を検討し, 適切な栄養補給を行うことが重要である ➡ **嚥下機能の評価と食事形態の検討**.
② 嚥下訓練によって嚥下機能の回復が期待できる場合は, 医師, 歯科医師, 看護師, 言語聴覚士などの多職種と連携し, 積極的に経口移行に取り組む ➡ **嚥下訓練**.

栄養ケアの実際＋
　　咀嚼・嚥下障害における栄養ケアの目的は, 咀嚼・嚥下障害による栄養摂取量不足による栄養障害を防止し, 誤嚥による窒息, 誤嚥性肺炎の発症, QOL の低下などによって, 食べる楽しみや生きる喜びが損なわれないようすることである. したがって, 対象者自身に「食べたい」という意欲があるのか, 対象者の家族や関係者に「食べさせたい」という協力態勢があるのかを確認することも重要である.

1) 嚥下機能の評価と食事形態の検討
　　安全で安心な食事提供のためには, 摂食におけるどの期に障害が生じているのかを見極め, その障害を代償する食事形態を選択することが重要である（**表 28-5**）. 全身状態が安定し, 呼吸状態が良好で, 意識状態が改善していることを確かめたうえで,

A. 咀嚼・嚥下障害　381

表 28-5　摂食・嚥下のしくみ（嚥下機能障害が疑われる状況）

過　程	各期の機能	機能低下に伴う症状	認められる障害
先行期 （認知期）	視覚，嗅覚，触覚などにより食物を認知，判断し口へ運ぶ．	ボーっとしている，傾眠傾向，注意力散漫．	摂食開始困難
準備期 （咀嚼期）	食物を口に取り込み咀嚼して食塊形成する．	ポロポロこぼす，咀嚼しない・できない，やわらかいものしか食べない．	食塊形成困難
口腔期	形成した食塊を口腔から咽頭へ送り込む．	口腔内に残留する，食事時間が長くなる．	口腔内貯留遅延
咽頭期	嚥下反射により食塊を咽頭から食道に送り込む．	咽頭に残留する，飲み込めない，むせる，咳き込む，食事中に声がかすれる．	誤嚥，窒息，誤嚥性肺炎
食道期	食道括約筋が閉鎖し，蠕動運動により食塊を食道内から胃へ送り込む．	胸につかえる，胸やけする．	食道括約筋閉鎖不全による誤嚥，通過障害

［武部久美子：摂食嚥下障害，栄養食事療法の実習，第 11 版（本田佳子編），p.226，医歯薬出版，2016 より許諾を得て改変し転載］

嚥下機能の評価を行う．食事形態に関しては，日本摂食嚥下リハビリテーション学会が作成した「日本摂食嚥下リハビリテーション学会嚥下調整食分類 2021（学会分類 2021）」（**表 28-6，表 28-7**）が国内における医療・福祉関係者の共通認識として用いられている．その他，市販の介護食には，農林水産省が整備した「スマイルケア食」，日本介護食品協議会が制定した「ユニバーサルデザインフード」が用いられている．

① 先行期（認知期）で障害が生じている場合は，食欲不振や食物認知不能などによって，食事動作自体を開始することができないため，経腸栄養法または静脈栄養法を選択する．

② 準備期（咀嚼期）で障害が生じている場合，咬合力や咀嚼力の低下であれば刻み食を選択することが多く，舌や頬の運動機能低下であれば，食塊形成ができないため，刻み食にとろみをつけて食塊を作りやすくした食事や，「再形成食」「高齢者ソフト食」と呼ばれるやわらかく調理した食事，「ソフト食」「やわらか食」などと呼ばれる酵素処理によって食品の形を残したままやわらかく加工された食事など，咀嚼と食塊形成を考慮した食事を選択する．学会分類 2021（食事）では，咀嚼ができない場合はコード 0～2，舌と口蓋間の押しつぶし能力があればコード 3，上下の歯槽堤間の押しつぶし能力があればコード 4 を選択するとよい．食塊形成が完全に不良の場合は，コード 0j，1j を選択する．

③ 口腔期で障害は生じている場合は，舌の運動機能低下によって食塊の咽頭への送り込みに時間を要するため，送り込み速度の速いクラッシュゼリーや学会分類 2021（とろみ）の薄いとろみを選択するとよい．ただし，咽頭期にも障害がある場合は誤嚥を考慮して，ゼラチンゼリーをスライス状にして丸飲みさせる「スライス法」を選択するとよい．

④ 咽頭期で障害が生じている場合，嚥下反射の問題であれば，とろみ調整食品などを用いて粘性をつけることによって，食塊の咽頭への送り込み速度を遅らせ，嚥下のタイミングを合わせるとよい．しかし，咽頭への送り込みに時間を要することによって嚥下のタイミングが遅れている場合は，口腔期での障害に準じる．嚥下反射以外の問題の場合は，ゼリー状食品ととろみ状食品を適宜使い分けるとよい．

食事形態の選択によって，1 日のエネルギー必要量が満たせない場合は，無理に経

表28-6 学会分類2021（食事）早見表

コード[I-8項]	名称	形　態	目的・特色	主食の例	必要な咀嚼能力[I-10項]	他の分類との対応[I-7項]
0 — j	嚥下訓練食品0j	均質で、付着性・凝集性・かたさに配慮したゼリー　離水が少なく、スライス状にすくうことが可能なもの	重度の症例に対する評価・訓練用　少量をすくってそのまま丸呑み可能　残留した場合にも吸引が容易　たんぱく質含有量が少ない		（若干の送り込み能力）	嚥下食ピラミッドL0　えん下困難者用食品許可基準I
0 — t	嚥下訓練食品0t	均質で、付着性・凝集性・かたさに配慮したとろみ水　(原則的には、中間のとろみ*あるいは濃いとろみ*のどちらかが適している)	重度の症例に対する評価・訓練用少量ずつ飲むことを想定　ゼリー丸呑みで誤嚥したりゼリーが口中で溶けてしまう場合　たんぱく質含有量が少ない		（若干の送り込み能力）	嚥下食ピラミッドL3の一部　(とろみ水)
1 — j	嚥下調整食1j	均質で、付着性、凝集性、かたさ、離水に配慮したゼリー・プリン・ムース状のもの	口腔外ですでに適切な食塊状となっている(少量をすくってそのまま丸呑み可能)　送り込む際に多少意識して口蓋に舌を押しつける必要があるもの　0jに比し表面のざらつきあり	おもゆゼリー、ミキサー粥のゼリー　など	（若干の食塊保持と送り込み能力）	嚥下食ピラミッドL1・L2　えん下困難者用食品許可基準II　UDF区分 かまなくてもよい(ゼリー状)　(UDF：ユニバーサルデザインフード)
2 — 1	嚥下調整食2-1	ピューレ・ペースト・ミキサー食など、均質でなめらかで、べたつかず、まとまりやすいもの　スプーンですくって食べることが可能なもの	口腔内の簡単な操作で食塊状となるもの(咽頭では残留、誤嚥をしにくいように配慮したもの)	粒がなく、付着性の低いペースト状のおもゆ粥	（下顎と舌の運動による食塊形成能力および食塊保持能力）	嚥下食ピラミッドL3　えん下困難者用食品許可基準III　UDF区分 かまなくてもよい
2 — 2	嚥下調整食2-2	ピューレ・ペースト・ミキサー食などで、べたつかず、まとまりやすいもので不均質なものも含む　スプーンですくって食べることが可能なもの		やや不均質(粒がある)でもやわらかく、離水もなく付着性も低い粥類	（下顎と舌の運動による食塊形成能力および食塊保持能力）	嚥下食ピラミッドL3　えん下困難者用食品許可基準III　UDF区分 かまなくてもよい
3	嚥下調整食3	形はあるが、押しつぶしが容易、食塊形成や移送が容易、咽頭でばらけず嚥下しやすいように配慮されたもの　多量の離水がない	舌と口蓋間で押しつぶしが可能なもの　押しつぶしや送り込みの口腔操作を要し(あるいはそれらの機能を賦活し)、かつ誤嚥のリスク軽減に配慮がなされているもの	離水に配慮した粥 など	舌と口蓋間の押しつぶし能力以上	嚥下食ピラミッドL4　UDF区分 舌でつぶせる
4	嚥下調整食4	かたさ・ばらけやすさ・貼りつきやすさなどのないもの　箸やスプーンで切れるやわらかさ	誤嚥と窒息のリスクを配慮して素材と調理方法を選んだもの　歯がなくても対応可能だが、上下の歯槽提間で押しつぶすあるいはすりつぶすことが必要で舌と口蓋間で押しつぶすことは困難	軟飯・全粥 など	上下の歯槽提間の押しつぶし能力以上	嚥下食ピラミッドL4　UDF区分 舌でつぶせる および UDF区分 歯ぐきでつぶせる および UDF区分 容易にかめるの一部

学会分類2021は、概説・総論、学会分類2021（食事）、学会分類2021（とろみ）から成り、それぞれの分類には早見表を作成した。
本表は学会分類2021（食事）の早見表である。本表を使用するにあたっては必ず「嚥下調整食学会分類2021」の本文を熟読されたい。なお、本表中の【　】表示は、本文中の該当箇所を指す。
* 上記0tの中間のとろみ・濃いとろみについては、学会分類2021（とろみ）を参照されたい。
本表に該当する食事において、汁物を含む水分には原則とろみを付ける。【I-9項】
ただし、個別に水分の嚥下評価を行ってとろみ付けが不要と判断された場合には、その原則は解除できる。
他の分類との対応については、学会分類2021との整合性や相互の対応が完全に一致するわけではない。【I-7項】
[日本摂食嚥下リハビリテーション学会嚥下調整食委員会：日本摂食嚥下リハビリテーション学会誌，25(2)：135-149，2021 より許諾を得て転載]

表 28-7 学会分類 2021（とろみ）早見表

	段階 1 薄いとろみ 【Ⅲ-3 項】	段階 2 中間のとろみ 【Ⅲ-2 項】	段階 3 濃いとろみ 【Ⅲ-4 項】
英語表記	Mildly thick	Moderately thick	Extremely thick
性状の説明 （飲んだとき）	「drink」するという表現が適切なとろみの程度．口に入れると口腔内に広がる液体の種類・味や温度によっては，とろみが付いていることがあまり気にならない場合もある．飲み込む際に大きな力を要しないストローで容易に吸うことができる．	明らかにとろみがあることを感じ，かつ「drink」するという表現が適切なとろみの程度．口腔内での動態はゆっくりですぐには広がらない．舌の上でまとめやすい．ストローで吸うのは抵抗がある．	明らかにとろみが付いていて，まとまりがよい．送り込むのに力が必要．スプーンで「eat」するという表現が適切なとろみの程度．ストローで吸うことは困難．
性状の説明 （見たとき）	スプーンを傾けるとすっと流れ落ちる．フォークの歯の間から素早く流れ落ちる．カップを傾け，流れ出た後には，うっすらと跡が残る程度の付着．	スプーンを傾けるととろとろと流れる．フォークの歯の間からゆっくりと流れ落ちる．カップを傾け，流れ出た後には，全体にコーティングしたように付着．	スプーンを傾けても，形状がある程度保たれ，流れにくい．フォークの歯の間から流れ出ない．カップを傾けても流れ出ない（ゆっくりと塊となって落ちる）．
粘度（mPa·s） 【Ⅲ-5 項】	50-150	150-300	300-500
LST 値（mm） 【Ⅲ-6 項】	36-43	32-36	30-32
シリンジ法による 残留量（ml） 【Ⅲ-7 項】	2.2-7.0	7.0-9.5	9.5-10.0

学会分類 2021 は，概説・総論，学会分類 2021（食事），学会分類 2021（とろみ）から成り，それぞれの分類には早見表を作成した．本表は学会分類 2021（とろみ）の早見表である．本表を使用するにあたっては必ず「嚥下調整食学会分類 2021」の本文を熟読されたい．なお，本表中の【 】表示は，本文中の該当箇所を指す．
粘度：コーンプレート型回転粘度計を用い，測定温度 20℃，ずり速度 50 s⁻¹ における 1 分後の粘度測定結果【Ⅲ-5 項】．
LST 値：ラインスプレッドテスト用プラスチック測定板を用いて内径 30 mm の金属製リングに試料を 20 ml 注入し，30 秒後にリングを持ち上げ，30 秒後に試料の広がり距離を 6 点測定し，その平均値を LST 値とする【Ⅲ-6 項】．
注 1．LST 値と粘度は完全には相関しない．そのため，特に境界値付近においては注意が必要である．
注 2．ニュートン流体では LST 値が高く出る傾向があるため注意が必要である．
注 3．10 ml のシリンジ筒を用い，粘度測定したい液体を 10 ml まで入れ，10 秒間自然落下させた後のシリンジ内の残留量である．
［日本摂食嚥下リハビリテーション学会 嚥下調整食委員会：日本摂食嚥下リハビリテーション学会誌，25（2）：135-149，2021 より許諾を得て転載］

口からの食事だけで必要栄養量を確保するのではなく，経腸栄養法または静脈栄養法を併用し，栄養状態を維持しながら，可能な範囲で経口摂取し続けることが重要である．

2）嚥下訓練（直接訓練）

嚥下訓練を行う前に，テレビを消す，話を止める，カーテンを引くなど，食事に集中できる静かな環境を整えることが重要である．また，ベッドや椅子の背もたれで体幹を 30～60° 程度に調整することによって（**図 28-2**），誤嚥を防止できることもあるが，呼吸障害などによって嚥下状態が悪化するケースもみられるため，観察をしながら各対象者の適正な体幹角度に調整する．

① スライス型ゼリー丸のみ法では，薄く平たいスプーンでゼリーを厚さ 3 mm のスライス状に切り出し（**図 28-3**），対象者の飲みやすい口腔内に置き，咀嚼せずに丸飲みしてもらう方法である．グレープゼリーなど色の付いたゼリーを用いると，飲み込みが不十分だった場合に，口腔や咽頭，食道の残渣が見つけやすく，原因を特定しやすい．また，口腔内にゼリーを長くとどめてしまう場合は，体温で溶け出すゼラチンゼリーは用いず，市販の溶けないゼリーを用いたほうが安全である．

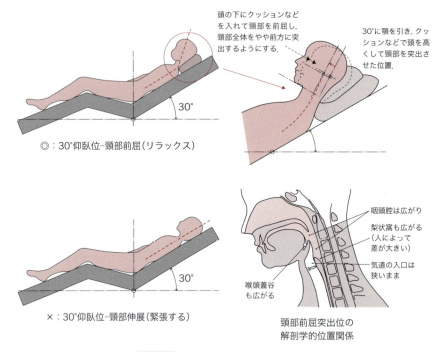

図 28-2 摂食・嚥下訓練時の体位

[藤島一郎, 谷口 洋:脳卒中の摂食嚥下障害, 第 3 版, p.160, 164, 医歯薬出版, 2017 より許諾を得て改変し転載]

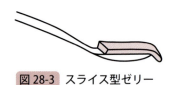

図 28-3 スライス型ゼリー

[日本摂食嚥下リハビリテーション学会医療検討委員会:訓練法のまとめ(2014 版), 日本摂食・嚥下リハビリテーション学会雑誌, 18(1):55-89, 2014 より許諾を得て転載]

② 口腔や咽頭,食道に残渣が残りやすい対象者には,残留しやすい固形物とゼリーやとろみ水などの流動物を交互に嚥下させることによって,残渣を除去することができる(**交互嚥下**).また,対象者の一口量を始めから固定せず,対象者の変化に応じて調整することによって,嚥下しやすくなることもある.

なお,嚥下訓練中は経鼻経管栄養法を用いることができないため,間欠的口腔食道経管栄養法を用いるとよい.

咀嚼・嚥下障害に適さない食品を**表 28-8**,**表 28-9** に示す.

4 モニタリングと再評価

低栄養の予防,改善のため,身体計測や血液・生化学検査などの経時的変化を観察して,健康状態,栄養状態を評価する.また,食事によるむせや誤嚥は,食事に対する恐怖感を招くため,食事形態だけでなく安心して食事がとれる環境を整えることも大切である.常に対象者の全身状態と咀嚼・嚥下状態を詳細に確認し,無理をせずに,少しずつ進んだり戻ったりしながら,取り組む必要がある.

A. 咀嚼・嚥下障害　385

表 28-8　できれば避けたい食品一覧

食品の形状・性質	避けたい理由	食品例
カリッとした食品	食べたときにできたかけらが喉に引っかかる.	トースト，ピザ生地，サブレ，煎餅，かりんとう
形がくずれやすい食品		豆腐
粉っぽい食品	粉を吸い込んでむせる.	きな粉や粉糖をまぶしたお菓子
水分が少ない食品	食塊が形成できず飲み込めない.	乾パン，クラッカー，イングリッシュマフィン
ホクホクした食品	水分が少なくパサパサしているとむせる.	栗まんじゅう，らくがん，かたゆで卵
	熱くてハフハフ食べるとむせる.	焼き芋，じゃがバター
粘り気の強い食品	噛み切れず，そのまま飲み込んで窒息する.	もち，もち菓子
弾力性の強い食品	噛み切れず，つるりと飲み込み気道をふさぐ.	こんにゃくゼリー
付着性の高い食品	上あごに貼りつく.	焼きのり，おぼろ昆布，ウェハース，もなかの皮
酸味が強い食品	刺激が喉に伝わってむせる.	酢の物，レモン汁，飲用酢
水分の中に固形物のある食品	固形物を噛んでいると，気づかずに汁が喉に入り込む.	味噌汁，ぜんざい，粒入りコーンスープ
ツルリとした食品	飲み込む意識をもつ前に喉に送り込まれる.	もずく，じゅんさい，めかぶ

[山田晴子：絵で見てわかる かみやすい飲み込みやすい食事のくふう. p.24-25, 女子栄養大学出版部, 2010 より許諾を得て改変し転載]

表 28-9　食べるときに注意が必要な食品

食品の形状，性質	注意する理由	食品例	対処法
粒状の食品	口の中でバラバラに散らばって食塊を形成しにくい.	冷やご飯，チャーハン	米は十分に水分を含ませてやわらかく炊く，チャーハンはあんかけしてご飯粒をまとめる.
小さい粒の食品		ひき肉	二度挽きしてなめらかにする.
		野菜のみじん切り	5～8 mm くらいの大きさ，厚さに切る.
薄い食品	噛み切れない.	葉物野菜	葉先だけをゆでてから筒状に巻いて厚みを出す.
		薄切り肉	筒状に巻いて厚みを出す，数枚重ねて厚くする（厚切り肉は噛み切れない）.
サラサラした液体	飲み込む意識をもつ前に喉の奥に入り込む.	水，茶，みそ汁，コーヒー，紅茶，すまし汁，ジュース	うすくとろみをつけて飲みやすいとろみ加減にする，ゼラチンでゆるくかためる.
ホクホクした食品	水分が少なく食塊を形成しにくい，熱いとむせる.	じゃがいも，さつまいも，かぼちゃ	つぶしてなめらかにする，煮汁の多い煮物にする.
繊維質の多い食品	噛み切りにくい.	ごぼう，セロリ，いか，たこ	叩いて繊維を壊す，繊維と直角に隠し包丁を入れる.
筋や皮や薄皮のある食品	筋や皮や薄皮が口の中に残る，噛み切れない.	アスパラガス，トマト，かぼちゃ，なす，豆類	アスパラガスは穂先だけ使う，トマトは湯むきする，豆類は薄皮をむく.
弾力のある食品	噛み切れない.	こんにゃく，漬物	隠し包丁を入れる.
すすり上げて食べる食品	むせやすい.	めん類	ゆでてから 3～5 cm に切る.
ツルリとした食品	誤嚥しやすい.	なめこ	軸を除いて刻み，大根おろしと和える.
煮込んでも形のくずれない食品	噛み切れない.	しいたけ，しめじ	しいたけは笠の表面に切り目を入れる，しめじは軸を除く.

[山田晴子：絵で見てわかる かみやすい飲み込みやすい食事のくふう. p.26-27, 女子栄養大学出版部, 2010 より許諾を得て改変し転載]

28

摂食機能の障害

B 口腔・食道障害

❶ 疾患の概要

定義✚

　口腔や食道に異常があって，摂食の一連の流れに支障をきたす状態が，**口腔・食道障害**である．原因として，口腔障害ではう蝕や歯周病などの歯科疾患による歯の欠損，口内炎，口角炎，舌炎，舌がんなどがあげられ，食道障害では胃食道逆流症による逆流性食道炎をはじめ，食道カンジダ症，マロリー-ワイス Mallory-Weiss 症候群などがあげられる（☞**表 28-1** 参照）．

病態生理✚

・がんの化学療法や放射線療法による副作用なども口腔・食道障害の原因となり，有害事象共通用語規準 v5.0「Common Terminology Criteria for Adverse Events (CTCAE) Version 5.0」では，口唇炎，口内乾燥，食道瘻，食道出血などがあげられている．がん治療においては十分なエネルギーとたんぱく質の確保が重要であるが（☞第 25 章参照），口腔・食道障害によって食事摂取量が減少し，低栄養を招くことによってがん治療に影響を及ぼすことが懸念される．

・う蝕や歯周病は，歯牙表面に付着した**歯垢（プラーク）**によって引き起こされる．ミュータンス連鎖球菌 *Streptococcus mutans* などの口腔常在菌が，食物摂取時に口腔内に残されたショ糖を原料にして粘着性の多糖体（グルカン）を生成し，さらに他の口腔常在菌やその代謝産物を巻き込んで細菌性プラーク（バイオフィルム）を形成する．プラーク内では口腔常在菌が増殖して，乳酸などの有機酸を生成するため，プラークが接触している歯牙表面のエナメル質が脱灰してう蝕する．さらに増殖した口腔常在菌の代謝産物によって歯肉炎や歯周病が引き起こされる．このため，う蝕や歯周病の発生とショ糖の摂取量には相関がみられ，WHO は砂糖の摂取が総エネルギー摂取量の 10% 未満であればう蝕の発症が減少すると報告している（WHO, Guideline：sugars intake for adults and children, 2015）．

・舌炎は，機械的刺激，化学的刺激，栄養素欠乏，全身性疾患などによって引き起こされるが，原因不明なものも多くみられる．栄養素欠乏性の舌炎では，鉄欠乏によって起こる**プランマー・ヴィンソン症候群**（鉄欠乏性貧血，舌炎，食道ウェブによる嚥下障害）や，ビタミン B_{12} 欠乏で起こる**ハンター舌炎**が知られている．

・口内炎，胃食道逆流症は，第 14 章「消化器疾患」を参照．

症状✚

　口腔障害の症状として，歯肉や舌，口腔粘膜の炎症による発赤，腫脹，出血，疼痛，口臭，味覚異常，歯牙の脱落，舌乳頭の腫大・萎縮・扁平化，唾液分泌の低下などがあげられる．食道障害では，食道の発赤やびらんのほか，胸痛，胸やけ，呑酸，嘔吐，吐血など，基礎疾患によってさまざまな症状がみられる．口腔・食道障害では，これらの症状によって食事が十分に摂取できないことから，低栄養状態に陥りやすくなる．

診断✚

　口腔・食道障害の診断は，病歴や問診，摂食状況の観察などから総合的に判断する．

治療✚

　口腔・食道障害の治療は，基礎疾患の治療と栄養管理（☞後述）を中心に，医師，看

護師，歯科医師，歯科衛生士，言語聴覚士，管理栄養士，理学療法士など，多職種で連携して行う．

❷ 栄養アセスメント

A項「咀嚼・嚥下障害」に準ずる．

❸ 栄養ケア

A項「咀嚼・嚥下障害」に準ずる．

❹ モニタリングと再評価

A項「咀嚼・嚥下障害」に準ずる．

C 消化管通過障害

❶ 疾患の概要

定義✚

口腔から食道，胃，十二指腸などの小腸，大腸，肛門にいたる消化管のいずれかに，器質的または機能性異常があって，食物の通過に支障をきたす状態が**消化管通過障害**である．

病態生理✚

・器質的な消化管通過障害では，食道がん，大腸がん，機械的イレウス，食道内異物，食道裂孔ヘルニア，胃・食道静脈瘤，胃・十二指腸潰瘍，炎症性腸疾患などの器質的疾患による消化管内腔の狭窄，閉鎖などが原因となるが，機能性消化管通過障害では，胃食道逆流症，食道アカラシア，機能的イレウス，強皮症などの消化管運動障害が原因となる（☞**表28-1**参照）．

・食道アカラシアは，消化管の蠕動運動に関与する食道壁の筋層間神経叢（アウエルバッハ Auerbach 筋層間神経叢）の変性，消失によって，食道の蠕動運動障害や下部食道括約筋の弛緩不全を生じ，消化管通過障害を引き起こす．原因は不明で，胸痛，食物の逆流，嚥下障害がみられる．とくに嚥下障害は長期にわたってみられ，冷たい流動物やストレスによって増悪するとされ，長期経過例では，食道内残渣の逆流による誤嚥性肺炎や，食道内残渣の停滞による食道炎がみられる．

・食道裂孔ヘルニアは，腹腔内にあるべき胃の一部が，横隔膜の食道が通る穴（食道裂孔）を通って胸腔側へ脱出してしまっている疾患で，胃噴門部の偏位がみられる滑脱型，胃噴門部の偏位がみられない傍食道型，滑脱型と傍食道型が混在する混合型に分類される．食道裂孔ヘルニアは通常は無症状であるが，95% 以上を占める滑脱型では，胃食道逆流症を合併することによって消化管通過障害を呈し，傍食道型では脱出した胃によって圧迫，絞扼，嵌頓が生じ，消化管通過障害を呈することがある．

・食道がん，大腸がんは第25章「がん」を，イレウス，胃・十二指腸潰瘍，炎症性腸疾患，胃・食道静脈瘤，胃食道逆流症は第14章「消化器疾患」を，強皮症は第23章「免疫・アレルギー疾患」を参照．

症状✚

消化管通過障害の症状として，悪心，嘔吐，胸やけ，吐血，下血，胸部痛など，基礎疾患によってさまざまな症状がみられる．消化管通過障害では，これらの症状によって食欲不振や嚥下障害を招き，低栄養状態に陥りやすくなる．

診断✚

器質的な消化管通過障害は，上部消化管内視鏡検査(食道，胃，十二指腸内視鏡)，上部消化管X線造影検査(バリウム検査)，下部消化管内視鏡検査(大腸内視鏡)，下部消化管X線検査(注腸検査)，CT検査，MRI検査などを用いて診断される．器質的な異常がみられない場合は，機能性消化管通過障害が疑われる．

治療✚

消化管通過障害の治療は，基礎疾患の治療と栄養管理を中心に行う．とくに機能的消化管通過障害は難治性のものが多いため，適切な栄養サポートが重要となる．

❷ 栄養アセスメント

A項「咀嚼・嚥下障害」に準ずる．

❸ 栄養ケア

A項「咀嚼・嚥下障害」に準ずる．

❹ モニタリングと再評価

A項「咀嚼・嚥下障害」に準ずる．

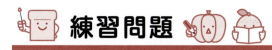

練習問題

❶ 嚥下の過程とその内容に関する組み合わせである．誤っているのはどれか．
(1) 先行期（認知期）------ 食物の捕捉
(2) 準備期（咀嚼期）------ 食塊の形成
(3) 口腔期 --------------- 随意運動
(4) 咽頭期 --------------- 随意運動
(5) 食道期 --------------- 不随意運動

❷ 80歳，女性．改訂水飲みテスト3点．嚥下造影（VF）検査で，薄いとろみのついた水分は摂取できた．下顎の可動範囲が小さく，動きは鈍い．舌による食品の押しつぶしは難しかった．この患者に提供する食事の形態として，もっとも適切なものはどれか．
(1) 薄めたブドウジュース
(2) 七分粥をミキサーにかけたもの
(3) 全粥
(4) あんかけした軟飯

❸ 胃瘻を施行している患者に経口移行のため嚥下訓練を開始する．嚥下訓練開始時に用いる食事である．もっとも適切なのはどれか．
(1) 水
(2) 寒天
(3) ゼラチンゼリー
(4) 餅

29 要介護，身体・知的障害

　障害者とは，身体障害，知的障害または精神障害があるため，長期にわたり日常生活または社会生活に制限を受ける者をいう．
　それぞれの障害には，摂取量や体重の減少など，種々の低栄養状態が存在することがある．また，食行動の異常と障害が出現しやすく，その内容は，食べる行為や動作の異常と食べる機能障害に大別することができる．障害者の栄養状態を評価，判定するとともに，食行動の異常や障害に対応した栄養ケア計画を立て，適正な食事や栄養補給を実施する．

A 身体障害

❶ 疾患の概要

定義✚

　身体障害者とは，身体障害者福祉法に掲げる身体上の障害があり，都道府県知事から身体障害者手帳の交付を受けた者で，障害の部位や症状で以下のように分けられる．

症状✚

① 視覚障害
② 聴覚または平衡機能の障害
③ 音声機能，言語機能または咀嚼機能の障害
④ 肢体不自由(上肢，下肢，体幹，乳児期以前の非進行性の脳病変による運動機能障害)
⑤ 内部障害(心機能障害，腎機能障害，呼吸器機能障害，膀胱または直腸の機能障害，小腸機能障害，免疫機能障害，肝機能障害)

治療✚

　障害の部位や症状に適した薬物療法，外科療法，リハビリテーション，さらに食事療法などが行われる．

❷ 栄養アセスメント

身体の状況✚

① 体重の増加不良，体重減少，顔色不良，身体活動能力低下，食欲不振，易疲労性，眠気などが起こりやすい．
② いら立ち，浮腫，便通異常，皮膚炎，出血傾向．

臨床検査✚

① 貧血による赤血球，血色素，Ht の低下．
② 慢性の呼吸器感染に伴う白血球増加，抗痙れん薬などの副作用や銅欠乏症による白血球の減少．
③ 感染症に伴う血小板増加．
④ たんぱく質不足状態で，Alb，トランスサイレチン，トランスフェリン，RBP

などの低下.

⑤ TC, 中性脂肪, HDL-コレステロール, 遊離脂肪酸の低下傾向.

⑥ クレアチニン, クレアチンの低下.

⑦ 銅, 亜鉛, セレンなどの低下.

⑧ 飢餓に伴うケトン体の増加.

❸ 栄養ケア

栄養ケアの意義と原則✚

障害者には, 次のような食行動の障害や異常が観察されることがあるために, これらをできる限り改善して, 栄養状態をよりよい状態にすることが, 栄養ケアの意義と原則になる. 食行動の障害と異常は, 行為と動作に分けて考えることができる.

ａ 食べる行為の障害

1) 器質的障害が存在するもの

器質的障害には, 食欲の異常な亢進と低下があり, 亢進する疾患には, 甲状腺機能亢進症, 糖尿病などがあり, 低下する疾患には, 胃疾患, 腸疾患, 食道疾患, 口腔疾患, 胆石, 胆嚢炎, 急性肝炎などがある.

2) 拒食, 不食, 減食

不安, ストレスなどから食欲が減退し, 食事そのものを拒否することがあり, その要因には下記の内容が存在する.

① 抵抗, 反抗, 抗議などの示威行為

② 不安, 緊張, 心配, 精神的ショック

③ 神経性食欲不振症

④ うつ反応, うつ病症状

⑤ 被害妄想などの精神症状

3) 過食, 大食, 気晴らし食い

過食は必要量より多く食べること, 大食は単なる大食いをいい, 気晴らし食いは不規則な食べ方をいう. 下記の要因があり, 器質的な変化はない.

① 不安, 緊張, 心配の代償

② 欲求不満, ストレスの発散, 代償

③ 精神的過食症

④ 躁状態

⑤ うつ状態の躁的規制

⑥ 著しい精神的退行状態

4) 偏食, 選食

偏食とは, 特定の食品の嫌悪や食事の偏りが著しくみられる場合をいい, 選食とは, 特定の食品しか食べられない場合をいう. 下記の要因がある.

① 成育過程でのしつけや親子関係などの問題点

② 嘔吐, 下痢, じん麻疹などの過去の食事に関連した不快経験

③ 妄想などの精神症状の影響

④ 適応力の低下

5）異　食

食物以外のものを食べようとする行為をいう．下記の要因がある．

① 知的障害

② かまわれない幼児

③ 統合失調症

④ 脳器質性認知症の一部

6）共食の不能と回避

食事にかかわる環境や対象との関係で起こる抵抗や示威行動をいう．「ここで食べるのはいや」「この人たちと食べるのはいや」などの言動がみられる．下記の要因がある．

① 抵抗，反抗，抗議

② 神経性食欲不振症

③ 対人関係の否認，回避

④ 著しい精神的退行

⑤ 未学習，知的発達の遅れ

7）食事態度の異常

引ったくり食い，争って食べる，食物を口の中に残したまま席を立つなどの動物的食行動を指す．下記の要因がある．

① 抵抗，反抗，抗議

② 対人関係の障害

③ 著しい精神的退行

④ 未学習，知的発達の遅れ

8）食事の仕方がわからない

発達上の未学習，知的発達に問題がある場合，高次神経機能障害，さらに重度の認知症などにみられる．

b 食べる動作の障害

食べるためには動作が必要であり，知的・身体障害児（者）では必要な動作ができないか，うまくできないために必要な栄養量が摂取できない場合がある．

1）食器や食べ物をもつことができない

筋力が十分でないために起きる．

① 中枢神経系，末梢神経系の障害による運動麻痺

② 筋，神経系の障害による筋緊張の亢進，低下

③ 手指，上肢の欠損，変形などによる把持機能の低下

④ 疼痛による把持機能の低下

2）食物を口まで運べない

筋力に問題はなく，もつことはできるが口まで運べない．下記の要因がある．

① 骨や関節の障害による可動域の制限

② 疼痛による可動域の制限

③ 運動失調や不随意運動により目的動作が不可能

④ 感覚・知的障害のために適切な動作が不可能

3) 食物を噛み砕けない，飲み込めない

咀嚼や嚥下などの口腔・嚥下相の運動機能障害で，通常は発達初期や老年期にみられる．下記の要因がある．

① 歯列の異常や歯牙の欠損，過多による咀嚼力の低下
② 口腔内の触覚が過敏
③ 嘔吐反射や咬反射
④ 舌の不随意運動などの機能不全
⑤ 発達のアンバランスによる口腔の形成異常による噛み合わせの不具合

c 食べる機能の障害と原疾患

食べる機能は，口，顎，舌などが互いに協調し，毎日繰り返して覚えることで発達する．しかし，覚えることが苦手な知的障害児(者)や，口を動かす経験が少なく力が弱い肢体不自由児(者)，あるいは食事形態や食器の形・介助法などの悪い食環境が原因で食べる機能に障害が起こる場合がある．食べる機能の障害は該当する部位によって問題点が異なってくるため，その改善には，個体のもつ特性，取り巻く環境，さらにそれらの相互作用を検討し，広範囲への対応が必要になる．食べる機能の発達にかかわる阻害要因は，個体側と環境側に分けられる．

(個体側)
① 中枢神経系の阻害
② 形態発育の問題
③ 摂食に関する筋群の非調和

(環境側)
① 食物形態・内容
② 摂食道具
③ 介助方法

d 摂食障害によって起こる他の問題点

1) むせる

① 誤嚥の危険：むせて喀出できず，食べ物が気道に残ると肺炎の原因となる．
② 食べることの拒否：むせることが苦しいために食事を拒否し，摂取栄養量が減少する．

2) 舌突出

舌は，口腔内で咀嚼し，捕食したものを喉頭部に送り込む機能を担う．舌突出は，口唇の閉鎖機能不全，さらに姿勢や食形態に不利をもたらす．

3) 逆嚥下，乳児様嚥下

① 口を大きく開け舌を突出させて喉頭部を大きく広げ，食物をそこに押し込む逆嚥下のようになる．
② 乳児様嚥下のように，上と下の歯が合わず，その下に舌が入ってくる状態になる．

4) 丸呑み

十分に咀嚼せずに嚥下する．

5）口唇閉鎖不全

口唇閉鎖不全とは，口を開いたまま嚥下することであり，下記の問題を起こす．
① 口を開いたままの嚥下では呼吸を口ですることになり，空気とともに食物が入ってしまう．
② 開いたままでは嚥下できず，食物がそのまま喉頭から気道に押し出され，誤嚥の原因になる．

6）姿勢の不適

全身の筋肉緊張のために，頭部の摂食に携わる筋肉がうまく働かない．

7）食形態の不適

食形態が適応していない状態で起こる．

栄養ケアの実際 ✚

a 栄養摂取の決定

『日本人の食事摂取基準(2025年版)』や原疾患の治療ガイドラインでの栄養基準を参考に適正量を決定する．

1）推定エネルギー必要量を求める

推定エネルギー必要量＝基礎代謝量(kcal/日)×身体活動レベル＋エネルギー蓄積量(kcal/日)

基礎代謝量の算出

基礎代謝基準値(kcal/kg体重/日)×体重
　　体重1kg当たりの推定エネルギー必要量は**表29-1**を参照
　　エネルギー蓄積量は**表29-2**を参照

摂取エネルギーは，体重の適正化を図るために，現在，肥満傾向にある場合は，現在の摂取量より減少させ，やせの傾向にある場合は増大させる．

2）各栄養素の適正量を決定する

性，年齢，身体活動レベル，蓄積量，さらに疾病，健康状態を考慮して，『日本人の食事摂取基準(2025年版)』や原疾患の治療ガイドラインを参考に適正量を決定する．

b 摂食行動の適正化

障害の程度，部位によって異なるが，障害児(者)の発達や状況に応じた食事形態にする．

1）経口摂取準備期

この時期は，飲食物を受け入れられる準備ができていることが重要であり，味，冷温，硬さ，軟らかさなどの刺激を拒否せずに受け入れられることが必要である．固形物を咀嚼して食べるには，舌，唇，顎の動きが哺乳反射に支配されず，自己の意志で器官を動かせるようになる必要がある．

2）初期：嚥下機能の発達

ドロドロ状の食物の訓練で嚥下の動きを獲得する．舌尖部が硬い口蓋に押し付けられるため，舌尖部を支点として舌の後方に向かい蠕動運動様の動きが引き出され，食物が後方へ移送される．

A. 身体障害　395

表 29-1 体重 1 kg 当たりの推定エネルギー必要量（kcal/kg/ 日）

性　別	男　性			女　性		
身体活動レベル[1]	低い	ふつう	高い	低い	ふつう	高い
1～2（歳）	—	82.4	—	—	80.6	—
3～5（歳）	—	79.5	—	—	75.7	—
6～7（歳）	59.8	68.7	77.5	56.6	64.9	73.3
8～9（歳）	57.1	65.3	73.4	53.6	61.3	68.9
10～11（歳）	54.2	61.7	69.2	50.5	57.4	64.4
12～14（歳）	46.5	52.7	58.9	44.4	50.3	56.2
15～17（歳）	41.9	47.3	52.7	39.2	44.3	49.3
18～29（歳）	35.6	41.5	47.4	33.2	38.7	44.2
30～49（歳）	33.8	39.4	45.0	32.9	38.3	43.8
50～64（歳）	32.7	38.2	43.6	31.1	36.2	41.4
65～74（歳）	32.4	36.7	41.0	31.1	35.2	39.3
75 以上（歳）[2]	30.1	36.6	—	29.0	35.2	—

[1] 身体活動レベルは，「低い」，「ふつう」，「高い」の 3 つのカテゴリーとした.
[2] 「ふつう」は自立している者，「低い」は自宅にいてほとんど外出しない者に相当する.「低い」は高齢者施設で自立に近い状態で過ごしている者にも適用できる値である.
注：理論的には，参照体重よりも体重が少ない個人又は集団では推定エネルギー必要量はこれよりも多く，参照体重よりも体重が多い個人又は集団ではこれよりも少ないことに注意すること.
[厚生労働省「日本人の食事摂取基準（2025 年版）」策定検討会報告書 p.77〈https://www.mhlw.go.jp/content/10904750/001316585.pdf〉（最終アクセス：2025 年 1月）より]

3）中　期
口唇での取り込みと舌での押しつぶし機能が発達する．中期の動きが未発達な場合には，丸呑みしてしまうことがある．

4）後　期
咀嚼機能が発達する時期で，歯，顎，唇，舌，頬などの動きが高度に協調する．離乳後期に相当する．食物を保持することができ，食物が歯の外側に落ちずに顎運動ができ，口角を動かすと動かした側に舌も自然に動くようになる．つぶれた食物とつぶれていない食物を分けることができ，つぶれた食物のみで食塊をつくることができるようになる．歯茎で噛みつぶすために，あまりにも硬い食物，繊維が強いものは丸呑みする危険性がある．

5）自立準備期
手指と腕の動き，口の動きの協調であり，自分の手で食物を口に運び手づかみで食べる．食べる機能に歯を参加させる，前歯を支点とする引っ張り切り運動の時期でもある．

6）自立前期
手づかみから食器で食べるようになる．食物の物性を手指で直接感知しながら口へ持っていき，硬さ，大きさに応じて適量を噛みとることができるようになる．硬さの違いなどを前歯で知り，経験を経ることで臼歯を使うことができるようになる．スプーン，フォーク，箸などの食器が使える．

7）自立後期
各種類の食器で食べる．噛むことで硬さ，軟らかさ，粘度，形状などの物理的な味がわかるようになり，混ぜ合わされ味覚が刺激されるようになる．食器を調理形態の

表 29-2 成長に伴う組織増加分のエネルギー（エネルギー蓄積量）

性　別	男　性				女　性			
			組織増加分				組織増加分	
年齢等	A. 参照体重 (kg)	B. 体重増加量(kg/年)	C. エネルギー密度 (kcal/g)	D. エネルギー蓄積量 (kcal/日)	A. 参照体重 (kg)	B. 体重増加量(kg/年)	C. エネルギー密度 (kcal/g)	D. エネルギー蓄積量 (kcal/日)
0〜5(月)	6.3	9.4	4.4	115	5.9	8.4	5.0	115
6〜8(月)	8.4	4.2	1.5	15	7.8	3.7	1.8	20
9〜11(月)	9.1	2.5	2.7	20	8.4	2.4	2.3	15
1〜2(歳)	11.5	2.1	3.5	20	11.0	2.2	2.4	15
3〜5(歳)	16.5	2.1	1.5	10	16.1	2.2	2.0	10
6〜7(歳)	22.2	2.6	2.1	15	21.9	2.5	2.8	20
8〜9(歳)	28.0	3.4	2.5	25	27.4	3.6	3.2	30
10〜11(歳)	35.6	4.6	3.0	40	36.3	4.5	2.6	30
12〜14(歳)	49.0	4.5	1.5	20	47.5	3.0	3.0	25
15〜17(歳)	59.7	2.0	1.9	10	51.9	0.6	4.7	10

［厚生労働省「日本人の食事摂取基準（2025年版）」策定検討会報告書〈https://www.mhlw.go.jp/content/10904750/001316585.pdf〉（最終アクセス：2025年1月）より］

違いで使い分けられる．口腔内での各パーツの動き，役割および嚥下を知ることで，障害児（者）がどのレベルに相当するのか，どの形態が最適なのかを見極めることが必要になる．

c 献立，調理の考え方

嚥下が上手にできると同時に，見た目がきれいで食べやすく，食欲が増し，食材が何であるかがわかるようになる．摂食障害の場合，水分が少ないと飲み込みづらいために，米飯やパンより重湯，粥，パン粥など水分の多い主食にする．一方，水分が多いとその分だけ栄養量が少ないことを意味し，必要栄養量が摂取できない場合を含めて，低栄養状態を補う手立てを考えなければならない．たとえば，バター，クリーム，アイスクリームなどの乳製品，炒めもの，揚げ物などの油料理などの活用もある．

❹ モニタリングと再評価

必要栄養量や食形態を対象者の必要度に合わせて選定するが，食事量や形態がその機能を十分に果たしているか否かをモニターし，再評価することが必要である．チェックポイントは以下のようなものがある．

a 対象者の自・他覚症状の変化
① 体重や身体構成の変化
② 身体活動能力の発達
③ 食欲，味覚の変化
④ 浮腫
⑤ 便通

ｂ 臨床検査，身体徴候の評価

① 成長障害，食欲不振，皮膚障害，脱毛，創傷治癒遅延，下痢，易感染性，味覚障害，貧血などのチェック．

② 血清 Alb，Hb，コレステロール，中性脂肪，血糖，血圧，尿酸，筋肉量，骨密度などの変化．

③ 自・他覚症状，臨床検査，身体徴候との変化と栄養状態との関連性を検討する．

④ 水分出納のバランスの評価

ヒトの体内の水分量は，成人では 60%，乳児では 70〜80%，高齢者では 50% 程度あり，とくに乳児では代謝回転が速いためアシドーシスになりやすく，水分の不足に注意する．障害があると水分が不足していても容易に訴えられないことを考慮すべきである．とくに注意が必要なのは，夏の発汗が多いとき，平素から流涎が多い，気道分泌物が多い，気管切開を施行しているときである．水分不足の場合，代謝調節が不十分となり体温の上昇につながり，気道分泌物が粘稠になり，呼吸状態が悪化し，便秘になりやすい．

ｃ 再評価後の修正

摂取栄養量の過不足状態，経口，経腸，経静脈などの栄養補給法や食形態の適合などを再評価し，修正すべき内容を探り，必要に応じて，計画の修正を行う．

B 知的障害（精神遅滞）—————————————

❶ 疾患の概要

定義 ✚

知的障害者とは，心身の発達期に現れ，全般的な知的機能が平均より有意に低く，社会的適応行動の障害を伴う者をいう．

症状 ✚

知的障害は，知能指数より社会的な行動面での障害が中心となり，その原因には，遺伝性，胎児の発生初期の異常，妊娠と周産期の低栄養，授乳期の後天的・医学的問題，環境要因や精神障害などが考えられている．しかし，30〜40% は原因不明である．

治療 ✚

原因となる先天性代謝異常や内分泌疾患を早期に発見し，薬物療法と食事療法を行う．根本的治療法はなく，一般には適切な教育や訓練により，知的機能を伸ばしていく．

❷ 栄養アセスメント

A 項「身体障害」に準ずる．

❸ 栄養ケア

A 項「身体障害」に準ずる．

❹ モニタリングと再評価

A項「身体障害」に準ずる.

C 精神障害

❶ 疾患の概要

定義➕

精神障害者とは, 統合失調症, 精神作用物質による急性中毒またはその依存症, 知的障害, 精神病その他の精神疾患を有する者である.

症状➕

精神障害には次のような種類と症状がある.
1）統合失調症
思考障害, 自我障害, 感情障害, 人格障害, 幻覚などを主徴とする原因不明の疾患.
2）躁うつ病
感情と欲情の障害を主体とする原因不明の精神障害. 気分障害ともいう.
3）てんかん
大脳ニューロンの過剰発射に起因する反復性発作を特徴とする精神障害.
4）アルコールおよび薬物による精神障害
アルコールの慢性飲料が原因となる疾病で, アルコール依存症とアルコール精神症があり, 感情障害, 意欲障害, 性格障害を示す精神障害.

治療➕

障害の内容に適した薬物療法, 精神療法, さらに食事療法などが行われる.

❷ 栄養アセスメント

A項「身体障害」に準ずる.

❸ 栄養ケア

A項「身体障害」に準ずる.

❹ モニタリングと再評価

A項「身体障害」に準ずる.

コラム　脳性麻痺患者の食事の注意：無理をするとチャンスを失う？

　脳性麻痺患者の場合，自分で口唇を使って食物を取り込み，咀嚼できないことから，重力で食物を口の奥に送り，そこに置いてしまうため，口唇を使って食物を取り込み，舌を使って咀嚼するチャンスを失ってしまう．

コラム　精神運動発達遅滞患者の食事の注意

　むせることが少ない場合，食形態をアップしがちであるが，筋力が弱いため口腔内での処理が弱く，咀嚼せずに飲み込んでしまう場合がある．原因には，下記の疾患がある．
① 精神運動発達遅滞群
　知的な遅れがあり，社会適応行動能力が年齢より低い状態である．脳性麻痺と異なり，口腔器官の麻痺はないが，筋の緊張が弱いことも関与し，多くは摂食に問題がある．
② ダウン症
　染色体異常による身体奇形を伴う発達障害で，精神運動発達遅滞群に含まれ，口蓋が高く狭いなどの奇形，筋の低緊張が目立つなど，摂食に特有な問題がある．

コラム　動作能力以外の要因とは？

① 学習，理解の問題
　個々の動作に必要な身体の運動機能障害はないが，発達上の障害などで，通常の成長過程では身につく動作の学習ができていないか，動作の意味がわからないために行えない．
② 生活習慣の問題
　育ち方，習慣，その行為に対する意味，価値観などを含んだ社会文化の相違からくる問題．
③ 情緒，意欲などの心理的問題
　「ここで食べるのはいや」「この人たちと食べるのはいや」などの食環境・対象との関係で起こる抵抗，反抗，示威行動，感情，不安，緊張，心配，精神的ショックなどから「食べたくない」ことで起こる．パーソナリティ，生育歴，その行為が行われている環境，周囲の人の評価，人の接し方，精神的な機能の障害，発病後の過程，薬物の影響などが相互に関連していることで起こる．

練習問題

 身体・知的障害に関する記述である．正しいものには○，誤っているものには×をつけなさい．
(1) 知的障害は，全般的な知的機能の低下と同時に，社会的適応行動の障害を伴う．
(2) 障害者には，食欲低下はみられない．
(3) 身体・知的障害者には，著しい偏食，選食がみられることがある．
(4) 異食とは，食物以外のものを食べる行為をいう．
(5) 摂食障害がある場合，水分含有量が少ない食事にする．

30 乳幼児・小児疾患

　乳幼児や小児にみられる消化不良症（乳児下痢症）は感染によるものが多く，周期性嘔吐症は感染，疲労，精神的な緊張やストレスが誘因となり発症する．下痢や嘔吐による脱水に留意し，症状をみながら易消化食より開始する．

　小児肥満については，乳幼児の肥満は成長とともに正常化することが多いが，幼児以降の肥満を放置すれば成人肥満へと移行しやすいため，適切な栄養アセスメントおよび栄養ケアが必要となる．

　特定の遺伝子が先天的に欠損しているために，体内に摂取されたたんぱく質や糖質などの物質代謝が障害される疾患である先天性代謝異常には，フェニルケトン尿症，メープルシロップ尿症，ガラクトース血症などがあり，それぞれ，対象となるアミノ酸や糖質を除去した食事療法を継続する．

　また，1型糖尿病や腎疾患においては，成長過程であることを考慮し，成長を妨げないよう，かつ，病態が悪化しないような食事療法を行うことが重要である．

A 消化不良症（乳児下痢症）

❶ 疾患の概要

定義✚
　乳幼児期にみられる**乳児下痢症** infant diarrhea には，急性下痢と慢性下痢があり，通常，下痢が2週間以上続く場合に慢性下痢と診断される．急性下痢は感染によるものが多く，細菌性のものもあるが，ウイルス性のものが多数を占めている．原因ウイルスは，ロタウイルスやノロウイルスが多い．細菌やウイルス以外では，アレルギーや食事過誤が原因となる（図30-1）．

症状✚
　ウイルス性下痢は，腸管の吸収上皮細胞にウイルスが侵入し，細胞を破壊することにより起きる．多量の軟便・水様便を排泄し，排便回数が増し，腹痛を伴う．多量の腸液喪失により脱水や電解質異常をきたし，体力を消耗する．

治療✚
　下痢による有害事象に脱水があり，『エビデンスに基づいた子どもの腹部救急診療ガイドライン2017』（日本小児救急医学会）では，体重の9%を超える水分を喪失しているような重度の脱水が明らかである場合は経静脈輸液療法を優先し，脱水のない，もしくは中等度以下の脱水のある小児急性胃腸炎に対する初期治療としては，経静脈輸液療法よりも経口補水液による経口補水療法が推奨されている．細菌性の感染症の場合の薬物療法としては，抗生物質の投与を行う．

❷ 栄養アセスメント

　身長，体重を測定する．臨床検査データは，TP，血清 Alb，Hb，トランスサイレチン，CRP などの血液検査値により，栄養状態を評価する．また，原因精査のため，

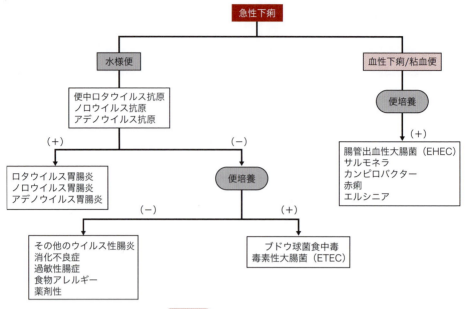

図 30-1 急性下痢の鑑別

[虫明聡太郎:第5章A下痢.小児臨床栄養学,第2版(日本小児栄養消化器肝臓学会編),p.108,診断と治療社,2018より許諾を得て転載]

食事摂取状況を確認する.

❸ 栄養ケア

栄養ケアの意義と原則

成長過程にある乳幼児は,脱水に注意し,また,食事量の減少が長く続かないようにする.

栄養ケアの実際

脱水にならないよう,水分の摂取と排泄のバランスを確認する.状態が落ち着いたら,糖水や番茶,リンゴ果汁,イオン飲料などから経口摂取を開始する.食事は易消化食とし,刺激物や脂質の多い食品は控える.

❹ モニタリングと再評価

身体計測値,栄養状態の推移,ならびに食事内容および摂取栄養量を把握する.

B 周期性嘔吐症 cyclic vomiting syndrome(CVS)

❶ 疾患の概要

定義

幼児や小児において,不規則な間隔で嘔吐を繰り返す症候群である.**アセトン血性嘔吐症**,**自家中毒症**とも呼ぶ.

症状

疾患の成因は明らかではないが,感染,疲労,精神的な緊張やストレスが誘因となって,嘔吐中枢や自律神経の中枢を刺激するために,頻回な嘔吐が出現すると考えられ

表 30-1 周期性嘔吐症の重症度

		軽 症	中等症	重 症
症状・徴候	嘔 吐	病初期から頻回の嘔吐を認め経過とともに増強する		
	大腿動脈音	病初期から聴取される		
	意識障害	(−)	(−)〜(±)	(±)〜(+)
	末梢循環不全	(−)	(−)〜(±)	(±)〜(+)
	脱水徴候	(−)	(±)〜(+)	(+)
検査所見	尿中ケトン体*	(+)〜(卌)	(卌)	(卌)
	血中重炭酸イオン	→〜↘	↘〜↓	↓↓
	base excess	→〜↘	↘〜↓	↓↓
	血中ケトン体**	↑	↑↑	↑↑

＊アセト酢酸を検出，＊＊簡易測定器では 3-ヒドロキシ酪酸を検出.
［大和田操：第 18 章 乳幼児・小児の疾患. 三訂臨床栄養学Ⅱ（鈴木 博，中村丁次編著），p.313，建帛社，2015 より許諾を得て転載］

ている.

　食事が摂取できない状況が続くと，肝グリコーゲン予備能力が低い幼児では脂肪が動員されるため，血中ケトン体が増加する. ケトン体の増加（アセトン血症）により，尿中にもケトン体（アセトン）が出現し，次第に低血糖となり，ケトアシドーシスも加わって嘔吐，脱水さらには意識障害をきたす（**表 30-1**）. 好発年齢は 2〜10 歳であるが，6 歳以下の幼児に多くみられる. 発症した患児においても 10 歳以降，自然に症状を起こさなくなる.

治療✚

　嘔吐発作時の治療と予防に分けられる. 治療には，心身の安静が第一である. 絶食とし，輸液によりブドウ糖や電解質を補給する. 嘔吐が治まったら，水分を補給し，症状をみながら，易消化食を開始する. 予防は，誘因の引き金として考えられるものを除去することである. 精神的・肉体的ストレスが引き金となる場合は，カウンセリングなどを検討する.

❷ 栄養アセスメント

　身長，体重を測定する. TP，血清 Alb，Hb，トランスサイレチン，CRP などの臨床検査値から，栄養状態を評価する. また，嘔吐の誘因の把握のため，食事摂取状況ならびに日常生活習慣を確認する.

❸ 栄養ケア

栄養ケアの意義と原則✚

　成長過程にある小児，学童児では，脱水に注意し，また，摂取量の減少が長く続かないようにする.

栄養ケアの実際✚

　食事を開始する際は，糖質を主体とした，脂質の少ない食事とする. たんぱく質は，豆腐，卵，白身魚などから開始する. 栄養状態が悪化しないよう注意しながら，食事内容を徐々に普通食にしていく. 水分の摂取と排泄のバランスを確認し，脱水にならないよう注意する.

❹ モニタリングと再評価

身体計測値，栄養状態の推移，ならびに食事内容および摂取栄養量を把握する．この疾患は繰り返すことがあるため，保護者に食事療法の原則を認識してもらうことが必要である．

C アレルギー疾患 ――――――――――――――――――――――

第23章「A 食物アレルギー」を参照．

D 小児肥満 ―――――――――――――――――――――――――

❶ 疾患の概要

定義 ✚

6歳以上18歳未満において，肥満度が＋20％，かつ，体脂肪率が有意に増加した状態を**小児肥満**と定義する．また，肥満に起因ないし関連する健康障害（医学的異常）を合併するか，その合併が予測される場合で，医学的に肥満を軽減する必要がある状態を**小児肥満症**と定義し，疾患単位として扱う．乳幼児の肥満は成長とともに正常化することが多いが，幼児以降の肥満をそのまま放置すれば，成人肥満へと移行しやすい．

症状 ✚

1）原発性肥満

体重以外は正常な状態であり，特異的な症状はほぼみられない．

2）二次性肥満

遺伝と密接に関連して発症する遺伝性肥満，食行動調節にかかわる神経核の障害により，過食ならびにエネルギー消費低下を生じる視床下部性肥満，内分泌疾患によるホルモン過剰または欠乏により体脂肪が増加し，低身長や浮腫がみられる内分泌性肥満がある．

診断 ✚

1）体格指数

・肥満度：（実測体重－標準体重）／標準体重× 100（％）

＊文部科学省の学校保健統計による性，年齢，身長別の標準体重（**図 30-2**）を使用する．

幼児では，肥満度により15以上20未満を軽度肥満，20以上30未満を中等度肥満，30以上を高度肥満と分類する．

学童以降では，肥満度により20以上30未満を軽度肥満，30以上50未満を中等度肥満，50以上を高度肥満と分類する．

2）体脂肪率

男子は18歳未満25％以上で，女子は11歳未満30％以上，また，11歳以上18歳未満35％以上で体脂肪率の有意な増加と判定される．

3）成長曲線

身長・体重成長曲線を経時的にプロットし，年齢に応じた成長を確認する．

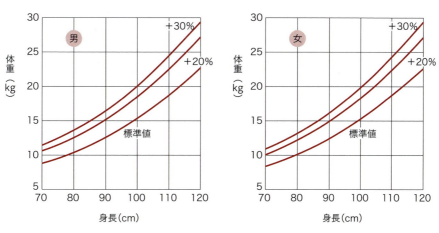

図 30-2 幼児の身長体重曲線

注）身長別の体重の値を2次曲線で近似した成績による。
[こども家庭庁：令和5年乳幼児身体発育調査結果の概要〈https://www.cfa.go.jp/assets/contents/node/basic_page/field_ref_resources/b32105e4-fa26-42eb-97d0-2e5cbaef703a/25a6391e/20241225_policies_boshihoken_r5-nyuuyoujityousa_10.pdf〉
（最終アクセス：2025年1月）より作成］

治療

小児期は成長過程であることを考慮し，内臓脂肪を減少させて肥満に伴う合併症のリスクを減少させることを目指す．そのためには，適切な食事療法を習得させることが重要である．

❷ 栄養アセスメント

身体計測

身長，体重より体格指数ならびに肥満度を把握，さらにウエスト周囲長（腹囲）を測定する．また体脂肪率を測定し，体脂肪量を把握する．

臨床検査

生活習慣病にかかわる血圧，中性脂肪，HDLコレステロール，空腹時血糖を測定し，小児期メタボリックシンドロームの評価*を行う．

食生活状況調査

日常の食事内容，生活習慣，家庭環境ならびに調理者などを確認し，一日のおよその摂取エネルギー量を把握する．

❸ 栄養ケア

栄養ケアの意義と原則

小児は成長や発達段階にあるため，極端な食事制限は避け，体重減少を目的とはせず，身長の伸びを考慮しながら肥満度を下げることを目的とする．また，たんぱく質，脂質，ビタミン，ミネラルは『日本人の食事摂取基準』を参考に不足しないようにする．

栄養ケアの実際

1）乳児肥満

1歳を過ぎて歩行を開始するようになると急速に肥満が解消される場合が多いた

---

*腹囲の増加（中学生80 cm以上，小学生75 cm以上）に加えて血圧（収縮期125 mmHgまたは拡張期70 mmHg以上），中性脂肪120 mg/dL以上あるいはHDLコレステロール40 mg/dL未満，空腹時血糖100 mg/dL以上のうち2項目以上を有する場合は，小児期メタボリックシンドロームとする．

30. 乳幼児・小児疾患

表 30-2　先天性代謝異常の概要

	欠損酵素	食事療法のポイント	乳児期に使用するミルク
フェニルケトン尿症	フェニルアラニン水酸化酵素	フェニルアラニン摂取制限	フェニルアラニン除去ミルク
メープルシロップ尿症	分枝α-ケト酸脱水素酵素複合体	分枝アミノ酸摂取制限	分枝アミノ酸除去ミルク
ホモシスチン尿症	シスタチオニン合成酵素	メチオニン摂取制限 シスチン添加	メチオニン除去ミルク
ガラクトース血症	ガラクトース-1-リン酸ウリジルトランスフェラーゼ	乳糖, ガラクトース摂取禁止	乳糖除去ミルク
糖原病	グリコーゲン異化に関与する酵素	乳糖, ショ糖の制限, 糖質食, 頻回食	糖原病治療ミルク

め, 食事制限は行わず経過を観察する.

2）幼児肥満

幼児肥満は, 放置すれば学童期の高度肥満に移行しやすいことを念頭におき, 屋外での遊びなどによりエネルギー消費量を増加することを勧める. 規則正しい食習慣を身に付け, 食事では脂質や糖質の摂りすぎに注意する.

3）学童肥満

肥満が健康障害につながることを理解してもらい, 本人と家族に栄養食事指導を行い, 家族の協力体制を整える. 規則正しい食習慣ならびにバランスのよい食事を心がけ, 脂質や糖質の多い食品（菓子類や揚げ物, ファストフードなど）を控えるようにする.

❹ モニタリングと再評価

食生活や生活リズムの見直しを図るため, 本人の意欲と家族の協力体制が必要である. 定期的に食生活および肥満度, 合併症などの評価を行う.

E　先天性代謝異常

特定の遺伝子が先天的に欠損しているために, 体内に摂取されたたんぱく質や糖質などの物質代謝が障害される疾患を**先天性代謝異常**という（表 30-2）. 食事療法は一生続ける必要がある.

E-1 フェニルケトン尿症 phenylketonurea（PKU）

❶ 疾患の概要

定義✚

フェニルアラニン phenylalanine をチロシンに代謝するフェニルアラニン水酸化酵素が欠損している疾患.

症状✚

フェニルアラニン水酸化酵素の欠損により, 組織や血中のフェニルアラニン値が上昇する. 精神発達遅延, 神経症状（痙れん, 手の振戦, 自閉症様症状など）, 赤毛, 色白, 湿疹などが生じる. また, 尿中に多量のフェニルアラニンの中間代謝産物（フェ

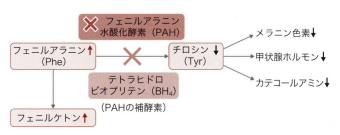

図 30-3 フェニルアラニンの代謝経路

［山下美保：第4章D 先天性代謝異常症. 健康・栄養科学シリーズ，臨床医学，第2版（羽生大記，河手久弥編），p.108，南江堂，2024より許諾を得て転載］

ニルピルビン酸）が排泄されることにより，カビ様の異常な尿臭を発する（図 30-3）．

治療

体内にフェニルアラニンが蓄積しないよう，フェニルアラニン除去ミルクと低たんぱく質食による食事療法が治療の原則となる．

❷ 栄養アセスメント

身体計測（身長，体重）を行い，また，血中フェニルアラニン値を測定する．乳児ではミルク量を，幼児以降は食事摂取状況を確認し，摂取フェニルアラニン量を把握する．

❸ 栄養ケア

栄養ケアの意義と原則

フェニルアラニン摂取量を制限することと，十分量のエネルギーおよびフェニルアラニン以外のアミノ酸を確保することが必要である．

栄養ケアの実際

① 成長過程であることを考慮し，エネルギー，ビタミン，ミネラルは成長，発育，健康維持に必要な量を摂取する．
② 乳児期では，フェニルアラニン除去ミルクを用いる．幼児期以後は低たんぱく質食とし，たんぱく質を含む自然食品の摂取を制限し，フェニルアラニン除去ミルクから食事のたんぱく質の大部分を摂取し，同年齢の健康な小児とほぼ同等のたんぱく質量にする．

❹ モニタリングと再評価

身体計測値，栄養状態の推移，ならびに食事内容および摂取栄養量を把握する．定期的に，血中フェニルアラニン値が基準値［妊婦を含む全年齢で 2〜6 mg/dL（120〜360 μmol/L）］に維持されているかどうかを確認する．

E-2 メープルシロップ尿症 maple syrup urine disease

❶ 疾患の概要

定義

α-ケト酸の酸化的脱炭酸反応を行う分枝ケト酸脱水素酵素の異常により，分枝アミノ酸（BCAA）のバリン，ロイシン，イソロイシン由来の分枝ケト酸の代謝が障害さ

408 30. 乳幼児・小児疾患

れる疾患.

症状➕
　　各分枝ケト酸が血中および尿中に増加し，尿はメープルシロップ様の特有な臭いをもつ.
　　急性期には，不活発，哺乳不良，嘔吐，筋緊張低下，運動失調，痙れん，昏睡などが出現する. アシドーシスを呈する.

治療➕
　　BCAA の蓄積と体たんぱく質の異化を抑え，空腹時血中 BCAA を一定の値に保つよう摂取アミノ酸を調整する.

❷ 栄養アセスメント
　　身体計測（身長，体重）を行い，また，血中 BCAA を測定する. 乳児ではミルク量を，幼児以降は食事摂取状況を確認し，摂取 BCAA 量を把握する.

❸ 栄養ケア

栄養ケアの意義と原則➕
　　BCAA を除去したアミノ酸混合物を用いた特殊治療乳が食事療法の基本となる. 乳児期では，メープルシロップ尿症用の特殊ミルク（**分枝アミノ酸除去ミルク**）を用いる. 幼児期以後も，治療乳を併用しながら食事療法を継続する.

栄養ケアの実際➕
① 成長過程であることを考慮し，エネルギー，ビタミン，ミネラルは成長，発育，健康維持に必要な量を摂取する.
② BCAA の制限が基本だが，これらは必須アミノ酸でありながら必要最小限の摂取にとどめる必要がある. 自然たんぱく質に含まれるロイシンを基準にして食事からの摂取量を調整する.

❹ モニタリングと再評価
　　身体計測値，栄養状態の推移，ならびに食事内容および摂取栄養量を把握する. 定期的に，血中 BCAA 値が基準値に維持されているかどうかを確認する.

E-3 ガラクトース血症 galactosemia

❶ 疾患の概要

定義➕
　　乳糖は小腸上皮の刷子縁にある乳糖分解酵素によってガラクトースとグルコースに分解，吸収され門脈を経由して肝臓へ取り込まれ代謝される. この代謝に必要な，ガラクトース-1-リン酸ウリジルトランスフェラーゼが欠損する疾患をガラクトース血症 I 型という. 欠損酵素により，ガラクトース血症 II 型（ガラクトキナーゼの欠損），ガラクトース血症 III 型（UDP ガラクトース-4-エピメラーゼの欠損）に分類される.

症状➕
　　乳糖を摂取すると，血中のガラクトース濃度が高くなり，過剰なガラクトースによる症状（食欲不振，下痢，嘔吐，低血糖，肝障害など）が出現する. II 型では白内障を

生じる．Ⅲ型では，赤血球の酵素の異常のみで，症状は出現しない．

治療✚　　Ⅰ型，Ⅱ型では，乳糖およびガラクトース除去を生涯にわたり継続する．Ⅲ型では食事療法を必要としない．

❷ 栄養アセスメント

身体計測（身長，体重）を行う．また，血中ガラクトース値，ガラクトース-1-リン酸値を測定する．乳児ではミルク量を，幼児以降は食事摂取状況を確認する．

❸ 栄養ケア

栄養ケアの 意義と原則✚　　乳児は母乳を与えず，大豆乳や乳糖除去ミルクを用いる．離乳期以降は，乳製品や乳糖を含む食品を除去する．

栄養ケアの 実際✚
① 成長過程であることを考慮し，エネルギー，ビタミン，ミネラルは成長，発育，健康維持に必要な量を摂取する．
② 乳糖，牛乳，脱脂粉乳は食品中に広く使用されているので，市販品の成分表示をよく確認する．乳糖以外にもガラクトースを多く含む食品（トマト，スイカ，醤油や味噌などの発酵食品）にも注意する．

❹ モニタリングと再評価

身体計測値，栄養状態の推移，ならびに食事内容および摂取栄養量を把握する．1歳までは月1回，学童期までは2〜4ヵ月ごと，それ以後も定期的に血液検査を行い，ガラクトース-1-リン酸値，ガラクトース値が上昇していないことを確認しながら食事療法を継続する．

E-4 糖原病 glycogenosis

❶ 疾患の概要

定義✚　　肝臓でのグリコーゲンの代謝障害により発症する疾患．

症状✚　　グリコーゲン代謝経路の酵素やトランスポーターの異常により，グリコーゲンの合成または分解が障害され，グリコーゲンがグルコースに代謝されない．肝臓を主病変とする肝型と，筋肉を主病変とする筋型がある．主な症状は，低血糖，低身長，発達障害，肝腫大などである．糖原病にはⅠ型（Ⅰa型：グルコース-6-ホスファターゼ欠損症，Ⅰb型：グルコース-6-ホスファターゼトランスポーター異常症），Ⅲ型（グリコーゲン脱分枝酵素欠損症），Ⅳ型（グリコーゲン分枝酵素欠損症），Ⅵ型（肝グリコーゲンホスホリラーゼ欠損症），Ⅸ型（ホスホリラーゼキナーゼ欠損症）がある．

治療✚　　低血糖やケトーシスに対し，経口摂取が可能な場合には糖分を経口摂取，経口摂取不良時にはグルコースの静脈投与を行う．低血糖を予防する食事療法を継続する．

❷ 栄養アセスメント

　身体計測（身長，体重）を行う．また，食後の乳酸変化や糖負荷試験を行う．乳児ではミルク量を，幼児以降は食事摂取状況を確認する．

❸ 栄養ケア

栄養ケアの意義と原則✚

　治療の基本は，血糖を正常範囲に保つために，必要な**グルコース**を過不足なく摂取することである．乳児期では，**糖原病治療ミルク**を使用する．

栄養ケアの実際✚

① 成長過程であることを考慮し，エネルギー，ビタミン，ミネラルは成長，発育，健康維持に必要な量を摂取する．
② 糖質：脂質：たんぱく質のエネルギー比率は，70〜75：15〜17：10〜13と，高炭水化物食にする．
③ 乳糖，果糖，ショ糖の摂取はエネルギー量の5％以下に制限する．
④ 空腹時間が長いと低血糖の危険が高くなるため，少量頻回食とする．

❹ モニタリングと再評価

　身体計測値，栄養状態の推移，ならびに食事内容および摂取栄養量を把握する．0〜3歳では2ヵ月，3〜20歳では3ヵ月，成人では6ヵ月間隔程度で，血糖日内変動の評価を行う．

E-5 ホモシスチン尿症 homocystinuria

❶ 疾患の概要

定義✚

　シスタチオニン−β合成酵素の先天的欠損により，ホモシステインが体内に多量に蓄積される疾患．

症状✚

　蓄積されたホモシステインがメチオニンに再合成されるため高メチオニン血症をきたす．水晶体脱臼や近視などの眼症状，知能障害などの中枢神経系異常，骨粗鬆症や高身長などの骨格異常，若くして，多発性血栓症（冠動脈血栓，肺塞栓など）の異常がみられる．

治療✚

　血中メチオニン値1 mg/dL以下，尿中ホモシスチンが検出されなくなるよう，**低メチオニン高シスチン**の食事療法を続ける．

❷ 栄養アセスメント

　身体計測（身長，体重）を行う．また，血中メチオニン値，尿中ホモシスチン値を測定する．乳児ではミルク量を，幼児以降は食事摂取状況を確認する．

❸ 栄養ケア

栄養ケアの意義と原則✚

栄養ケアの実際✚

低メチオニン高シスチンとする．乳児期では，**メチオニン除去ミルク**を用いる．

① 成長過程であることを考慮し，エネルギー，ビタミン，ミネラルは成長，発育，健康維持に必要な量を摂取する．

② 離乳期以降は，メチオニン除去ミルクと低たんぱく質食にて食事療法を継続する．

❹ モニタリングと再評価

身体計測値，栄養状態の推移，ならびに食事内容および摂取栄養量を把握する．定期的に血中ホモシステイン濃度を測定し，治療効果を判定する．

F 糖 尿 病 ━━・━━・━━・━━・━━・━━・━━

F-1 1型糖尿病

❶ 疾患の概要

定義✚

ウイルス感染などを機に，自己免疫として膵臓のランゲルハンス島β細胞が破壊されることにより，インスリン分泌不全に陥る疾患．小児期に発症することが多い．

症状✚

急激に発症する場合が多く，インスリンの欠乏による著しい高血糖，多飲，多尿，体重減少などを伴う．重症になると意識障害（糖尿病性昏睡）に陥り，大量のケトン体が尿に排出される．急激に発症する急性進行型と，数年かけてゆっくりと進行する緩徐進行型がある．

治療✚

血糖コントロールによる合併症の予防と，社会的・精神的に健全な状態を保つことを目標に治療を行う．**インスリン療法**を基本とし，栄養食事療法および運動療法を併用して血糖値の適正なコントロールを図る．

❷ 栄養アセスメント

身長，体重，体脂肪率を測定し，TSF および AC より，AMC を算出する．臨床検査では，栄養状態を把握するために，TP，血清 Alb，Hb，Ht を，糖尿病の病態の把握のために，HbA1c，グリコアルブミン，1,5-アンヒドログルシトール（1,5-AG），血清 C ペプチド，グルタミン酸脱炭酸酵素 glutamic acid decarboxylase（GAD），尿中 C ペプチドを測定する．また，各食事の食事内容より摂取栄養量を把握し，インスリン投与量ならびに自己血糖測定による各食前値および食後 2 時間値との関連性を評価する．

表 30-3 小児 1 型糖尿病における食事の基本

健常な活動と成長に十分な必要エネルギーの摂取をすること，栄養バランスが配慮されていることが必要であり，過度な食事制限は必要ない．
○推奨エネルギー：『日本人の食事摂取基準』を参考にする．
○栄養バランス：炭水化物 50 〜 60％，たんぱく質 20％未満，残りを脂質で摂取する．
○インスリン療法と補食：近年は低年齢児であっても頻回注射法(MDI)や持続皮下インスリン注入療法 (CSII)が普及してきたこともあり，定時の補食の必要性は減っている．混合型インスリンの 2 回注射法を行っている患者は，午前中から昼食前，または眠前の補食が必要になることがある．

［日本糖尿病学会・日本小児内分泌学会（編・著）：小児・思春期 1 型糖尿病の診療ガイド，南江堂，2017 を参考に作成］

❸ 栄養ケア

栄養ケアの意義と原則✚

小児 1 型糖尿病の食事療法の基本は，正常な発育のために十分な必要エネルギーの摂取，良好な血糖コントロールの維持，重症な低血糖を起こさないようにすることである（表 30-3）．

栄養ケアの実際✚

① 成長発育過程であることを考慮し，『日本人の食事摂取基準』をもとに，月齢・年齢，性，体格，運動量よりエネルギー量を設定する．
② たんぱく質は，『日本人の食事摂取基準』をもとに，月齢・年齢，性により設定する．
③ 脂質エネルギー比率 20 〜 30％，炭水化物エネルギー比率 50 〜 60％を目安に，バランスのとれた食事にする．
④ 成長過程であること，また，低血糖の予防のため補食を摂る．

❹ モニタリングと再評価

『糖尿病診療ガイドライン 2024』には，「国際小児思春期糖尿病学会(ISPAD)が 2018 年に示した小児・思春期および若年成人(25 歳未満)の血糖コントロールの目標は，HbA1c7.0％未満，食前血糖 70 〜 130 mg/dL，食後血糖 90 〜 180 mg/dL，就寝前血糖 80 〜 140 mg/dL である．ただし，血糖コントロール目標については，重度の低血糖，頻繁な軽度から中程度の低血糖，および糖尿病の子供とその家族の過度のストレス／負担を回避しながら，できるだけ正常に近い値を達成することを目標に個別化する必要がある」と記載されている．

血糖コントロールに関して，各食前および食後 2 時間の血糖値と食事摂取状況を把握し，評価を行うことが一般的だが，インスリン治療を行っている場合は，1 日の様々な時間帯(早朝空腹時，食前，食後 1 〜 2 時間，夜間，運動中，運動後など)で測定することが勧められている．

小児 1 型糖尿病における食事の基本については，保護者に栄養食事指導を行う．定期的に身体計測(体重，体脂肪率，AMC)を行い，HbA1c，GA を測定する．

F-2 2 型糖尿病

❶ 疾患の概要

定義✚

肥満により内臓脂肪から分泌されるアディポネクチンの低下などが糖代謝を悪化さ

せ，さらに，酸化ストレスなどにより，膵臓のランゲルハンス島 β 細胞の減少や β 細胞機能低下から内因性インスリン量の低下をきたすことで発症する．

症状➕
多飲，多尿，口渇がみられ，インスリンの作用が著しく低下すると体重減少，倦怠感がみられる．糖尿病ケトアシドーシスでは意識障害（糖尿病性昏睡）に陥ることもある．

治療➕
血糖コントロールによる合併症の予防と，社会的・精神的に健全な状態を保つことを目標に，食事療法と運動療法を基本とした治療を行う．これらの治療で奏効しない場合は薬物療法を併用する．インスリン治療はインスリン分泌が著しく低下した際に実施する．

❷ 栄養アセスメント
F-1 項「1 型糖尿病」に準ずる．また，運動を実施した際は運動の内容および時間を確認する．

❸ 栄養ケア

栄養ケアの意義と原則➕
F-1 項「1 型糖尿病」に準ずる．

栄養ケアの実際➕
F-1 項「1 型糖尿病」に準ずる．成長過程であるため，過度な食事制限は避ける．

❹ モニタリングと再評価
食事療法を継続させるため，保護者に栄養食事指導を行う．そのほかは F-1 項「1 型糖尿病」に準ずる．

G 腎 疾 患

G-1 ネフローゼ症候群 nephrotic syndrome

❶ 疾患の概要

定義➕
糸球体毛細血管系蹄壁の障害により，高度たんぱく尿，低たんぱく血症と全身性の浮腫を生じる病態をいう．小児ネフローゼ症候群の約 9 割は微小変化型ネフローゼ症候群である．

症状➕
腎糸球体基底膜の透過性が亢進することにより，多量の血清たんぱく質が尿中に排泄される．高度なたんぱく尿，低たんぱく血症，その結果生じる脂質異常症ならびに浮腫を特徴とする．自覚症状として浮腫がもっとも高頻度に認められ，下肢や顔面の浮腫を自覚する場合が多いが，浮腫の程度も，下肢に限局した軽度のものから，胸・腹水を認める全身性の浮腫までさまざまである．

治療 ✚　　　　　　　初回治療として，**副腎皮質ステロイド薬**を用いたステロイド療法が行われる．また，病態改善および再発予防のために，適切な食事療法を継続する．

❷ 栄養アセスメント

　身長，体重，体脂肪率を測定し，TSF および AC より，AMC を算出する．既往歴や家族歴も確認する．過去と現在のおよその栄養摂取量を把握しておく．臨床検査データでは，たんぱく尿(尿中たんぱく質排泄量)，低たんぱく血症(TP，血清 Alb)，脂質異常症(TC)に関する項目を確認する．摂取水分量と排泄量のバランス，浮腫の程度を確認する．

❸ 栄養ケア

栄養ケアの意義と原則 ✚　　成長過程であることを考慮し，発育に必要なエネルギーおよび栄養素を摂取し，病態の悪化を予防するため，塩分制限を継続する．

栄養ケアの実際 ✚

① たんぱく質異化を抑えるために，健常児と同等のエネルギー摂取とする．エネルギー量は，『日本人の食事摂取基準』をもとに，月齢・年齢，性，体格，運動量より設定する．

② 過度のたんぱく質制限は推奨されていないため，たんぱく質摂取量は，『日本人の食事摂取基準』をもとに，月齢・年齢，性により設定する．

③ 塩分制限は，浮腫を軽減するために必要である．急性期で浮腫が著明な場合は**無塩食**とし，浮腫の様子をみながら塩分を慎重に増加していく．塩分制限は，『日本人の食事摂取基準』の目標量(**表 30-4**)を上限とし，食事摂取量をみながら可能な範囲で制限を行う．

④ 浮腫が著明な場合は，水分制限を行う．

❹ モニタリングと再評価

　小児ネフローゼ症候群における食事療法の基本を踏まえ，保護者に栄養食事指導を行う．定期的に身体計測(体重，体脂肪率，AMC)を行い，成長過程を確認する．また，臨床検査データは，上記栄養アセスメントの項目を定期的に評価する．尿たんぱく消失後も，ステロイド療法を継続する場合があるため，食欲亢進による過食と肥満に注意し，感染症予防に努める．

G-2 急性糸球体腎炎 acute glomerulonephritis

❶ 疾患の概要

定義 ✚　　　　　溶血性連鎖球菌などの細菌による扁桃や皮膚の炎症がきっかけとなり，腎臓の糸球体に炎症が起きる疾患．3〜10 歳の小児に多く発症する．

症状 ✚　　　　　多くの場合，咽頭炎や扁桃炎などの先行感染後，1〜2 週で，血尿，たんぱく尿，浮腫，高血圧が出現する．アレルギー性紫斑病が先行することもある．尿量の減少，

G. 腎疾患　415

表 30-4 ナトリウムの食事摂取基準{mg/日,（　）は食塩相当量[g/日]}*

性　別	男　性			女　性		
年齢等	推定平均 必要量	目安量	目標量	推定平均 必要量	目安量	目標量
0～5(月)	－	100(0.3)	－	－	100(0.3)	－
6～11(月)	－	600(1.5)	－	－	600(1.5)	－
1～2(歳)	－	－	(3.0 未満)	－	－	(2.5 未満)
3～5(歳)	－	－	(3.5 未満)	－	－	(3.5 未満)
6～7(歳)	－	－	(4.5 未満)	－	－	(4.5 未満)
8～9(歳)	－	－	(5.0 未満)	－	－	(5.0 未満)
10～11(歳)	－	－	(6.0 未満)	－	－	(6.0 未満)
12～14(歳)	－	－	(7.0 未満)	－	－	(6.5 未満)
15～17(歳)	－	－	(7.5 未満)	－	－	(6.5 未満)
18～29(歳)	600(1.5)	－	(7.5 未満)	600(1.5)	－	(6.5 未満)
30～49(歳)	600(1.5)	－	(7.5 未満)	600(1.5)	－	(6.5 未満)
50～64(歳)	600(1.5)	－	(7.5 未満)	600(1.5)	－	(6.5 未満)
65～74(歳)	600(1.5)	－	(7.5 未満)	600(1.5)	－	(6.5 未満)
75 以上(歳)	600(1.5)	－	(7.5 未満)	600(1.5)	－	(6.5 未満)
妊　婦				600(1.5)	－	(6.5 未満)
授乳婦				600(1.5)	－	(6.5 未満)

*高血圧および慢性腎臓病(CKD)の重症化予防のための食塩相当量の量は，男女とも 6.0 g/日未満とした.
[厚生労働省：「日本人の食事摂取基準(2025 年版)」策定検討会報告書 p.281 〈https://www.mhlw.go.jp/content/10904750/001316585.pdf〉(最終アクセス：2025 年 1 月)より]

浮腫の増強などの重症では，呼吸困難となる場合がある．小児では，慢性化することが少なく，3～6ヵ月後にはたんぱく尿・血尿が消失する．

治療✚　　急性期は，溶血性連鎖球菌感染に対する治療を行う．病態改善のため，適切な食事療法を継続する．

❷ 栄養アセスメント

小児ネフローゼ症候群と同様に行う．また，検尿では，変形赤血球や赤血球円柱の出現を確認する．

❸ 栄養ケア

栄養ケアの意義と原則✚　成長過程であることを考慮し，発育に必要なエネルギーおよび栄養素を摂取し，病態の悪化を予防するため，塩分制限を継続する．

栄養ケアの実際✚　エネルギー，たんぱく質，塩分は，小児ネフローゼ症候群と同様とする．

❹ モニタリングと再評価

保護者に栄養食事指導を行う．定期的に，成長過程や病状，ならびに食事療法の実施状況を確認する．

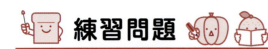

 乳幼児・小児疾患について，正しいものに○，誤っているものに×をつけよ．
(1) 乳幼児期の下痢は，基本的に下痢がおさまるまでの期間中，静脈栄養管理とする．
(2) フェニルケトン尿症の食事療法は，フェニルアラニンの摂取を控えるために，低たんぱく質食とする．
(3) 小児の腎疾患では，低たんぱく質食を基本とし，塩分は制限しない．
(4) 小児糖尿病では，正常な発育が優先されるため，栄養食事指導は不要である．
(5) 幼児肥満では，厳密な食事制限はせず，運動によりエネルギー消費を目指す．

31 妊産婦・授乳婦疾患

肥満妊婦は，妊娠糖尿病発症リスクが高い．また，非妊娠時に肥満でなくても妊娠中に過剰な体重増加をきたす妊婦も，妊娠糖尿病や妊娠高血圧症候群の発症頻度が高いため栄養管理が必要である．低体重（やせ）の妊婦は，低出生体重児分娩のリスクが高い．胎児期の環境に適応した子どもは，胎児期から出生後数ヵ月までと小児期以降の環境の間に差が大きいと成人期の健康に影響するという DOHaD 説が提唱されている．そこで，低出生体重児は急激な体重増加を避けることが重要である．妊娠中の血漿量は血球量より増加が著しいので血液は希釈される．これは胎盤の血栓，梗塞の形成防止に役立ち，胎児の発育に好都合であるために，生理的妊娠貧血とも呼ばれている．妊娠糖尿病は出産後，糖尿病を発症する可能性が高い．そこで出産後も定期的に血糖値の測定を行うことが求められる．妊娠高血圧症候群発症の危険因子で栄養の関与するものとして，非妊娠時の肥満，慢性高血圧や糖尿病の合併，高血圧家系，糖尿病家系などがあげられる．病態は，妊娠が継続する限り不可逆的に進行する．そこで発症予防のために，肥満の回避，血圧の管理が大切である．

A 肥満, 低体重（やせ）

A-1 肥　満

❶ 疾患の概要

定義 ✚

肥満の定義は第 13 章「A 肥満，メタボリックシンドローム」を参照．

妊娠中に母体に蓄積される脂肪量は，妊娠前の肥満度により異なる．非妊娠時に肥満であった妊婦は，妊娠前から高血圧，耐糖能異常，心肺機能異常，脂質異常症などの既往があることが多く，妊娠初期の段階からそれらの異常について注意をはらい，栄養管理をすることが大切である．また，非妊娠時に肥満でなくても，妊娠中に過剰な体重増加をきたす妊婦も，妊娠糖尿病や妊娠高血圧症候群の発症頻度が高いために栄養管理が必要である．

❷ 栄養アセスメント

非肥満妊婦と同様な経過が得られるように，妊娠の経過に伴う体重変化，臨床検査，および食生活について，以下の項目について確認し，評価する．

身体計測 ✚

妊娠中の体重増加は，胎児，胎盤，羊水，臍帯の新生のほか，子宮，乳房などの増大，血液量や細胞間質液の増加，ならびに蓄積脂肪の増加よりなる（**図 31-1**）．そのために，至適体重増加量の判定は単純なものではないが，非妊娠時と比較した体重増加量と体重増加速度を確認していく．妊娠中の体重増加指導の目安については**表 31-1** を参照する．しかし，現時点では厳しい体重管理を行う根拠となるエビデンスは乏しく，個人差を配慮してゆるやかな指導を心がける．

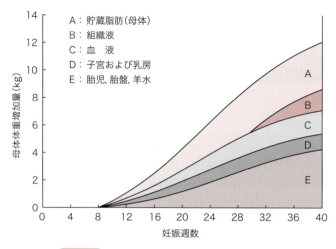

図 31-1 正常妊娠における体重増加の因子

[Hytten FE, Leitch I : The Physiology of Human Pregnancy, 2nd ed, Blackwell Scientific Publications, Oxford, England, 1971]

表 31-1 妊娠中の体重増加指導の目安*

妊娠前の体格**	体重増加量指導の目安
低体重（やせ）：BMI 18.5 未満	12〜15 kg
普通体重：BMI 18.5 以上 25.0 未満	10〜13 kg
肥満（1 度）：BMI 25.0 以上 30.0 未満	7〜10 kg
肥満（2 度以上）：BMI 30.0 以上	個別対応（上限 5 kg までが目安）

*「増加量を厳格に指導する根拠は必ずしも十分ではないと認識し，個人差を考慮したゆるやかな指導を心がける．」産婦人科診療ガイドライン産科編 2020 CQ 010 より
**体格分類は日本肥満学会の肥満度分類に準じた．
[資料　厚生労働省：妊娠前からはじめる妊産婦のための食生活指針，2021]

臨床検査　肥満妊婦は，妊娠糖尿病発症リスクも高いことから，空腹時血糖値，HbA1c，尿糖などの検査を行うことが勧められる．

食生活状況調査　食事回数，所要時間と内容（献立，摂取エネルギー・栄養素量）などを，食事記録や問診などをもとに評価する．併せて起床・就寝時刻，食事時刻などの生活リズムと日常の生活活動度についても確認することが重要である．

🍎 栄養ケア

栄養ケアの意義と原則　肥満妊婦は，胎児の巨大化により分娩時異常が発生し児に障害が生じたり，死亡率が高まることもある（図 31-2）．肥満妊婦の食事は非妊娠時の肥満と異なり，減量を最優先にした極端な制限は行わず，肥満の程度に応じた適正な体重増加を考慮したバランスのとれたものであることが大切である．

妊婦・授乳婦の食事摂取基準は，その年齢階層に対応する摂取基準に，妊娠や泌乳に伴って増加するエネルギー消費量を付加して策定している（表 31-2）．肥満妊婦の場合，妊娠糖尿病（後述）や妊娠高血圧症候群（後述）の発症リスクが高いために，それらの予防，治療のための生活指導，栄養管理指針も参考にする．

A. 肥満, 低体重(やせ)

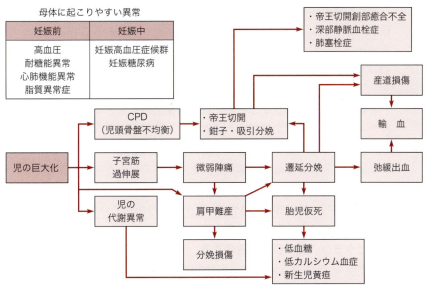

図 31-2 肥満妊婦の問題点

CPD : childhood polycystic disease

[山崎峰夫：妊娠による母体の変化/栄養代謝. 看護のための最新医学講座. 15. 産科疾患(日野原重明, 井村裕夫監), 第2版 p.95-104, 中山書店, 2007より許諾を得て改変し転載]

表 31-2 妊娠期・授乳期の食事摂取基準(抜粋)

栄養素		18～29歳(女性)	30～49歳(女性)	妊婦(付加量)	授乳婦(付加量)
エネルギー(kcal/日)[1]	推定必要量	1,950	2,050	初期+ 50 中期+250 後期+450	+350
たんぱく質(g/日)	推奨量	50	50	初期+ 0 中期+ 5 後期+ 25	+ 20
脂肪エネルギー比率(%)	目標量	20～30	20～30	—	—
炭水化物エネルギー比率(%)	目標量	50～65	50～65	—	—
食物繊維(g/日)	目標量	18以上	18以上	—	—
ビタミン A(μgRE/日)	推奨量	650	700	初期+ 0 中期+ 0 後期+ 80	+450
	耐容上限量[2]	2,700	2,700	—	—
ビタミン B₁(mg/日)	推奨量	0.8	0.9	+ 0.2	+ 0.2
葉酸(μg/日)	推奨量	240	240	+240	+100
ビタミン C(mg/日)	推奨量	100	100	+ 10	+ 45
食塩相当量(g/日)	目標量	6.5未満	6.5未満	—	—
カルシウム(mg/日)	推奨量	650	650	—	—
マグネシウム(mg/日)	推奨量	280	290	+ 40	—
鉄(mg/日)月経なし (月経あり)	推奨量	6.0(10.0)	6.0(10.0)	初期+ 2.5 中期・後期+8.5	+ 2.0

1)身体活動レベルは「ふつう」の場合.
2)プロビタミンAカロテノイドを含まない.
[厚生労働省：「日本人の食事摂取基準(2025年版)」策定検討会報告書〈https://www.mhlw.go.jp/content/10904750/001316585.pdf〉(最終アクセス：2025年1月)より]

栄養ケアの実際✚

　非妊娠時の体格および妊娠中の体重増加量によって，出生児の体重，妊娠高血圧症候群，帝王切開，分娩時大量出血などの状況に相違がみられる．そこで，妊娠中の体重増加指導の目安を参考に，個人差に配慮したゆるやかな栄養管理を心がける（☞**表31-1 参照**）．

　過剰体重増加を抑制するためには，積極的なエネルギーの消費，ならびに食習慣の改善が大切である．栄養管理の要点を以下に示す．

1) 低エネルギーの中で栄養素の必要量を確保する

　エネルギーの調節は，体構成成分として不可欠なたんぱく質は十分に摂取しながら脂質と糖質を抑えたものにする．しかし，『日本人の食事摂取基準』では，総エネルギーのうち脂質は 20～30％，糖質は 50～65％とされているので，それぞれ 20％，50％程度を目安とする．

2) ビタミン，ミネラルを確保する

　ビタミン，ミネラルは各種の代謝の円滑化に必要である．不足すると摂取エネルギーを抑制しても体重過剰増加の防止効果が発揮されにくい場合がある．

3) 食物繊維を積極的に摂取する

　食物繊維は糖質，脂質の吸収を遅延させ，インスリンの分泌を穏やかにする．また，低エネルギーであるために，食事量を減らさず空腹感を防ぐことができる．さらに，食物繊維の多い食品は硬いものが多く，十分な咀嚼が必要で早食いの防止に役立つ．なお，妊娠中は黄体ホルモンの分泌が増え，腸の働きが鈍くなり便秘になりやすい．そこで，便秘予防の観点からも食物繊維の積極的な摂取が望ましい．

4) 食材，調理方法を工夫する

　脂質の多い食材は減らす．調理方法は揚げ物などを避け，蒸し物，焼き物などを選択することが好ましい．

5) 食習慣を改善する

　肥満者にはまとめ食い，摂食速度が速い，ながら食いなど過食を招く食習慣をもつ者が多い．そこで，食習慣の改善目標を掲げて食生活のモニタリングを実施する．

6) 欠食をしない

　欠食により食事と食事の間の飢餓状態が長くなり，食べたときに蓄積しておこうとする適応現象が起こる．そのため，1日の食事回数が少ないほど肥満になりやすくなる．

7) 時間をかけて食事をする

　早食いの人は食後の血液成分の変化が大脳の食欲中枢に働き，食欲を抑制する前に食べ終えてしまうため過食になりやすい．そこで，時間をかけて食事をすると過食防止に役立つ．

❹ モニタリングと再評価

　過剰体重の解消に毎日の食事や体重を記録する習慣をつけることは，日常生活習慣と食事を適切なものにするための行動変容に有効である．生活習慣は，早歩き，妊婦体操，マタニティースイミングなどの積極的な運動のほか，家事を積極的に行うことにより，身体活動度を増やすように心がける．

　肥満妊婦には，管理栄養士による個別指導が有効なことが多い．エネルギー摂取を

A. 肥満, 低体重(やせ)　421

少なくするような食材の選択法・調理方法, 減塩, 良質のたんぱく質摂取, カルシウム摂取などについて家庭環境を考慮のうえ, 教育する. また, 肥満妊婦は自分が過食, 早食いしているという自覚がない場合が多いために, 教育入院で病院食による献立構成, 食事量, 食事の速度を学習することが有効な栄養教育法の一つとなる.

出産後, 肥満授乳婦が, 母乳分泌によりエネルギー消費量を増大させることは, 減量に役立つ. 授乳婦は可能な限り母乳栄養を継続し, 産後6ヵ月を目安に非妊娠時の標準体重まで戻すように努める. しかし, 分娩による身体の消耗を補い, 母乳分泌を継続できる状態を保つためには, 非妊娠時の減量方法や摂取エネルギー量をそのまま当てはめてはならない.

A-2 低体重(やせ)

❶ 疾患の概要

定義✛
　身体の脂肪が減少し, 体重が一定の基準を超えて減少している状態を**低体重(やせ)**という. このうち, 脂肪の減少が著しく高度な低体重(やせ)をとくに, **るい痩**という.
　日本肥満学会や世界保健機構(WHO)の肥満度判定基準では, BMI が 18.5 kg/m² 未満の場合, 低体重(やせ)と判断する.

症状✛
　低体重(やせ)では, 体重の減少以外に, 倦怠感, 疲労感, 無気力, 皮膚の乾燥, 毛髪が細くなる・パサつく・抜けやすくなる, 口角炎・口内炎, 身体活動の低下などがみられることが多い.
　さらに低体重(やせ)が進行すると, 貧血, 血圧低下, 浮腫, 免疫能の低下, 創傷治癒遅延の発症リスクが高まってくる. また, 妊娠前の体格にかかわらず妊娠中に体重増加が著しく少ない低栄養状態になると, 貧血, 早産, 低出生体重児分娩などのリスクが高まる.

❷ 栄養アセスメント

　普通の体格の妊婦と同様な経過が得られるように, 妊娠の経過に伴う体重変化, 臨床検査, および食生活について, 以下の項目について確認し, 評価する.

身体計測✛
　妊娠中の望ましい体重増加は, 非妊娠時の体格区分別に妊娠中の体重増加指導の目安(**表31-1 参照**)を参考に, 個人差に配慮しながら確認する.

臨床検査✛
　血液検査では, 低体重(やせ)の妊婦は鉄欠乏性貧血発症リスクも高い. そこで, Hb 濃度の検査を行い, 貧血の有無や程度を確認する. また, 低栄養状態では, アルブミン／グロブリン比(A/G 比)が低下することから, こちらも合わせて確認することが勧められる.

食生活状況調査✛
　食事回数・所要時間と内容(献立, 摂取エネルギー・栄養素量)などを, 食事記録や問診などをもとに評価する. 合わせて起床・就寝時刻, 食事時刻などの生活リズムと

日常の生活活動度についても確認することが重要である.

❸ 栄養ケア

栄養ケアの意義と原則✚

① 低出生体重児は,将来,高血圧,心血管疾患,糖尿病などの生活習慣病発症のリスクが高い.これについて,子宮内発育遅延がある新生児が,小児期に急速な成長を遂げる場合に,将来メタボリックシンドロームのリスクを有するとする胎児プログラミング仮説が提唱された.さらに近年はこの説の考え方や概念をもとに,発達期の環境に適応した子どもにおいて,胎児期から出生後数ヵ月までと小児期以降の環境の間に差が大きいと成人期の健康に影響するという,developmental origins of health and disease(DOHaD)説が提唱されている.これらのことから,妊娠期には適切な体重増加が得られるような食生活が重要である.

② 体質によっては,栄養バランスのよい必要十分量の食事や間食を摂取していても,体重の増加があまりみられないことがある.その場合には体重増加ばかりにこだわらず,食事時間が楽しくなる雰囲気づくりに努めていく.妊婦に対し妊娠中の体重増加は生理的なものであり,また,体重増加が少ない場合には,低出生体重児誕生のリスクが増えることについて理解を促す.この理解なしには,適正体重増加を目指した具体的な栄養指導を実施しても,妊婦に受け入れられず,食生活改善効果を期待することは難しい.

栄養ケアの実際✚

① 非妊娠時からの体重増加曲線を確認し,本人が実行可能な食事内容,時刻を設定する.対象者の調理への負担感が強い場合には,栄養バランスを考えた市販品の適切な選び方や作りおきの料理について,具体的に示すことも有効である.

② 実際の栄養ケアとしては,欠食しないで,多様な食品の中から食べられるものをできるだけ多種類選んで,栄養バランスのとれた食事をすることが重要である.1回の食事量が少ない場合は,間食を食事の補いと位置づけ,食事で摂りきれないエネルギーや栄養素を摂取していく.

③ 少量であってもエネルギーや栄養素が,比較的多く摂取できる食材や調理方法を選ぶ.その方法の一つに,油脂の摂取量を増やすことがある.たとえば,魚介類はできるだけ脂の含有量の多いものを選択したり,調理方法は,蒸す,焼く調理方法よりも,揚げる,炒める方法を利用したりするよう日頃から心がける.

④ 食事は体重を増やすことだけを目的に摂取するわけではない.いつも食事の量を気にして,沢山食べることに重きをおきすぎると,食事を摂ることが負担になることもある.そこで,孤食を避けたり,外食で雰囲気を変えるなど,食事が楽しい時間となるような支援をしながら,自らが食事を楽しめるような環境整備を行う.

❹ モニタリングと再評価

食事や間食の回数,内容,食事時刻の聞き取り,あるいは対象者自身が記録したものから,必要なエネルギーや栄養素の摂取ができているかを定期的に確認し,再評価する.その際には,総摂取エネルギー量や,エネルギーの高い脂質の食べ物だけに注目するのではなく,エネルギー産生栄養素バランスが,たんぱく質13～20%,脂質

20〜30%，炭水化物50〜65%の範囲になるよう，食事内容全体を見直していく．

血液検査ではHb値（☞後述のB「鉄欠乏症貧血」の栄養アセスメントの項を参照）とA/G比に注目する．A/G比の基準値は1.0〜2.0であり，栄養状態の改善に伴いA/G比は上昇していくことから，その変化を確認する．

体重増加があまりみられない対象者の中には，食事づくりに負担を感じていることもある．その場合には，市販の惣菜，レトルト食品，冷凍食品などの適切な選び方，利用法などについて伝え，負担感の軽減に努めていく．

B 鉄欠乏性貧血

❶ 疾患の概要

定義✚
貧血anemiaとは，末梢の血液中の赤血球数，Hb濃度が正常なヒトの値よりも減少した状態であると定義されている．妊婦にみられる貧血のうちでもっとも多いものが**鉄欠乏性貧血**である．妊婦貧血の診断基準はHb 11.0 g/dL未満，Ht 33.0%未満としている．非妊娠時であれば12.0 g/dL以下を，鉄欠乏性貧血としている．

病態生理✚
妊娠中は血液量が変化し，妊娠12週ころより血液量が増加しはじめるが，この場合に血漿量と血球量は同じ割合で増加するのではなく，血漿量の増加が多く，血液は希釈されHb値やHt値が低下する．このような血液希釈による粘度低下は胎盤の血栓や梗塞の形成防止に役立ち，胎児の発育にとって重要なものであり，妊婦の生理的変化でもあるため**生理的妊娠貧血**とも呼ばれている．

妊娠中の鉄の需要をみると，妊娠中は月経がなくなるため，鉄の排泄量は減少する．しかし，胎児や胎盤の発育のための鉄の需要は増加し，妊娠後期では1日約4 mgに達する．一方，妊娠期間中の妊婦における鉄の損失は，母体赤血球増加，胎児必要量，自然排泄，胎盤・臍帯の鉄などによって起こる．そのうちもっとも多いものは母体赤血球増加であるが，これは分娩後に母体に還元されるために，妊娠，分娩による鉄の損失量は妊娠期間1日当たりにすると約2.5 mgと算出される（**表31-3**）．この損失量を満たすために食物からの鉄の摂取や，体内では貯蔵鉄をはじめとする鉄の動員が行われる．

症状✚
貯蔵鉄量が少なくなると**血清フェリチン値**は低値を示す．さらに鉄欠乏が強くなると組織細胞内の鉄も減少する．その結果，運動機能，精神機能の低下，ならびに倦怠感が起こり，鉄欠乏性無力症と呼ばれる状態になる．そのほかの身体症状としては，毛髪の乾燥，爪が反り返るさじ状爪，口角炎，舌炎，嚥下障害などが起こる．また，土や毛髪など普通は口にしないものを食べる異食症や異臭を感じる異臭症がみられることもある．なお，異食症の中でも，氷を大量に食べるような状況を氷食症と呼ぶ．

治療✚
体内の鉄の欠乏状態は大量に出血しない限り急激に起こることはない．症状の現れない潜在性の鉄欠乏状態から鉄欠乏性貧血へ徐々に進行していくものである．そこで，妊娠前からバランスのよい食生活を心がけることが，妊婦の貧血予防の基本となる．

表31-3 妊娠と鉄必要量	
自然排泄(mg)	170(150〜200)
母体赤血球増加(mg)	450(200〜600)
胎児必要量(mg)	270(200〜370)
胎盤・臍帯の鉄(mg)	90(30〜170)
分娩時失血(mg)	150(90〜310)
合計(mg)	1,130(670〜1,650)
母体赤血球増加(mg) 分娩後母体に還元	450(200〜600)
妊娠分娩による損失(mg) 1日損失量(換算)(mg)	680(470〜1,050) 2.5(1.7〜4.0)

[American Medical Association Committee on Iron Deficiency：Iron deficiency in the United States. JAMA **203** (6)：407-412, 1968]

また，睡眠不足，過労，ストレスは鉄の吸収を妨げるために貧血の原因となるため，妊娠中はとくに十分な睡眠と規則正しい生活を心がけ，ストレスは早めに解消することも大切である．

❷ 栄養アセスメント

　貧血の改善に努め，貧血のない妊婦と同様な経過が得られるように，妊娠の経過に伴う体重変化，臨床検査，および食生活について，以下の項目について確認し，評価する．

身体計測✚　　低体重(やせ)により，鉄欠乏性貧血が起こることもあるため，BMIが低体重(やせ)($18.5\,kg/m^2$ 未満)の範囲でないか，確認する．妊娠中の望ましい体重増加は，個人差に配慮しながら，非妊娠時の体格区分別に妊娠中の体重増加指導の目安(☞**表31-1** 参照)を参考にする．

臨床検査✚　　血液検査では，Hb，Htの値を確認する．

食生活状況調査✚　　貧血の人は，食事の全体量が少ないことが多い．そこで，食事回数，所要時間と内容(献立，摂取エネルギー・栄養素量)などを，食事記録や問診などをもとに評価する．さらに，鉄欠乏性貧血で不足しがちな鉄の多い食品とたんぱく質を多く含む食品の摂取量についても確認する．合わせて起床・就寝時刻，食事時刻などの生活リズムと日常の生活活動度についても確認することが重要である．

❸ 栄養ケア

栄養ケアの意義と原則✚　① 鉄は胎盤において能動輸送されているため，鉄欠乏性貧血の母体から胎児に移行する鉄の量は，貧血のない母親とほぼ同量である．そのため，かなり重症の鉄欠乏性貧血の母親から生まれた新生児でも，鉄欠乏性貧血になることはほとんどないといわれている．しかし，鉄の摂取量が不足し，組織への供給が不足して鉄欠

表 31-4　鉄を多く含む食品と常用量中の鉄含有量

食品名	常用量(目安量)	常用量中鉄含有量
豚レバー	50 g(約小 1 枚)	6.5 mg
鶏レバー	60 g(約 1 羽分)	5.4 mg
あさり(水煮缶)	10 g(約大さじ 1)	3.0 mg
牛もも(赤肉)	70 g(約 1 枚)	2.0 mg
かき(むき身)	75 g(約 5 個)	1.6 mg
めじまぐろ	80 g(切り身 1 切れ)	1.4 mg
鶏卵(全卵)	50 g(約 1 個)	0.75 mg
豚ロース赤身・もも皮下脂肪なし	70 g(約 1 枚)	0.49 mg
小松菜(生)	100 g(約 1/3 束)	2.8 mg
ほうれん草(生)	100 g(約 1/3 束)	2.0 mg
納豆	50 g(約 1 パック)	1.7 mg
凍り豆腐(乾燥)	20 g(約 1 個)	1.5 mg
ひじき(鉄 / 窯ゆで)	20 g(約小鉢 1 杯)	0.54 mg
ひじき(ステンレス/窯ゆで)	20 g(約小鉢 1 杯)	0.06 mg

[科学技術庁資源調査会(編)：「日本食品標準成分表 2020 年版(八訂)」2020 年をもとに作成]

乏性貧血になった妊婦の多くは疲労感やめまい，さらに出産時には陣痛微弱，遷延分娩，異常出血などが生じやすい．

② 鉄欠乏性貧血が軽度(Hb 値が 9.0〜11.0 g/dL)の場合には，鉄剤投与による治療を開始するよりも，できるだけ栄養・食事療法により症状の改善を図る．しかし，Hb 濃度の低下が著しく，身体症状の強いときには鉄剤を用いた治療を行う．

栄養ケアの実際✚

鉄欠乏性貧血においては，バランスのとれた食事が大切である．また，鉄を多く含む食品を摂取することも大切である．その場合，食物に含まれる鉄は種類により吸収率が異なることに配慮する．

食物中に含まれる鉄には，主に動物性食品(赤身の肉，レバー，赤身の魚，血合肉など)に多く含まれる**ヘム鉄**と，植物性食品(海藻，緑黄色野菜，穀類，種実類など)に多く含まれる**非ヘム鉄**がある．鉄の吸収は十二指腸，および小腸粘膜細胞で行われるが，吸収速度や吸収率は体の生理的状態，食物中における鉄の存在状態，さらには共存する物質などによっても影響を受ける．適正な貯蔵鉄をもつ健康なヒトではヘム鉄の吸収率は約 25％であるが，非ヘム鉄では 2〜20％であるといわれている．ただし，レバーは鉄と同時にビタミン A も高濃度に含有する．ビタミン A の過剰摂取は胎児へ影響があることから注意が必要である．鉄欠乏性貧血の改善に有効な栄養ケア，食事の要点を以下に示す．

1）バランスのよい食事を摂取する

鉄は多様な食品に含まれているために，バランスのとれた食事を 1 日 3 回摂取することにより，ある程度の必要量を充足することが可能である．鉄を多く含む食品と常用量中の鉄含有量を**表 31-4** に示す．

2）たんぱく質の摂取量を増やす

Hb の合成には鉄とたんぱく質が必要とされる．そこで，鉄の吸収を高めるためには肉類，魚類のたんぱく質を十分に摂取するとよい．

3) 鉄の吸収促進作用をもつ食物成分を摂取する

魚介類，肉類，牛乳・乳製品などのたんぱく質食品は還元作用のあるアミノ酸のシステインを含み，三価鉄を二価鉄に変え，吸収を促進する働きをもつ．また，ビタミンCは還元作用ならびにキレート作用の両方をもつために，不溶性の三価鉄を可溶性の二価鉄に変えて吸収率を増加させる．また，柑橘類に豊富に含まれるクエン酸は，鉄とキレートを作り溶解性を高め，吸収率を高める働きをもつ．そのほかにも赤血球の合成に関与し，鉄の吸収を高めるビタミンB_6・B_{12}，葉酸，ならびに銅を含む食品の積極的な摂取も勧められる．

4) 胃酸の分泌を高める食品を摂取する

酢や香辛料，梅干しなどを使用した料理は，胃粘膜を刺激し，胃酸分泌を高め，鉄の吸収を促進する．また，よく咀嚼することも胃酸分泌を促進し，鉄の吸収を助ける．

5) 鉄の吸収阻害作用をもつ食物成分の摂取を避ける

鉄の吸収を阻害する食物成分としては，フィチン酸塩，リン酸塩，食物繊維，ポリフェノール類，カルシウムなどがあげられる．いずれも鉄イオンを難溶性の鉄塩に変えてその吸収を阻害する．

6) 鉄製の調理器具を使用する

防錆加工をしていない鉄製の鍋やフライパンから調理中に溶出する鉄は，二価鉄イオンのために吸収率がよい．そこで，鉄の補給の補助手段として，鉄製の調理器具を利用することが勧められる．

7) 栄養補助食品(サプリメント)の利用

食事で十分な量の鉄が摂取できないときには，消費者庁が許可した特定保健用食品のほか，栄養補助食品の適切な利用も推奨される．

 コラム 鉄の補給を食事だけで行うと

　鉄含量の多い食品摂取を心がけることで，鉄欠乏性貧血の予防，あるいは進展の防止に努めることは大切である．しかし，臨床的に明らかな欠乏があるときは，鉄剤の投与を行う．鉄剤は鉄として1日100 mgの投与が適当であると考えられている．鉄欠乏性貧血の治療を食事療法だけで行う場合には，毎日10ポンド(約4,540 g)のステーキを食べなければならないと試算されており，食事療法のみによる鉄欠乏性貧血の治療は実際的ではなく，実施不可能である．また，費用対効果論から考えても合理的ではない．

　鉄剤を服用する場合に，緑茶，コーヒー，紅茶を避ける必要はないといわれている．その理由は貧血の治療で使用される経口鉄剤の常用量は，鉄の1日の必要量(数 mg)と比較して大量であり，一部がタンニン酸により吸収が阻害されたとしても，大きな影響がないと考えられているためである．

④ モニタリングと再評価

　貧血の症状は徐々に現れてくるために，体もその状態に適応していることが多く，本人が悪化の徴候をつかみにくい．そこで，鉄欠乏性貧血と診断された妊婦・授乳婦は，Hb，Ht 測定などを定期的に行い，身体内の状態を客観的に把握することが大切である．

　授乳中は母体の鉄分が乳児の栄養成分として優先的に移行するために，母体に貯蔵されていた鉄が失われ，必要量の鉄の摂取不足から鉄欠乏性貧血になる者が多い．とくに妊娠以前あるいは妊娠中から貯蔵鉄量の少ない潜在性鉄欠乏状態にあった者は注意が必要となる．授乳婦へ鉄分補給を行っても，母乳中の鉄濃度には影響を与えないが，妊娠により減少した母親の貯蔵鉄を補う点では望ましい．

C 妊娠糖尿病，糖尿病合併妊娠

C-1 妊娠糖尿病

❶ 疾患の概要

定義✚
　日本糖尿病・妊娠学会では，妊娠糖尿病 gestational diabetes mellitus（GDM）を「妊娠中にはじめて発見または発症した糖尿病にいたっていない糖代謝異常であると定義し，妊娠時に診断された明らかな糖尿病 overt diabetes in pregnancy，糖尿病合併妊娠は含めない」としている．

　GDM の臨床的意義として，糖尿病合併症の増悪，母体合併症として流産，早産，妊娠高血圧症候群，巨大児*に基づく難産など，周産期合併症の増加があげられる．また，分娩後に耐糖能が正常化しても，将来，母体の 2 型糖尿病発症，ならびに児の肥満症，糖尿病発症が増加する場合が多い．

診断✚
　妊娠中に発見される耐糖能異常には，①妊娠糖尿病，②妊娠中の明らかな糖尿病の二つがあり，表 31-5 の診断基準により診断する．

　また，妊娠糖尿病のリスクファクターである肥満・過度の体重増加，糖尿病家族歴，妊娠糖尿病の既往，尿糖陽性，高年齢，流早産の既往，巨大児分娩の既往などをもつ妊婦に対して，妊娠糖尿病の食後血糖値法によるスクリーニングを行う．しかし，このリスクファクターをもつ妊婦だけでは，見逃されてしまう症例もあることから，日本産科婦人科学会では，妊婦全員に対して 75 g ブドウ糖経口負荷試験（75g OGTT）を行うことを推奨している．

---

*巨大児：外表奇形などの異常がなく出生時体重が 4,000 g 以上の新生児．遺伝のほか，糖尿病や母体の過食，運動不足などが原因で出産される．母体が高血糖の場合，胎児の血糖値も高血糖となることでインスリン分泌が促進されて，その成長促進作用のために巨大児が生じるという，ペダーセン Pedersen の高血糖高インスリン血症説により説明されている．

表 31-5 診断基準

1）妊娠糖尿病 gestational diabetes mellitus （GDM）	75g OGTT において次の基準の 1 点以上を満たした場合に診断する ①空腹時血糖値　≧92 mg/dL（5.1 mmol/L） ②1 時間値　≧180 mg/dL（10.0 mmol/L） ③2 時間値　≧153 mg/dL（8.5 mmol/L）
2）妊娠中の明らかな糖尿病 overt diabetes in pregnancy^{注1）}	以下のいずれかを満たした場合に診断する ①空腹時血糖値　≧126 mg/dL ②HbA1c 値　≧6.5% ＊随時血糖値≧200 mg/dL あるいは 75g OGTT で 2 時間値≧200 mg/dL の場合は，妊娠中の明らかな糖尿病の存在を念頭におき，①または②の基準を満たすかどうか確認する^{注2）}
3）糖尿病合併妊娠 pregestational diabetes mellitus	①妊娠前にすでに診断されている糖尿病 ②確実な糖尿病網膜症があるもの

注 1）妊娠中の明らかな糖尿病には，妊娠前に見逃されていた糖尿病と，妊娠中の糖代謝の変化の影響を受けた糖代謝異常，および妊娠中に発症した 1 型糖尿病が含まれる．いずれも分娩後は診断の再確認が必要である．
注 2）妊娠中，とくに妊娠後期は妊娠による生理的なインスリン抵抗性の増大を反映して糖負荷後血糖値は非妊時よりも高値を示す．そのため，随時血糖値や 75g OGTT 負荷後血糖値は非妊時の糖尿病診断基準をそのままあてはめることはできない．
これらは妊娠中の基準であり，出産後は改めて非妊娠時の「糖尿病の診断基準」に基づき再評価することが必要である．
（日本糖尿病・妊娠学会と日本糖尿病学会との合同委員会：妊娠中の糖代謝異常と診断基準の統一化について．糖尿病 58：802，2015 より引用）
［日本糖尿病学会（編・著）：糖尿病治療ガイド 2024，p.98，文光堂，2024］

Hb にグルコースが結合したものを**グルコヘモグロビン（HbA1c）**＊という．HbA1c は，半減期が約 30 日のため，その値は過去 1〜2 ヵ月の長期的な平均血糖値の推移を反映する．現在，HbA1c は糖尿病の補助診断にも用いられ，妊娠中においても HbA1c と平均血糖値の間に有意な相関があると報告されている．しかし，HbA1c は妊娠糖尿病のスクリーニングに用いるのではなく，治療の評価としての指標とすることが適当であると考えられている．

HbA1c は平均血糖値を反映しない場合もある．たとえば，腎不全，慢性アルコール中毒症などでは HbA1c が血糖値と比較して高値を示す．また，出血，溶血性貧血，鉄欠乏性貧血の鉄剤治療による回復期などでは低値を示す．

HbA1c の目標値は，日本糖尿病学会の糖尿病診療ガイドラインでは，非妊娠時の糖尿病患者の場合，血糖正常化を目指す際の目標値を「HbA1c 6.0％未満」，合併症予防のための目標値を「HbA1c 7.0％未満」，低血糖そのほかの理由で治療の強化が難しい場合は「HbA1c 8.0％未満」としている．妊婦の場合には 6.2％未満が望ましい．

治療✛

妊娠糖尿病の治療の基本は，食事療法，運動療法，薬物療法（ここでは，インスリン療法）である．中でも，食事療法は重要であり，その目的は肥満，過食などの食習慣の改善により，インスリンの需要量の調節，ならびにインスリン感受性の改善を進め，合併症のリスクの低減化を図ることである．適正な食事療法を実施しても目標血糖値が達成されないときには，積極的にインスリン投与を行い，合併症の予防に努める．経口糖尿病薬は胎児に対する安全性がまだ完全に証明されたとはいえないため，インスリンに切り替える．妊娠の進行に伴いインスリン抵抗性が増し，使用インスリン量は次第に増加してくることもあるため，妊婦にはこのことを十分説明し，不安を抱かないように支援することが大切である．

＊グルコヘモグロビン（糖化ヘモグロビン，HbA1c）：ヘモグロビンにグルコースが結合したものをグルコヘモグロビン（HbA）といい，このうち 1c は，糖尿病と関連がある．HbA1c の半減期は約 30 日であり，その値は過去 1〜2 ヵ月の長期的な平均血糖値の推移を反映する．

❷ 栄養アセスメント

正常な妊娠と同様な経過が得られるように，肥満の有無などの体重管理と血糖管理の状況，および食生活について，以下の項目について確認し，評価する．

身体計測✚
非妊娠時と比較した体重増加量と体重増加速度を確認する．妊娠中の望ましい体重増加は，非妊娠時の体格区分別に妊娠中の体重増加指導の目安(☞表 31-1 参照)を参考にする．

臨床検査✚
血液検査では，空腹時血糖値，1 日血糖曲線，HbAlc，尿糖や尿ケトン体の状況などを確認する．

食生活状況調査✚
食事回数，所要時間と内容(献立，摂取エネルギー・栄養素量)などを，食事記録や問診などをもとに評価する．併せて起床・就寝時刻，食事時刻などの生活リズムと日常の生活活動度についても確認することが重要である．

❸ 栄養ケア

栄養ケアの意義と原則✚
① 妊娠中の平均血糖値と周産期合併症の出現頻度は相関がある．そこで，妊娠中の血糖値管理が重要となる．日本産科婦人科学会では，糖尿病の妊婦の血糖管理目標値を，静脈血漿ブドウ糖値が食前 100 mg/dL 未満，食後 2 時間値は 120 mg/dL 未満としている．

② 血糖管理目標の達成，ならびに低血糖症の予防には，血糖自己測定を正確，かつ頻回に行うことは重要である．原則として 1 日 7 回(食前および食後 2 時間と睡眠前)，血糖値の測定を行うことが必要である．なお，教育入院時などに自己測定による血糖値と，検査室での血糖値の相違が 10% 以内であることを確認しておく．

栄養ケアの実際✚
① 妊娠糖尿病の栄養管理では，過度な体重増加を起こさないようにしながら，健全な児の発育と母体の血糖管理を維持することを目標とする．摂取エネルギーについて，非肥満妊婦は，標準体重×30 kcal を基本として，妊娠中に増大するエネルギーを付加量として加える．付加量については，『日本人の食事摂取基準』の妊娠各期の付加量に準拠する方法と，妊娠期間中一律に 200 kcal とする方法がある．

② 肥満妊婦に対しては標準体重×30 kcal を基本とし，エネルギー付加は行わない．しかし，妊娠期に母体の低栄養により，子宮内環境が悪化すると，低出生体重児出産のリスクが増大すること，低出生体重児は将来，生活習慣病発症リスクが高いとする DOHaD 説(☞前述の A-2「低体重(やせ)」の「栄養ケアの意義と原則」の項を参照)もあることから，極端に食事摂取量を減少させることは望ましくない．そこで，母体と胎児の体重変化やケトン体を参考に，個人の状況に合わせて摂取エネルギーを調節していく．なお，総エネルギーばかりに注意を向けるのではなく，ビタミンやミネラルの摂取についても，過不足が起こらないよう配慮する．

③ 1 日 3 回食で食前 100 mg/dL 未満，食後 2 時間 120 mg/dL 未満の目標血糖値が達成できない場合には，各食事を 2：1，あるいは 1：1 に分割し，1 日六分割食に

することが有効な場合がある．また，夜間に低血糖症状を呈する場合には，就寝前に軽食（消化吸収が穏やかな炭水化物食品など）の摂取が勧められる．

④ 糖尿病合併症の一つに**糖尿病性腎症**がある．糖尿病性腎症の患者は妊娠高血圧症候群の合併率が高いため，腎症に対する食事療法と，次項の妊娠高血圧症候群の食事療法を合わせて行う必要がある．現在，とくに腎症合併妊婦のたんぱく質摂取量についての勧告はないが，妊娠時の過度のたんぱく質摂取制限は胎児の発育面から問題があるとされている．

❹ モニタリングと再評価

妊娠糖尿病においては栄養・食事療法を行い，定期的な血糖測定，体重測定により，血糖管理，体重管理がなされることが大切である．

分娩時には**インスリン**の需要量が大きく変化する．また，分娩の進行に伴い食事摂取が困難になり，また，分娩時間が長くなる場合には，さらに血糖管理を注意深く進めなければならない．

分娩後，糖尿病褥婦は**母乳育児**ができないことが多い．この理由として，自分の血糖管理と育児の負担があげられる．さらに，妊娠中は「胎児のために」という強い動機付けがあり，血糖管理が良好であったが出産後はその動機が消失し，血糖管理も不良になりやすいことなどが考えられる．しかし，母乳育児は母児にとって望ましい栄養法である．そこで，母乳育児の利点や血糖管理の良否が母乳の組成と分泌量に影響することを教育し，血糖管理の動機の維持を援助することが必要である．なお，血糖管理と母乳育児を両立させる負担は大きいので，医師，管理栄養士，助産師などの専門職，ならびに家族の理解と協力が欠かせない．

妊娠糖尿病は出産後，糖尿病へ移行する可能性が高い．そこで，一般には分娩後1〜3ヵ月後に 75 g OGTT を実施する．その結果，境界型を示すものは，3〜6ヵ月ごとに 75 g OGTT を実施し，経過観察をすることで糖尿病の早期発見に努めることが大切である．

C-2 糖尿病合併妊娠

❶ 疾患の概要

定義✚

糖尿病合併妊娠とは，1 型および 2 型糖尿病と診断されていた人が妊娠した状態，または妊娠中に発見された場合で確実な糖尿病網膜症があるものをいう．妊娠中に発見されるものには，妊娠前に見逃されていた糖尿病，妊娠中の糖代謝の変化の影響を受けた糖代謝異常，および妊娠中に発症した 1 型糖尿病が含まれる．

診断✚

妊娠中の明らかな糖尿病の診断基準は，空腹時血糖 126 mg/dL 以上，HbA1c 6.5％以上，随時，もしくは 75 g OGTT 2 時間値が 200 mg/dL 以上，糖尿病網膜症の存在が認められるものである．なお，妊娠中，とくに妊娠後期は妊娠による生理的なインスリン抵抗性の増大を反映して糖負荷後血糖値は非妊娠時よりも高値を示すため，非妊娠時の糖尿病の診断基準を当てはめることはできないが，出産後には当てはめるこ

とが可能であり，再評価していくことが必要である．

治療➕

　糖尿病合併妊娠では母親に網膜症，腎症，冠動脈疾患などが，胎児には流産，形態異常，巨大児などの合併症のリスクが高まるために，これらを予防することが重要である．このうち形態異常については，妊娠してからの対応ではすでに器官形成期を過ぎているため回避できない．そこで，糖尿病と診断されている場合は，HbA1cの値，網膜症や腎症の程度などが妊娠許可基準に達するように治療し，計画妊娠することが重要である．妊娠を希望する場合の血糖コントロールには，胎盤通過性のないインスリンを用いる．

　そのほかは，C-1項「妊娠糖尿病」に準ずる．

❷ 栄養アセスメント

　C-1項「妊娠糖尿病」に準ずる．

❸ 栄養ケア

栄養ケアの意義と原則➕

　妊娠糖尿病と同様に，血糖を厳格に管理するために，血糖自己測定を活用し，適切な食事療法，運動療法，薬物（インスリン）療法を行うことが重要である．その際には，低血糖のリスクを最小限にとどめ，可能な限り健常妊婦の血糖日内変動に近づけることを目標とする．血糖管理目標値は，妊娠糖尿病と同様の静脈血漿ブドウ糖値が食前100 mg/dL未満，食後2時間値は120 mg/dL未満とする．

栄養ケアの実際➕

　C-1項「妊娠糖尿病」に準ずる．

❹ モニタリングと再評価

　糖尿病合併妊娠も妊娠糖尿病と同様に，栄養・食事療法を行い，定期的な血糖測定，体重測定により，血糖管理，体重管理がなされることが大切である．

　分娩後は，育児に時間や手間を取られて，母親の食事の時刻，内容，量などへの配慮がおろそかになりやすい．そこで，定期的な受診による血糖管理を促すことが，母体の糖尿病の悪化予防，および次の子どもの妊娠時の形態異常発症リスクの低減に重要である．

D 妊娠高血圧症候群 ・━━━・━━━・━━━

❶ 疾患の概要

定義➕

　妊娠高血圧症候群 pregnancy-induced hypertensions（PIH）とは，従来妊娠中毒症と呼ばれていた病態を，2005（平成17）年4月から改めて「妊娠20週以降，分娩後12週まで高血圧がみられる場合，または高血圧にたんぱく尿を伴う場合のいずれかで，かつこれらの症状が単なる妊娠の偶発合併症によるものではないもの」と定義し直したものである．従来の妊娠中毒症は浮腫がその定義に含まれていたが，妊娠高血圧症候群の定義からは浮腫は除外された．これは，浮腫は全妊婦の約3割に起こり，最近，

妊娠中の生理的反応であると考えられるようになったためである．しかし，浮腫に引き続いて高血圧になることがみられるため，症状が浮腫だけであっても経過観察を丁寧に行うことが重要である．たんぱく尿は子宮内胎児発育遅延との関連が強く，たんぱく尿の程度が進むことは妊娠高血圧症候群の重症化の指標とされている．しかし，たんぱく尿のみの症状の場合は，とくに母子への悪影響が少ないことが明らかになっており，妊娠高血圧症候群ではない．

病態生理 ✚

妊娠高血圧症候群の発症には，血管内皮細胞障害，全身血管攣縮，血液凝固異常，血小板や好中球の活性化による末梢循環不全などのさまざまな病因，病態が関与する．その病態は妊娠が継続する限り不可逆的に進行する．

妊娠高血圧症候群における高血圧の病態生理については，以下のように考えられている．通常，妊婦は循環血漿量が20〜25%増加し，これは血圧を上昇させる原因となる．また，妊娠時には血漿レニン活性が亢進し，血液中のアルドステロン濃度が上昇し，これも血圧の上昇をもたらす．しかし，正常妊婦の血圧は低下する．これは末梢血管の昇圧物質に対する反応性が低下しているためであると考えられている．一方，妊娠高血圧症候群においてはなんらかの刺激により，血管内皮細胞が障害されて末梢血管抵抗の上昇が起こり，血圧も上昇すると推察されている．

治療 ✚

妊娠高血圧症候群の治療には，食事療法，安静，薬物療法などがある．しかし，もっとも効果があるのは，妊娠の終了（分娩）である．

❷ 栄養アセスメント

正常な妊娠と同様な経過が得られるように，肥満の有無などの体重管理と血圧の管理，および食生活について，以下の項目について確認し，評価する．

身体計測 ✚

肥満は，妊娠高血圧症発症のリスクファクターである．妊娠中の望ましい体重増加は，個人差に配慮しながら非妊娠時の体格区分別に妊娠中の体重増加指導の目安（☞ **表31-1**参照）を参考にする．

臨床検査 ✚

妊娠高血圧症候群においては尿量減少と尿酸高値がみられ，これらはナトリウム欠乏により起こることから，妊娠高血圧症候群においてはナトリウム欠乏があると考えられる．ナトリウムは血漿成分を血管内に保つ働きをもつため，不足すると循環血漿量が減少する．すなわち，腎血流量の減少，胎盤血流量の減少による胎児への酸素や栄養成分の供給不足が起こる．このような場合に食塩制限を行うと，ナトリウム欠乏を助長する．そこで，見かけ上，血圧低下，浮腫軽減が起こっても，それは本質的な解決ではなく脱水が高度となった結果であると考えられる．

重症妊娠高血圧症候群の妊婦は，血中および尿中カルシウム濃度の低下が認められる．また，カルシウム摂取量と血圧の間には負の相関がみられること，カルシウム制限をした動物実験モデル（ラット）で，血圧の上昇が認められること，健康男性や非妊婦ではカルシウムの降圧作用があることなどから，カルシウムの妊娠高血圧症候群予防効果の可能性が検討された．しかし，結果はさまざまであり，現時点ではカルシウ

ム摂取の有効性については一定の見解を得ていない.

食生活状況調査✚

食事回数, 所要時間と内容(献立, 摂取エネルギー・栄養素量)などを, 食事記録や問診などをもとに評価する. 合わせて起床・就寝時刻, 食事時刻などの生活リズムと日常の生活活動度についても確認することが重要である. ストレスや過労も妊娠高血圧症候群発症リスクを高めたり, 症状の悪化を招くので, 食事だけでなく生活全般を把握し, 評価する.

❸ 栄養ケア

栄養ケアの意義と原則✚

① 妊娠高血圧症候群の発症のリスクファクターとしては, 初産婦, 高齢・若年妊婦, 多胎妊娠, 妊娠高血圧症候群の既往などがある. また, そのほかに栄養の関与するものとして, 非妊娠時の肥満(肥満度 30%以上あるいは BMI 24 kg/m^2 以上), 慢性高血圧や糖尿病の合併, 高血圧家系, 糖尿病家系などがあげられる. なお, 妊娠の有無を問わず, 肥満は高血圧を発症しやすく, またそのコントロールを困難にする. 肥満あるいは過食はインスリン分泌を促すことから, 高インスリン血症が高血圧と深くかかわっており, 妊娠高血圧症候群においてもインスリン抵抗性がみられることが報告されている. そこで, 発症のリスクファクターである肥満の回避や, 発症後の高血圧の適切なコントロールのために栄養・食事療法を行うことが大切である.

② 妊娠高血圧症候群の予防, 治療は, 安静と食事療法が原則である. 日本産科婦人科学会周産期委員会から示された生活指導, 栄養指導の指針には, BMI 別エネルギー摂取量, 塩分と水分の摂取, ならびにたんぱく質摂取量の目安, さらに動物性脂質と糖質制限, 高ビタミン食の勧めが示されている(**表31-6**).

③ 妊娠中, 体重管理のために, 過度のエネルギー制限を行うことは, 子宮内の低栄養環境を助長することになるために避ける必要がある(DOHaD 説. ☞前述の A-2「低体重(やせ)」の「栄養ケアの意義と原則」の項を参照). 低出生体重児であること自体が, 妊娠高血圧発症リスクファクターになるため, 出生児が女児の場合, 世代を超えて妊娠高血圧症候群のリスクをもつことになる.

栄養ケアの実際✚

過剰な体重増加の防止のためのエネルギー制限と緩やかな食塩制限が, 妊娠高血圧症候群においては勧められる.

1) エネルギー制限

栄養食事指導としては, 肥満予防のためにエネルギー制限を行う. エネルギー制限については肥満の項目を参照されたい.

2) 食塩制限

高血圧の症状が出現する場合が多いため, **食塩制限**を実施することが多い. しかし, 妊娠高血圧症候群においては循環血漿量の減少が起こり, 食塩制限はこれをさらに助長させ, 循環血漿量をさらに低下させることで妊娠高血圧症候群を増悪させる可能性がある. また, 食塩の摂取を制限すると, たんぱく質およびカルシウム摂取量が減少し, 摂取エネルギーも少なくなることが報告されている. これは, 食塩制限は食事の栄養バランス全体に影響を及ぼす可能性があることを示しており, 十分留意する必要

表 31-6 妊娠中毒症*の生活指導および栄養指導

1. 生活指導
   ・安静
   ・ストレスを避ける
   （予防には軽度の運動，規則正しい生活が勧められる）
2. 栄養指導（食事指導）
   a）エネルギー摂取（総カロリー）
   　非妊時 BMI 24 以下の妊婦：30 kcal×理想体重(kg)＋200 kcal
   　非妊時 BMI 24 以上の妊婦：30 kcal×理想体重(kg)
   　［予防には妊娠中の適切な体重増加が勧められる** ：
   　　BMI＝体重(kg)/(身長(m))²
   　　BMI<18 では，10〜12 kg 増
   　　BMI 18〜24 では，7〜10 kg 増
   　　BMI>24 では，5〜7 kg 増］
   b）塩分摂取
   　7〜8 g/日程度に制限する（極端な塩分制限は勧められない）
   　［予防には 10 g/日以下が勧められる］
   c）水分摂取
   　1 日尿量 500 mL 以下や肺水腫では前日尿量に 500 mL を加える程度に制限するが，それ以外は制限しない．口渇を感じない
   程度の摂取が望ましい
   d）たんぱく質摂取量
   　理想体重×1.0 g/日
   　［予防には理想体重×1.2〜1.4 g/日が望ましい］
   e）動物性脂肪と糖質は制限し，高ビタミン食とすることが望ましい
   　［予防には食事摂取カルシウム（1 日 900 mg）に加え，1〜2 g/日のカルシウム摂取が有効との報告もある．また，海藻中のカ
   リウムや魚油，肝油（不飽和脂肪酸），マグネシウムを多く含む食品に高血圧予防効果があるとの報告もある］
   注）重症，軽症ともに基本的には同じ指導で差し支えない．混合型ではその基礎疾患の病態に応じた内容に変更することが勧められ
   る

［日本産科婦人科学会周産期委員会，1998 より］
*妊娠中毒症は 2005 年に妊娠高血圧症候群へ改められたが，本表は，1998 年の発表当時のままの表記とした．
**現在の妊娠中の体重増加指導の目安については表 31-1 を参照のこと．

がある．
　現在得られている科学的な知見からは，妊娠高血圧症候群に対して食塩制限をどの
程度にしたらよいかは不明である．しかし，従来行われてきたような厳しい食塩制限
を急激に実施することは，妊娠高血圧症候群の軽快に対して効果は少なく，場合によっ
ては危険を伴うこともあると考えられる．一方，食塩制限をまったく行わないことの
是非についても科学的な根拠が乏しい．このような現状の中で，日本産科婦人科学会
は 7〜8 g/日という緩やかな制限基準を提示している．
　減塩指導は開始前に，妊娠高血圧症候群妊婦の食塩摂取量を把握しておくと具体的
な助言がしやすい．食塩摂取量の把握には，食事記録による調査，問診による味付け
の嗜好調査などが有効である．また，1 日の尿中ナトリウム排泄量を測定して，食塩
摂取量を把握することもある．減塩食実施上の工夫を**表 31-7** に示す．
　病系分類における発症後の減塩食については，妊娠 32 週以降に発症する遅発型妊
娠高血圧症候群では，妊娠 32 週以前に発症する早発型妊娠高血圧症候群に比べ有効
であり，また，軽症では有効であるが，重症では無効，あるいは好ましくない影響を
与えるとの報告がある．軽症例と重症例では，異なる病態形成の機序が背景にあるこ
とも示唆されており，現段階では妊娠高血圧症候群におけるナトリウム代謝は十分に
解明されていない．

D. 妊娠高血圧症候群　**435**

表31-7　減塩食実施上の工夫

1. 古い食材料ほど臭み消しなどに味付けを濃くしなければならないので，新鮮な食材料を用い，食品自体の味，香りを活かす.
2. 食品内部にまで塩味をつけなくても，食品表面に味を付けただけでも，舌にある塩味を感じる味蕾細胞が反応して，塩味を強く感じる.
3. 味付けは一品に重点的につけ，他の料理の薄味の物足りなさを補う.
4. 料理の煮汁が多いと水分が多くなり，食品の味が薄くなるので，できるだけ汁気は少なくする.
5. 汁物は，具を多くする.
6. 干物は焼いた後，熱湯をかけ，もう一度水分を蒸発させるために少し焼くと減塩になる.
7. 天ぷら，フライ，ムニエル，グラタン，炒飯，油炒めなどは，油脂の風味で塩味が少なくてもおいしいので，上手に利用する.
8. 焼き魚，焼肉，焼きナスなどは，焦げ目のもつ風味を利用する.
9. 丼物，麺類は量が多くなると，容易に塩分摂取過剰になるので，それらの量は控える.
10. すし飯に使われる合わせ酢の中には，食塩が米の1.5％，砂糖が3％含まれているので，すし飯の過食に気をつける.
11. 普段よく使う調味料や，加工食品，インスタント食品，ファストフード，佃煮，漬物などに含まれる食塩含有量を認識する.
12. 食塩摂取量の約60％を占める食塩，しょう油，みそなどは，必ず計量して使うようにする．また，食塩，しょう油は食卓に出さない.
13. 甘味が強いと塩味も強くなる．そこで，甘味はできるだけ薄くする.
14. しょう油をだし汁で薄めた割りじょう油を利用する.
15. 食塩のかわりにレモン，ユズ，食酢などの酸味を利用する.
16. カレー粉，ショウガ，わさび，からし，山椒などの香辛料を利用する.
17. ネギ，アサツキ，シソ，ミョウガなどの薬味を利用する.
18. コンブ，鰹節，シイタケ，貝柱，干しエビなどの旨味をもつ食品を利用する.
19. 減塩食品，減塩調味料を利用する．ただし，これらも多量に摂取すれば減塩にはならないので気をつける.
20. 制酸薬，抗生物質などの薬剤に含まれるナトリウムにも注意を払う.

3）脂質の摂取

脂質の摂取については，妊娠末期には母体は遊離脂肪酸を主なエネルギー源にしており，重症妊娠高血圧症候群では，遊離脂肪酸が有意に増加している．食事療法としては，脂質摂取量を総摂取エネルギーの25％程度まで抑えることがよいと考えられている．また，飽和脂肪酸や一価不飽和脂肪酸を多く含む動物性食品を減らし，サバ，イワシ，マグロ，シソ油，エゴマ油などに含まれる *n*-3系多価不飽和脂肪酸を多く摂取することが勧められている.

4）ビタミンの摂取

ビタミンの摂取については，妊娠高血圧症候群妊婦では，酸化LDL（low density lipoprotein, 低密度リポたんぱく質）が多量に存在し，抗酸化作用を有する血中ビタミンE濃度が低下していることが知られているために，ビタミンEの摂取が勧められる．なお，ビタミンEの抗酸化作用は，ビタミンC依存性であるために，両者の同時摂取が効果的である.

❹ モニタリングと再評価

妊娠高血圧症候群は一度発症すると，出産まで症状は悪化することはあっても改善することはほとんどないといわれている．そこで，過剰な体重増加の徴候を早めに発見するための体重測定，血圧測定による高血圧の検査，また，たんぱく尿検査などを定期的に実施することが，早期発見，ならびに病状の進行抑制には重要である.

産褥期の食事は原則として低エネルギー食，減塩食が勧められる．しかし，妊娠中よりも制限を緩め，産褥期の回復の妨げとならない程度の最小限の制限とする.

妊娠高血圧症候群の既往のある者は，次回妊娠においても高率に，また，初回妊娠時よりも早期に妊娠高血圧症候群を発症し，重症化する場合が多い．そこで，妊娠高血圧症候群の既往のある者は，非妊娠時から高血圧の予防，管理に気をつけた食生活

を営むことが大切である．

　妊娠高血圧症候群の長期的予後は，妊娠経験のある高血圧症患者の約45％に妊娠高血圧症候群の既往があるという報告や，妊娠高血圧症候群の長期追跡調査で60％以上が高血圧症になっていたという報告などから，潜在性の高血圧症因子が妊娠という生理的な負荷により，顕在化したものが妊娠高血圧症候群であるともいえる．さらに妊娠高血圧症候群の既往のある者のうち肥満度の高い人ほど高血圧症になりやすいという報告もある．そこで，妊娠高血圧症候群の既往のある者については，長期にわたり生活習慣病のリスクを回避する適切な生活習慣を維持していくことが重要である．

 コラム　妊娠高血圧症候群の浮腫には水分制限が必要？

　妊娠高血圧症候群の主要症状の一つに浮腫がある．腎臓疾患などによる浮腫の場合には，水分制限のなされる場合があるが，妊娠高血圧症候群では極端な水分制限の必要はない．それは，妊娠高血圧症候群では血管内皮細胞の機能不全や損傷がみられ，血管が目の粗いざるの状態になり，血球成分は血管内に留まるが水や分子量の小さいAlbなどの血漿成分は血管外に漏出するために，漏出した水分が浮腫となる．また，Albは腎臓から排泄され，たんぱく尿となるからである．体重が増加しても血管内を流れる血液量は少なくなっているために，水分制限は逆に症状を悪化させることがある．

 練習問題

　妊産婦・授乳婦の疾患について，正しいものに○，誤っているものに×をつけよ．
(1) 妊娠前に普通の体格の場合，妊娠中の体重増加指導の目安は10〜13 kgである．
(2) 貧血の妊婦においては，主に動物性食品に含まれるヘム鉄よりも，植物性食品に含まれる非ヘム鉄のほうが吸収率は高い．
(3) 妊娠糖尿病患者は，1日六分割食にすると血糖管理が適切に行われることが多い．
(4) 妊娠高血圧症候群の高血圧治療には，厳しい食塩制限を短期間に実施することが有効である．
(5) グルコヘモグロビン（HbA1c）の半減期は約3日であり，短期的な血糖値を反映する．

32 老年症候群

老年症候群は，おもに急性疾患や慢性疾患によるものと ADL 低下による後期高齢者に多いものがあり（**表32-1**），治療と同時に介護の視点から総合的にアプローチすることが重要である．そのため，栄養ケアも多職種協動で行い，退院後の生活を含めた栄養ケア計画の立案が必要となる．また，老年症候群では，低栄養のリスクが高くなるため，その栄養管理は，栄養状態の改善に着目し，疾患の治療効果を高めることによって ADL の維持・向上を図り，QOL の向上を目指す．

表 32-1　老年症候群の分類

おもに急性疾患に付随する症候	めまい，息切れ，腹部腫瘤，胸水，腹水，頭痛，意識障害，不眠，転倒，骨折，腹痛，黄疸，リンパ節腫脹，下痢，低体温，肥満，睡眠時呼吸障害，喀血，吐下血
おもに慢性疾患に付随する症候	発熱，関節痛，喀痰，咳嗽，腰痛，喘鳴，認知症，脱水，麻痺，骨関節変形，視力低下，食欲(食思)不振，浮腫，やせ，しびれ，言語障害，悪心・嘔吐，便秘，呼吸困難，体重減少
日常生活動作(ADL)の低下と密接な関連をもつ症候	骨粗鬆症，椎体骨折，尿失禁，頻尿，胸痛，不整脈，嚥下困難，せん妄，抑うつ，褥瘡，難聴，出血傾向，貧血，低栄養

［鳥羽研二：施設介護の問題点．日本老年医学会雑誌 34(12)：984，1997 より作成］

❶ 疾患の概要

老年症候群 geriatric syndrome とは，高齢者に多くみられ，原因はさまざまであるが治療と同時に介護ケアが重要となる一連の症状，所見をいい，大きく三つに分類される（**表32-1**）．

① おもに急性疾患に付随する症候：成人と同じくらいの頻度で起きるが，高齢者と成人とでは対処方法が違い，治療や看護に工夫が必要な症状，所見．

② おもに慢性疾患に付随する症候：65 歳以上の前期高齢者から徐々に増加する症状，所見．

③ 日常生活動作（ADL）の低下と密接な関連をもつ症候：75 歳以上の後期高齢者に急増する，介護が重要な一連の症状，所見．

ⓐ 高齢者の特徴

高齢者の特徴は，身体的要因，精神・心理的要因，介護能力・経済力など社会的要因が相互に関与し，加齢とともに個人差が大きくなることである．したがって，老年症候群では，高齢者の特徴を踏まえ，医療・介護など複数の視点から総合的にアプローチすることが重要である．

表 32-2 高齢者の栄養アセスメント項目

食事調査	・食事記録 ・食欲の有無 ・義歯の有無 ・生活習慣　など	基礎調査	・主訴 ・現病歴 ・既往歴 ・薬剤　など
身体計測	・身長，体重 ・体重減少率 ・上腕三頭筋部皮下脂肪厚 ・肩甲骨下部皮下脂肪厚 ・上腕周囲長 ・下腿周囲長　など	臨床診査	・下痢，便秘 ・発熱，脱水 ・褥瘡，浮腫，麻痺　など
		身体機能状況	・食事介助(自立，一部介助，全介助) ・歩行，移乗　など
血液・生化学 検査	・血液検査　血清総たんぱく質 　　　　　　アルブミン 　　　　　　ヘモグロビン 　　　　　　ヘマトクリット 　　　　　　総コレステロール　など ・尿検査　尿たんぱく 　　　　　尿糖　など	環境要因	・社会的・経済的要因 ・ADL ・家庭環境　など
		心理状態	・孤独感，うつ傾向，あきらめ　など

［介護・医療・予防研究会(編)：高齢者を知る事典，厚生科学研究所，2000 より作成］

表 32-3 必要栄養量の計算

エネルギー	①ハリス・ベネディクト Harris-Benedict の推定式から算出 ②食事摂取基準の基礎代謝基準値から算出 　推定エネルギー必要量(kcal)＝基礎代謝基準値×目標体重×身体活動レベル 　基礎代謝基準値(kcal/kg 目標体重/日)：男性 65～74 歳 21.6，75 歳以上 21.5，女性 65 歳～20.7 　65 歳以上の目標とする BMI(kg/m²)：21.5～24.9
たんぱく質	フレイル，およびサルコペニアの発症予防を目的として，1.0～1.2 g/kg 目標体重/日以上とする．
脂　質	一般的にはエネルギー比率 20～30%を目安とする．
ビタミン・ミネラル	一般的には食事摂取基準を充足できるように設定する．

b　老年症候群の栄養ケア

　老年症候群は，食欲不振の誘因となり容易に低栄養状態を引き起こす．低栄養状態では，疾患を重症化させるとともに，廃用が進行して要介護状態となるリスクも高くなる．そのため，老年症候群の栄養ケアは，栄養状態の改善に着目して疾患の治療効果を高め，合併症や再発を予防し，ADL の維持・向上を図ることによって，QOL を向上させることである．

❷ 栄養アセスメント

　栄養アセスメントの項目について**表 32-2** に示す．

❸ 栄養ケア

**栄養ケアの
意義と原則
(表 32-3)✚**

① 栄養状態の改善が QOL の向上と相反することにならないよう，専門的な立場から必要な問題点を見極める．

② 加齢とともに個人差が大きくなる➡**個人の全体像をとらえて動的評価を重視する．**

③ 疾患だけでなく，摂食・嚥下障害や便秘などの身体的状況，心理的・精神的状況や社会的状況が栄養状態に影響を及ぼす➡**包括的な評価を行い，栄養ケアは多職**

A. 誤嚥, 転倒, 失禁, 褥瘡　439

種協働で行う. そして, 退院時には, 管理栄養士から施設の管理栄養士またはケアマネジャーへ栄養情報を提供する.

④ 評価時の栄養状態に問題がなくても, 経口摂取が難しくなるなど, その後の栄養補給が十分に行えないことによって高リスクとなる場合がある➡現状および今後予想される低栄養のリスクについての評価を行う.

⑤ 入院前の生活に戻れない場合が多い➡入院時に, 介護状況を含めた調査を行い, 入院時から退院後を視野に入れた栄養ケア計画を立案する.

⑥ 高齢者医療を取り巻く厳しい社会情勢を考慮する➡経済効果の高い栄養管理を行う.

A 誤嚥, 転倒, 失禁, 褥瘡

A-1 誤　　嚥

定義✚　　　正常であれば食道に入るべき食物や唾液が, 声門を越えて気道に入ってしまうことを誤嚥といい, 食事中だけではなく, 睡眠中にも唾液や胃内容物の逆流によって起きることがある. 通常は気管に何かが入ると激しいむせを生じるが, 気管の感覚に障害がある場合は誤嚥をしていてもむせが生じない. これを不顕性誤嚥という.

原因✚　　　誤嚥を起こす主な原因は嚥下障害である. 嚥下機能は, 疾患や老化だけでなく, 疼痛時や脱水時なども本来の機能より低下がみられる.

栄養ケア✚　　　嚥下機能に対応した食事提供および食事介助方法を行う. また, 嚥下訓練, 口腔ケア, 摂食しやすい姿勢, 食具・介助方法の工夫, 義歯の装着などの対応も重要である.

栄養ケアの実際✚　　　第28章「摂食機能の障害」参照.

A-2 転　　倒

定義✚　　　他人による外力, 意識消失, 脳卒中などにより突然発症した麻痺, てんかん発作によることなく, 不注意によって, 人が同一平面あるいはより低い平面へ倒れることを転倒といい, 骨折を起こして寝たきりになるなどQOLを低下させる原因になる. また, 精神的不活発による自立困難の要因になる.

原因✚　　　循環器疾患, 神経系疾患, 筋骨格系疾患や加齢に伴う機能障害などの身体的要因を主とする内的要因と, 生活環境要因を主とする外的要因によって起こる.

治療✚　　　原因疾患の治療を行うとともに, 筋肉をつける訓練をする.

栄養ケア✚　　　筋肉保持のため, エネルギー, たんぱく質必要量の充足を図る. 転倒後のリハビリテーションによる訓練では, 活動量に合わせてエネルギー必要量を増加させる. また, 骨形成のために, カルシウム, ビタミンD, ビタミンKの摂取が重要である.

A-3 失　　禁

定義✚
　自分の意思とは関係なく尿が漏れてしまうことを**失禁** incontinence という．加齢に伴い，尿の濃縮力が低下する．さらに，利尿薬などの薬により尿量が増える．高齢者では，ADL の低下や認知症によりトイレに行くことができないなど，非器質的な原因による機能性尿失禁が増加する．

治療✚
　尿失禁の原因となる疾患の治療や尿失禁に対する排泄自立治療，改善後の継続的対応による再発予防が必要である．

栄養ケア✚
　頻尿を避けるため，水分制限をする患者が少なくない．しかし，水分制限は脱水症の原因となるため，必要な水分量を摂取させる．

A-4 褥　　瘡

定義✚
　持続的な圧力を受けることにより発症する皮膚および皮下組織の損傷を**褥瘡** bedsore という．好発部位は，骨が突出した仙骨部，大転子部，踵骨部などである．

病態生理✚
　物理的な圧力や摩擦を長時間受けることで，皮膚，皮下脂肪組織，筋肉への栄養・酸素補給が絶たれ虚血状態となる．その結果，組織が壊死を起こし，深達度により 7 段階に分類される（**表 32-4**）．

原因✚
　摩擦や持続的な圧力といった外的因子と，栄養不良，循環不全，貧血など全身状態の悪化や加齢といった内的因子が関連して生じる．褥瘡発生リスクの評価は，ブレーデンスケール，OH スケール，褥瘡重症度評価には，DESIGN-R®2020 が用いられる．

治療✚
　褥瘡の治療は体位変換や体圧分散寝具，クッションなどの利用により圧力の原因を除去することが基本となる．そして，内的要因で重要な栄養状態の改善を行う．そのうえで局所療法を選択する．

栄養ケア✚
1）エネルギー必要量
　ガイドラインでは，30〜35 kcal/kg 体重/日が推奨されている．やせであればエネルギー量は増加させるが，肥満の場合は摩擦や圧力が大きくなるため，体重は増加させないようにする．
2）たんぱく質必要量
　皮膚形成および褥瘡面から多量に喪失するたんぱく質を補うため，疾患を考慮しながら 1.25〜1.5 g/kg 体重/日にする．
3）ビタミン，ミネラル必要量
　皮膚の創傷治癒のために，ビタミン A，ビタミン C，鉄，亜鉛，銅などビタミン類やミネラルの必要量を充足させる．

B. フレイル **441**

表 32-4 深達度による褥瘡分類

	DESIGN-R®2020 による分類
	d0 皮膚損傷・発赤なし
表皮 真皮 皮下組織(皮下脂肪) 筋肉 骨	**DDTI** 深部損傷褥瘡(DTI)疑い
	d1 持続する発赤
	d2 真皮までの損傷
	D3 皮下組織までの損傷
	D4 皮下組織をこえる損傷
	D5 関節腔・体腔に至る損傷
	DU 壊死組織で覆われ深さの判定が不明

［日本褥瘡学会（編）：改定 DESIGN-R®2020 コンセンサス・ドキュメント，照林社，2020 より作成］

B フレイル

定義➕　　フレイルとは，「加齢に伴う予備能力低下のため，ストレスに対する回復力が低下した状態」を表す"frailty"の日本語訳として日本老年医学会が提唱した用語である．フレイルは，身体的脆弱性のみならず精神・心理的脆弱性などの多面的な問題を抱えやすく，自立障害や死亡を含む健康障害を招きやすいハイリスク状態を意味する．また，要介護状態に至る前段階に位置し，適切な介入により，低下した機能が回復するという可逆性が包含されている（**図 32-1**）．

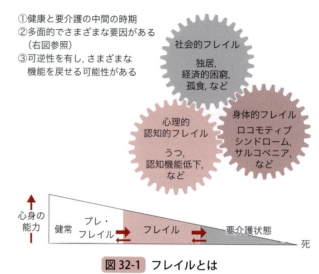

図 32-1 フレイルとは

[葛谷雅文：老年医学における Sarcopenia & Frailti の重要性．日老医誌 46：279-285，2009 より作成]

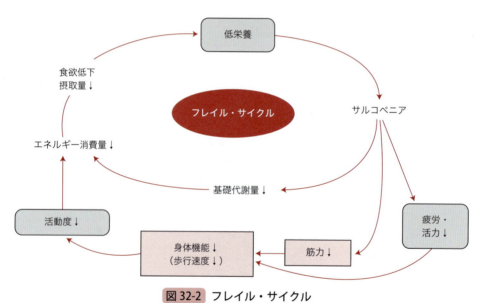

図 32-2 フレイル・サイクル

[厚生労働省：「日本人の食事摂取基準（2025 年版）」策定検討会報告書 p.392 〈https://www.mhlw.go.jp/content/10904750/001316585.pdf〉（最終アクセス：2025 年 1 月）より]

病態生理 フレイルでは，老化に伴って個体を形成する細胞や組織の機能の低下，恒常性の維持が困難になる．低栄養状態は，サルコペニアにつながり，活力低下，筋力低下，身体機能低下を誘導し，活動度，エネルギー消費量の減少，食欲低下をもたらし，さらに，栄養不良状態を促進させるというフレイル・サイクルが構築される（図 32-2）．

評価基準 Fried らは，①体重減少，②主観的疲労感，③日常生活活動量の減少，④身体能力（歩行速度）の減弱，⑤筋力（握力）の低下，のうち 3 項目が該当すればフレイルとし，1〜2 項目該当すればフレイル前段階として定義した．

フレイルを包括的に評価する指標としては，老人保健事業・介護予防事業で用いられる基本チェックリスト，後期高齢者健康診査で用いられる質問票などがある．

治療➕

栄養療法と運動療法の併用や社会参加が有用である．

栄養ケア➕

低栄養改善のため，エネルギー，たんぱく質必要量の充足を図る．また，低ビタミンD状態はフレイル発症リスクとなるため，必要量を摂取する．口腔機能の低下（オーラルフレイル）や認知症などにより，経口摂取量が不足する場合は，栄養補助食品やサプリメントの使用を検討する．

❶ モニタリングと再評価

モニタリングは臨床検査や症状，身体計測値の変化など，問題点や改善目標の評価が可能な指標により行う．モニタリングの評価方法，時期は栄養ケア計画に盛り込む．

栄養補給法，栄養補給量が適切であるか，対象者の非同意など栄養ケア計画実施上の問題がなかったかを評価，判定する．問題がある場合は再度計画の作成を行う．

C 多疾患併存を考慮した栄養ケア

高齢者は，慢性疾患とその合併症に加えて骨折や肺炎など急性疾患の発生という負のスパイラルに陥りやすい．また，疾患とその背景にある老化との相互関係によって，原因疾患とは系統器官が異なる疾患を合併するのが通常である．そのため，高齢者は一種類の疾患である場合はまれで，多数の疾患を有することが多い．

このような老化と疾患を併せもつ高齢者では，延命や疾患の治癒が難しくなる．また，老年症候群は食欲不振の誘因となり，低栄養のために廃用が進行して要介護状態となるリスクが高くなって，医療に加え介護も必要となる．したがって，高齢者の栄養ケアは，栄養状態を改善することによって疾患の治療効果を高め，合併症やその再発を予防し，ADLの維持・向上を図り，最終的にはQOLを向上させることである．

高齢者の栄養ケアは，高齢者の特徴を踏まえて行う必要があり，その要点を示す．

① 疾患だけでなく，身体的状況，心理的・精神的状況や介護能力・経済力など社会的状況も調査をして包括的に評価を行い，多職種協働で栄養ケア計画を立てる．

② 年齢とともに個人差が大きくなるため，個別に栄養ケアを行う．

③ 入院前の生活に戻れない場合が多く，退院後の栄養ケア計画も必要となる．その場合は，連続して栄養ケアが受けられるよう地域連携が重要である．

④ 栄養状態の改善がQOLの向上とならない場合は，栄養状態の改善は行わない．

コラム　多数の疾患を有する高齢者の推定エネルギー必要量の計算

　慢性の呼吸器疾患を抱える80歳の男性が肺炎で入院してきた．栄養状態が悪く，仙骨に褥瘡も発症している．この患者さんの推定エネルギー必要量を算出するため，基礎代謝量に身体活動レベル，疾患のストレス係数，褥瘡のストレス係数などを順番にかけていくとナント4,000 kcalを超えてしまった．

　高齢者では疾患が重なっているため，若い方と同じように疾患から計算していくと考えられない数字になることがある．高齢者の栄養ケアでは，疾患の治療という視点ではなく，患者の栄養状態に着目して推定エネルギー必要量を算出する．

練習問題

正しいものに○，誤っているものに×をつけよ．
(1) 誤嚥は睡眠中には起こらない．
(2) 疼痛は嚥下障害の原因になる．
(3) 過体重は褥瘡の原因にならない．
(4) フレイルは，要介護状態である．
(5) フレイルは，低下した機能の回復という可逆性が包含されている．

参考図書

第1章

1) 細谷憲政ほか：サプリメント，「健康・栄養食品」と栄養管理，チーム医療，2005
2) 日本栄養士会(監)，中村丁次ほか(編著)：生活習慣病予防と高齢者ケアのための栄養指導マニュアル，第一出版，2002
3) 三隅二不二：リーダーシップの科学，講談社，1986
4) 宇津木伸：健康情報とプライバシーの保護，よぼういがく 32(5)：3-23，2002
5) 中村丁次：新しい栄養管理，ビジュアル臨床栄養実践マニュアル，第1巻，p.10-15，小学館，2003
6) 武藤正樹：アウトカムマネジメントと栄養パス，ビジュアル臨床栄養実践マニュアル，第1巻，p.178-189，小学館，2003
7) NehmeAE：Nutritional support of the hospitalized patients–the team concept. JAMA 243：1906-1908, 1980
8) Fisher GG, Opper FH：An interdisciplinary nutrition support team improves quality of care in a teaching hospital. J Am Die Asso 96(2)：176-178, 1996
9) 曽我秀彦ほか(編)：生命倫理のキーワード，思想社，1999
10) 市野川容孝(編)：生命倫理とは何か，平凡社，2002
11) 中村丁次：臨床栄養学者中村丁次が紐解くジャパン・ニュートリション，第一出版，2020

第2章

1) Karlberg J, et al.：Analysis of linear growth using a mathematical model. Acta Pediatr Scand 76：478-488，1987
2) 寺本房子：管理栄養・栄養士は他職種と異なる専門性をいかに教育されているか．静脈経腸栄養 21：43-47，2006
3) 小山秀夫：静脈経腸栄養 18(34)：2003
4) 大浦武彦ほか：褥瘡危険要因の検出，厚生省長寿総合研究事業―褥瘡治療・看護・介護・介護機器の総合評価ならびに褥瘡予防に関する研究―報告書，p.15-28，2000
5) 日本褥瘡学会(編)：褥瘡予防・管理ガイドライン，第5版，照林社，2022
6) 厚生労働省：令和4年度診療報酬改定の概要(栄養関係)，2022

第3章

1) 小山秀夫：静脈経腸栄養 18(34)：2003
2) 杉山みち子：クリニカルパスと栄養士の役割，臨床栄養 98：153，2001
3) 杉山みち子ほか：栄養ケアマネジメントのリーダーになるために，厚生科学研究所，2003

第4章

1) 中村丁次：栄養状態の評価，栄養・食生活情報 6：7-26，1992
2) 日本静脈経腸栄養学会(編)：静脈経腸栄養ガイドライン，第3版，照林社，2013
3) 飯田薫子ほか(編)：新スタンダード栄養・食物シリーズ，臨床栄養学，東京化学同人，2017
4) 鈴木 博，中村丁次(編著)：管理栄養士講座，三訂 臨床栄養学Ⅰ，建帛社，2016
5) (一社)全国栄養士養成施設協会，(公社)日本栄養士会(監)：サクセス管理栄養士・栄養士養成講座 臨床栄養学総論，第一出版，2022

第5章

1) 清水幸子ほか：高齢者のための栄養ケア・マネジメント事例集 50，日本医療企画，2008

| 第6章 | 1) 日本静脈経腸栄養学会(編)：静脈経腸栄養ガイドライン，第3版，照林社，2013 |
| | 2) 一般社団法人日本臨床栄養代謝学会(編)：日本臨床栄養代謝学会 JSPEN テキストブック，南江堂，2021 |

第7章
1) 川上雪彦：医科診療報酬点数表　令和4年4月版，社会保険研究所，2022
2) 川上雪彦：介護報酬の解釈①単位数表編　令和3年4月版，社会保険研究所，2015
3) 小松龍史：傷病者の栄養教育，健康栄養科学シリーズ臨床栄養学，第2版(中村丁次ほか編)，p.66-77，南江堂，2014

第8章
1) 杉山みち子：高齢者の栄養管理，Modern Physician 20：101-105，2000
2) アン・W・ワジナー(著)，井部俊子(日本語版監修)：アウトカム・マネジメント―科学的ヘルスケア改善システムの臨床実践への応用，日本看護協会出版会，2003

第10章
1) 中村丁次：栄養管理の国際的標準化と栄養診断の導入，臨床栄養 112(1)：89-91，2008
2) (公社)日本栄養士会(監訳)：国際標準化のための栄養ケアプロセスマニュアル，第一出版，2012
3) 片桐義範：日本栄養士会雑誌 59(5)：15-18，2016
4) 栄養管理プロセス研究会(監)：改訂新版　栄養管理プロセス，第一出版，2022

第11章
1) Rawlins MD：Nutrition, Food and Drug Interactions in Man. World Review of Nutrition and Dieteics 43：1984
2) Michele M：Nutriyion Support Dietetics Core Curriculum. Second Edition, Aspen, 1993
3) Maurice E, et al.：Modern Nutrition in Health and Disease. Eighth Edition, Lea & Febiger, 1994
4) John NH, Julius C：Nutrition and Drug Interrelations, The Nutrition Foundation, A Monograph Sereries, Academic Press, 1978
5) 医療制度研究会：医者からもらった薬がわかる本，第33版，法研，2022
6) 医療情報科学研究所(編)：薬が見える，Vol.4，第1版，メディックメディア，2024

第12章
1) 厚生労働省：日本人の食事摂取基準(2025年版)，2024
2) 寺本房子，市川　寛(編)：栄養科学シリーズ NEXT シリーズ，臨床栄養管理学，各論，第2版，講談社，2009
3) 羽生大記，河手久弥(編)：健康・栄養科学シリーズ，臨床医学，人体の構造と機能及び疾病の成り立ち，第2版．南江堂，2024
4) 一般社団法人日本臨床栄養代謝学会(編)：日本臨床栄養代謝学会 JSPEN テキストブック，南江堂，2021
5) 橋本彩子ほか：消化管における必須微量金属の吸収 ―トランスポーターによる制御機構―，Trace Nutrients Research 28：89-94，2011

第13章
1) 日本肥満学会(編)：肥満症診療ガイドライン 2022，ライフサイエンス出版，2022
2) 日本糖尿病学会(編著)：糖尿病診療ガイドライン 2024，南江堂，2024
3) Foster GD, et al.：A randomized trial of a low-carbohydrate diet for obesity. N Engl J Med 348(21)：2082-2090, 2003
4) 日本糖尿病学会：糖尿病の分類と診断基準に関する委員会報告(国際標準化対応版)，糖尿病 55(7)：490，2012

5) 厚生労働省：日本人の食事摂取基準（2025年版），2024
6) 日本糖尿病学会（編著）：糖尿病食事療法のための食品交換表，第7版，文光堂，2013
7) 羽生大記，河手久弥（編）：健康・栄養科学シリーズ，臨床医学，人体の構造と機能及び疾病の成り立ち，第2版，南江堂，2024
8) 日本動脈硬化学会：動脈硬化性疾患予防ガイドライン2022年版，日本動脈硬化学会，2022
9) 国立研究開発法人医薬基盤・健康栄養研究所：国民健康・栄養の現状，令和元年厚生労働省国民健康・栄養調査報告より，第一出版，2021
10) 鈴木壱知ほか（監）：臨床栄養認定管理栄養士のためのガイドブック，東京医学社，2016
11) （一社）日本痛風・核酸代謝学会ガイドライン改訂委員会（編）：高尿酸血症・痛風の治療ガイドライン，第3版，診療と治療社，2018

第14章
1) 厚生労働省：日本人の食事摂取基準（2025年版），2024
2) 日本静脈経腸栄養学会（編）：静脈経腸栄養ガイドライン，第3版，照林社，2013
3) 日本消化器病学会（編）：胃食道逆流症（GERD）診療ガイドライン2021，第3版，南江堂，2021
4) 日本消化器病学会（編）：機能性消化管疾患診療ガイドライン2020—過敏性腸症候群（IBS），第2版，南江堂，2020
5) 日本消化管学会（編）：便通異常症診療ガイドライン2023—慢性便秘症，南江堂，2023
6) 日本消化管学会（編）：便通異常症診療ガイドライン2023—慢性下痢症，南江堂，2023
7) 日本肝臓学会（編）：慢性肝炎・肝硬変の治療ガイド2019，文光堂，2019
8) 標準看護計画研究会（編）：標準看護計画，第1巻，日総研出版，2010
9) 静脈経腸栄養UPDATE2005，臨床栄養（臨時増刊）105（6）：2005
10) 長澤紘一，村田正弘（監）：カルテの読み方と基礎知識，第4版，じほう，2007
11) 足立香代子：検査値に基づいた栄養指導—生活習慣病への取り組み—，チーム医療，1999
12) 前田直人，村脇義和：肝疾患とアミノ酸・蛋白代謝，肝胆膵47（1）：41-48，2003
13) 日本消化器病学会（編）：肝硬変診療ガイドライン2020，第3版，南江堂，2020
14) 日本消化器病学会（編）：慢性膵炎診療ガイドライン2021，第3版，南江堂，2021
15) 日本消化器病学会日本肝臓学会（編）：NAFLD/NASH診療ガイドライン2020，第2版，南江堂，2020
16) （一社）日本肝臓学会（編）：NASH・NAFLDの診療ガイド2021，文光堂，2021
17) 日本消化器病学会（編）：胆石症診療ガイドライン2021，第2版，南江堂，2020

第15章
1) 日本高血圧学会高血圧治療ガイドライン作成委員会（編）：高血圧治療ガイドライン2019，日本高血圧学会，2019
2) 日本動脈硬化学会（編）：動脈硬化性疾患診療ガイドライン2022年版，日本動脈硬化学会，2022
3) 日本循環器学会／日本心不全学会合同ガイドライン：2021年JCS/JHFSガイドラインフォーカスアップデート版 急性・慢性心不全治療，日本循環器学会／日本心不全学会，2021
4) 日本循環器学会学術委員会：虚血性心疾患の一次予防ガイドライン（2012年改訂版），日本循環器学会，2012
5) 山本勝彦ほか：食と薬の相互作用，第2版，幸書房，2018
6) 厚生労働省：日本人の食事摂取基準（2025年版），2024

7) 文部科学省：日本食品標準成分表 2020 年版（八訂），2020
8) 日本脳卒中学会 脳卒中ガイドライン委員会（編）：脳卒中ガイドライン 2021〔改訂 2023〕，協和企画，2023
9) 地域におけるかかりつけ医等を中心とした心不全の診療提供体制構築のための研究 研究班（編）：地域のかかりつけ医と多職種のための心不全診療ガイドブック，厚生 労働科学補助金 循環器疾患・糖尿病等生活習慣病対策総合研究事業，2020
10) 一般社団法人日本臨床栄養代謝学会（編）：日本臨床栄養代謝学会 JSPEN テキスト ブック，南江堂，2021

第16章

1) 秋澤忠男（監）：透析患者の検査値の読み方，第 3 版，日本メディカルセンター，2013
2) 細谷憲政（総監修）：ビジュアル臨床栄養実践マニュアル，第 2 巻，小学館，2003
3) 山縣邦弘，南学正臣（編）：腎疾患・透析最新の治療，2023–2025，南江堂，2023
4) William EM：Handbook of Nutrition and the Kidney 6th edition, Lippincott Williams & Wilkins Wolters Kluwer, 2010
5) Adult guidelines a maintenance dialysis：Am J Kidney Dis 35(6)：2000
6) 日本腎臓学会，日本透析医学会，日本腹膜透析医学会，日本臨床腎移植学会，日本 小児腎臓病学会（編）：腎代替療法選択ガイド 2020，ライフサイエンス出版，2020
7) 日本腎臓学会：サルコペニア・フレイルを合併した保存期 CKD の食事療法の提言，日腎会誌 61(5)：2019
8) 花房規夫ほか：わが国の慢性透析療法の現況，透析会誌 54(12)：2021
9) 日本臨床腎移植学会・日本移植学会（編）：腎移植臨床登録集計報告(2021)，2020 年 実施症例の集計報告と追跡調査結果，移植 56(3)：2021
10) 日本腎臓病学会（編）：エビデンスに基づく CKD 診療ガイドライン 2018，東京医学社，2018
11) 葛谷雅文：サルコペニアの診断・病態・治療，日老医誌 52：2015
12) AKI（急性腎障害）診療ガイドライン作成委員会（編）：AKI（急性腎障害）診療ガイド ライン 2016，東京医学社，2016
13) KODQI Clinical Practice Guideline for Nutrition in CKD：2020 update. Am J Kidney Dis 76(3 Suppl 1)：S1–S107, 2020

第17章

1) 上原誉志夫ほか（編著）：最新臨床栄養学 栄養治療の基礎と実際，第 4 版，光生館，2021
2) 渡邉早苗ほか（編著）：N ブックス，四訂臨床栄養管理，建帛社，2020
3) 日本栄養改善学会（監）：管理栄養士養成のための栄養学教育モデル・コア・カリキュ ラム準拠，第 7 巻，臨床栄養学，Nutrition Care Process に沿った傷病者の栄養管理，医歯薬出版，2022
4) 福井次矢，小林修平（編）：管理栄養士講座 臨床医学入門，建帛社，2020
5) 明渡陽子ほか（編著）：カレント臨床栄養学，第 3 版，建帛社，2020
6) 本田佳子，曽根博仁（編）：栄養科学イラストレイテット，臨床栄養学疾患別編，第 3 版，羊土社，2022
7) 本田佳子（編）：新臨床栄養学，栄養ケアマネジメント，第 4 版，最新「管理栄養士 国家試験ガイドライン」準拠，医歯薬出版，2020
8) 後藤昌義，瀧下修一：新しい臨床栄養学，第 6 版，南江堂，2014

第18章

1) 日本神経学会（監），「認知症疾患診療ガイドライン」作成委員会（編）：認知症疾患診 療ガイドライン 2017，医学書院，2017

2）日本神経学会（監），「パーキンソン病診療ガイドライン」作成委員会（編）：パーキンソン病診療ガイドライン 2018，医学書院，2018

3）山田律子：認知症の人の食事支援 BOOK 食べる力を発揮できる環境づくり，中央法規出版，2013

4）枝広あや子（編）：認知症 plus「食」を支えるケア，日本看護協会出版会，2022

第 19 章

1）東京大学医学部附属病院心療内科　摂食障害ハンドブック作成ワーキンググループ：摂食障害ハンドブック，第 1 版，東京大学医学部附属病院心療内科，2016

2）Academy for Eating Disorders（編），日本摂食障害学会（訳）：AED レポート 2016，摂食障害医学的ケアのためのガイド，第 3 版＜日本語版＞，日本摂食障害学会，2016

第 20 章

1）中村丁次（編著）：栄養食事療法必携，第 4 版，医歯薬出版，2020

2）日本呼吸器学会 COPD ガイドライン第 6 版作成委員会（編）：COPD（慢性閉塞性肺疾患）診断と治療のためのガイドライン，第 6 版，メディカルレビュー社，2022

3）社団法人日本アレルギー学会喘息ガイドライン専門部会（監修）：喘息予防・管理ガイドライン，協和企画，2021

第 21 章

1）中村丁次（編著）：栄養食事療法必携，第 4 版，医歯薬出版，2020

2）佐藤良暢（監）：臨床病態学，第 5 版，南江堂，2020

3）小澤敬也ほか（編）：血液内科ゴールデンハンドブック，第 2 版，南江堂，2016

第 22 章

1）骨粗鬆症の予防と治療ガイドライン作成委員会（編）：骨粗鬆症の予防と治療ガイドライン 2015 年版，ライフサイエンス出版，2015

2）Report of a WHO study group：Assessment of fracture risk and its application to screening for postmenopausal osteoporosis. Report of a WHO Study Group. WHO Tech Rep Ser 843：1994

3）NIH Consens Statement：Osteoporosis prevention, diagnosis, and therapy. 17：1-45, 2000

4）中村利孝，松本俊夫（編）：骨粗鬆症診療ハンドブック，第 5 版，医薬ジャーナル，2012

5）FRAX® WHO 骨折リスク評価ツール〈http://www.sheffield.ac.uk/FRAX/tool.aspx?lang=jp〉（2025 年 1 月閲覧）

6）厚生労働省：日本人の食事摂取基準（2025 年版），2024

7）Priventing Osteoporosis, International Osteoporosis Foundation〈http://www.iofbonehealth.org/sub-hubs/preventing-osteoporosis〉（2025 年 1 月閲覧）

8）上西一弘：骨粗鬆症の栄養療法，臨床栄養 114：473-476，2009

9）斎藤　充：骨粗鬆症の骨質と栄養，臨床栄養 114：490-495，2009

10）サルコペニア診療ガイドライン作成委員会（編）：サルコペニア診療ガイドライン 2017 年版一部改訂，ライフサイエンス出版，2020

第 23 章

1）海老澤元宏，伊藤浩明，藤澤隆夫（監）：食物アレルギー診療ガイドライン 2021，協和企画，2021

2）厚生労働省：保育所におけるアレルギー対応ガイドライン（2019 年改訂版）

3）福岡良博ほか：臨床免疫学，医歯薬出版，2011

4）日本エイズ学会 HIV 感染症治療委員会：HIV 感染症「治療の手引き」，第 25 版，2021

5) 山東勤弥ほか：NST のための臨床栄養ブックレット 6. 癌，化学療法，褥瘡，AIDS，文光堂，2010

第 24 章

1) 一般社団法人日本臨床栄養代謝学会（編）：日本臨床栄養代謝学会 JSPEN テキストブック，南江堂，2021

第 25 章

1) 日本食道学会（編）：食道癌診療ガイドライン 2022 年版，第 5 版，金原出版，2022
2) 日本胃癌学会（編）：胃癌治療ガイドライン医師用 2021 年 7 月改訂，第 6 版，金原出版，2021
3) 大腸癌研究会（編）：大腸癌治療ガイドライン医師用 2022 年版，金原出版，2022
4) Fearon K, et al.：Definition and classification of cancer cachexia：an international consensus. Lancet Oncol 12（5）：489–495, 2011
5) 日本緩和医療学会緩和医療ガイドライン委員会（編）：終末期がん患者の輸液治療に関するガイドライン 2013 年版，金原出版，2013

第 26 章

1) 佐々木雅也（編）：レジデントのための食事・栄養療法ガイド，病態に応じた栄養処方の組み立て方，日本医事新報社，2022
2) 岡田普吾（編）：キーワードでわかる臨床栄養，令和版，羊土社，2020
3) 中村丁次（監）：栄養食事療法必携，第 4 版，医歯薬出版，2020

第 27 章

1) 小栗顕二（編著）：クリティカルケア実践ハンドブック，金芳堂，2003
2) 日本静脈経腸栄養学会（編）：コメディカルのための静脈・経腸栄養ガイドライン，南江堂，2000
3) 渡邉早苗（監訳）：MANUAL of CLINICAL DIETETICS. SIXTH EDITION（日本語版），第一出版，2005
4) 細谷憲政（総監修）：ビジュアル臨床栄養実践マニュアル―静脈・経腸栄養／高齢者栄養，小学館，2003
5) 木村修一，香川靖雄（監訳）：食品・栄養・食事療法事典，産調出版，2006
6) 日本集中治療医学会重症患者の栄養管理ガイドライン作成委員会：日本版重症患者の栄養療法ガイドライン，日集中医誌 23：185–281，2016
7) 佐々木淳一ほか：熱傷診療ガイドライン，第 3 版，熱傷 47：Supplement，2021

第 28 章

1) 栢下淳ほか：日本摂食嚥下リハビリテーション学会嚥下調整食分類 2021，日本摂食嚥下リハビリテーション学会誌 25（2）：135–149，2021
2) （一社）日本臨床栄養代謝学会（編）：日本臨床栄養代謝学会 JSPEN テキストブック，南江堂，2021
3) 若林秀隆：イラストで学ぶ リハビリテーション栄養，講談社，2019
4) 藤島一郎：脳卒中の摂食・嚥下障害，第 2 版，医歯薬出版，1998
5) 栢下淳ほか：特集 嚥下調整食のいまとこれから―学会分類 2013 から 2021 へ，臨床栄養 140（1）：18–55，2022
6) 藤谷順子，小城明子（編）：臨床栄養別冊 JCN セレクト 12 摂食嚥下障害の栄養食事指導マニュアル 嚥下調整食 学会分類 2013 に基づくコード別解説，医歯薬出版，2017
7) 山田晴子：絵で見てわかるかみやすい飲み込みやすい食事のくふう，女子栄養大学出版部，2012

第 30 章

1) 日本小児栄養消化器肝臓学会（編）：小児臨床栄養学，第 2 版，診断と治療社，2018

2) 鈴木　博，中村丁次(編著)：改訂臨床栄養学Ⅱ，建帛社，2012
3) 特殊ミルク情報：代謝異常児等特殊ミルク供給事業広報誌，48：2012
4) 特殊ミルク共同安全開発委員会(編)；改訂 2008 食事療法ガイドブックアミノ酸代謝異常症のために，恩賜財団母子愛育会，2008
5) 日本糖尿病学会・日本小児内分泌学会(編)；小児・思春期 1 型糖尿病の診療ガイド，南江堂，2017
6) 日本糖尿病学会(編)：糖尿病診療ガイドライン 2024，南江堂，2024
7) 厚生労働省：日本人の食事摂取基準(2025 年版)，2024

第 31 章

1) 我部山キヨ子，武谷雄二(編)：助産学講座 2，基礎助産学 [2]，母子の基礎科学，医学書院，2021
2) 我部山キヨ子，武谷雄二(編)：助産学講座 3，基礎助産学 [3]，母子の健康科学，医学書院，2021
3) 難波光義，杉山　隆(編著)：妊娠と糖尿病，母子管理のエッセンス，金芳堂，2013
4) 日本妊娠高血圧学会(編)：妊娠高血圧症候群の診療指針2021―Best Practice Guide―，メジカルビュー社，2021
5) 日野原重明(監)，道場信孝(著)：臨床老年医学入門，第 2 版，医学書院，2013
6) 厚生労働省：日本人の食事摂取基準(2025 年版)，2024
7) 堤ちはる，土井正子(編著)：子育て・子育ちを支援する子供の食と栄養，第 11 版，萌文書林，2024
8) 平山宗宏(編著)：子どもの保健と支援，第 4 版，日本小児医事出版社，2017
9) 日本糖尿病学会(編)：糖尿病診療ガイドライン 2024，南江堂，2024

第 32 章

1) 鳥羽研二ほか：老年看護 病態・疾患論，第 5 版，医学書院，2018
2) 林　静子：高齢者の栄養管理の進め方，臨床栄養(臨時増刊)93(4)：1998
3) 介護・医療・予防研究会(編)：高齢者を知る事典―気づいてわかるケアの根拠，厚生科学研究所，2000
4) 厚生労働省：日本人の食事摂取基準(2025 年版)，2024
5) 日本転倒予防学会ホームページ〈https://www.tentouyobou.jp/aboutus/teigi.html〉(2025 年 1 月閲覧)
6) 日本泌尿器学会ホームページ〈https://www.urol.or.jp/public/symptom/04.html〉(2025 年 1 月閲覧)
7) 日本褥瘡学会：褥瘡予防・管理ガイドライン，第 5 版，照林社，2022
8) 新井秀典(編)：フレイル診療ガイド 2018 年版，日本老年医学会／国立長寿医療研究センター，2018
9) 長寿科学振興財団：フレイル予防・対策：基礎研究から臨床，そして地域へ，〈https://www.tyojyu.or.jp/kankoubutsu/gyoseki/frailty-yobo-taisaku/index.html〉(2025 年 1 月閲覧)

練習問題解答

第1章　臨床栄養学の基礎

🍎(1)○.(2)×　健康状態が悪化すると，QOLも悪化する.(3)×　生活習慣病は，不適切な生活習慣が危険因子となり発症する疾患である.(4)×　メタボリックシンドロームは，内臓脂肪型肥満が主要因として発症する.(5)○.(6)×　栄養ケア・マネジメントでは，最初に栄養スクリーニングを行う.(7)○.(8)×　「栄養サポートチーム」の算定に必要な構成員には，医師，管理栄養士，看護師に加え，薬剤師なども含まれる.(9)×　管理栄養士には，業務上の守秘義務がある.

第2章　チーム医療

❶(4)　(1)×　対象患者に対する栄養カンファレンスと回診の開催が必要である.(2)×　30人以内.ただし15人以内の場合は，専従配置を必要としない.(3)×　加算要件を満たす職種のうち1人を専従配置とする.(4)○.(5)×　専任の医師，看護師，管理栄養士，薬剤師によるチームの設置が必要である.

❷(1),(3)　(1)×　褥瘡対策チームを持たない場合は，褥瘡対策未実施減算の対象となる.(2)○.(3)×　最低条件は医師1名，看護師1名または医師1名，准看護師1名である.(4)○.(5)○.

❸(4)　(1)○.(2)○.(3)○.(4)×　摂食嚥下チーム加算は，加算1～3に応じたチームの設置，嚥下機能評価の実施，摂食嚥下支援計画書の作成，嚥下機能の再評価とカンファレンスの実施，摂食嚥下支援計画書の見直しなどが必要である.(5)○.

第3章　栄養ケア・マネジメント

🍎(1)○.(2)○.(3)×　栄養ケア・マネジメント(NCM)は，栄養ケアをマネジメントするものであり，栄養ケア業務に係るヒト，モノ，カネの資源のマネジメントが必要である.(4)×　NCMのゴールが，栄養状態を改善することであると，強制経腸栄養を行えば済むことになる.ゴールは栄養状態の改善がQOLに寄与することである.(5)×　栄養スクリーニングは，患者の入院初期に栄養リスクを判定するプロセスをいう.栄養状態を詳細に評価する過程は栄養アセスメント.(6)×　栄養ケアは，医師，看護師，薬剤師等多職種協働で行うものである.(7)×　NCMは低栄養状態のひとを対象にわが国の介護・医療では発展したが，栄養ケアの対象となる集団の特性によって，NCMの目的を設定し，業務の手順や体制を構築することができる.(8)○.(9)×　介護保険施設における栄養マネジメント加算は令和3年に基本サービスに包括化され，NCM未実施は減算対象となった.(10)×　クリニカル・パスは，科学的根拠に基づいて作成する.(11)○.

第4章　栄養アセスメント

🍎(1)×　人間の栄養状態は，過剰状態，適正状態，欠乏状態に区分できる.(2)○.(3)×　ペラグラ皮膚炎は，ニコチン酸欠乏により観察される.(4)○.(5)×　血清トランスサイレチンの半減期はアルブミンよりも短い.(6)○.(7)×　上腕筋囲(cm)は，上腕周囲長(cm)－π×皮下脂肪厚(cm)によって算出できる.(8)○.(9)○.(10)×　Nバラン

スが負の場合は，たんぱく質の分解が合成より亢進している.

第5章　栄養ケア計画

🍎(1)○.(2)×　栄養ケア計画は，栄養補給，栄養教育，多職種からの栄養ケアについて作成される.(3)×　栄養ケア計画書は，管理栄養士が中心にまとめ文書化するが，多職種がかかわる.(4)×　入院患者においては，入院日数にかかわらず，退院後の生活など長期目標を十分考慮して栄養ケア計画を作成する.(5)×　介護保険施設の入所高齢者においても，長期目標のステップとして，当面の短期目標を設定する.(6)×　栄養ケア計画の長期目標は対象者主体の「ケース目標」が適している.(7)○.(8)×　解決すべき課題が複数ある場合，優先順位を考慮して栄養ケア計画を作成する.(9)○.

第6章　栄養・食事療法，栄養補給の方法

🍎(1)○.(2)×　軟食の分類は，主食の形態が基本にされている.(3)○.(4)×　消化管，とくに腸管の完全閉塞の場合は使用されないが，通過障害の場合は使用される.(5)×　下痢対策の一つとして以前は行われていたが，とくに根拠がない.細菌汚染や感染などの衛生管理の観点から行わない.下痢対策には，投与量の削減のみで対応可能である.(6)○.(7)×　末梢静脈栄養でも，脂肪乳剤やアミノ酸の投与は可能である.(8)○.(9)×　中心静脈栄養法では，腸管の消化吸収速度による血糖変動緩和作用に関係なく，高濃度の糖質が投与されるので，急激な高血糖やそれに伴う低血糖が起こりやすい.(10)×　在宅での対応は可能である.

第7章　栄養教育

🍎(1)×　初回は260点.250点は入院時指導料2の初回.(2)×　交通費の実費は患家負担.(3)×　教育入院による栄養指導は出来高払いで入院中2回まで算定できる.(4)○　外来は月1回まで，入院は入院中2回まで算定できる.(5)×　介護保険の施設サービスでは，家族への栄養食事指導はない.

第8章　栄養ケアの実施と栄養モニタリング

🍎(1)○.(2)×　患者の栄養状態の変化・変動の原因を分析することが栄養モニタリングであり，栄養モニタリングの結果に応じて栄養ケア計画を変更する.(3)○.(4)○.(5)×　栄養ケアの有効性や効果を説明するのに適した指標をアウトカム指標といい，NCMの実施前に決める.(6)○.(7)×　経過の評価では，適正な栄養ケアが実施されているか，その手順は正しいかなどを評価する.在院日数やQOLはアウトカム指標とすることが多い.(8)×　構造の評価では，栄養ケアの実施にかかわる組織やスタッフの状況を分析する.(9)○.

第9章　栄養管理の記録

🍎(1)×　栄養管理記録は，チーム医療を行うために，各医療従事者が統一した記録方法で記載する必要がある.(2)×　POSの流れは，POMR(問題志向型診療記録)の作成，POMRの監査，POMRの修正の3段階からなっている.(3)

○.（4）○　初期計画では，患者のもっている問題点を問題ごとに取り上げ，その対応方法を計画する．（5）×　栄養管理記録の叙述的記録は，主観的情報，客観的情報，評価，計画に分けて記載する．頭文字からSOAPといわれる．

第10章　栄養管理プロセス

🍎（1）×　栄養管理プロセスは，栄養管理の国際標準化を目的とした取り組みである．（2）○．（3）×　栄養アセスメントと栄養診断（PES）の関係は，栄養アセスメントは栄養状態の評価であり，栄養診断（PES）は栄養状態の総合的な判定という概念である．（4）○．（5）×　栄養診断コードは，「NI（nutrition intake：摂取量）」，「NC（nutrition clinical：臨床栄養）」「NB（nutrition behavioral/environmental：行動と生活環境）」，「NO（nutrition other：その他の栄養）」の四つの領域から診断コードとして用語が定められている．（6）○．（7）×　栄養介入計画（P：plan）のMx（monitoring plan，モニタリング計画）は，栄養評価（栄養アセスメント）で問題となっている栄養素摂取（補給）量の過不足，各種検査データや徴候，症状などを明確に示し，その推移をモニタリングしながら評価する．（8）×　栄養管理プロセスの栄養管理記録は，日本国内で広く使用されている叙述的記録であるPOS（problem oriented system）のSOAP形式を用いて記録する．（9）×　栄養管理プロセスでは，一つの栄養診断コードの提示に対してそれぞれ一つずつのPES報告を記載し，それぞれの栄養診断の根拠を明確に示す必要がある．（10）○．

第11章　薬と栄養・食物の相互作用

🍎（1）×　マジンドールは，意図的に食欲の低下をもたらす．（2）○　テストステロンは，血中のコレステロール値や中性脂肪値の低下に伴い，体脂肪の減少を招く．（3）×　副腎皮質ホルモンであるコルチコステロイドは，リンの尿中排泄を促進する．（4）○　抗痙れん薬は，活性型ビタミンDの欠乏を導くため消化管におけるカルシウムの吸収障害を起こす．（5）×　グレープフルーツジュースに含まれるフラボノイド系のP450の影響で，肝臓におけるカルシウム拮抗薬の解毒作用が低下し，血圧が下がり過ぎてしまう．

第12章　栄養障害

🍎（1）×　クワシオルタイプ，マラスムスタイプは体重減少が著明で，低アルブミン血症は軽度．（2）○．（3）○．（4）×　巨赤芽球性貧血を疑う．壊血病はビタミンC欠乏．（5）○．（6）×　亜鉛欠乏を疑う．（7）×　ビタミンK欠乏ではプロトロンビン減少による出血傾向．（8）×　カリウムではなく，ナトリウム．（9）○．

第13章　肥満と代謝疾患

🍎（1）×　肥満度＋70％以上または，BMI≧35 kg/m^{2}の者が適応となる．（2）×　皮下脂肪型肥満ではなく内臓脂肪型肥満であり，内臓脂肪面積100 cm^{2}以上の者で高血糖，高血圧，脂質異常症のうち二つ以上が当てはまる場合をいう．（3）×　とくにインスリン分泌能が低下した症例では，インスリンを補いながら適正なエネルギー摂取を行う必要がある．（4）○．（5）○．（6）×　炭水化物の摂り過ぎが高TG血症の原因になっている場合もある．（7）×　家族性高コレステロール血症においても食事療法は基本である．（8）○　内臓脂肪型肥満では，現体重の3〜5％減を目安に減量目標

を設定する．（9）×　プリン体だけが問題ではなく，アルコールの量が増えると代謝の過程で乳酸が作られ尿酸の排泄を阻害する．（10）○．（11）×　尿中からの尿酸の排泄を促すためには尿をアルカリ性に保つ．（12）○．

第14章　消化器疾患

🍎（1）○．（2）○．（3）○．（4）○．（5）○　肝硬変ではアミノ酸代謝障害や門脈圧亢進により上昇したアンモニアが，骨格筋でBCAAを利用し代謝されるため，血中BCAAの減少が生じる．（6）×　就寝前補食は，肝臓に貯蔵できるグリコーゲン量が減少することから，明け方に生じる低血糖を防止することが目的のため，炭水化物を多く含むものを用いる．（7）×　非アルコール性の脂肪肝（非アルコール性脂肪性肝疾患：NAFLD）は，非アルコール性脂肪肝炎（NASH）から肝硬変，肝がんに進行する場合がある．（8）○．（9）×　急性膵炎発症初期は，絶飲食とし高カロリー輸液により水分と栄養補給を行う．経腸栄養を実施すると消化管内を栄養剤が通過するため，消化管を安静に保つことができない．

②（1）×　肝硬変非代償期患者のエネルギー量は25 kcal/kg（標準体重）に制限する．（2）○．

③（1）×　高炭水化物や高脂肪は，中性脂肪の蓄積を増加させることから奨めない．（2）○　NASHの治療において，食事療法，運動療法が基本である．

④（1）×　胆嚢炎患者の疼痛増強時は，再発作の抑制のため，絶食とする．（2）○．

⑤（1）×　急性膵炎でも，合併症予防の観点から48時間以内に少量から経腸栄養剤を開始する．（2）○．

第15章　循環器疾患

🍎（1）○　心不全の成因では，近年虚血性心疾患と高血圧性心疾患によるものが増加している．（2）×　一次性高血圧（本態性高血圧）のほとんどは原因不明であるが，塩分制限により降圧効果がみられる．また，食塩非感受性高血圧の場合は降圧薬の使用量を少なくすることが期待できる．（3）×　アルコールの長期的な過剰摂取は血圧を上昇させる要因となるため日本酒として1合/日以下または禁酒する．（4）×　多価不飽和脂肪酸にはEPA・DHA・α-リノレン酸に代表されるn-3系脂肪酸とリノール酸に代表されるn-6系脂肪酸がある．（5）○　心不全患者では低栄養状態になりやすいため定期的にアセスメントを行い，異常がみられた時には早い時期での介入が重要である．（6）×　脚の血管に動脈硬化が起こり血液の流れが悪くなり筋肉が酸素不足をきたすことで脚に痛みを生じる．（7）×　心室が痙れんを起こした状態の不整脈で心臓突然死の原因にもなる．心房細動では心房内に血栓ができ，それが脳へ飛んで脳梗塞を起こすこともある．（8）○　脳卒中の前兆ともいわれ，発作が消失しても専門医を受診させることが重要である．

第16章　腎・尿路疾患

❶（4）　尿量の低下や浮腫がある場合は，食塩，水分の制限を行う　（解説）糸球体腎炎は尿量の低下による顕著な浮腫がみられる場合，水分の制限と水分摂取量に合った食塩摂取制限を行う．腎機能低下がみられても，たんぱく質の摂取量は過剰摂取に留意する程度で厳しい制限はしないことが原則となる．また腎機能低下があっても顕著な浮腫がみられない場合は，水分制限は実施しない．

❷（1） 十分なエネルギー摂取　（解説）たんぱく質異化予防のための十分なエネルギー摂取がもっとも優先される．十分なエネルギー摂取が遵守できている上で，たんぱく質や食塩摂取について軽度の制限を行う．

❸（2） 腎症3期-たんぱく質，食塩の軽度制限（過剰に摂取しない）　（解説）糖尿病性腎症の1，2期では血糖コントロール，腎症4期では十分なエネルギー摂取と残腎機能に合わせたたんぱく質の制限，腎症1〜4期では血糖値に見合った糖質摂取量ならびに血糖応答を緩やかにする（低GI食品など）の食品選択を行い，肥満がない限りは厳しいエネルギー制限はたんぱく質異化を助長するので推奨されない．

❹（3） CKDの治療目標は，腎機能改善にある．　（解説）CKDのステージにもよるが，CKDの治療目標はESKDやCVD（心血管疾患）への進展防止や合併症予防となる．

❺（1） 尿毒症症状が出現するとRRT導入の準備が必要となるが，年齢や原因疾患によってその導入基準は異なる．（解説）血液透析は時間だけで考えると12時間/週しか実施されない間欠療法であり，また腎によるホルモン分泌などの機能は補完できない．また，わが国では血液透析施行割合が全RRTの94％ともっとも高い．臨床検査結果は栄養状態や透析効率を客観的に評価することができるが，食事摂取量の適否は多角的な視点によって実施すべきである．

❻（4） CKD-G5-エネルギー必要量の充足，たんぱく質の制限，ナトリウム，カリウム，リン，水分の制限　（解説）RRTを受けているか否かによっても異なり，一律にたんぱく質の制限やその他の制限を実施することは推奨されない．とくに血液透析を受けている場合は透析液へのアミノ酸の流失などあるため，制限をすることで低栄養のリスクとなる．またその他の制限についても，体重変化，血圧，臨床検査結果，食事量など包括的な評価によって必要に応じた制限が推奨される．

❼（3） 水溶性ビタミンの不足のリスクは低い．　（解説）透析液へ水溶性ビタミンの流失があり，またカリウム，リンの摂取量の調整などによって食品からの水溶性ビタミンは不足しがちである．

❽（2）ロ，ハ　（解説）入院時の呼吸苦は肺水腫や心水腫によるものと考えられ，その際に計測した体重，臨床検査データは貯留した体液量の影響を受けるため，栄養評価としては使えない．また，入院5日目の症状が概ね安定した状況での体重はやせ傾向にあり，標準体重（BMIから逆算）49〜50kgを基準にエネルギー量を概算して栄養補給をまずは検討する．カリウム，リンの制限はまず臨床検査結果をみてから実施すべきであり，入院後5日間の栄養補給状況によってはrefeeding syndromeのリスクもあるため，腎機能低下＝カリウム，リンの制限の考えはもつべきではない．また，糖尿病性腎症罹患歴からみて厳しいたんぱく質，食塩制限によって腎機能の改善は大きく見込まれず，RRTを施行されている可能性もあるため，食事の開始に当たって現在の治療法，食欲，今後の治療方針などと共に現在の栄養状態を適切に評価することが必要である．本患者の場合，低体重であり年齢から容易にPEWの状況になることが推測されるため，厳しい食事制限は推奨されない．またガイドラインとしても食塩3g/日，たんぱく質は0.6g/kg標準体重/日が下限となっている．

第17章　内分泌疾患

❶（5）　（1）甲状腺機能亢進症では，甲状腺ホルモンの分泌が過剰であり，基礎代謝が亢進しているためエネルギーやたんぱく質は十分摂取する必要があるので不適切である．（2）甲状腺機能亢進症では，代謝亢進により熱の産生に伴い体温が上昇するため発汗が生じる．脱水症を招きやすく，水分制限を行う必要はないため不適切である．（3）ヨウ素が欠乏すると甲状腺ホルモンの産生が抑制される．甲状腺機能亢進症では，ヨウ素の制限を行うことがあるが，甲状腺機能低下症では，ヨウ素欠乏を生じないように適正量の摂取が必要であり基本的には制限しないため不適切である．ただし，過剰に摂取するとヨウ素からの甲状腺ホルモンの産生が滞り悪化する場合がある．（4）バセドウ病（甲状腺機能亢進症）は，甲状腺ホルモンが過剰に作られる疾患である．基礎代謝が亢進するのでエネルギーを十分に摂取する必要があり，炭水化物やコレステロールを含む脂質の制限は推奨されていないため不適切である．（5）クッシング症候群は，副腎皮質からコルチゾールが過剰に分泌される疾患である．コルチゾールはアルドステロン様作用をもち血圧を上昇させるため，高血圧になりやすく，食塩を制限する必要がある．

❷（4）　BMI 20.0 kg/m²，標準体重54.9 kgである．（1）甲状腺機能亢進症では，代謝亢進のためエネルギーの強化が必要となる．エネルギーは，一般的な目安として35〜40 kcal/kg標準体重/日で求めるため，35〜40 kcal×54.9 kg＝1,922〜2,196 kcal/日となる．1,500 kcal/日は少ないため不適切である．（2）甲状腺機能亢進症では，たんぱく質の代謝も亢進することから，たんぱく質の強化が必要となる．たんぱく質は，一般的な目安として1.2〜1.5 g/kg標準体重/日で求めるため，1.2〜1.5 g×54.9 kg＝65.9〜82.4 g/日となる．50 g/日は少ないため不適切である．（3）水分の補給量の明確な基準は今のところ定まっていないが，甲状腺機能亢進症では体温上昇や発汗により水分の喪失が増加するため，十分な水分の摂取が必要である．水分の補給1,000 mL/日以下では脱水症の可能性があるため不適切である．（4）甲状腺機能亢進症では，高カルシウム血症，低リン血症，および過度の骨吸収（骨粗鬆症に至る）が起こるため，カルシウムを18〜74歳女性の1日推奨量である650 mgよりも強化する必要がある．（5）甲状腺機能亢進症では，ヨウ素は，過剰摂取を避ける必要がある．「日本人の食事摂取基準（2025年版）」の成人における1日のヨウ素摂取必要量は100 µg，推奨量は140 µg，上限量は3,000 µg/日以下である．3,500 µg/日以上の摂取は過剰であるため不適切である．

第18章　神経疾患

❶（4）　摂食嚥下機能低下による誤嚥性肺炎を予防するため，嚥下能力に応じた食形態に調整する．

❷（4）　高度の摂食嚥下障害がある場合は服薬困難や栄養障害に対応するため，経腸栄養法を適用することがある．

第19章　摂食障害

❶（3）　a）○低体重の重篤さの認識が欠如している．b）×菓子パンや麺類も避ける場合が多い．c）×摂取エネルギーは過大申告の場合が多い．d）○．e）×体格以上に基礎代謝率が低い．

❷（4）　a）○．b）×規則的で適正な食事量を心がけるのがよい．c）×むちゃ食いに費用がかさみ生活面に影響がでる

場合がある. d)×体重や体型が自己評価を左右する. e)○.

第20章　呼吸器疾患

🍎(1)○　COPD患者では全身性炎症からの代謝亢進や食事摂取量不足などが重なることによるエネルギーインバランスが生じ, マラスムス型の栄養障害を高頻度に認める. (2)×　糖質(炭水化物)はその代謝過程においてたんぱく質や脂質に比べ, より多くの炭酸ガスの産生がみられる. COPD患者では炭水化物の大量摂取は避ける. (3)○　肥満患者では, 脂肪組織および全身の慢性炎症と酸化ストレス亢進, 高脂肪食および低残渣食とそれによる腸管細菌叢の変化, 胸郭への脂肪蓄積, 運動量の低下が認められ, 気道炎症の亢進, ステロイド感受性低下などを誘導している. (4)×　この設問はレジオネラ肺炎についてである.

第21章　血液系の疾患・病態

🍎(1)×　鉄欠乏性貧血では, トランスフェリンが鉄と結合する能力を示す総鉄結合能は上昇する. (2)×　潜在的な鉄欠乏状態の段階では, 一般的に緩徐に進行するため, 体が順応して全身症状に乏しいことが多く, 前述のような症状は進行した状態で発現することが多い. (3)×　生体内で鉄の欠乏が生じると, その欠乏を補うために貯蔵鉄を利用したり, 腸管からの鉄吸収を促進させたりして一定に保とうとする調節機構が存在する. (4)×　一般的にヘモグロビン値が正常になった時点ですぐに治療を終了してしまうと再発の頻度が高いため, 3～6ヵ月ぐらいは治療を継続する必要がある. (5)○　ビタミンB₁₂欠乏症の治療の原則はビタミンB₁₂の非経口投与である. (6)×　ビタミンB₁₂は主に回腸において吸収される.

第22章　筋・骨格疾患

🍎(1)○　大腿骨近位部骨折とは大腿骨頭軟骨下骨折, 大腿骨頸部骨折, 大腿骨頸基部骨折, 大腿骨転子部骨折, 大腿骨転子下骨折をさす. (2)×　ビタミンA, B₁ではなくビタミンD, Kが重要. (3)×　女性980万人, 男性300万人(骨粗鬆症の予防と治療ガイドライン2015年版より). (4)○　紫外線により皮膚でエルゴステロールまたは7-デヒドロコレステロールから合成される. (5)×　ナトリウム摂取は過剰にならないようにする. (6)○　リンの過剰摂取は尿中カルシウムの排泄を促進する. (7)○　カルシウムとマグネシウムの食事摂取基準ではおよそ2対1の比率となっている. (8)○　骨質を構成するコラーゲンはたんぱく質の一種である. (9)○　血清Albは組織へたんぱく質を供給する役割がある. (10)○　骨密度とたんぱく質摂取量に正の相関があり, 高たんぱく質食はカルシウム吸収を亢進する.

第23章　免疫・アレルギー疾患

❶(2)　(1)食物アレルギーは, 主にIgE依存性の反応である. (3)卵白Albは, 加熱により抗原性が低下する. (4)牛乳アレルギーの場合, チーズが摂取できない場合が多い. 豆乳などを代替食で利用する. (5)アナフィラキシーショック時は, アドレナリン筋肉注射が第一選択薬である.
❷(4)　(1)関節リウマチでは, 滑膜の炎症や関節の変形, 骨破壊がみられる. (2)関節リウマチの診断には, リウマトイド因子が用いられる. (3)シェーグレン症候群では, 口腔内の乾燥がみられる. (5)全身性強皮症では, 消化管の硬化

病変がみられ, 食道蠕動は低下する.

第24章　感　染　症

🍎(4)　(1)サルモネラ食中毒は, 菌に感染した肉や卵などの食品摂取が問題となっている. (2)ノロウイルスに対しては, インフルエンザに対する抗ウイルス薬のような治療薬はなく, 治療としては対症療法が中心となる. 脱水症状や体力の消耗を防ぐために十分な水分と栄養補給を行う. (3)嘔吐, 下痢が激しい場合は, 輸液により水分補給が行われる. 嘔吐がみられない場合は, 経口補水液で改善を図ることができる. (5)発熱すると, エネルギー代謝が亢進する. 体温が1℃上昇すると14～15％上昇するとされている. したがって, 投与エネルギー量を半分に減らす必要はない.

第25章　が　　ん

🍎(4)　(1)胃がんからの出血では, タール便が認められる. (2)がん悪液質のステージで積極的な栄養療法を行うのは主に「前悪液質」と「悪液質」である. (3)大腸がんができやすい部位はS状結腸と直腸であり, 全体の70％を占める. (5)がん患者に対しての緩和ケアは, がん終末期に限定されず, がんと診断を受けた時から身体的, 精神的な苦痛を和らげるためのケアを行う.

第26章　手術・周術期

❶(3)　(1)術後1～2日間はエネルギー消費量が低下する. この時期を干潮相と呼ぶ. (2)筋たんぱく質分解の促進により尿中窒素排泄量は上昇する. (3)インスリン抵抗性が上昇し, 血糖値が上昇する. この状態を外科的糖尿病と呼ぶ. (4)満潮相ではカテコールアミン, グルカゴン, グルココルチコイドなどのストレスホルモンの分泌が促進し, エネルギー代謝亢進の一因となる.
❷(3)　(1)胃が食道の代替臓器として用いられるため, 胃酸分泌が低下する. (2)キャッスル内因子の低下により発症するのは巨赤芽球性貧血. (3)短腸症候群では, 腸肝循環の破綻が起こる. (4)血清芳香族アミノ酸レベルは上昇し, 分枝アミノ酸レベルが低下する.

第27章　クリティカル・ケア

❶(2)　(1)炎症に伴い急性相反応たんぱく質(CRPなど)は増加する. (2)受傷後のホルモン分泌促進, とくにグルカゴンの分泌がたんぱく質異化を亢進する. (3)血管透過性は上昇し, 水分, 電解質, 中程度のコロイド物質などの血漿成分が血管外へ漏出し, 全身性の浮腫を招く. (4)炭水化物エネルギー比率は55％程度とする.
❷(1)　右上肢全体は9の法則から体表面積9％となる.

第28章　摂食機能の障害

❶(4)　(1)先行期(認知期)は, 食物が口腔に入る前に食べ物と認知する時期である. (2)準備期(咀嚼期)は, 食物を捕捉して咀嚼し, 食塊形成を行う時期である. (3)口腔期は, 舌を自分の意志で動かし, 口腔から咽頭の奥へ食塊を移動させる時期で, 随意運動である. (4)咽頭期は, 嚥下反射により食塊を咽頭から食道へ移送する時期で, 不随意運動である. (5)食道期は, 蠕動運動で食塊を食道から胃へ移送する時期で, 不随意運動である.
❷(2)　改定水飲みテスト3点より, 「嚥下あり, 呼吸変化なし, むせや湿性嗄声を伴う状態」と評価できる. また,

下顎の可動範囲が小さく，動きが鈍く，舌による食品の押しつぶしが難しい場合の食事は，「嚥下調整食分類2021（食事）」（日本摂食嚥下リハビリテーション学会）の「嚥下調整食2」に該当する．さらにVF検査で薄いとろみのついた水分は摂取できたことから，「嚥下調整食分類2021（とろみ）」は「段階1」と考えられる．(1)とろみがないので不適切．(2)嚥下調整食2に該当．(3)上下の歯槽堤間の押しつぶし能力が必要な「嚥下調整食4」に該当．(4)あんにとろみがあるが，軟飯は「嚥下調整食4」に該当．

❸(3) (1)サラサラした液体は誤嚥しやすいため，嚥下開始時の食事には不適切．(2)寒天は口腔内でバラバラになりやすく，滑らかさが十分ではないため嚥下開始時の食事には不適切．(3)ゼラチンゼリーには均質性があり，重力だけでスムーズに咽頭内を通過することができる．(4)餅は粘り気が強くて嚙み切れず，喉に貼りついて窒息する危険性があるため不適切．

第29章　要介護，身体・知的障害
🍎(1)○．(2)× 食欲低下による摂食量の減少がみられる．(3)○．(4)○．(5)× 咀嚼，嚥下の機能が低下することが多く，水分が多い食事にする．

第30章　乳幼児・小児疾患
🍎(1)× 重度の脱水が明らかな場合は静脈栄養管理とするが，脱水がない場合や中等度以下の脱水の場合は経口補

水療法が推奨される．(2)○．(3)× 乏尿期では無塩食とする．腎疾患では減塩食が基本である．(4)× 小児糖尿病の食事療法の基本は，正常な発育のために十分な必要エネルギーを摂取すること，良好な血糖コントロールを維持すること，重症な低血糖を起こさないようにすることであり，食事療法の基本を踏まえた栄養食事指導を保護者に行う必要がある．(5)○．

第31章　妊産婦・授乳婦疾患
🍎(1)○．(2)× 貧血の有無，ならびに妊娠時，非妊娠時にかかわらず，非ヘム鉄のほうが吸収率は低い．(3)○．(4)× 厳しい食塩制限を短期間に実施することは効果が少なく，場合によっては危険を伴うことがある．そこで，7〜8g/日という穏やかな制限を数週間かけて実施していくことが勧められている．(5)× 半減期は約30日であり，過去1〜2ヵ月の長期的な平均血糖値を反映する．

第32章　老年症候群
🍎(1)× 睡眠中にも唾液や胃内容物によって誤嚥が起きる．(2)○ 疼痛があると身体に力が入らないため，嚥下障害の原因となる．(3)× 低体重だけでなく過体重も体圧により褥瘡の原因となる．(4)× フレイルは，加齢に伴う予備能力低下のため，ストレスに対する回復力が低下した状態であり，要介護状態にいたる前段階である．(5)○．

索　引

和文索引

あ

アイソトープ治療　255
アウエルバッハ筋層間神経叢　387
アウトカム指標　86
アウトカム・マネジメント　9, 87
亜鉛　171, 215
アカラシア　326
悪液質　343
悪性腫瘍用経腸栄養剤　60
悪性貧血　288
アシドーシス　397
アスパラギン酸アミノトランスフェラーゼ　34, 123
アスピリン喘息　280
アセトン血症　403
アセトン血性嘔吐症　402
アテローム血栓性脳梗塞　218
アトピー型喘息症　280
アドレナリン筋肉注射　310
アナフィラキシー　309
アフタ性口内炎　157
アミノ酸インバランス　190
アミノ酸製剤　65
アミノ酸乳　313
アミラーゼ　35
争って食べる　392
アラニンアミノトランスフェラーゼ　34, 123
アルカリホスファターゼ　187
アルコール　117
アルコール依存症　397
アルコール性肝炎　5
アルコール性肝障害　192
アルコール性脂肪肝　194
アルコール性脂肪性肝疾患　192
アルコール精神症　397
アルコール摂取量　141
アルツハイマー型認知症　262
アルブミン　33
アルブミン/グロブリン比（A/G比）　421
アレルギー性紫斑病　292
アレルゲン　309
アレルゲン曝露　280
安静時エネルギー消費量　68, 348
安静時狭心症　212
安静時呼吸困難　216
安静時振戦　264
アンモニア　35

###

胃潰瘍　162
胃がん　330
異化　41
易感染患者　62
息切れ　277
異嗜症　284
維持電解質液　65
易消化食　54
異食　392
胃食道逆流症　159
胃切除　355
胃切除後症候群　357
胃全摘　355
胃全摘後　288
イソフラボン　210
依存症　397
1型糖尿病　411
1日血糖曲線　429
一過性脳虚血発作　218, 219
一価不飽和脂肪酸　211
溢水　279
一般治療食　56
遺伝性球状赤血球症　289
遺伝性非ポリポーシス性大腸がん　333
胃内滞留時間　161
医の倫理　10
易疲労感　214, 216
医療保険制度　7, 24
医療倫理　10
イレウス　359
イレオストミー　362
胃瘻　53, 59, 220, 352
インスリン　136, 430
インスリン投与量　411
インスリン療法　411, 428
インスリン様成長因子-1　297
インドシアニングリーン排泄試験　364
院内感染症　324
インフォームド・コンセント　12

###

ウイルス性口内炎　157
ウイルス性食中毒　322
ウイルス性肺炎　280
植込み型除細動器　217
ウエスト周囲長　36, 405
ウェルシュ菌　322
失われた生存年の指標　90
運動器症候群　305
運動障害性咀嚼障害　377

###

影響度　5
エイコサペンタエン酸　60, 140, 348
エイズ　319
栄養アセスメント　22, 30, 97, 104, 105, 351
　　──のパラメータ　30
栄養アセスメント加算　27
栄養改善加算　27, 77
栄養介入　104
栄養介入計画　107
栄養管理業務　73
栄養管理記録　94
栄養管理記録方式　108
栄養管理計画（書）　25, 75, 99
栄養管理実施加算　25
栄養管理実施記録　96
栄養管理実施計画　328
栄養管理体制　75
栄養管理プロセス　104, 106
栄養教育　45, 72, 191, 195
栄養教育計画　47, 99, 100, 107
栄養ケア　22, 49
栄養ケア・栄養教育　15
栄養ケア計画　22, 23, 45, 443
栄養ケア・マネジメント　8, 22, 23, 45, 83
栄養ケア・マネジメント強化加算　27
栄養サポートチーム（NST）　9, 14, 15, 73
栄養サポートチーム（NST）加算　16, 75
栄養指導　272
栄養状態の判定　30
栄養状態の評価　30
栄養情報提供書　28
栄養消耗状態　245, 246
栄養食事指導　72, 73
　　──のモニタリング　85
栄養食事指導依頼箋　79
栄養食事指導業務　73
栄養・食事療法　51
栄養診断　104
栄養診断コード・用語　106
栄養スクリーニング　22, 31, 94, 104, 351
栄養性疾患　4
栄養素摂取量　109
栄養素排泄　112
栄養治療計画（Rx）　99, 100, 107
栄養に焦点を当てた身体所見　105
栄養評価　104, 105
栄養不良の二重負荷　6

栄養補給　15, 45
栄養補給計画　47
栄養補給経路　128
栄養補給方法　47
栄養補給法　51
栄養補給量　47
栄養補助食品　85
栄養マネジメント　7
栄養マネジメント加算　27
栄養マネジメント強化加算　78
栄養モニタリング　83, 107
　　──計画　107
　　──と評価　104
栄養輸液剤　65
栄養療法　3
エステル型コレステロール　144
エストロゲン　295
エネルギーのアセスメント　40
エネルギー必要量　38
エピペン　311
エリスロポエチン　231, 236, 291
嚥下訓練　380, 383
嚥下困難感　318
嚥下障害　221, 264, 283
嚥下食　57
嚥下造影検査　220, 378
嚥下調整食　85
　　──のコード　85
嚥下内視鏡検査　220, 378
嚥下反射　377
炎症細胞浸潤　276
炎症性狭窄　276
炎症性サイトカイン活性　342
炎症性腸疾患　70, 166, 167, 178
円盤状紅斑　317
塩分制限　216

嘔気　110
横行結腸　333
黄色腫　145
黄色ブドウ球菌　322
黄体ホルモン　420
黄疸　185
嘔吐　110, 343, 402
オーバーフィーディング　84
オーラルフレイル　443
悪心　343
オピオイド　343
思い出し法　38

カーボカウント　143
カーボカウント法　232
外因性リポたんぱく質代謝経路　144
介護医療院　76
介護給付　76

介護支援専門員　49
介護食　54
介護報酬　27
介護報酬制度　77
介護保険制度　7, 27
介護保険法　7
介護療養型医療施設　76
介護老人福祉施設　27, 76
介護老人保健施設　27, 76
外傷重症度スコア　366
階層　16
回腸人工肛門　362
改訂水飲みテスト　378
回復期リハビリテーション病棟　25
回盲部　167
潰瘍性大腸炎　70, 171, 333, 361
潰瘍性大腸炎診断基準指針　168
潰瘍性大腸炎治療指針　168, 173
外来栄養食事指導（料）　73, 79
カイロミクロン　144
カウンセリング　72
科学的介護情報システム（LIFE）　27
化学療法　342
核磁気共鳴　36
学童肥満　406
角膜輪　145
下行結腸　333
下肢深部静脈血栓症　227
過剰状態　30
過剰投与　84
過食　391
下垂体腺腫　260
加水分解乳　313
家族性大腸腺腫症　333
家族の協力　81
下腿浮腫　216
学校給食における食物アレルギー対応
　指針　316
家庭血圧値　202
カテーテル　61
カテーテルアブレーション　217
カテーテル感染症　70
寡動　264
過敏性腸症候群　175
下部食道括約筋　159
下部尿路結石　250
カポジ肉腫　319
鎌状赤血球貧血　289
仮面様顔貌　317
粥　56
ガラクトース血症　408
カリウム（K）　113, 130, 204, 215
カルシウム（Ca）　114, 128, 204, 295, 297
カルシウム拮抗薬　117, 203
カルシウム沈着不良化　299
カルテ　94

カロリーブック　141
がん　5
がん悪液質　342
簡易栄養状態評価表　44, 351
簡易損傷スケール　366
肝がん　336
眼球開大　255
眼球突出　255
環境因子　203
間欠性跛行　208
肝硬変　33, 188
看護経過記録　83, 84
カンジダ　156
カンジダ性口内炎　157
患者会　81
患者・障害者の権利・心理　11
患者の権利章典に関する宣言　11
患者の権利に関するリスボン宣言　11
肝性脳症　186, 188
間接カロリーメーター　67, 68
間接訓練　378
間接熱量計　235
関節リウマチ　317
感染合併症　62
感染症　322
感染制御チーム　14
感染性下痢症　177, 181
干潮相　352, 367
感度　31
冠動脈狭窄　212
冠動脈バイパス手術　214
肝内結石　195
肝脾腫　145
カンファレンス　20, 45, 49
管理栄養士・栄養士倫理綱領　11
冠攣縮性狭心症　212
緩和ケア　342, 346
緩和ケアチーム　14

既往歴　32
記憶障害　262
期外収縮　217
飢餓状態　272
気管支喘息　279
気管内誤挿入　61
危険因子　5
器質性下痢症　177, 181
器質的嚥下障害　377
器質的咀嚼障害　377
希釈性低ナトリウム血症　215, 216
希釈尿　239
気腫型COPD　276
気腫性病変　276
気腫性病変優位型　276
偽性球麻痺　377
基礎エネルギー消費量　67, 122

索　引　459

基礎代謝率　270
基礎データ　96
機能障害　12
機能性下痢症　177, 181
機能性消化管疾患ガイドライン　175
機能性便秘(症)　182
機能的嚥下障害　377
機能的自立度評価法　87
木の実　311
気晴らし食い　391
逆嚥下　393
逆流性食道炎　326, 357
逆流性肺炎　62
客観的情報　100
キャッスル内因子　289, 356
給食管理　73
給食対応　311
急性肝炎　185
急性下痢　401, 402
急性骨髄性白血病　340
急性糸球体腎炎　224, 414
急性上気道炎　292
急性腎障害　223, 233
急性腎不全　223, 233
急性膵炎　198
急性相反応性たんぱく質　369
急性胆嚢炎　195
急性中毒　397
急性肺炎　355
急性ヘルペス性口内炎　156
急性リンパ性白血病　340
牛乳　311
牛乳アレルギー児　313
牛乳アレルゲン除去調製粉乳　313
9の法則　370
球麻痺　377
狭窄性器質性便秘症　182
共食　392
狭心症　212
強制栄養法　51
胸痛　212
業務時間調査　92
虚血性心疾患　212, 214
拒食　267, 391
巨赤芽球性貧血　288
巨大児　427
居宅療養管理指導費　77
気流閉塞　276
記録法　38
禁煙治療　277
筋強剛　264
禁酒　141
筋層間神経叢　387
筋肉量　41
筋力トレーニング　132

グアーガム分解物　181
空腸瘻　59, 352
空腹時血糖値　429
薬の排泄　115
口すぼめ呼吸　277
クッシング症候群　33, 260
クッシング病　260
クモ膜下出血　218
クラミジア性肺炎　280
クリアスペース率　246
グリコーゲンの代謝障害　409
グリセミックインデックス　144
クリティカル・ケア　366
クリニカル・パス　8, 28
グリム基準　160, 168, 187
グルコース　410
グルコヘモグロビン　34, 136, 428
グルタミン酸脱炭酸酵素　411
グルテンフリー食　180
くる病　299
クレアチニン　34
　──クリアランス　35, 223
クレアチン　35
グレープフルーツ　117
クレチン症　254
クロール　130
クローン病　70, 156, 167, 288, 359
　──患者　127
　──診断基準　168
　──治療指針　168, 169
クロレラ　117
クワシオルコル　32, 121

ケアマネジャー　49
ケア目標　46, 49
経過一覧表　100, 101
経過記録　96
計画　100
経過(過程)の評価　90
経管栄養食　271
経管・経腸栄養法　15
経口移行加算　27, 78
経口維持加算　27, 78
経口栄養(法)　52, 58, 369
経口栄養補給法　54
経口栄養補助食品　125, 164
経口摂取　51
経口法　58
経口補水療法　180, 401
経静脈輸液療法　401
継続的な品質改善　23, 86
形態別分類　54
傾聴　72

経腸栄養(法)　51, 52, 85, 122, 221, 352, 369
経腸栄養＋補助的静脈栄養　369
経腸栄養補給法　58
経尿道的尿管結石破砕術　251
経鼻経管法　59
経皮経食道胃管挿入術　59
経鼻チューブ　59, 61
経皮的冠動脈形成術　212
経皮内視鏡的胃瘻造設術　59
経皮内視鏡的空腸瘻造設術　59
頸部食道瘻　59
鶏卵　311
ケース目標　46
外科的糖尿　353
劇症肝炎　186
血液検査　33
血液透析　243
血液透析濾過　243
血液尿素窒素　34
血管性認知症　262
血漿たんぱく質　123
欠食　420
血清アルブミン値　85
血清脂質　209
血清シスタチンC　223
血清総たんぱく質　33
血清鉄　33
血清尿酸(値)　131, 151
血清尿素窒素　123
血性・膿性下痢　177
血清フェリチン　283, 423
血栓　212
血栓形成　70
血栓溶解療法　219
結腸がん　333
結腸人工肛門　362
血糖　34
血糖管理目標値　431
血糖コントロール目標　137, 138
血糖値　34
血便　172
欠乏状態　30
血友病　292
ケトン体　35
下痢　110, 111, 344
下痢型過敏性腸症候群　177, 181
減塩指導　216
減塩食　435
肩甲骨下部皮下脂肪厚　134
減食　391
減食療法　134
顕性誤嚥　378
見当識障害　262
原発性アルドステロン症　203
原発性肝がん　336
原発性骨粗鬆症の診断基準　296

460 索引

原発性サルコペニア 304, 305
原発性脂質異常症 144
原発性胆汁性肝硬変 186
原発性肥満 131, 404
現病歴 32
減量目標 134

降圧薬 116
抗炎症薬 116
抗核抗体 317
口渇 110
高カロリー輸液基本液 65
抗感染症薬 116
抗がん薬 116
後期高齢者医療制度 7
抗凝固薬 212
抗凝固療法 219
口腔アレルギー症候群 309
口腔・栄養スクリーニング加算 27
口腔乾燥症 157
口腔・食道障害 386
口腔単純ヘルペス 157
口腔粘膜炎 344
高血圧(症) 5, 131, 202, 207, 431
高血圧性心疾患 214
抗血小板療法 219
高血糖高浸透圧症候群 62
高血糖症 111
抗原 309
膠原病 317
交互嚥下 384
交差反応 309
抗酸化物質 209, 211
恒常性 3
甲状腺機能亢進症 33, 254, 259
甲状腺機能低下症 254, 257, 259
甲状腺刺激ホルモン 182, 254
　——放出ホルモン 254
甲状腺ホルモン 182, 256
高食物繊維食 174
口唇閉鎖不全 394
光線過敏症 317
構造の評価 91
高たんぱく質 166
高張性脱水 62
後天性免疫不全症候群 319
行動科学的技法 72
行動・心理症状 262
行動と生活環境 106
行動変容 72
行動変容ステージ 91
高度肥満症 132
口内炎 156
口内乾燥症 110
高尿酸血症 5, 150, 238

高比重リポたんぱく質コレステロール 111
抗不整脈薬 217
高密度リポたんぱく質 144
高齢者介護 7
高齢者ソフト食 381
高齢者糖尿病の血糖コントロール目標 139
高齢の透析患者 249
抗レトロウイルス療法 319
抗痙れん薬 115
誤嚥 439
誤嚥性肺炎 84, 161, 281, 378
氷かじり 284
ゴール 46
呼吸サポートチーム 14
呼吸リハビリテーション 277
国際標準化のための栄養ケアプロセス用語マニュアル 104
黒色石 195
国民皆保険制度 24
国民健康保険 7
国連食糧農業機関 6
固縮 264
孤食 422
個人履歴 105
骨粗鬆症 294
骨格筋指数 304
骨格筋量の減少 301, 302
骨折 294
骨軟化症 299
骨密度 294, 296
骨・ミネラル代謝異常 238
5の法則(小児) 371
五分粥 54
5-フルオロウラシル(5-FU)製剤 330
小麦 311
コルチゾール 260
コレカルシフェロール 126
コレシストキニン 160
コレステロール 131, 144, 209
コレステロール胆石 195
コロストミー 362
献立作成 58
コンタミネーション 311, 314
コンテナ 60
こんにゃく 171

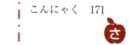

再アセスメント 49, 83
再栄養症候群 123
細菌汚染 63
細菌性食中毒 322
細菌性プラーク 386
細菌の異常繁殖 359
再形成食 381
再生不良性貧血 290

再摂食性低リン血症 271
最大骨量 295
在宅患者訪問栄養食事指導料 74
在宅患者訪問褥瘡管理指導料 75
在宅経腸栄養(法) 63, 353
在宅経腸栄養サポート 63
在宅血液透析 243
在宅静脈栄養(法) 70, 353
在宅褥瘡対策チーム 75
在宅透析療法 243
在宅訪問栄養食事指導 80
細動脈硬化 207
再入所時栄養連携加算 79
再評価 85
細胞外液補充液 65
作業療法士 12
さじ状爪 283
左室駆出率 214
サラセミア 289
サルコペニア 7, 147, 231, 238, 301, 342
サルコペニア肥満 302
サルモネラ 322
三価鉄 426
参加率 90
算出法 39
酸素飽和度 324
三分粥 54

シェーグレン症候群 318
視覚障害 390
自家中毒症 402
敷石状外観 167
色素胆石 195
ジギタリス製剤 214
糸球体過剰濾過 229
糸球体腎炎 224
糸球体濾過値 35
糸球体濾過量 223
子宮内胎児発育遅延 432
自己 308
歯垢 386
自己血糖測定 411
自己挿管 59
自己免疫性肝炎 186
自己免疫性溶血性貧血 289
自己誘発性嘔吐 273
脂質 68, 163, 215
　——のアセスメント 42
脂質異常症(高脂血症) 5, 33, 144, 204, 207
脂質異常症診断基準 207
脂質代謝異常 131
脂質代謝の変化 111
脂質必要量 40
四肢冷感 214

索　引

姿勢の不適　394
姿勢反射障害　264
自然治癒力　3
自然濃厚流動食　59
持続血糖測定　231
持続的携帯式腹膜透析　244
肢体不自由　390
自・他覚症状　31
七分粥　54
失禁　18，440
失行　262
実施　23
　──した記録(POMR)の監査　101
　──した記録(POMR)の修正　101
実測安静エネルギー消費量　279
質調整生存年　90
疾病別分類　54
至適体重増加量　417
自動体外式除細動器　217
自動腹膜透析　244
脂肪肝　5，192
脂肪乳剤　65
社会的不利　12
灼熱感　160
ジャパンコーマスケール　220，380
集学的治療　237
周期性嘔吐症　402
周産期合併症　429
収縮期高血圧　202
周術期栄養管理実施加算　25
重症胆囊炎　363
重症妊娠高血圧症候群　432
就寝前補食　338
縦走潰瘍　167
集団栄養食事指導料　74
集中治療　366
十二指腸潰瘍　162
終末期　347
終末期医療　347
従来妊娠中毒症　431
主観的情報　100
主観的包括的評価　17，98，249，351
粥状硬化　207
粥状動脈硬化　207
主成分別分類　54
手段的日常生活動作　87
術前経鼻経腸栄養　352
守秘義務　10，11
腫瘍マーカー　336，338
上腕筋囲　37
小胃症状　357
消化管運動促進薬　161
消化管通過障害　387
消化管粘膜　111
消化管瘻　53
消化器症状　85
消化性潰瘍　163

消化態栄養剤　60
消化不良症　401
小球性低色素性貧血　284
上行結腸　333
症候性(全身疾患性)下痢症　177，181
症候性便秘症　182
小細胞肺がん　335
常食　56
小腸広範囲切除　359
小腸切除　359
小児1型糖尿病　412
小児期メタボリックシンドローム　405
小児ネフローゼ症候群　413
小児肥満(症)　404
上部消化管造影検査　330
上部内視鏡検査　330
上部尿路結石　250
静脈栄養　369
静脈栄養法　15，51，52，352
　──の合併症　70
静脈栄養補給法　64
上腕三頭筋部皮下脂肪厚　134
　──測定時　37
上腕周囲長　37
　──の計測部位　37
上腕筋面積　37
初期計画　96，99
食塩過剰摂取　330
食塩感受性　205
食塩制限　205，209，211，214，433
食塩非感受性高血圧　205
食形態の不適　394
食事因子　163
食事抗原　158
食事摂取状況調査　206
食事態度　392
食事調査　38，98
食事の観察　27
食種　56
食事療法　3
食餌療法新論　4
褥瘡　18，440
褥瘡対策チーム　14，18
食中毒　322
食道アカラシア　387
食道がん　326
食道静脈瘤　189
食道切除　354
食道裂孔ヘルニア　387
職能　16
食品交換表　141
食品選択　58
植物性食品　286，425
食物アレルギー　308
食物依存性運動誘発アナフィラキシー　309

食物・栄養に関連した履歴　105
食物起因性下痢症　177，180
食物経口負荷試験　310
食物摂取頻度調査　38
食物繊維　184，204，209，420
食物内毒素型　322
食欲調査　328
食欲の増加　110
食欲の変化　109
食欲不振(欲思不振)　41，344
除脂肪体重　134
叙述的記録　100
腎移植　243
人格　11
心機能異常　131
心胸郭比　244
心筋梗塞　212
心筋症　214
神経性過食症　266，273
神経性やせ症　266
心血管疾患　231，236
腎血管性高血圧症　203
腎結石　250
人権　11
心原性脳塞栓　218
人工肛門　361
人工膀胱　361
診察室血圧値　202
腎疾患　413
心室細動　217
腎実質性高血圧症　203
心室頻拍　217
腎性骨異栄養症　248
人生の質　3
腎性貧血　236，291
腎臓病食　54
心臓弁膜症　214
身体　11
身体計測　36，98，105
身体障害者　390
腎代替療法　235，242
診断群別定額前払い制度　8
診断計画(Dx)　99
身長　36
心不全　214
腎不全　242
腎不全状態　229
心房細動　217
腎保護効果　241
心理的嚥下障害　377
診療報酬　25
診療報酬明細書　7
診療録　94

膵炎　198
膵がん　338

462　索　引

水牛様脂肪沈着　260
推算糸球体濾過量　204, 223
膵消化酵素補充療法　199
膵性糖尿病　200
膵体尾部切除　339
推定エネルギー必要量　39
推定身長　36
膵頭十二指腸切除　339
水分　69, 264
水分出納　43, 85, 225
水分制限　215, 216, 225
睡眠時無呼吸症候群　203
水様性下痢　177
水溶性食物繊維　204, 263, 264
水溶性ビタミン　124, 248
スタッフ　16
ステロイド薬　227
ストーマ　18, 361
スマイルケア食　381
スライス法　381
ずり応力　207

生化学データ　105
生活管理指導表　315
生活習慣　203
生活習慣病　5
生活習慣病管理料　75
生活の質　3, 70, 72, 87, 122
成果(結果)の評価　86
生検組織検査　330
制酸薬　115
精神運動発達遅滞群　399
精神障害　397
精神遅滞　397
生存年数　90
生体電気インピーダンス法　38, 304
成長曲線　404
成長障害　41
静的栄養アセスメント　31
精白米　185
生物学的利用速度　114
生物学的利用率　114
生物学的有効性　114
成分栄養剤　60, 168
成分表示　141
生命倫理　10
生理食塩液　65
生理的妊娠貧血　423
舌炎　156, 157, 386
石灰化障害　299
赤血球　283
赤血球造血刺激因子製剤　291
摂取量　106
摂食嚥下機能回復体制加算　20
摂食・嚥下機能障害　76
摂食嚥下支援計画書　20

摂食・嚥下障害　19, 262
摂食・嚥下チーム　14, 19
摂食機能障害　78, 376
摂食行動　394
摂食障害　266, 269
摂食障害患者　272
　　　──治療プログラム　270
摂食障害入院医療管理加算　75
摂食制限型　266
舌突出　393
前悪液質　342, 343
線維芽細胞成熟因子23　241
線維性骨炎　248
全粥　54
腺がん　335
潜在性栄養欠乏症　16
潜在性鉄欠乏状態　286
選食　391
全身疾患性(症候性)下痢症　177, 181
全身性エリテマトーデス　317
全身性炎症反応症候群　324
全身性強皮症　317
先天性代謝異常　406
先天性免疫不全症　319
蠕動運動　377
前頭側頭型認知症　262

躁うつ病　397
総エネルギー消費量　348
総エネルギー摂取量設定　140
早期栄養介入管理加算　25
早期の血糖管理　231
造血幹細胞移植　290, 341
総合的な栄養アセスメント　43
総合ビタミン製剤　67
総コレステロール　33
創傷　18
巣状分節性糸球体硬化症　227
総胆管結石　195
総鉄結合能　283, 284, 285
早発型妊娠高血圧症候群　434
総リンパ球数　35
ソーシャルワーカー　49
ソーセージ様手指　317
即時型反応　308
測定法　38
続発性脂質異常症　144
咀嚼　377
咀嚼・嚥下障害　377
ソフト食　381
尊厳　11

ターミナル期　347
ターミナルケア　347
ターンオーバー　123

退院時栄養食事指導　49
退院時共同指導料　75
退院時サマリー　28
退院時要約　100, 101
体外衝撃波結石破砕術　251
体外衝撃波粉砕療法(ESWL)　196
体格指数　131, 404
大細胞がん　335
体脂肪の減少　111
体脂肪率　36, 134, 404
代謝回転　123
代謝性合併症　62, 85
体重　36
体重増加曲線　422
代償行動　267, 273
大食　391
大豆製品　210
耐性獲得　310
大腸　172
大腸がん　333
大腸切除　361
大腸腺腫症　361
大腸内視鏡　388
大腸ポリープ　361
耐糖能異常　279
大脳皮質基底核変性症　263
タイプA性格　207
多医療職種　81
ダウン症　399
多価不飽和脂肪酸　211
多剤耐性緑膿菌　324
多疾患併存　443
多職種協働　443
多職種による栄養ケア計画　45
多職種連携　195, 197
脱水　62, 65, 85
脱落率　90
脱力感　214
多尿　110
食べられる範囲　312
食べる行為　391
多量ミネラル　128
樽状胸郭　277
胆管結石　195
短期目標　46
胆汁酸性下痢症　177, 181
胆汁酸溶解療法　196
断酒指導フローチャート　199
単純疱疹ウイルス　156
胆石症　195, 196, 363
短腸症候群　359
胆囊炎　195, 196
胆囊がん　363
胆囊結石　195
胆囊摘出　363
たんぱく質　68
　　　──のアセスメント　41

索　引　463

- たんぱく質異化　228
- たんぱく質・エネルギー栄養失調症　121，246，277
- たんぱく質・エネルギー栄養障害　121
- たんぱく質再配分療法　264
- たんぱく質糖化終末産物　232
- たんぱく質必要量　39
- たんぱく尿　227
- 蛋白漏出性胃腸症　33，39，164，165，166
- ダンピング症候群　357

- チアノーゼ　214
- 地域包括ケアシステム　12，13，28
- 地域連携診療計画管理料　75
- チーム医療　9，14，81，94
- 窒素バランス改善　236
- 知的障害　397
- 遅発型妊娠高血圧症候群　434
- チモール混濁試験　187
- チャイルド-ピュー分類　336
- 中核症状　262
- 中間密度リポたんぱく質　144
- 中鎖脂肪酸トリグリセリド　59，166，361
- 中心静脈栄養法　17，19，53，64，160，164
- 中性脂肪　34，131，206
- 注入ポンプ　61
- 注入容器　60
- 中膜硬化　207
- 腸炎ビブリオ　322
- 腸管　58
- 腸管出血性大腸菌　322
- 腸管穿孔　62
- 腸間膜動静脈血栓（塞栓）症　359
- 長期目標　46
- 蝶形紅斑　317
- 長鎖脂肪酸　59
- 長時間透析　243
- 調整粉末大豆乳　313
- 超低エネルギー食療法　134
- 超低密度リポたんぱく質　144
- 腸内細菌叢　174，209
- 腸瘻　53
- 直接訓練　378
- 直接分析法　38
- 直腸　333
- 直腸がん　333
- 貯蔵鉄　284，286
- 治療食　54

- 通所介護　76
- 痛風　150
- 痛風性関節炎　150
- ツベルクリン反応　36

- 低FODMAP食　176，180，184
- 低アルブミン血症　121
- 低栄養　121
- 低栄養感染スコア　249
- 低栄養性脂肪肝　194
- 低栄養不良　6
- 低エネルギー食療法　134
- デイサービス　76
- 低残渣　60
- 低脂質　166
- 低出生体重児　422，433
- ───出産　429
- ディスコイド疹　317
- 低体重（やせ）　417，421，424
- 低張電解質液　65
- 低比重リポたんぱく質コレステロール　111
- 低密度リポたんぱく質　144，435
- 低メチオニン高シスチン　410
- 適時・適温の食事の提供　25
- 適正エネルギー量　134
- 適正状態　30
- 鉄　128
- 鉄欠乏性貧血　283，386，421，423
- 鉄剤　426
- デブリドメント　373
- デミング・サイクル　24
- 電解質異常　63
- 電解質輸液剤　65
- てんかん　397
- 転帰先　87
- 転倒　439

- 同化　41
- 糖化ヘモグロビン　34
- 糖原病　409
- ───治療ミルク　410
- 統合失調症　397
- 糖質　68
- ───のアセスメント　42
- 糖質必要量　40
- 糖質輸液　65
- 透析導入　229
- 糖代謝異常　62，131
- 等張電解質液　65
- 動的栄養アセスメント　31
- 糖尿病　135，207，411
- 糖尿病家族歴　427
- 糖尿病合併妊娠　427，430
- 糖尿病教室　73
- 糖尿病食　54
- 糖尿病褥瘡　430

- 糖尿病性昏睡　411，413
- 糖尿病性腎症　229，430
- 糖尿病性腎臓病　229
- 糖尿病透析予防指導管理料　74
- 糖尿病透析予防チーム　14
- 動物性食品　286，425
- 動脈硬化症　5，136，145，207
- 特異度　31
- 特定機能病院　25
- 特定集中治療室（ICU）　25
- 特定要因図　92
- 特発性血小板減少性紫斑病　292
- 特別治療食　56，57
- 特別養護老人ホーム　27，76
- ドコサヘキサエン酸　140
- 突然死　217
- ドライウェイト　244
- ドライマウス　157
- トランスアミナーゼ　185
- トランスサイレチン　33，278
- トランス脂肪酸　149
- トランス不飽和脂肪酸　149
- トリグリセリド（トリアシルグリセロール）　34
- トルサード・ド・ポアント　217
- ドレッシング（テープ）材　61，69
- ドロップアウト率　90
- とろみ　381
- とろみ調整食品　159
- 呑酸　160

- ナイアシン　258
- 内因性リポたんぱく質代謝経路　144
- 内視鏡下嚥下機能検査　19
- 内視鏡的乳頭括約筋切開術　196
- 内視鏡的粘膜下層剥離術　330
- 内視鏡的粘膜切除術　330
- 内臓脂肪型肥満　36，131，132，203，207，208
- 内部障害　390
- 納豆　117
- ナトリウム（Na）　112，130，204
- 軟食　56
- 軟食軟菜　54

- 2型糖尿病　5，412
- 二価鉄　286，426
- ニコチンガム　277
- ニコチンパッチ　277
- 二次性高血圧　203
- 二次性サルコペニア　304，305
- 二次性脂質異常症　144
- 二次性肥満　131，404
- 二次性貧血　291
- 二重エネルギーX線吸収測定法　38

日常生活動作　87，122，437
ニトログリセリン　212
日本栄養士会栄養ケアプロセス　104
日本高血圧学会　202
日本人の食事摂取基準　39，67，140，174，414
入院栄養食事指導　79
入院栄養食事指導料　74
入院時食事療養費　25，73
入院時診療計画　45
入院診療計画書　25
乳酸アシドーシス　67
乳酸菌　171，264
乳児下痢症　401
乳児肥満　405
乳児様嚥下　393
乳糖　166
　　──除去ミルク　409
尿管結石　250
尿酸　34
尿酸産生過剰型高尿酸血症　151
尿酸排泄低下型高尿酸血症　151
尿素窒素　34
尿素動態モデル　245
尿中ケトン体　35
尿たんぱく質　35
尿中クレアチニン　35
尿糖　35
尿毒症　237，240
尿毒症性産物　242
尿路結石症　250
妊娠高血圧症候群　417，431
妊娠糖尿病　137，417，427
認知行動療法　268
認知症　262
認知症高齢者の日常生活自立度　87，89
妊婦体操　420

寝たきり　202，218
熱傷　370
熱傷指数　370
熱傷面積　370
ネフローゼ症候群　33，226，292，413
粘血便　172
粘度可変型流動食　161

脳血管疾患　218
脳梗塞　218
濃厚流動食　271
濃縮尿　239
脳出血　218
脳性麻痺患者　399
脳卒中　218，219

脳保護療法　219
能力障害　12
ノーマライゼーション　12
ノロウイルス　322，401

パーキンソン症候群　263
パーキンソン病　263
バーセル・インデックス　87，88
肺炎　280
バイオフィルム　386
肺がん　335
敗血症　70，323，324
肺性心　276，279
バイタルサイン　84
排便回数減少型　182
排便機能促進薬　345
排便困難型　182
排便周辺症状　182
排便中核症状　182
バクテリアルトランスロケーション　324
橋本病　254，258
播種性血管内凝固症候群　372
バセドウ病　254，256
白血病　340
発酵乳　174
発生頻度　5
バリアンス　28
バリウム検査　388
ハリス・ベネディクトの推定式　39，67，370
汎血球減少症　290
半固形状流動食　60
半固形食　56，57
バンコマイシン耐性腸球菌　324
半消化態栄養剤　59
ハンター舌炎　386
反復唾液嚥下テスト　378

非アルコール性脂肪肝（NAFL）　192
非アルコール性脂肪肝炎（NASH）　192
非アルコール性脂肪性肝疾患　192
ビオチン　124
皮下脂肪厚　36
皮下脂肪型肥満　203
非感染性疾患　5，89
非気腫型COPD　276
非狭窄性器質性便秘症　182
鼻腔栄養　20
非固形食　56
非自己　308
非小細胞肺がん　335
微小変化型ネフローゼ症候群　228，413

ヒスタミンH₂受容体拮抗薬　160，163
非ステロイド性抗炎症薬　162，280
ビタミンA　117
ビタミンB₁　258
ビタミンB₁不足　126
ビタミンB₂　258
ビタミンB₆　297
ビタミンB₁₂　297
　　──の吸収障害　288
ビタミンB₁₂欠乏症　158
ビタミンB₁₂欠乏性貧血　288
ビタミンC　117
ビタミンD　171，214，296，299
ビタミンD₃　126
ビタミンE　117
ビタミンK　124，171，212，215，297
ビタミンK₁　126
ビタミンK₂　126
ビタミン過剰症　124
ビタミン欠乏症　42，123
ビタミン主薬製剤　125
ビタミンのアセスメント　42
ビタミン必要量　40
非たんぱく質エネルギー/窒素比　68
必須脂肪酸欠乏　63
引ったくり食い　392
ヒト白血球抗原　136
ヒト免疫不全ウイルス　319
避妊薬　116
被囊性腹膜硬化症　244
非びらん性胃食道逆流症　159
ビフィズス菌　171，174
皮膚遅延型過敏反応　36
皮膚・排泄ケア　18
非ヘム鉄　286，425
ヒポクラテス　51
肥満　131，203，301，417
肥満恐怖　266，267
肥満細胞　309
肥満症　5，132
肥満症治療方針　133
びまん性甲状腺腫　255
肥満度　404
肥満度判定基準　421
肥満妊婦　418
評価　100
病気　3
病原性大腸菌　322
費用効果分析　89
費用効用分析　90
被用者保険　7
標準化透析量　245
病態別経腸栄養剤　60
病態別輸液栄養剤　67
費用便益分析　87

索　引　465

秤量法　38
日和見感染(症)　281, 319
微量Alb尿　229
微量栄養素補給飲料　158
微量元素製剤　67, 68
微量ミネラル　128
ビリルビン　185
ビリルビンカルシウム石　195
ビルロートⅡ法　357
ピロリ菌　162, 284, 330
頻回食　57, 166
貧血　283, 357, 423

ファンコニー貧血　290
フィチン酸塩　426
フィッシャー比　364
フィルター　69
フィロキノン　126
フードテスト　378
フェニルアラニン　406
　　──除去ミルク　407
フェニルケトン尿症　406
フォイト　4
不可逆的悪液質　342, 343
副腎皮質刺激ホルモン　260
副腎皮質ステロイド薬　414
腹水　41, 188
腹膜透析　243
腹膜播種　330
不顕性誤嚥　378, 439
浮腫　41, 225, 413, 436
不食　391
不整脈　217
分搗き米　185
ブドウ糖経口負荷試験(OGTT)　136, 364, 427
不飽和鉄結合能　283
プラーク　207, 386
プライバシー　11
フラッシュ　61
プランマー・ビンソン症候群　283, 386
ブリストルスケール　177, 180
プリン体　151, 152
プルーン　287
フレイル　7, 441
フレイル・サイクル　442
プレバイオティクス　184
ブレンダー食　54, 56, 57
フローシート　100, 101
プロトンポンプ阻害薬　160
プロバイオティクス　171, 174, 184
分割食　338
吻合部通過障害　355
分枝アミノ酸　65, 348, 407
　　──除去ミルク　408

噴門側胃切除　355

平均赤血球容積　283
平均尿素変化　245
平常時体重　136
米飯　56
ペースメーカ　217
ベーチェット病　156, 157
ペグ　59
ペジュ　59
ベッドサイド訪問　49
ヘマトクリット　33
ヘム鉄　286, 425
ヘモグロビン　128, 283
ヘモグロビン濃度　33
ヘリコバクター・ピロリ　162
ヘルシンキ宣言　12
便緩下薬　345
変形性関節症　300
変形性股関節症　301
変形性膝関節症　301
変形性脊椎症　301
偏食　391
便通異常診療ガイドライン　177, 181
便秘　345
便秘型過敏性腸症候群　182
扁平上皮がん　335

保育所におけるアレルギー対応ガイドライン　316
暴飲暴食　163
膀胱結石　250
縫合不全　355
放射線療法　255, 341, 345
乏尿期　225
飽和脂肪酸　211
　　──のエネルギー比率　148
ホーン・ヤールの重症度分類　264
補酵素　124
勃起不全　249
ボツリヌス菌　322
ボディイメージの障害　267
母乳育児　430
ホメオスタシス　3
ホモシスチン尿症　410
本態性高血圧　202

マイコプラズマ性肺炎　280
マグネシウム(Mg)　113, 204, 215
マスト細胞　309
マタニティースイミング　420
末期腎不全　224
末梢気道病変優位型　276
末梢静脈栄養法　17, 53, 64, 164

末梢静脈カテーテル　69
マネジメント　8, 22
マネジメント・サイクル　24
マラスムス　32, 121
丸呑み　393
満月様顔貌　228, 260
慢性炎症　318
慢性炎症性腸疾患　171
慢性肝炎　186
慢性下痢症　177, 401
　　──の分類　179
慢性甲状腺炎　254, 258
慢性骨髄性白血病　340
慢性糸球体腎炎　224
慢性腎臓病　129, 223, 236
慢性膵臓病　198
慢性胆嚢炎　195
慢性閉塞性肺疾患　276
慢性便秘症　181
　　──の分類　183
慢性リンパ性白血病　340
満足度　90
満潮相　353, 367

ミールラウンド　27, 48, 49
味覚障害　345
ミキサー食　54, 56, 57
水のアセスメント　43
水飲みテスト　78, 378
ミネラル過剰症　127
ミネラル欠乏症　42, 127
ミネラルコルチコイド受容体拮抗薬　214
ミネラル代謝異常　241
ミネラルのアセスメント　42
ミネラル必要量　40

ムーンフェイス　228, 260
無塩食　414
無気肺　355
無症候性誤嚥　378
むせる　393
むちゃ食い　267
　　──エピソード　273
　　──障害　266, 274
むちゃ食い・排出型　266
無動　264
無尿　247
胸焼け　160

メープルシロップ尿症　407
メタボリックシンドローム　5, 7, 132
　　──の診断基準　133

466　索　引

メチオニン除去ミルク　411
メチシリン耐性ブドウ球菌　324
メナキノン類　126
免疫検査　35，331
免疫調整経腸栄養剤　324
免疫能増強経腸栄養剤　60
免疫能賦活化経腸栄養剤　60
免疫不全　319
メンタルヘルス　5

盲腸　333
モニタリング　23，49
問題志向型システム　94
問題志向型診療録　95，96
問題リスト　96

夜間分割食　191
薬剤性下痢症　177
薬剤性便秘症　182
薬剤性パーキンソニズム　263
薬物血中濃度　114
やわらか食　381

有害事象　342
有酸素運動　135，206，209
幽門側胃切除　355
幽門保存胃切除術　355
遊離型コレステロール　144
遊離脂肪酸　131
輸液ポンプ　69
輸液ライン　69
ユニバーサルデザインフード　381

要介護度　87
溶血性貧血　289
溶血性連鎖球菌　414
葉酸　124，297
葉酸欠乏　288
葉酸欠乏性貧血　288
要支援・要介護度　88
幼児肥満　406
ヨウ素　258
要約　100
溶連菌感染　292
予後熱傷指数　370
予後判定栄養アセスメント　31

ライン　16
ラクナ梗塞　218
ランゲルハンス島 β 細胞　411
ランド・ブロウダーの法則　370

リーダーシップ　10
リウマトイド因子　317
理学療法士　12
リスク　5
　──の低減・除去　5
　──の評価・判定　5
リスク区分別脂質管理目標値　146
リスクマネジメント　5
リスボン宣言　12
利尿薬　110，203，214
リハビリテーション　12
リフィーディングシンドローム　70，84，85，122，123，269，271，379
リポたんぱく質リパーゼ　227
硫酸亜鉛混濁試験　187
流動食　56
リン（P）　113
リンゲル液　65
リン脂質　128
臨床栄養　106
臨床栄養学　3
　──の教育目標　4
臨床検査と手順　105
臨床診査　31，97，98

るい痩　357，421
ループス腎炎　317
ルーワイ法　357

レイノー現象　317
レジスタンス運動　132
レシチンコレステロールアシルトランスフェラーゼ　227
レセプト　7
レチノール結合たんぱく質　33
レニン・アンギオテンシン系　236
　──阻害薬　203，214
レビー小体型認知症　262
攣縮　212

瘻管法　59
労作時息切れ　216
労作性狭心症　212
老年症候群　437
ローマⅣ診断基準　175
ロコモティブシンドローム　305
ロタウイルス　401

ワーファリン　116，117
ワセリン　373
ワレンベルク症候群　378

欧文索引

α₁アンチトリプシンクリアランス　165
A 型肝炎　185
　──ウイルス　185
abbreviated injury scale（AIS）　366
acquired immuno deficient syndrome（AIDS）　319
activity of daily living（ADL）　87，122
acute glomerulonephritis　224，414
acute kidney injury（AKI）　223，233
acute lymphoblastic leukemia（ALL）　340
acute myeloid leukemia（AML）　340
acute physiology and chronic health evaluation（APACHE）Ⅱスコア　235
acute renal failure（ARF）　223，233
adrenocorticotropic hormone（ACTH）　260
advanced glycation endproducts（AGE）　232
adverse event（AE）　342
AFP　336
AFP-L3　336
alanine aminotransferase（ALT）　34，123
albumin（Alb）　33
alkaline phosphatase（ALP）　187
anemia　423
angina pectoris　212
anorexia nervosa（AN）　266
anti retroviral therapy（ART）　319
APACHE Ⅱスコア　235，369
aplastic anemia　290
appendicular skeletal muscle mass index（ASMI）　239
arteriosclerosis　207
aspartate aminotransferase（AST）　34，123
ASPEN　53
assessment data（A）　100
Auerbach 筋層間神経叢　387
automated external defibrillator（AED）　217
automated peritoneal dialysis（APD）　244

β 遮断薬　203，214
B 型肝炎 e 抗原　186
B 型肝炎ウイルス　185，336

索 引 467

B型急性肝炎 185
B型慢性肝炎 186
bacterial overgrowth 359
barrel chest 277
Barthel index 87, 88
basal energy expenditure(BEE) 67, 122
basal metabolic rate(BMR) 270
bedsore 440
behavioral and psychological symptoms of dementia(BPSD) 262
Behçet病 156, 157
BillrothⅡ法 357
binge eating disorder(BED) 274
binge eating/purging type 266
bioavailability 114
bioelectrical impedance analysis (BIA) 38, 302
blood sugar 34
blood urea nitrogen(BUN) 34, 123
body mass index(BMI) 75, 131
branched chain amino acid(BCAA) 65, 348
　――の補充 190
bronchial asthma(BA) 279
bulimia nervosa(BN) 273
burn index 370

C型肝炎ウイルス 185, 336
C型急性肝炎 185
C型慢性肝炎 186
C反応性蛋白質 98, 323
carbon reactive protein(CRP) 98
cardio thoracic ratio(CTR) 244
cardiovascular disease(CVD) 231, 236
Castle内因子 289, 356
CDAI 168
CEA 326
cerebral hemorrhage 218
cerebral infarction 218
CGA分類 238
Child-Pugh分類 188, 191, 336
cholecystokinin(CCK) 160
chronic glomerulonephritis 224
chronic kidney disease(CKD) 129, 223, 236
　――重症度分類 238
　――ステージによる食事療法基準 240
chronic lymphocytic leukemia(CLL) 340
chronic myelogenous leukemia (CML) 340

chronic obstructive pulmonary disease(COPD) 276
CKD-mineral and bone disorder (CKD-MBD) 238, 241
clinical path(CP) 8, 28
colorectal cancer 333
communicable-disease/infection 322
continence 18
continuous ambulatory peritoneal dialysis(CAPD) 244
continuous glucose monitoring (CGM) 231
continuous quality improvement (CQI) 23, 86
CoQ10 348
cost-benefit analysis(CBA) 87
cost-effectiveness analysis(CEA) 89
cost-utility analysis(CUA) 90
council on nutrition appetite questionnaire(CNAQ) 328
counseling 72
C-reactive protein(CRP) 98, 323
creatinine clearance(Ccr) 35, 223
creatinine(Cr) 34
Crohn病 156, 167, 359
Crohn病患者 127
Cushing's disease 260
Cushing's syndrome 33, 260
cyclic vomiting syndrome(CVS) 402

data base 96
debridement 373
deep vein thrombosis(DVT) 227
dementia 262
DESIGN-R®2020 440
developmental origins of health and disease(DOHaD)説 422, 433
diabetes kidney disease(DKD) 229
diabetes mellitus 135
diabetic nephropathy 229
diagnosis related group/prospected payment system(DRG/PPS) 8
diagnostic plan(Dx) 99
Dialysis Outcome and Practice Patterns Study(DOPPS) 246
dipping現象 228
disability adjusted life years(DALY) 90
disseminated intravascular coagulation(DIC) 372
distal pancreatectomy(DP) 339
docosahexaenoic acid(DHA) 140, 210
double burden of malnutrition 6

dry weight(DW) 244
dual energy X-ray absorptiometry (DEXA) 38
dual energy X-ray absorptiometry (DXA) 302

E(etiology) 23, 45, 46, 107
ebb phase 367
educational plan(Ex) 99
effectiveness 90
eicosapentaenoic acid(EPA) 60, 140, 210, 348
encapsulating peritoneal sclerosis (EPS) 244
endoscopic mucosal resection(EMR) 330
endoscopic submucosal dissection (ESD) 330
end stage kidney disease(ESKD) 224
enhanced cognitive behavior therapy (CBT-E) 268
enhanced recovery after surgery (ERAS®)プロトコール 364
enteral nutrition(EN) 369
erectile disfunction(ED) 249
erythropoiesis stimulating agent (ESA) 291
erythropoietin(EPO) 231, 236, 291
esophageal cancer 326
esterified cholesterol(EC) 144
estimated energy requirement(EER) 39
estimated glomerular filtration rate (eGFR) 204, 223
Ex)educational plan 104, 107
Ex)栄養教育計画 104, 107
extent of bioavailability 114
extracorporeal shock wave lithotripsy(ESWL) 251

Fスケール 160
familial adenomatous polyposis(FAP) 333
Fanconi貧血 290
fast edema 225
ferritin 283
fibroblast growth factor 23(FGF23) 241
Fischer比 364
flow phase 367
Foit 4
folic acid 124
Food and Agriculture Organization (FAO) 6

food dependent exercise induced anaphylaxis(FDEIA) 309
frailty 441
free cholesterol(FC) 144
free fatty acid(FFA) 131
Frequency Scale for the Symptoms of GERD(FSSG) 160
FT₃ 182, 256
FT₄ 182, 256
functional constipation 182
functioning independence measure(FIM) 87

γ-glutamyl transpeptidase(γ-GTP) 34, 187, 206
γ-グルタミルトランスペプチダーゼ 34, 187, 206
galactosemia 408
gastric and duodenal ulcer 162
gastro esophageal reflux disease(GERD) 159
geriatric syndrome 437
gestational diabetes mellitus(GDM) 427
GFRcys 239
Glasgow coma scale(GCS) 84
GLIM 基準 43, 160, 168, 187
global burden of disease(GBD) 90
global leadership initiative on malnutrition(GLIM) 43
glomerular filtration rate(GFR) 35, 223
glomerulonephritis 224
glossitis 157
glucohemoglobin(HbA1c) 34
glutamic acid decarboxylase(GAD) 411
gluten-free diet 180
glycemic index(GI) 144
glycogenosis 409
gout 150

H₂ブロッカー 160
Harris-Benedict(HB)の推定式 39, 67, 370
Hb 283
HbA1c 136, 428
HDL-C 111
heart failure 214
Helicobacter pylori(H.pylori) 162, 163, 284
hematocrit(Ht) 33
hemodiafiltration(HDF) 243
hemodialysis(HD) 243
hemoglobin(Hb) 128

hemolytic anemia 289
hemophilia 292
hepatitis A virus(HAV) 185
hepatitis B envelope(HBe) 186
hepatitis B virus(HBV) 185
hepatitis C virus(HCV) 185
hereditary non-polyposis colorectal cancer(HNPCC) 333
high density lipoprotein(HDL) 111, 144
Hippocrates 51
Hoehn & Yahr の重症度分類 264
home enteral nutrition(HEN) 353
home hemodialysis(HHD) 243
home parenteral nutrition(HPN) 353
homeostasis 3
homocystinuria 410
hospital malnutrition 6
human immunodeficiency virus(HIV) 319
human leukocyte antigen(HLA) 136
hyperlipemia 144
hypertension 202
hyperthyroidism 254
hyperuricemia 150
hypothyroidism 254

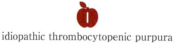

idiopathic thrombocytopenic purpura(ITP) 292
IgA 血管炎 292
IgE 依存性 308
implantable cardioverter defibrillator(ICD) 217, 218
implementation 23
in/out バランス 225
incontinence 440
indocyanine green(ICG)排泄試験 364
infant diarrhea 401
inflammatory bowel disease(IBD) 167
informed consent(IC) 12
initial plan 96
injury severity score(ISS) 366
instrumental ADL(IADL) 87, 88
insulin-like growth factor-1(IGF-1) 297
intermediate density lipoprotein(IDL) 144
IOIBD スコア 168
iron deficiency anemia 283
irritable bowel syndrome(IBS) 175

Japan Coma Scale(JCS) 84, 220, 380
Japanese Society of Hypertension(JSH) 202

KDIGO(kidney disease improving global outcomes)分類 233
kwashiorkor 121

L-ドパ 264
Langerhans 島β細胞 411
late evening snack(LES) 191, 338
LDL-C 111
lean body mass(LBM) 134
lecithin cholesterol acyltransferase(LCAT) 227
leukemia 340
lipoprotein lipase(LPL) 227
liver cancer 336
locomotive syndrome 305
long chain triglyceride(LCT) 59
low density lipoprotein(LDL) 111, 144, 435
lower esophageal sphincter(LES) 159
Lund and Browder の法則 370
lung cancer 335

macronutrient 232
malnutrition 6
malnutrition universal screening tool(MUST) 44, 351
malnutrition-inflammation score(MIS) 249
maple syrup urine disease 407
marasmus 121
marginal nutritional deficiency 16
Maroni の式 241
mean corpuscular volume(MCV) 283
medium chain triglyceride(MCT) 59, 166, 241
megaloblastic anemia 288
metabolic memory 231
metabolic syndrome 5, 132
methicillin-resistant Staphylococcus aureus(MRSA) 324
mini nutritional assessment(MNA®) 351
minimal change nephrotic syndrome(MCNS) 229
MNA®-SF 44

索 引　469

monitoring　23
multi-drug resistant Pseudomonas aeruginosa(MDRP)　324
Mx)monitoring plan　107
Mx)栄養モニタリング計画　104
myocardial infarction　212

n-3系多価不飽和脂肪酸　140, 149, 210, 435
NAFLD/NASH治療フローチャート　193
nephrotic syndrome　227, 413
nonalcoholic fatty liver disease(NAFLD)　192
non-communicable diseases(NCDs)　5, 89
non-dipper型の高血圧　228
non-erosive reflux disease(NERD)　159
non-steroidal anti-inflammatory drugs(NSAIDs)　162
normalization　12
NSAIDs　280
nuclear magnetic resonance(NMR)　36
nutrition behavioral/environmental(NB)　106
nutrition care　22
nutrition care and management(NCM)　22, 45, 83
nutrition care process(NCP)　104
nutrition clinical(NC)　106
nutrition intake(NI)　106
nutrition other(NO)　106
nutrition support team(NST)　9, 14, 15, 47, 73
nutritional assessment　22
nutritional care plan　22
nutritional risk screening(NRS)　44
nutritional risk screening 2002(NRS 2022, ESPEN)　351
nutritional screening　22

O(Oriented)　96
O-157　322
objective data(O)　100
occupational therapist(OT)　12
oral allergy syndrome(OAS)　309
oral glucose tolerance test(OGTT)　136
oral nutritional supplements(ONS)　125, 164
oral rehydration solution(ORS)　180
osteoarthritis　300
osteomalasia　299

osteoporosis　294
ostomy　18
outcome evaluation　86
outcome management　9
overfeeding　368

P(problem)　23, 45, 46, 47, 96
P(problem or nutrition diagnosis label)　107
pancreatic cancer　338
pancreaticoduodenectomy(PD)　339
parenteral nutrition(PN)　369
Parkinson's disease　263
Parkinson's syndrome　263
partially hydrolyzed guar gum(PHGG)　181
PDCAサイクル　24, 49, 83, 108
peak bone mass　295
% total body surface area(%TBSA)　370
percutaneous coronary intervention(PCI)　212
percutaneous endoscopic gastrostomy(PEG)　59
percutaneous endoscopic jejunostomy(PEJ)　59
percutaneous trans-esophageal gastro-tubing(PTEG)　59
peripheral parenteral nutrition(PPN)　17, 64
peritoneal dialysis(PD)　243
PES　23, 45, 47, 83, 104, 107
phenylalanine　406
phenylketonurea(PKU)　406
phospholipid(PL)　128
physical therapist(PT)　12
PIVKA-Ⅱ　336
plan(P)　100
Plummer-Vinson症候群　283
pneumonia　280
positron emission tomography(PET)　326
possibility　5
pregnancy-induced hypertensions(PIH)　431
primary biliary cirrhosis(PBC)　186
problem list　96
problem oriented medical record(POMR)　95, 96
problem oriented system(POS)　94
prognostic burn index(PBI)　370
progress note　96
protein energy malnutrition(PEM)　121, 246, 277
protein energy wasting(PEW)　245, 246

protein losing gastroenteropathy　164
proton pump inhibitor(PPI)　160
PTH　248

quality adjusted life years(QALY)　90
quality of life(QOL)　3, 70, 72, 86, 122

rapid turnover protein(RTP)　123, 278
rate of bioavailability　114
ready to hang(RTH)　63, 181
receptor for AGEs(RAGE)　232
refeeding hypophosphatemia(RH)　271
refeeding syndrome(RFS)　122, 271
rehabilitation　12
renal anemia　291
renal failure(RF)　242
renal osteodystrophy(ROD)　248
renal replacement therapy(RRT)　235, 242
renal transplantation(RTx)　243
resting energy expenditure(REE)　68, 279, 348
restricting type　266
retinol binding protein(RBP)　33
rheumatoid arthritis(RA)　317
rickets　299
risk analysis　5
risk reduction　5
Rome Ⅳ診断基準　175
Roux en Y法　357
Rx)therapeutic plan　107
Rx)栄養治療計画　104

S(sign/symptoms)　23, 45, 47, 83, 107
S(system)　96
S状結腸　333
SARC-F　302, 303
sarcopenia　231, 238, 301
SCC　326
self intubation　59
sensitivity　31
sepsis　323
sequential organ failure assessment(SOFA)　235
serum iron　33
severity　5
skeletal muscle index(SMI)　304
slow edema　225

SOAP 108
SOFA スコア 369
specificity 31
spKt/V 245
SpO₂ 324
spoon nail 283
stoma 361
stomach cancer 330
stomatitis 156
stroke 218
structure evaluation 91
subarachnoid hemorrhage(SAH) 218
subjective data(S) 100
subjective global assessment(SGA) 17, 98, 249, 351
subscapular skinfold thickness(SSF) 134
supplemental parenteral nutrition (SPN) 369
surgical diabetes 353
systemic inflammatory response syndrome(SIRS) 324
systemic lupus erythematosus(SLE) 317

TACurea 245

therapeutic plan(Rx) 99
thymol turbidity test(TTT) 187
thyroid stimulating hormone(TSH) 254
thyrotropin releasing hormone(TRH) 254
time averaged concentration 245
total cholesterol(TC) 33
total energy expenditure(TEE) 348
total iron binding capacity(TIBC) 283
total lymphocyte count(TLC) 35
total parenteral nutrition(TPN) 17, 64
total protein(TP) 33
transient ischemic attack(TIA) 218, 219
transthyretin(TTR) 33
transurethral ureterolithotripsy (TUL) 251
triceps skinfold thickness(TSF) 134
triglyceride(TG) 34, 131, 206

UIBC 283
ulcerative colitis(UC) 171
urea kinetic modeling 245
uric acid(UA) 34, 131

urolithiasis 250
usual body weight(UBW) 136

vancomycin resistant Enterococci (VRE) 324
variance 28
very low calorie diet(VLCD) 134
very low density lipoprotein(VLDL) 144
video endoscopic examination of swallowing(VE) 220, 378
video fluoroscopic examination of swallowing(VF) 220, 378

Wallenberg 症候群 378
wound 18

X

xanthoma 145

Z

zinc sulphate turbidity test(ZTT) 187

健康・栄養科学シリーズ
臨床栄養学（改訂第4版）

2008年 7 月 1 日	第 1 版第 1 刷発行	監修者 国立研究開発法人
2014年 3 月30日	第 2 版第 1 刷発行	医薬基盤・健康・栄養研究所
2019年 3 月31日	第 3 版第 1 刷発行	編集者 中村丁次, 川島由起子, 外山健二,
2023年 2 月15日	第 3 版第 3 刷発行	片桐義範
2025年 3 月15日	改訂第 4 版発行	発行者 小立健太

　　　　　　　　　　　　　　　　　　発行所 株式会社 南 江 堂
　　　　　　　　　　　　　　　　　　〠113-8410 東京都文京区本郷三丁目42番6号
　　　　　　　　　　　　　　　　　　☎(出版)03-3811-7236 　(営業)03-3811-7239
　　　　　　　　　　　　　　　　　　ホームページ https://www.nankodo.co.jp/
　　　　　　　　　　　　　　　　　　　　　　　　　　印刷・製本 木元省美堂

Clinical Nutrition
© Nankodo Co., Ltd., 2025

定価は表紙に表示してあります.　　　　　　　　　　　Printed and Bound in Japan
落丁・乱丁の場合はお取り替えいたします.　　　　　　　ISBN978-4-524-20419-9
ご意見・お問い合わせはホームページまでお寄せください.

本書の無断複製を禁じます.
JCOPY 〈出版者著作権管理機構 委託出版物〉
本書の無断複製は, 著作権法上での例外を除き禁じられています. 複製される場合は, そのつど事前に,
出版者著作権管理機構 (TEL 03-5244-5088, FAX 03-5244-5089, e-mail: info@jcopy.or.jp) の
許諾を得てください.

本書の複製（複写, スキャン, デジタルデータ化等）を無許諾で行う行為は, 著作権法上での限られた
例外（「私的使用のための複製」等）を除き禁じられています. 大学, 病院, 企業等の内部において,
業務上使用する目的で上記の行為を行うことは私的使用には該当せず違法です. また私的使用であっても,
代行業者等の第三者に依頼して上記の行為を行うことは違法です.

管理栄養士国家試験出題基準に準拠

健康・栄養科学シリーズ

監修 国立研究開発法人 医薬基盤・健康・栄養研究所

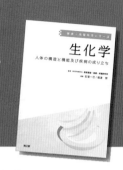

- ● 国立研究開発法人 医薬基盤・健康・栄養研究所による監修！
  各分野の第一線に立つ執筆者による"最新の情報"や"裏付けのあるデータ"を収載しています．

- ● 管理栄養士国家試験出題基準に準拠した目次構成！
  先駆者ならではの豊富な実績があります．

- ● 基礎をしっかり身につけ，"考える力"を養う紙面構成！
  練習問題やディスカッションテーマなど，理解度の確認につかえる工夫が満載です．

- ● 卒前，卒後ともに役立つ標準テキスト！
  実務対応レベルでの深い掘り下げを徹底しています．

2024年 改訂
社会・環境と健康 2024-2025

食べ物と健康 **食事設計と栄養・調理**

生化学 人体の構造と機能及び疾病の成り立ち

基礎栄養学

解剖生理学 人体の構造と機能及び疾病の成り立ち

2025年春 改訂予定
応用栄養学

2024年 改訂
臨床医学 人体の構造と機能及び疾病の成り立ち

栄養教育論

食べ物と健康 **食品の科学**

2025年春 改訂予定
臨床栄養学

2025年春 改訂予定
食べ物と健康 **食品の安全**

2025年春 改訂予定
公衆栄養学

食べ物と健康 **食品の加工**

給食経営管理論

※掲載している情報は2025年1月時点での情報です．最新の情報は南江堂Webサイトをご確認ください．

NANKODO 南江堂 〒113-8410 東京都文京区本郷三丁目42-6 （営業）TEL 03-3811-7239 FAX 03-3811-7230 www.nankodo.co.jp

250127SN